PICASSO
UND SEINE SAMMLUNG

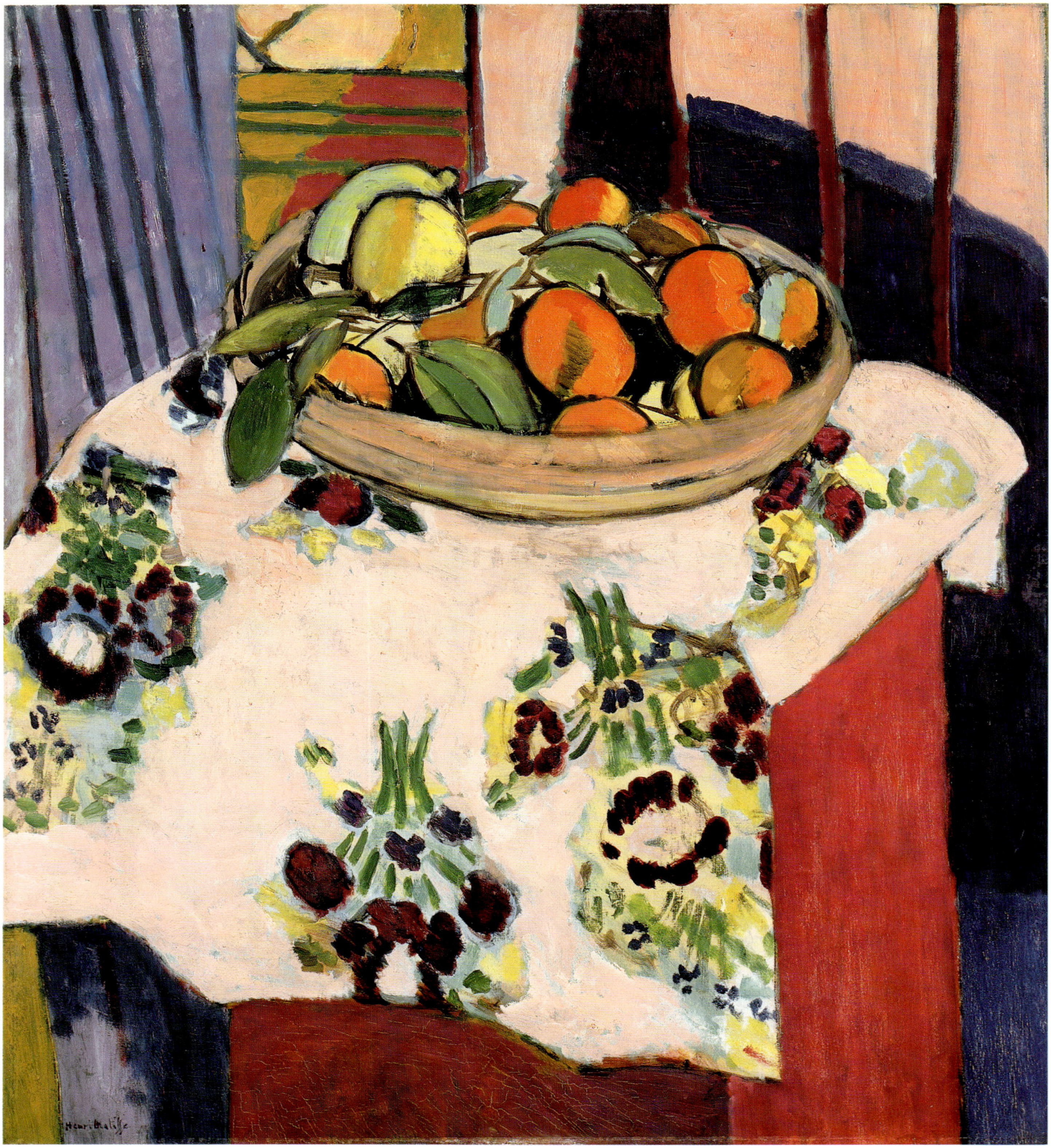

Picasso
UND SEINE SAMMLUNG

Hélène Seckel-Klein

KUNSTHALLE
der Hypo-Kulturstiftung
30. April bis 16. August 1998

Die Ausstellung wird veranstaltet von der Kunsthalle der Hypo-Kulturstiftung.

Stiftungsvorstand:
Dr. Hans Fey, Dr. Eberhard Martini, Martin Kölsch

Fachbeirat:
Peter A. Ade, Prof. Dr. Götz Adriani, Dr. Johann Georg Prinz von Hohenzollern,
Prof. Dr. Dietrich Wildung

Organisation: Peter A. Ade

Ausstellungssekretariat: Rita Seitz, Monika von Hagen

Konzeption der Ausstellung und des Katalogs:
Helène Seckel-Klein, Conservateur en chef au Musée Picasso, Paris

Assistenz und Dokumentation: Emmanuelle Chevrière

Übersetzung aus dem Französischen: Karola Bartsch, Christiane Krieger und Thomas Wollermann

Umschlag: Picasso in Mougins mit zwei Werken von Henri Rousseau,
unter Verwendung einer Aufnahme von André Gomès, 1965. Paris, Documentation du Musée Picasso
Frontispiz: Henri Matisse, *Korb mit Orangen,* um 1912, Paris, Musée Picasso (Kat. 51)

CIP-Titelaufnahme der deutschen Bibliothek

Picasso und seine Sammlung : Kunsthalle der Hypo-Kulturstiftung, 30. April bis 16. August 1998 /
bearb. von Hélène Seckel-Klein. - München : Hirmer 1998
ISBN 3-7774-7860-1

Lektorat: Ivo Kranzfelder, München
Satz: Max Vornehm GmbH, München
Lithographie: Brend'amour, Simhart & Co. München
Papier: 150 g BVS matt von Scheufelen, Oberlenningen
Druck: Passavia Drucktechnik GmbH, Passau
Bindung: Conzella Verlagsbuchbinderei GmbH, Pfarrkirchen
Printed in Germany
ISBN 3-7774-7860-1

Inhalt

Ausgestellte Werke

Anhang

Vorwort

Picasso hat seiner Frau Jacqueline anvertraut, daß er seine persönliche Sammlung dem Louvre vermachen wolle, als Widmung an die »jungen Künstler«. Der Wunsch des Künstlers wurde erst nach seinem Tod im Jahre 1973 bekannt. Angesichts der sehr komplizierten Nachlaßverhältnisse konnte er erst 1978 verwirklicht werden. Jn diesem Jahr wurde entschieden, daß diese Schenkung im Picasso-Museum untergebracht werden solle, welches dann 1985 in einem prächtigen Stadtpalais im Pariser Viertel »Le Marais« eröffnet wurde.

Dank langjähriger freundschaftlicher Beziehungen zu Gérard Regnier, dem Direktor des Picasso-Museums, hat dieser sich bereit erklärt, daß die Sammlung von Picasso erstmals, und zwar vollständig, außerhalb Frankreichs gezeigt wird, wofür wir ihm sehr herzlich danken.

Unser besonderer Dank gilt Hélène Seckel-Klein, Conservateur en chef au Musée Picasso Paris, die in Zusammenarbeit mit Emmanuelle Chevrière die Ausstellung bearbeitet und realisiert hat. Wir danken ebenfalls den Erben Picassos, die ihre Zustimmung gegeben haben, daß diese Ausstellung außerhalb Frankreichs gezeigt wird.

Der besondere Reiz der Ausstellung liegt darin, daß in ihr nicht weniger als sechzig Arbeiten Picassos, die »Picassos von Picasso«, enthalten sind, die in Relation zu der Sammlung stehen. Dadurch werden bisher unbekannte Bezüge aufgezeigt. Wir danken zahlreichen Museen und Sammlern, daß sie mit ihren Leihgaben diese Ausstellungsidee möglich gemacht haben.

KUNSTHALLE
der Hypo-Kulturstiftung

Dank

Wir danken den Museen, öffentlichen Sammlungen, Galerien und privaten Sammlern für die freundliche Überlassung von Leihgaben.

Museen und öffentliche Sammlungen

Museu Picasso, Barcelona
Staatliche Museen zu Berlin, Nationalgalerie, Sammlung Berggruen
Louisiana Museum of Modern Art, Humlebaek (Dänemark)
The Museum of Modern Art, New York
Bibliothèque nationale de France, Paris
Musée Picasso, Paris
Musée nationale d'art moderne, Centre Georges Pompidou, Paris
Washington University Gallery of Art, St. Louis
Die Staatliche Eremitage, St. Petersburg
Peggy Guggenheim Collection, Venedig
Musée d'art moderne Lille Métropole, Villeneuve d'Ascq

Galerien und private Sammler

Sammlung Marina Picasso, Courtesy Galerie Jan Krugier, Ditesheim & Cie, Genf
Mr. and Mrs. Marcos Micha
Sammlung Lionel Prejger
Sammlung A. Rosengart

sowie Leihgeber, die nicht genannt werden möchten.

Zum Geleit

Das Ereignis ist selbst für München außergewöhnlich: Zum ersten Mal wird die Bilder- und Skulpturensammlung von Pablo Picasso außerhalb des Pariser Picasso-Museums gezeigt. Selbst dort, im Hôtel Salé, kann sie aus Platzmangel und aus konservatorischen Gründen kaum einmal in ihrer Gesamtheit gezeigt werden. Gerade die Arbeiten auf Papier, darunter Meisterwerke wie Zeichnungen von Seurat, Monotypien von Degas oder ein Heft mit Zeichnungen von De Chirico, sind äußerst empfindlich. Bislang konnte man nur in Ausstellungen von einzelnen Teilen der Sammlung deren Reichtum und ihre Bedeutung – auch in kunsthistorischer Hinsicht – erahnen.

Das wird sich nun ändern. Gemäß den Bedingungen, die an die Schenkung geknüpft waren, durfte die nun erstmals vollständig gezeigte Sammlung das Picasso-Museum bisher nicht verlassen. Dafür, daß dies dennoch möglich wurde, danken wir den Erben derjenigen, die die Schenkung von 1973 in die Wege leiteten: Madame Catherine Hutin-Blay, der Tochter von Jacqueline Picasso, Madame Marina Picasso und Monsieur Bernard Picasso, den Kindern von Paul Picasso, Enkel des Malers, sowie den drei Kindern, die der Schenkung zustimmten, Madame Maya Picasso, Monsieur Claude Picasso und Madame Paloma Picasso – auch sie haben großzügig in die Abweichung von den gesetzlich vorgesehenen Bestimmungen eingewilligt.

Unser besonderer Dank gebührt jedoch auch der Einrichtung, die dieses Projekt initiiert hat und die ihre Räumlichkeiten für die Ausstellung zur Verfügung stellt, nämlich der Kunsthalle der Hypo-Kulturstiftung und ihrem Direktor Peter Ade. Ihre Großzügigkeit und ihr beharrliches Insistieren waren der Motor für die Realisierung dieses anspruchsvollen Projekts.

Für uns war diese Ausstellung der Anlaß, die Sammlung gründlich aufzuarbeiten: Die Provenienz und Geschichte jedes einzelnen Stückes wurde untersucht – ein Unternehmen, das bisher aus verschiedensten Gründen nicht in Angriff genommen werden konnte. Wesentlichen Anteil an dem Projekt hat Madame Hélène Seckel-Klein, Chefkuratorin am Picasso-Museum, die mit ihrem Forscherdrang und ihren sorgfältigen Recherchen zum Zustandekommen dieses einmaligen Ereignisses beitrug.

Die Ergebnisse ihrer umfangreichen Forschungen dokumentiert der vorliegende Katalog. Er stützt sich auf den ersten Sammlungskatalog, der anläßlich der Schenkung im Jahre 1978 erarbeitet wurde, und die dort enthaltenen Aufsätze. Der aktuelle Katalog kann mit den Ergebnisse systematischer Archivforschung im extra dafür geöffneten Picasso Archiv aufwarten und enthält – vor allem auch dank der freundlichen Mitarbeit von Galerien – einige überraschende Neuerungen. Er stellt einen weiteren Schritt auf dem Wege zu einem systematischen Katalog der Picasso-Sammlung dar.

Daß dieser Katalog nun auch in französischer Sprache vorliegt – ein Desiderat –, ist wiederum der Großzügigkeit der Kunsthalle der Hypo-Kulturstiftung zu verdanken. Dafür gilt unser besonderer Dank Peter Ade, der Ausstellung und Katalog mit Freundlichkeit und Sympathie, aber auch mit Geduld und Ausdauer begleitete und vorantrieb. Wir beneiden München um diese einmalige Ausstellung und hoffen, daß die Besucher Freude an dem ihnen dargebotenen Schatz haben werden.

Gérard Regnier

André Malraux

Das Haupt aus Obsidian

Ich ordne Tagebuchaufzeichnungen aus dem Spanienkrieg: letzter Frühling in Barcelona.
»Die Ramblas zu einer Zeit, da die Avenidas noch leer sind. Menschen kommen in der Morgenkühle vorbei, Menschen, deren Gang nicht mehr derselbe ist wie zu Friedenszeiten. Die Schaufenster, in denen es nur noch klägliches Spielzeug oder seltene, teure Briefmarkensätze zu sehen gibt (Briefmarken lassen sich leicht mitnehmen), Juwelierläden mit ihren kleinen Samtpodesten ohne Schmuck darauf, die Wäschegeschäfte, die alle Trauerschlipse anbieten, die Vogelhändler mit ihren Schildern ›Vogelfutter ausverkauft‹, das allumfassende Warten auf die Niederlage. Die Straße wird belebter. Am Beginn der Rambla de las Flores, in der es schon seit langem so gut wie keine Blumenhändler mehr gibt, umstehen revolverbewaffnete Neugierige den Tierstimmenimitator, der jetzt das Jaulen der Kugeln nachmacht. Auf den Tischen der Buchhändler trägt ein verlagsfrisches Buch die Schleife ›Neuerscheinung‹: es ist der ›Tartuffe‹.
Dann eine überwältigende Blütenfülle.
Der Arbeiterrat hat befohlen, die Blütensträucher in der Umgebung zu schneiden; eine doppelte Weißdornhecke, wie es sie noch nie in einer Stadt gegeben hat, bedeckt, so weit das Auge reicht, schimmernd wie Rauhreif den Bürgersteig auf der Mitte der Rambla, und schräg in die Seitenstraßen verschwinden schemenhafte Gestalten, die ihre Weißdornbüschel hoch erhoben wie große Armleuchter davontragen in ihre Behausung, wo es keine Lebensmittel und kein Feuer mehr gibt.«

Das Klingeln des Telefons ...
»Madame Pablo Picasso ist am Apparat, Monsieur.«
Sie ruft aus Mougins an. Die Zeitungen haben über die erbrechtlichen Schwierigkeiten berichtet. Ich sage ihr, wenn ich ihr helfen könne, würde ich mich freuen. »Mir? Nein ...« sagt sie. »Es geht eher um Frankreich ...« Sie will dem Staat die Gemäldesammlung vermachen, die Picasso zusammengetragen hat, und zwar unter genauer Respektierung seiner Anweisungen. Ich weiß nicht, auf welche Hindernisse sie gestoßen ist, aber ich kann mir nicht vorstellen, daß sie unüberwindlich sind. Sie lädt mich ein, mir die Bilder anzusehen. Diese Aufforderung, die aus den Weißdornbüschen von Barcelona zu kommen scheint, dieses Antlitz, das ich noch nie gesehen habe, das mir aber von den Porträts vertraut ist, diese von Traurigkeit gesättigte Stimme ... Ich sage, daß wir alle wissen, wie solche Widrigkeiten den Kummer neu schüren, und daß uns daran liegt, sie ihr zu ersparen. »Ich bin sehr unglücklich«, erwidert sie mit tonloser, ergreifend schlichter Stimme. Ich rede sie mit Madame an. »Wollen Sie nicht Jacqueline zu mir sagen?« meint sie mit der gleichen fernen Stimme.

Auf dem Flughafen von Nizza drängen sich die Photographen. Sie warten auf irgend jemanden für die Eröffnung eines Festivals und fragen sich, ob ich wieder im Dienst bin. Ende des Verwechslungsdurcheinanders. Jacqueline erwartet mich hinter einem großen Flugzeug. Sie ähnelt ihren Porträts: der Typus der hübschen Arlesierin, römische Medaille mit Adlernase. Ihr Antlitz hat die gleiche betrübte Sanftheit wie ihre Stimme. Ihre Trauerkleidung legt einen schwarzen Flor über die Erinnerung an ihre farbenprächtigen Porträts.
Wir brausen davon. »Nach Mougins, Nounours«, sagt sie zu dem Fahrer. Der Spitzname zeigt mir einmal mehr die enge Beziehung, die Picasso stets mit denen gehabt hat, die ihm dienten. Seine Aufwärterin wirkte wie eine Vertraute; sein Sekretär wie ein Schüler oder Famulus. Er erweckte bei seiner Umgebung den Eindruck brüderlicher Überlegenheit, und ich glaube, dieses Gefühl weckte er überhaupt am liebsten.

Sie erzählt von der Vorbereitung der Pariser Retrospektive, der Gesamtausstellung im Grand Palais und im Petit Palais, die ich 1966 ausrichten ließ:
»Die wichtigen Entscheidungen trafen wir abends. Pablo arbeitete bis in die Nacht; anschließend gingen wir in die Küche und aßen eine Kleinigkeit, und dann entschied er. Ich habe ihm von der Ausstellung berichtet, er hat nein gesagt. Eine Stunde später, bevor er schlafen ging, hat er gesagt: ›Wenn du unbedingt willst, mach sie, aber ich kümmere mich um nichts!‹ Eine Woche lang ist er im Bett geblieben.«
Ihre liebevolle Ironie bringt sie der Vergangenheit näher. Die Kurven der Straße lassen die Hügel der Provence über dem Mittelmeer hin- und herschwingen. Ende 1940, nach meiner Flucht aus dem Gefangenenlager, habe ich in Roquebrune gewohnt.
Die zarten Gefühle, die der Tod weckt, macht die Lebenden, die sie empfinden, liebenswert, und Jacqueline ist ganz von ihrem Kummer erfüllt.
»Als ich am 10. April mit Pablo nach Vauvenargues gefahren bin, hat es geschneit. Ist das nicht ein eigenartiges Zusammentreffen? Es schneit hier nie an einem 10. April, aber an dem Tag hat es so viel Schnee gegeben, daß wir nicht ganz hinfahren konnten.«
Am 10. April ... Sie meint: Als ich mit dem Sarg nach Vauvenargues gefahren bin.
Mougins. Schranke. Privatweg. Blumen, Zypressen. Das Anwesen: »Notre-Dame-de-Vie«. Das Haus ist von der Straße nicht zu sehen. Eine Tür, offenbar ein Nebeneingang, ein langer, enger, dunkler Flur. Wir melden uns bei Miguel. Der ehemalige Offizier der republikanischen Armee, auch von Picasso her behalten, steht Jacqueline zur Seite: Ordnen der Bilder, Umzug, Verkehr mit den Juristen ... Klug und einfühlsam, wie es ganz bestimmte Spanier sind, dabei von einer Sanftheit, die mich überrascht bei einem Mann, von dem ich nur weiß, was er im Krieg geleistet hat; eine große traurige Wärme. Um nicht von Picasso zu sprechen, sprechen wir von den Kämpfen um Teruel.
Jacqueline und ich betreten ein Zimmer, in dem zwei Gedecke aufgelegt sind.
»Mit Pablito haben wir hier zu Mittag gegessen.«
Es ist kein Eßzimmer: Wie im Atelier in der Rue des Grands-Augustins sind alle Räume Bilderzimmer. Im storegedämpften Licht des Südens Bilder, Bilder, am Boden eine Negermaske. Mit der Farbe auf einem Gemälde, das es verdeckt, festgeklebt das Plakat der ersten Ausstellung in Avignon. Es zeigt einen Musketier mit dem Titel *Mann mit Degen*. Zweifellos hat Picasso das Bild selber ausgewählt unter den zweihundert, die 1970 zusammengestellt wurden.
»Woher kommen sie eigentlich, die Musketiere? Von den *Meninas*?«
»Nein. Sie tauchten auf, als sich Pablo wieder mit Rembrandt beschäftigt hat.«
Ein schmaler leerer Raum zwischen den Bildern; der Weg, den Picasso ging: der Tropenwald, alle Bambusstämme herausgerissen und zertrampelt, wo die entschwundenen Elefanten durchgezogen sind. Hat er auf diesem Tischtuch Skizzen gemacht? Die Teller sind von ihm bemalt: drei dicke karmesinrote Pinselstriche.
»Alles handgemalt und Heimarbeit«, sagt sie mit leisem Spott.
An den Wänden Photos von Picasso. Gegenüber das Gesicht in Lebensgröße, aufmerksam, sehr ähnlich.
Jacqueline flüstert ihm zu: »Siehst du, Pablito, dein Freund ist gekommen ...« Links neben der Tür große Farbaufnahmen: Picasso in granatrotem Gewand, im Schatten; Picasso als Römer, auf eine Lanze gestützt, breitbeinig und gedrungen; etliche weitere, ältere. Ein Bild aus der Rosa-Periode, das an das Porträt mit Palette erinnert.
Ich verspüre keine Empfindungen, wie sie der Tod üblicherweise einflößt. Jacquelines zärtliche Liebe, der Vorname oder der Kosename, wie sie ihn verwendet, machen mir deutlich, daß ich niemals die Privatperson Pablo und seine Gefühle kennengelernt habe; ich kannte nur Picasso.
Eine Zeichnung, die Jacqueline darstellt. Ein längliches Gemälde im Querformat mit einem Panorama von Dächern und Schornsteinen.
Ich frage: »Sind das die Dächer von Barcelona?«
»Erkennen Sie sie?«

»Ich glaube, ich erkenne das Sujet wieder: Die Linie, wie sie sich gegen den Himmel abhob, ganz früh am Morgen, wenn unsere Flugzeuge zurückkamen …«
Ich glaube auch eine Schwarz-Weiß-Reproduktion davon gesehen zu haben. Sie ließ an ein kleines Bild denken, was aber nicht zutrifft, und an graue Farbtöne, während das Bild schon die Blaue Periode ankündigt.
Im nächsten Zimmer hängt nichts an der Wand, aber der Raum ist ebenso gedrängt voll mit weggedrehten Keilrahmen. Ein weiteres Plakat mit dem Musketier. Auf einem Rohrsessel ein Kärtchen, auf das Picasso geschrieben hat: »Wenn du glaubst, dein Bild ist dir nicht mißraten, geh zurück ins Atelier, und du wirst sehen, dein Bild ist mißraten.«
»Irgendwann einmal«, sagt sie, »mußte er weg und hatte das da für einen Freund hinterlassen. Er sagte, seitdem bewahre er es für sich auf; es sei ein guter Ratgeber.
Oft wollte er mich dabeihaben, wenn er arbeitete. Er hat schon lange nicht mehr in diesem Zimmer gearbeitet, aber der Sessel steht noch da …«
Sie beugt sich zu ein paar Keilrahmen hinunter und meint dann zögernd:
»Vielleicht möchten Sie erst die Bilder seiner Sammlung sehen?«
Noch einmal der Flur. Er sieht anders aus, weil sich meine Augen an die Bildermengen gewöhnt haben; nackte Wände, und sei es in einem Flur, wirken jetzt auf mich wie in einem Rohbau. Wir betreten einen großen, hellen Raum, der aber auch nicht leer ist.

Gegen die Wand gedreht stehen im Licht ungefähr fünfzig Gemälde. Auf die Kanten der Keilrahmen gestellt zwei kleine Porträts vom Zöllner Rousseau und eine Figur von Derain; darüber ragt in Lebensgröße der Kopf der Yadwiga vom Zöllner.
»So schaute sie einen bei dem Antiquar an, alles übrige war verdeckt von irgendwelchen akademischen Bildern. Pablo ging Tag für Tag hin. Als er die zwanzig Franken hatte, die sie kosten sollte, war sie nicht mehr da. Aber der Altwarenhändler hatte sie in seinem Laden …«
Mir fällt das Grab des Zöllner ein, mit dem Apollinaire-Gedicht auf dem Stein. Brancusi hat es eingemeißelt.
Rechts sind einige große Gemälde sichtbar aufgestellt. Einer der schönsten Matisse das *Stilleben mit Orangen*. Ich habe das Bild schon im Atelier in der Rue des Grands-Augustins gesehen, zwischen der Traumarchitektur einer *Sackgasse* von Balthus und dem *Parc Montsouris* vom Zöllner.
»Ja, Pablo behielt es immer in seiner Nähe. Wir betrachteten es gemeinsam. Es verändert sich ständig.«
Tatsächlich, die senkrechten roten Streifen des Hintergrunds und des Stoffs, das bleiche Lachsrosa des violettgeblümten Stoffs und das Rosa des Fensters, das Grau des Trinkgefäßes und das Gelb der Zitrone stehen miteinander in einem unablässigen Dialog.
Ich denke an die Matisse-Kapelle, an Pater Couturier, der meinte: »Wenn die Christen die Tugenden in ihr Leben legen würden, die Cézanne in seine Malerei gelegt hat, sähe es besser aus in der Welt …«
Er hatte Matisse dazu gebracht, diese Kapelle zu gestalten; als er für den streng linearen Heiligen Dominikus Modell stand, sagte Matisse zu ihm: »Damit er ein Heiliger und nicht bloße Figur wird, ist mir nichts anderes eingefallen als die Aureole.«
An einem Sommermorgen hat man mir die geschlossene Kapelle geöffnet. Ich war zu befangen von der romanischen Kunst, als daß mir vor diesem höchsten Ausdruck des Geschmacks hätte wohl sein können, aber ich kam von weither, und er empfing mich wie Frankreich selber … Eines Tages ist Picasso gekommen. Er hat der mürrischen Schwester Postkarten abgekauft. Ein Besucher sagt: »Das ist Picasso.« Sie blickt ihn an: »Na ja, Monsieur Picasso, wenn Sie schon da sind, kann ich Ihnen ja was Schönes erzählen. Die Leute geben hier alle ihre Kommentare, die einen so, die anderen so. Eines Tages hat Monsieur Matisse davon genug gehabt: ›Hören Sie, Schwester‹, hat er zu mir gesagt, ›es gibt nur einen Menschen, der das Recht hat, mich zu kritisieren, und das ist Picasso.‹ Außer unserem Herrgott natürlich. Sie sollten das den Leuten mal sagen!« Picasso macht seine großen

runden Augen: »Und warum sagt es ihnen der Herrgott nicht?« Hélène Parmelin hat den Anfang erzählt, Picasso erzählte den Schluß.
»Matisse liebte sein Stilleben sehr«, sagt Jacqueline. »Er wollte es vom Händler wieder wegholen, aber es war verkauft. Als er hörte, daß Pablo es erworben hatte, hat er geweint.«
Erinnerung, nicht Mitteilung: Alles, was sie sagt, ist traurig vollgesogen mit Vergangenheit. Nach den *Orangen* ein weiteres Stilleben von Matisse, der schwarze Hintergrund kariert durch Striche, die in die pastöse Farbe geritzt sind. Ein Kopf von Derain in Ocker und Sepia, aus der Zeit vor dem Ersten Weltkrieg. Braun auch ein herrlicher kleiner Le Nain: Neben einer Menschengruppe steht eine Bäuerin, ganz unwirklich und dabei gewichtig, wie eine Karyatide. Ein *Schwarzes Schloß* von Cézanne, hell, porig, matt wie ein Pastell.
»Ist das nicht gefirnißt?«
»Nein, Cézanne hat Vollard verboten, seine Gemälde zu firnissen.«
Sie dreht einen kleinen Cézanne, *Badende Frauen,* herum, der gefirnißt ist. Es ist beinahe eine andere Kunst.
Ein weiterer kleiner Keilrahmen. Die *Marguerite* von Matisse aus dem Jahre 1908: flache Farben und der kurvige Strich seiner Zeichnungen zu Mallarmé. Zwei weitere Matisses aus seiner frühesten Jugend, Juralandschaften; ein Blumenstrauß ohne Keilrahmen. Eine Figur von Corot; eine weitere, überraschende: der Kopf ist nicht ausgeführt oder von Corot übermalt. Ein van Dongen aus der Fauves-Zeit. Monotypien von Degas aus der illustrierten Vollard-Ausgabe der *Maison Tellier;* Vollard hat Picasso etliche Bilder dieser Sammlung verkauft oder im Tausch abgegeben. Ein kleines, ganz verstaubtes Stilleben aus dem 18. Jahrhundert: fleischrot auf düsterem Hintergrund.
»Nanu«, sage ich, »Goya?«
Sie lacht, wischt den Staub ab: Chardin. Es ist wirklich das Fleischrot Goyas lange vor Goya, aber nicht sein schwarzer Hintergrund.
Zwei Braques. Sie dreht ein meisterhaftes, geradezu blondes Ölbild aus der Zeit des analytischen Kubismus herum.
»Die anderen lasse ich gleich herumdrehen«, sagt sie und geht hinaus.
Ich betrachte das blonde Bild. Der analytische Kubismus war auf der Suche nach dem anderen Kubismus. Ein spitzer Giebel gibt der »Komposition« Ordnung, rahmt Facetten ein, als wolle er es mit dem Kopf von Penrose, dem Dreieck aus farbigen Streifen, aufnehmen. Dieser Braque stammt aus den Monaten, da die beiden Kameraden miteinander malten. Er könnte ein höchst verführerischer Picasso sein. Wer hätte damals gedacht, daß Braque vor seinen versöhnten Bildern sterben würde, Picasso dagegen inmitten der ätzenden *Männer mit Degen,* für deren Ausstellung im Papstpalast zu Avignon das Plakat geworben hat?
Er hat mit mir über Braque gesprochen zu der Zeit, da er Guernica beendete; er hatte aufgehört mit Malen, der gespannte Gesichtsausdruck war gewichen. Er hatte uns, José Bergamin und mir, die Zeichnungen gezeigt, die an dem großen Bild lehnten (im Atelier wirkte es riesig): »Es wäre schön, wenn sie ins Bild hinaufkrabbeln würden, ganz von allein, wie Küchenschaben.« Wir hatten von Spanien und über Malerei gesprochen; er war zu der aufschlußreichsten Mitteilung gelangt, die ich je von ihm gehört habe:
»Man spricht immer von dem Einfluß der Neger auf mich. Was soll man dazu sagen? Wir alle liebten doch die Fetische. Van Gogh hat gesagt: ›Die japanische Kunst war unser aller gemeinsamer Besitz.‹ Bei uns sind es die Neger. Ihre Formen haben auf mich nicht mehr Einfluß gehabt als auf Matisse. Oder auf Derain. Aber für die waren die Masken Bildwerke wie andere auch. Als mir Matisse seinen ersten Negerkopf gezeigt hat, sprach er dazu über ägyptische Kunst.
Als ich ins Völkerkundemuseum im Trocadéro kam, war das scheußlich. Ein Flohmarkt. Dieser Gestank. Ich war ganz allein. Ich wollte schon wieder gehen. Aber ich ging nicht. Ich blieb da. Ich blieb da. Ich merkte, daß es wichtig war. Es geschah irgend etwas mit mir, oder?
Die Masken waren eben nicht Bildwerke wie andere auch. Gar nicht. Sie waren etwas Magisches. Und wieso nicht die Ägypter, die Chaldäer? Wir hatten

es nur nicht gemerkt: sie waren Primitive, keine Magier. Die Neger, die waren *intercesseurs,* seit damals kenne ich das französische Wort. Fürsprecher – gegen alles, gegen unbekannte, drohende Geister. Ich starrte weiter auf die Fetische. Und ich habe verstanden: auch ich stehe gegen alles. Auch ich meine, alles ist das Unbekannte, das Feindliche! Alles! Nicht die Einzelheiten, nicht die Frauen, die Kinder, die Tiere, der Tabak, das Spielen ...! Sondern alles! Ich habe verstanden, wozu sie ihre Plastiken brauchten, die Neger. Warum gerade so schnitzen und nicht anders? Sie waren ja schließlich keine Kubisten! Denn Kubismus – das hat es gar nicht gegeben. Na schön, ein paar Leute hatten sich die Vorbilder ausgedacht, und andere Leute hatten sie nachgemacht, also Tradition, oder? Aber die Fetische hatten alle den gleichen Zweck. Sie waren Waffen. Um den Menschen zu helfen, nicht mehr den Geistern unterworfen zu sein, unabhängig zu werden. Werkzeuge. Wenn wir den Geistern eine Form geben, werden wir unabhängig. Die Geister, das Unbewußte« (damals war davon noch nicht allzu oft die Rede), »die Ergriffenheit, das ist alles das gleiche. Ich habe verstanden, warum ich Maler war. Ganz allein in diesem schrecklichen Museum mit seinen Masken, seinen Gliederpuppen als Rothäute, seinen verstaubten Figuren. Die *Demoiselles d'Avignon* müssen mir an dem Tag gekommen sein, aber überhaupt nicht wegen der Formen, sondern weil das mein erstes Beschwörungsbild war, jawohl!

Später erst habe ich auch wieder Bilder wie vorher gemalt, das *Porträt von Olga,* überhaupt Porträts! Man kann ja nicht von morgens bis abends Zauberer sein! Wie könnte man da leben?

Das hat mich auch mit Braque auseinandergebracht. Er liebte die Negersachen, aber wie gesagt: weil sie gute Bildwerke waren. Angst hat er nie vor ihnen gehabt. Beschwörungen und Geisteraustreibungen interessierten ihn nicht. Weil er nicht spürte, was ich ›Alles‹ genannt habe, oder das Leben, ich weiß nicht, die Erde? Was uns umgibt, was nicht wir selber ist, für ihn war das nichts Feindliches. Ja, stellen Sie sich vor, nicht einmal etwas Fremdes! Er hat sich immer nur zu Hause gefühlt ... Sogar jetzt noch ... Er versteht von so etwas überhaupt nichts: er ist nicht abergläubisch!

Dann kam noch etwas anderes hinzu. Braque malt sein Bild und denkt dabei. Ich brauche für meine Vorbereitung Gegenstände, Menschen. Er hat es gut: Er hat nie erfahren, was das ist, Neugier. Manche verwechseln einfach Neugier mit Indiskretion. Dabei ist sie eine Krankheit. Oder eine Leidenschaft, denn sie hat auch ihr Gutes. Er kennt das Leben nicht: Er hat nie Lust gehabt, alles mit allem zu machen ...«

Als ginge sie auf meine Erinnerungen ein, sagt Jacqueline, die mit Nounours zurückkommt und mich vor dem Gemälde stehen sieht:

»Das Bild mochte Pablo sehr. Aber er fand, Braque sei nicht fürs Kämpfen gewesen ... Wie haben sich die beiden angebrüllt!«

Ich weiß. Was davon bleibt, ist dieses brüderliche Bild, auf das Picasso seine Signatur hätte setzen können ...

Ich sehe nichts von Léger. Die drei waren einander wie so viele andere in der Auseinandersetzung mit dem Werk Cézannes begegnet. Als Léger für Kahnweiler meine *Lunes en papier* illustrierte, zeigte er mir ein großes Ölgemälde, eine Folge von dunkelgrünen Volumen, und die sehr viel freiere *Hochzeit,* deren erdbeerroten Fleck ich noch heute liebe: »Durch die Tür ist Cézanne entschwunden.« Die Kubisten haben nach der kurzlebigen Theorie der allseitigen Darstellung der Gegenstände miteinander die Fruchtbarkeit des Zeichens entdeckt.

Nounours beginnt die großen Bilder herumzudrehen. Zwei Porträts von Miró, eines von Modigliani. Die große *Yadwiga* vom Zöllner Rousseau wird von den Keilrahmen befreit, die sie bis zum Hals verdeckten. Es erscheint der *Ausländische König beim Besuch der Weltausstellung.* Ich vermisse den *Parc Montsouris.*

»Im Atelier in der Rue des Grands-Augustins hatten die *Orangen* ihren Platz zwischen dem *Parc* von Rousseau und einem Balthus.«

»Den Balthus haben wir in einem anderen Zimmer gelassen«, sagt sie. »Ich muß ihn herbringen lassen, aber er ist riesig. An den *Parc Montsouris* kann ich mich nicht erinnern.«

Ein großer, überraschender Renoir. Die Beine der Frau sind so eigenwillig überproportioniert wie die Gliedmaßen der »dicken Frauen«, die Picasso in Rom gemalt hat, und zu denen er brummelte: »Das kommt nur von Michelangelo.«

Der große Le Nain. Das schwarze Rind darauf erkenne ich, kaum daß Nounours das Bild herumgedreht hat: Es hing im Eßzimmer meines Vaters in Bois-Dormant. Es gehörte einer angeheirateten Tante; sie hat es durch meine Vermittlung an Kahnweiler verkauft, und der wiederum an Picasso. Die Welt ist klein. Nounours dreht einen weiteren Keilrahmen herum.

»Ach, das ist kein guter Courbet«, sagt Jacqueline. »Ich weiß nicht, warum Pablito den gekauft hat.«

»Vielleicht wegen der Hörner?«

Der Kopf einer jungen Ziege, tatsächlich recht mittelmäßig, bei dem aber das Auge und in seiner Fortsetzung der längliche Fleck auf dem Fell so schwarz sind wie die ganz unwirklichen Hörner, die mit denen der Stiere Picassos verwandt sind. Und da sind noch weitere Hörner; als Jacqueline den Keilrahmen herumgedreht hat, ist eine Keramik zum Vorschein gekommen, von der ein bocksfüßiger Faun grinst.

»Ich dachte, von seinen eigenen Werken gehörte keines zu der Sammlung?«

»Ja, aber die Keramik war hier, wir haben sie nicht weggeschafft: sie ist schwer. Jetzt haben Sie alles gesehen. Raten Sie mir. Die Behörden verlangen von mir, ich soll die Le Nains zu den übrigen Le Nains geben, die Matisses zu den übrigen Matisses ... Dabei hat er immer gesagt, seine Bilder sollten zusammenbleiben ...«

»Sie können sich nicht über die Auflagen hinwegsetzen, die er gemacht hat. Der Louvre bekommt nicht jeden Tag eine Sammlung Picasso, und wenn man sie aufteilen würde, wäre mehr verloren als gewonnen. Die Cézannes sind schön, aber Picasso hat sie zweifellos neben anderen geschätzt. Das große Bild von Renoir dagegen ist ein besonderer Renoir, der mit den gedrungenen Frauengestalten der Romzeit verwandt ist; die Figur von Corot, bei der die Stelle des Kopfes leergeblieben ist, hat keine Schwester, der kleine Le Nain auch nicht; dem Courbet geben erst die Hörner von Picassos Stieren einen Sinn ... Und der einzige Chardin, der unterm Staub wie ein Goya aussieht, gehört ganz ihm!«

»Außerdem wollte er seine Sammlung ›Den jungen Malern‹ widmen. Daran lag ihm sehr. Wenn man sie nun auseinanderreißt ... Und noch etwas: Ich beabsichtige, seine Negersachen dem Musée de l'Homme zu geben, aber auch da möchte ich, daß man sie beieinanderläßt.«

»Geben Sie sie, und zwar mit den Auflagen, wie er sie für seine Gemäldesammlung gemacht hat ... Außerdem hat das Musée de l'Homme sehr viel mehr Freiheit als der Louvre ...«

Seine Masken werden wirklich eine hervorragende Auswahl bilden, so etwas wie »Picassos Picassos«. Was die Gemälde seiner Sammlung nicht sind. Bei ihnen denke ich eher an die Möbel, die wir auch nach etlichen Umzügen behalten, die einen, weil wir sie lieben oder weil sie uns an Freunde erinnern, die sie uns geschenkt haben, die anderen, weil sie nun einmal da waren. Die Cézannes, der Matisse, der Braque, der Derain (um das Jahr 1923 war Picassos großer Rivale für uns weniger Braque als vielmehr der Derain des *Abendmahls* und des *Chevalier X*) haben ganz offensichtlich einen Bezug zu bestimmten Augenblicken seines Lebens. Nicht ein einziges Bild dagegen ist ein Zeugnis für die Zeit der *Demoiselles d'Avignon*. Gewiß, etliche Negerplastiken haben sich in die Ecken oder unter die Möbel geflüchtet. Und hat er unter seinen Nachfolgern den Balthus und den Miró aus Überzeugung oder aus Freundschaft erwählt?

Mich überrascht das Fehlen der zwei Maler, die er »anders als alle anderen« liebte:

»Kein Goya und kein van Gogh?«

»Das hat sich nicht ergeben ... Vielleicht hat Pablo auch nicht sehr gesucht. Ob er sie überhaupt gerne hier gehabt hätte, ich weiß nicht ...«

»Warum dann Cézanne?«

»Vollard hatte Cézannes, Pablo hat mit ihm getauscht. Cézanne, den bewunderte er; van Gogh hat er geliebt.«

Ich wußte, welche berühmten Gemälde ich hier vorfinden würde. Aber ich hatte mir um sie herum so eine Art Museum unbekannter Künste ausgemalt. Vielleicht weil er in seinen Ateliers seine älteren Werke und die eben vollendeten durcheinanderstellte; vielleicht weil mir der Dialog zwischen seinen Plastiken und seinen Fetischen oder seinen Figurinen der großen Epochen nicht immer einleuchten wollte. Das älteste der Gemälde, die ich soeben betrachtet habe, ist wenige Jahrhunderte alt; die *Venus* von Lespugue, die er mir einst in der Rue des Grands-Augustins zeigte, zwanzig oder dreißig Jahrtausende ...

Seine Sammlung gleicht ihm nicht. Warum sollte sie nicht auch zu Cézanne passen – mit wenigen Ausnahmen, darunter den Negerwerken? Aber suchte er überhaupt, was zu ihm paßte? Jacqueline hat sicherlich recht. Vor dreißig Jahren schon hatte er zu mir gesagt: »Was ich mag und was ich um mich haben möchte, das ist nicht das gleiche. Ich bin Maler, aber ich bin auch ein Kunstliebhaber, der mir selber beim Malen Ratschläge gibt; schlechte allerdings.« Er hat zuweilen mit, zuweilen gegen seine Sammlung gemalt. Wo ist das Gemeinsame zwischen der Heiterkeit in seinem Matisse, selbst noch in seinem *Schwarzen Schloß*, und seinem unheilbaren Konflikt mit dem, was er die Natur nannte? »Es muß sie ja wohl geben, die Natur, damit man sie vergewaltigen kann!« Wie oft hat er gesagt, mal voller Freude, mal im Zorn, mal ganz überrascht: »Die Malerei zwingt mich zu machen, was sie will ...«

Seine Sammlung, das war die Malerei der anderen ... Aber welch ein bescheidenes Spiel, verglichen mit allem, was er auferweckt oder legitimiert hat, von den Fetischen bis zu Sumer, Ozeanien nicht zu vergessen!

Sein grinsender Faun scheint sich über alle diese Gemälde lustig zu machen. Die schrullige Keramikgestalt sagt, daß die Einheit des Werkes eines Künstlers gleich der Einheit seines Stils sei. Die »Manieren« innerhalb des Stils bei Picasso aber folgen einander wie die Anfälle bei einem Tobsüchtigen: sein Stil ist diese Aufeinanderfolge. Ich sprach ihn einmal auf das Haschisch an, dessen geistige Wirkung mich in Kambodscha und Siam, Ländern mit verbindlich vorgeschriebener religiöser Praxis, sehr interessiert hat.

»Ich hab das nur einmal probiert«, sagte er, »im Bateau-Lavoir. Scheußlich! Mehrere Stunden lang war ich überzeugt, ich würde nun immer in der gleichen Art malen.«

Die Kontinuität des Stils – das war die Hölle.

Er knurrte: »Nieder mit dem Stil! Hat Gott vielleicht einen Stil? Er hat die Gitarre geschaffen, den Harlekin, den Dackel, die Katze, die Eule, die Taube. Genau wie ich. Elefant und Walfisch, das geht ja noch, aber Elefant und Eichhörnchen? Eine wilde Mischung! Er hat geschaffen, was es nicht gab. Ich auch. Er hat sogar die Malerei geschaffen. Ich auch.« Seine Verurteilung der Stilkontinuität ging tiefer und war unerklärlicher als seine hingeworfene Bemerkung. »Ich habe keine echten Freunde, ich habe nur zeitweise Lieblinge! Außer vielleicht Goya und vor allem van Gogh.« Aber was hatten sie denn ihr ganzes Leben lang versucht, Goya und van Gogh und alle, deren Bilder seine Sammlung bildeten, und El Greco, Rembrandt, Velázquez, Delacroix, Courbet, mit denen er sich gemessen hat – als eben dies: ihre Kunst ständig zu vertiefen? Derain in seiner besten Zeit, Matisse, Rouault, Braque, Chagall gehen von ihren jeweils letzten Hervorbringungen aus, ersteigen ihre Treppe Stufe um Stufe. Das Schaffen eines Matisse oder eines Chagall ist auf den gleichen Wegen erarbeitet wie das eines Piero della Francesca oder eines Rembrandt. Sie wissen nicht bis ins Letzte, was sie tun werden, wenn sie ein Bild anfangen, weil jedes Bild durch die bloße Tatsache, daß man es malt, »wird«. Aber das Stockwerk, das gebaut werden soll, ruht auf den schon gebauten Stockwerken. Sie sind sich ihres Könnens bewußt, auch wenn es sie einmal im Stich läßt. Nur Picasso möchte das nächste Stockwerk durch eine Leiter oder ein Schleuderbrett ersetzen – und davonfliegen? »Wie sollte ich das kleine Mädchen mit dem Springseil, meine Plastik, in der Luft halten? Es hüpfte doch! Ich habe das Seil am Boden abgestützt. Und niemand hat es gemerkt.« Wer, außer Picasso nach den *Demoiselles d'Avignon*, hat es gewagt, der ständigen Vertiefung zu verbieten, allein über die Aufeinanderfolge der einen Manier auf die andere zu bestimmen? Die Grundregel: »Man darf alles tun, unter der einen Bedingung, niemals das gleiche wieder zu tun«, führt nicht auf den Weg, den die übrigen Maler gehen. »Weiter gehen«, so wie er es verstand, auch nicht. »Weiter, aber in der eigenen Richtung«, gab ihm Braque zur Antwort. »Das tue ich doch. Warum sollte ich mich bemühen, in meiner Malerei zu bleiben? Ich werde immer darin sein: ich bin es doch, der sie malt.« Er hätte hinzufügen können: Und der über sie hinausgeht.

Ich denke an den *Großen Pflug*, vor dem Braque gestorben ist. Wieso deckt das Wort Kunst, dessen Sinn im übrigen vom Ästhetizismus verfälscht wird, zugleich den schöpferischen Akt bei Picasso und bei seinen Rivalen? Was verbindet seine letzte Ausstellung im Papstpalast, die von Braque im Louvre, die der unvollendeten Rouault-Gemälde im Salon Carré, die *Botschaft der Bibel* von Chagall in Nizza? Die grundlegende Übereinstimmung eines Braque mit dem Kosmos (Kosmos heißt Ordnung ...), seine der Malerei liebevoll verbundene Bilderwelt wird nicht zum Schweigen verurteilt durch die aufsässigste Stimme, die es in der Kunst je gegeben hat. Das ganze Werk Picassos wäre ein Gebrüll, wenn seine Bilder dem Gebrüll nicht gerade durch ihr Geschaffensein entzogen wären: Eine Marter, von Goya gemalt, gehört nicht mehr den Martern an, sondern der Malerei.

Nach dem Tode von Braque schien es, als sei sein Geist noch einmal gekommen, um sein Atelier aufzuräumen. Hier dagegen wacht ein unbezwinglicher Genius über die Bilder, die sein wirbelsturmartiger Durchzug aufgehäuft hat, diese Ansammlung von Blättern, wie sie der Orkan des Todes hinterließ.

»Wohin sind nach der Ausstellung im Petit Palais die Plastiken gekommen?«

»Viele sind hier. Wollen Sie sie sehen?«

Auszug aus dem ersten Kapitel von André Malraux, *Das Haupt aus Obsidian*, Frankfurt, S. Fischer, 1975, S. 7-27.

Rechte Seite:

Gelett Burgess
Picasso in seinem Atelier im Bateau-Lavoir, 1908.
Links hinter ihm die beiden Firstbalken aus Neukaledonien.
Paris, Dokumentation des Musée Picasso.

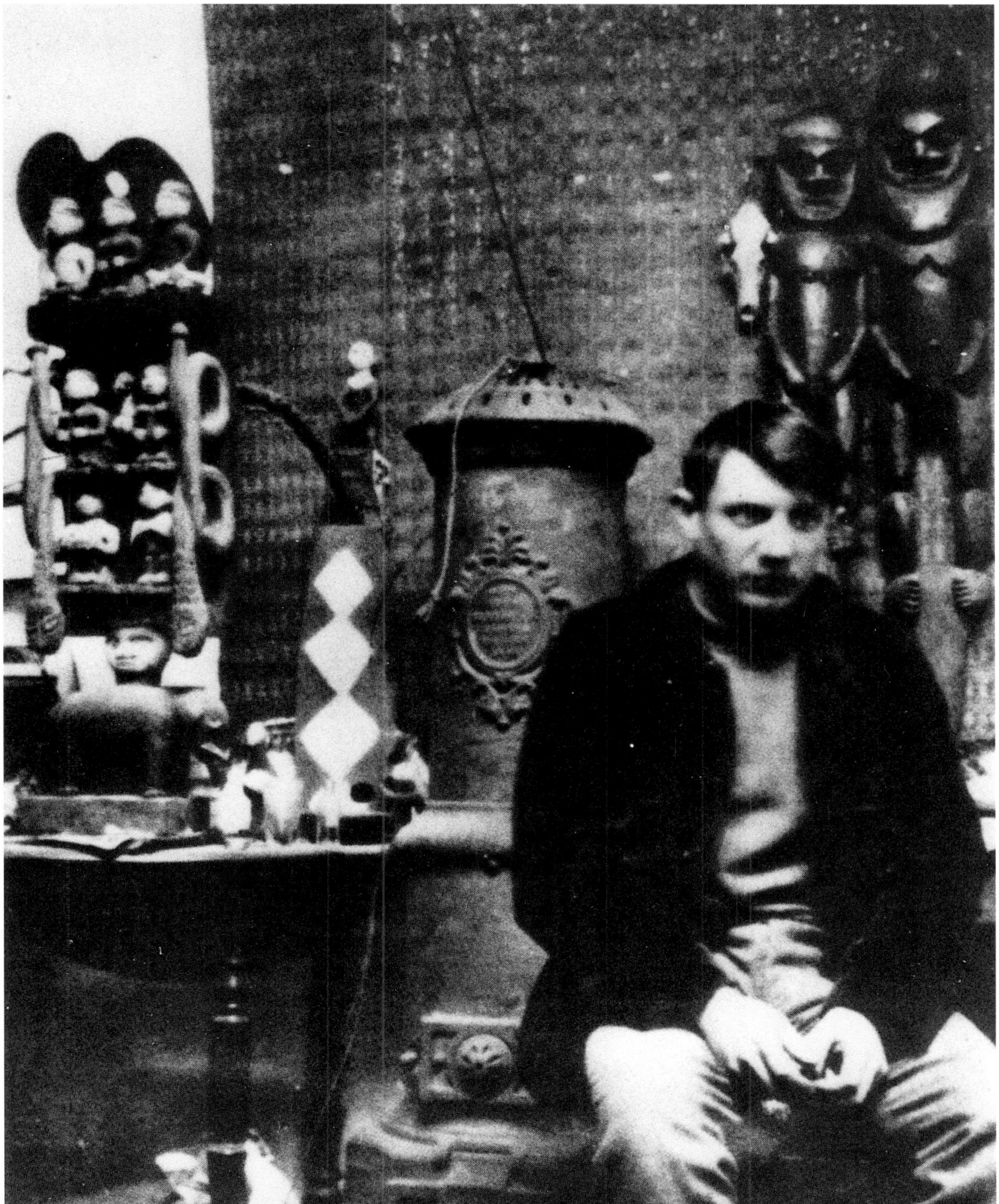

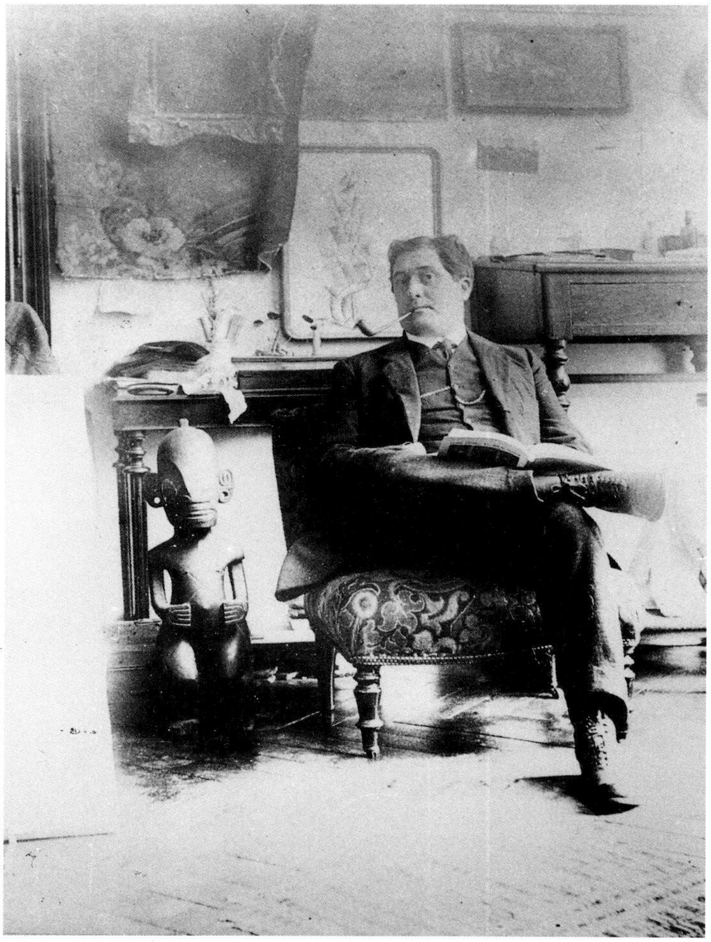

Rechte Seite:

Cecil Beaton
Picasso vor dem Bild Badende, in einer Landschaft sitzend *von Renoir, in seiner Wohnung in der Rue La Boétie.*
[1932]
Paris, Musée Picasso, M.P. Ph 356.
© Sotheby's

Pablo Picasso
Guillaume Apollinaire im Atelier des Künstlers am Boulevard de Clichy Nr. 11, im Herbst 1910. Neben ihm eine Skulptur der Marquesas-Inseln, der Gott Tiki.
Paris, Musée Picasso, Picasso Archiv.
© Picasso Administration

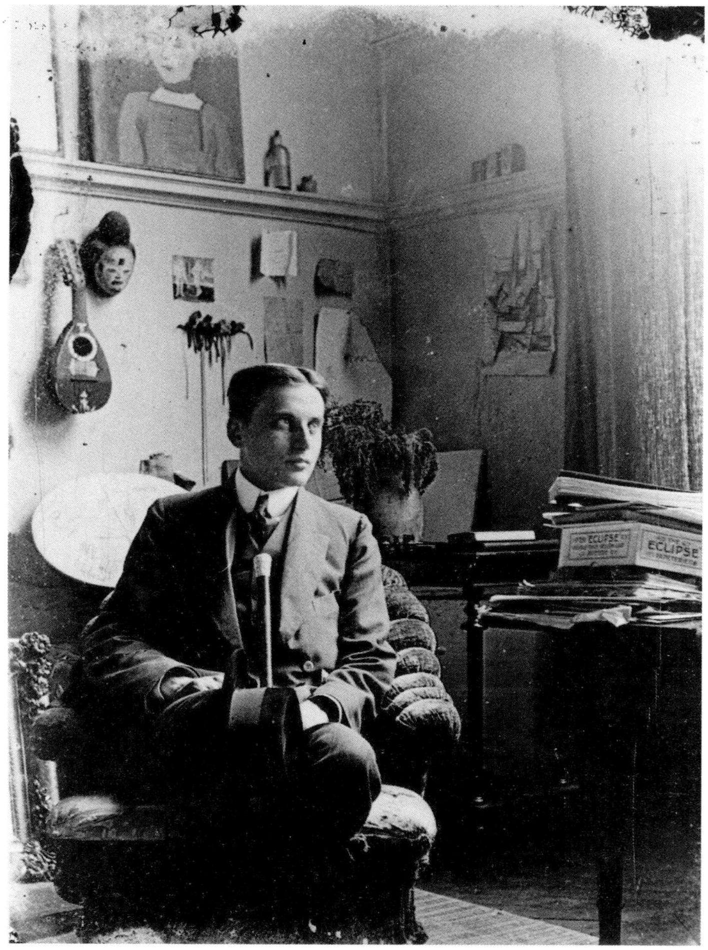

Pablo Picasso
Frank Burty Haviland im Atelier des Malers am Boulevard de Clichy Nr. 11, im Herbst-Winter 1910. Hinter ihm an der Wand die Mukuyi-Maske aus Gabun, darüber das Porträt von Marguerite *von Matisse.*
Paris, Musée Picasso, Picasso Archiv.
© Picasso Administration

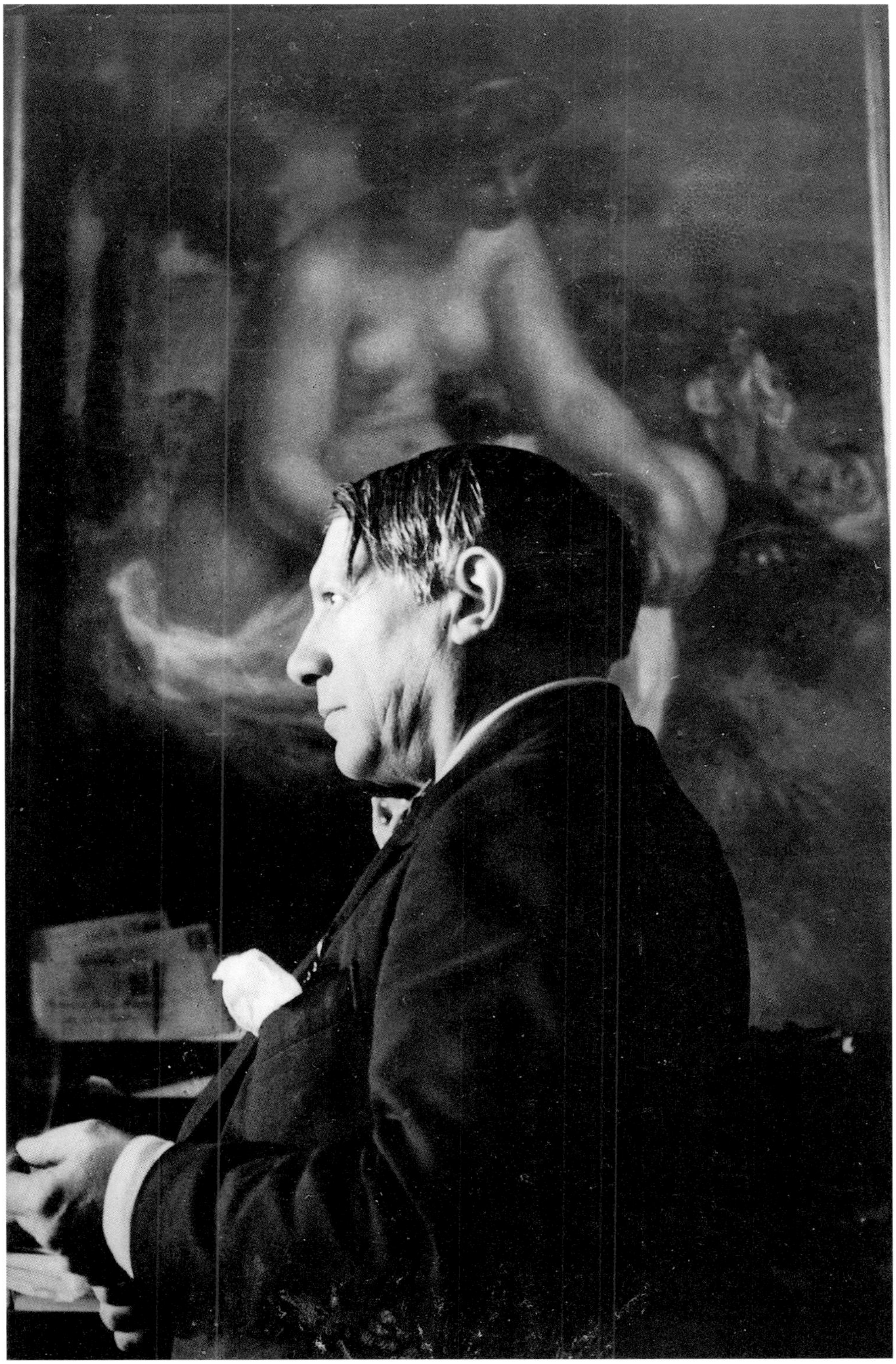

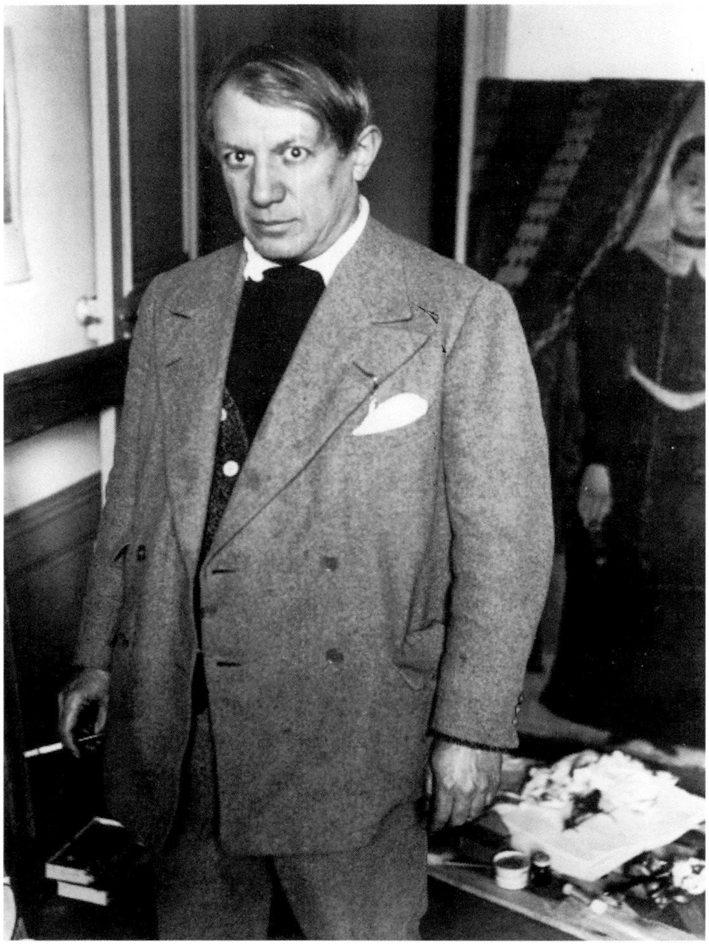

Brassaï
Picasso in seinem Atelier in der Rue La Boétie, 1932; hinter ihm das große Frauenporträt *des Zöllners Rousseau.*
Paris, Musée Picasso, M.P. 1986-10.
© Gilberte Brassaï

Brassaï
Die Repräsentanten der Fremdmächte grüßen die Republik zum Zeichen des Friedens *des Zöllners Rousseau in Picassos Atelier in der Rue La Boétie, 1932.*
Paris, Musée Picasso, M.P. 1986-16.
© Gilberte Brassaï

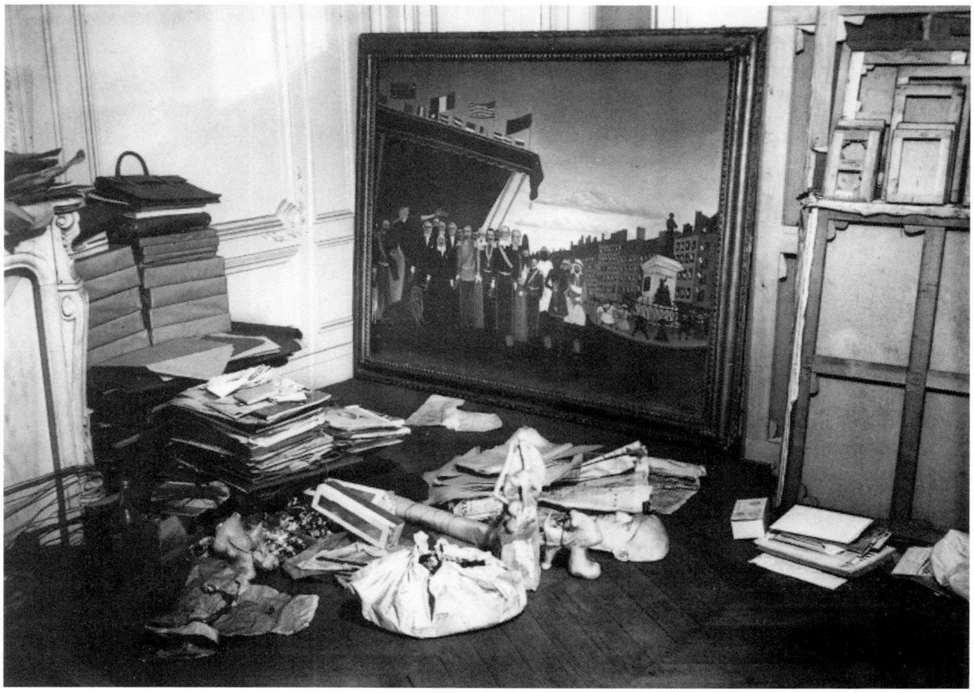

Hélène Parmelin

Picasso – der Sammler, der keiner ist

Picassos »Sammlung«... Zweck meiner Betrachtungen ist nicht, zu bestimmen, wo, wann und unter welchen Umständen die Gemälde dieser phantastischen Schenkung sich letztlich zu einer »Sammlung« entwickelten.

Diese »Sammlung« ist eine besondere, was sich wiederum durch die Person des »Sammlers« erklärt – der eben keiner war. Er, der sich ganz seinem Schöpfertum hingab, unterhielt vielmehr zum Schaffen anderer Künstler – seiner Vorgänger wie seiner Zeitgenossen – Beziehungen, die unmittelbar seinem Wesen entsprangen, seiner Leidenschaft für Malerei. In der besonderen Weise, daß Picasso auch mit den hervorragendsten unter ihnen von gleich zu gleich reden konnte. Und ihnen neben größter Anerkennung auch in höchstem Maße Verständnis und Begeisterung entgegenbrachte.

Eben das ist das Wesentliche an der »Sammlung« Picassos: seine persönliche Beziehung zu den Malern, seine besondere Bindung zu manchen von ihnen, seine grenzenlose Begeisterung. Und seine Art, sie in sein Leben einzubeziehen, sie lebendig werden zu lassen und nicht mit dem tristen Attribut des »Vergangenen« abzutun. Es war, als verliehe ihnen das immerwährende, aus der Kraft der Malerei endlos erneuerbare Leben eine handgreifliche Präsenz und Gegenwart.

Immer wieder sprach Picasso von Delacroix, van Gogh, Matisse, von Max Jacob, Apollinaire oder Eluard. Wenn man ihn reden hörte, wurden sie lebendig. Sie waren seine Brüder, seine lebendigen Gefährten geblieben. Oft sagte er, alle Maler seien hinter seinem Rücken in seinem Atelier versammelt und sähen ihm bei der Arbeit zu...

Manchmal mußte er sich auch beweisen. Beispielsweise, als er die Serie der *Meninas* malte; da war Velázquez zugegen. Und es wurde eine wahrhaftige Schlacht, mit und gegen und für Velázquez.

Was van Gogh betrifft, so war er für ihn nie Legende oder Kult gewesen, noch empfand er seine Bilder als losgelöst von jedwedem realen Urheber. Vielmehr sah er in van Gogh so etwas wie einen Christus der Malerei; doch ertrug er die Lobgesänge auf ihn nicht, die allgegenwärtigen Nachbildungen, die an die Orte seiner Kreuzigung geheftet waren – von denjenigen, die unablässig die Malerei kreuzigen und sich zu Milliarden anschicken, den Glorienschein seiner Wiederauferstehung zu preisen oder bewundernd die Nachtseiten zu besingen. Ich glaube, er besaß kein einziges Werk von van Gogh. Dagegen ein paar vergrößerte Zeilen einer Meldung, die zwischen zwei vermischten Nachrichten (darunter der Diebstahl eines Fisches) in einem Arleser Tageblatt erschienen war; sie besagte, daß ein holländischer Maler ins Krankenhaus gebracht worden war, nachdem er sich ein Ohr abgeschnitten habe. Picasso hatte den Konservator vom Museum in Arles um eine Kopie gebeten. Er bewahrte sie auf wie ein schmerzliches Beweisstück, das er der Menschheit entgegenhielt.

Wenn ich hier auf Maler zu sprechen komme, die nicht in Picassos »Sammlung« vertreten sind, so geschieht dies in der Absicht, ein etwas wahrheitsgetreueres Bild zu zeichnen, als es gewöhnlich der Fall ist, wenn ich so sagen darf: das Bild eines Künstlers, der vom schöpferischen Akt lebt und der, auch wenn ihm verschiedene Werke gehören, deshalb doch keine »Sammlung« zusammenträgt oder ein »Sammler« wäre. Picasso spielte zu keiner Zeit den schöpferischen Titanen, der er dennoch war, wie man behaupten kann. Er lebte und benahm sich nicht danach, er stellte das Genialische nie zur Schau. Obwohl er sich über seine Person im klaren war, gab er sich nie als Übermensch. Er war Maler und betrachtete sich in jeder Hinsicht ausschließlich als solchen. Der Berg Sainte-Victoire spielte eindeutig eine Rolle bei seiner – rasch getroffenen – Entscheidung, sich in Vauvenargues niederzulassen. »Wir ziehen zu Cézanne«, sagte er zu seiner Frau. Die breite, wilde Flanke, die in den

Himmel ragt, die Worte »Sainte-Victoire« – für jeden Maler gleichbedeutend mit Cézanne – hatten für ihn Zauberkraft; es waren Schlüsselworte seines Lebens. Diesen Berg vom Fenster aus zu sehen, hieß, jeden Tag Cézanne zu sehen. Cézannes Gegenwart war real, und ihre Intensität wurde durch Picassos enorme Verehrung noch um ein Vielfaches gesteigert.
All dies soll verdeutlichen, daß Picassos »Sammlung« ihrem Wesen nach in erster Linie die von ihm schwärmerisch gefeierte, fleisch- und blutgewordene Verbundenheit mit anderen Malern war.
Wenn er seine Bilder zeigte, schwelgte er in einem grenzenlosen Glücksgefühl. Er bildete sich nichts darauf ein, sie zu besitzen, sondern huldigte auf wunderbare Weise denen, die sie gemalt hatten. Er fand keine Worte für seine Begeisterung. Doch sagte er beim Anblick der Werke, die er von Cézanne oder Matisse besaß, stets: »Wie sollte man es besser machen?« Es trifft wohl zu, daß er sie im Wissen um ihre Größe voller Stolz präsentierte. Führte er sie seinen Besuchern vor, so war die Freude, die er bei ihrem Anblick empfand, durch die Würdigung der Betrachter eine zweifache. Eine Zeremonie ohne jede Förmlichkeit.
Zeigte er das *Schwarze Schloß* oder *L'Estaque* – zwei Gemälde, die für sich allein schon eine grandiose Schenkung wären –, wurde durch seine Art, sie zu betrachten und zu kommentieren und ihre Pracht hervorzuheben, immer auch seine Leidenschaft spürbar.
Manche dieser Gemälde hingen lange im Salon in Vauvenargues, wo Picasso und seine Frau sich für gewöhnlich aufhielten, wenn er nicht gerade oben in seinem Atelier malte.
In Mougins stand das herrliche Stilleben mit Orangen von Matisse seit seiner Rückkehr von der Ausstellung im Grand Palais neben dem »quai de la gare« an die Wand gelehnt: So hatte Jacqueline ein großes, ausgeleiertes Sofa in der Diele getauft, neben dem stapelweise Kisten mit Büchern oder Bildern standen, die als einzige vor dem Einmarsch der Deutschen gerettet worden waren. Dort saßen die beiden oft. Es war eine Art Station am Fuße der Treppe.
Immer wenn Picassos Blick auf das Bild von Matisse fiel, rief er: »Wie wunderbar!« Alle möglichen Unterhaltungen über Matisse nahmen hier, auf dem »quai de la gare«, ihren Anfang.
Auch andere Werke von Matisse – darunter eine Frau in einem malvenfarbenem Kleid – standen mehr oder weniger überall auf den Lehnen der Sofas in dem Raum, in dem geplaudert und gegessen wurde und wo man sich traf. Hunderte von Objekt-Gestalten und Gemälde-Gestalten und Fotografien, so dicht an dicht, daß man an diesem Ort der Begegnung nicht allzu zahlreich sein durfte, wenn man sich setzen wollte ...
Die Gemälde gehörten zum Leben dazu. Sie waren real. Und da sie zudem unter Malern getauscht worden waren, liebte Picasso sie mit jener Bruderliebe, die er auch für Matisse empfand.
Unter diesen Werken befanden sich auch zwei kleine Landschaftsbilder, die so wenig an »Matisse-lumière« erinnerten, daß man fast überrascht war.
Mir ist noch der Tag im Gedächtnis, als Picasso sie uns zum ersten Mal zeigte. Als ich eintrat, fragte er mich, was sie für mich darstellten, ohne mir zu sagen, von wem sie stammten. Ich antwortete: »Nichts. Sie stellen nichts für mich dar ... » Es hagelte Spott. Picasso und Pignon schaukelten sich in ihrer Begeisterung für diese Bilder gegenseitig auf. In jedem Tupfen sahen sie etwas, das »schon ganz Matisse« war. Ein Maler, behauptete Picasso, erkenne hier bereits sämtliche Anlagen und könne auch sehen, wohin es steuere. Wenn man es weiß ... sich auskennt ... Nicht-Maler würden nur die Oberfläche betrachten, sie bräuchten »das Auffällige« – sonst sähen sie nichts ...
Damit wäre ein Charakteristikum dieser »Sammlung« bereits skizziert: die Beziehungen eines Malers zu den Bildern anderer Maler. Das intensive Maler-Leben desjenigen, dem die Gemälde der »Sammlung« gehörten. Das hat nichts zu tun mit der Entscheidung eines Menschen, der, weil ihm etwas gefällt, seine Leidenschaft daransetzt, es auch zu besitzen, oder aber genügend Geld zur Verfügung hat, um sich die Bilder seiner Wahl leisten zu können. Picassos Werke von Cézanne oder Matisse

sind unter anderem Hingabe. Und gleichzeitig sind sie seine Zeugen.
In ähnlicher Weise bietet auch die unbefristete Verlängerung der Picasso-Ausstellung in Avignon für die Stadt wie die ganze Welt nicht nur eine bestimmte Anzahl ständig zur Besichtigung freigegebener Gemälde, sondern einen einzigartigen Fall in der Geschichte der Malerei: Es handelt sich um ausnahmslos alle Bilder aus etwa einem Arbeitsjahr des Malers. Alle auf einmal. Und unwiderruflich in einer Reihe hintereinander, gleich der Krönung eines solchen Werkes durch den Tod. Denn es sind gleichzeitig auch die letzten.
Man könnte mit einem Paradox schließen und behaupten, Picasso habe alle Maler gemocht. Als Maler an sich. Als Brüder. Als Unglückliche auf der ewigen Suche nach einer einfachen Wahrheit, deren Merkmal es ist, hunderttausend mögliche Wahrheiten zu sein. Als selbstverschuldete Opfer eines »Berufs«, der eine Leidenschaft ist. Einer »Suche«, die nicht weiß, wonach. Bei der jedes Ende nur der Ausgangspunkt für den Neubeginn ist. Und bei der die weniger Talentierten, die auf traurige Weise herkömmlichsten Menschen, in sich das gleiche eigenartige Feuer verspüren, etwas auf ein Stück Leinwand zu bannen, das die Menschen zum ersten Mal sehen und worin sie sich erkennen mögen.
Es stimmt, daß Picasso alle Maler mochte und respektierte. Doch wenn ihre Werke jene höhere Gegenwart in sich bargen, die Leben hervorbringt, sog er sie in sich auf und schenkte ihnen seine ganze Bewunderung.
Nein – er hatte Matisse, Cézanne und die schöne Blutorange von Renoir, die er so sehr liebte, und all die anderen nicht aus der bewußten Entscheidung eines »Sammlers« heraus um sich geschart. Wie auch sein Blick ein anderer war, je nachdem, ob er den Zöllner Rousseau betrachtete oder aber das *Schwarze Schloß*.
Rousseau wandte er sich mit liebevoller Bewunderung zu. Bei der Beschreibung von *Die Vertreter der Fremdmächte grüßen die Republik zum Zeichen des Friedens* lachte er. Es war ein liebevolles Lachen. Und tatsächlich ist das Gemälde ja auch erstaunlich, lustig, durchdrungen von einem naiven Weltgefühl, das einen anrühren oder aufbringen mag. Gleichzeitig aber ist es Rousseau, das heißt: malerischer Ausdruck eines Wesens mit Glauben und Phantasie.
Wenn Picasso es betrachtete – ich war nur einmal zugegen -, schien er sich an der Meisterleistung des Zöllners amüsiert zu erfreuen. Und daran, ihn vor sich zu sehen, wie er am Tag des berühmten großen Festes unter seinem Baldachin im Bateau-Lavoir saß, und wie die Maler und Poeten zwischen dem allzu reichlich fließenden Wein und dem Essen, das nicht kommen wollte, die große Komödie zum »Ruhme Rousseaus« aufführten. Durch ihre Streitereien und Verrücktheiten, ihre Ausgelassenheit und die Apotheose des Zöllners hatten sie diesen überaus glücklich gemacht und sich am eigenen Spott erfreut...
Vor diesem Hintergrund betrachtete Picasso *Die Vertreter der Fremdmächte* von Rousseau. Zwischen Apollinaire und Salmon. Und gleichzeitig ganz gelöst vor Freude über die himmlische Phantasie dieses Malers, den er doch immerhin so sehr mochte, daß er über Jahre hinweg in seinem Schlafzimmer nichts als zwei kleine Gemälde von ihm hängen hatte.
Ich habe versucht, der Wahrheit dieser »Sammlung« ein wenig auf die Spur zu kommen. Es wird viel darüber geschrieben. Erstaunlich eigentlich... Für etliche Fachleute wirft sie allem Anschein nach Fragen auf. Auch für Verfasser von Werken über die Kunst – ob zu recht oder zu unrecht. Manchmal scheint die »Unausgewogenheit« diese Beobachter zu enttäuschen. Obwohl ein einziges der Werke von Cézanne sie alle in höchstem Maße zufriedenzustellen vermag.
In diesen Bildern steckt – über die Großzügigkeit der Schenkung hinaus – viel von Picasso selbst. In ihrer Größe oder Melodie. Damit will ich nicht sagen, daß, indem man sie betrachtet, man beim »Verständnis« oder der »Kenntnis« oder was auch immer von Picasso entscheidend vorankommt. Aber zwischen dem *Schwarzen Schloß* einerseits und dem Stilleben mit den Orangen andererseits, an denen man sich mit höchstem geistigen Genuß und

größter Besitzerfreude weiden kann – denn schließlich führt die Schenkung diese Meisterwerke in den Louvre und somit zu uns -, kann man sich auch folgendes sagen:
Picasso ist tot, und zehntausend Wahrheiten – schriftliche, mündliche, übertriebene, niederträchtige, aufrichtige, sympathische, gemeine oder herzliche – beanspruchen alle, die Wahrheit über ihn zu sein. Auf daß die Zukunft sich in ihnen zurechtfinden möge.
Die Wahrheit liegt in den Bildern Picassos. Sie lügen nicht. Und beim Anblick dieser »Schenkung«, die ihrerseits ganz von Picasso durchdrungen ist, wird man von seinem Wesen, das ganz der Malerei verschrieben war, einen zusätzlichen Eindruck gewinnen. Der angesichts einer solchen Liebe für Cézanne, Matisse und andere gar nicht trügen kann.

Der Text wurde erstmals veröffentlicht in *L'Œil,* Nr. 230, September 1974, S. 6-10.

Pablo Picasso
Der Blumenstrauß in der Kakaokanne *von Matisse an der Wand von Picassos Atelier in der Villa Les Voiliers in Royan, 1940.*
Paris, Dokumentation des Musée Picasso, Schenkung von Sir Roland Penrose.
© Picasso Administration

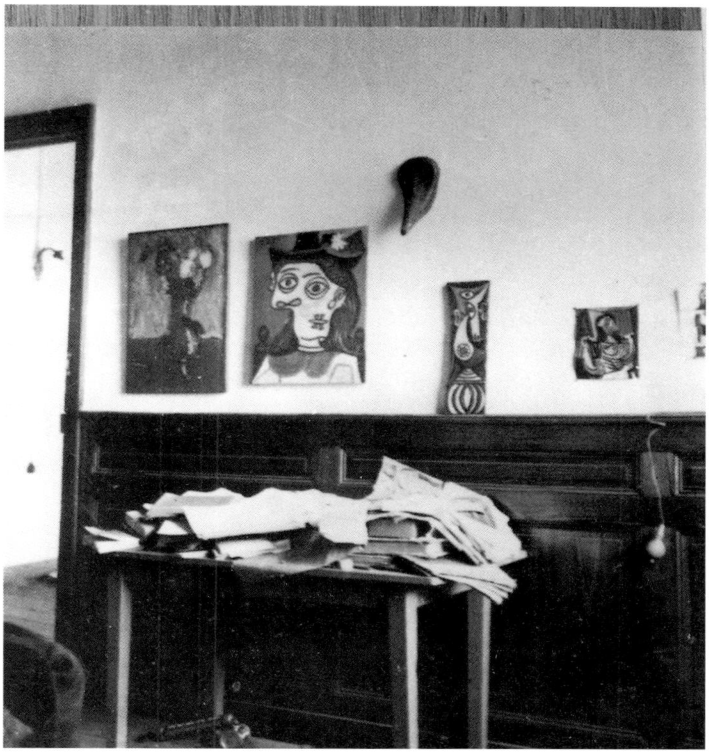

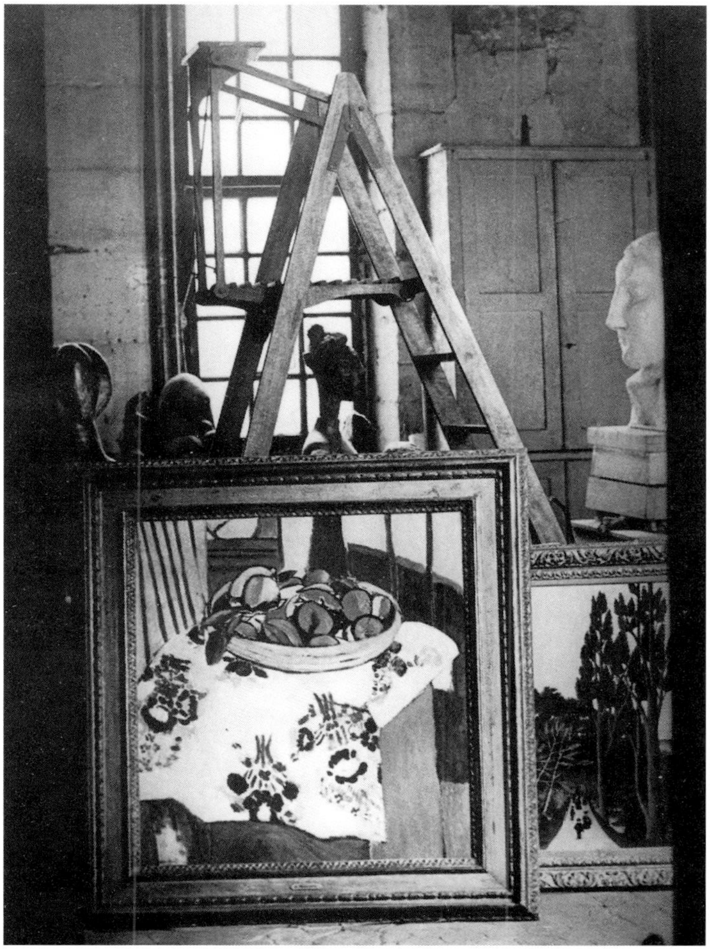

Brassaï
Der Korb mit Orangen *von Matisse und* Der Parc Montsouris *des Zöllners Rousseau in Picassos Atelier in der Rue des Grands-Augustins, 1943.*
Paris, Musée Picasso, M.P. Ph 1986-30.
© Gilberte Brassaï

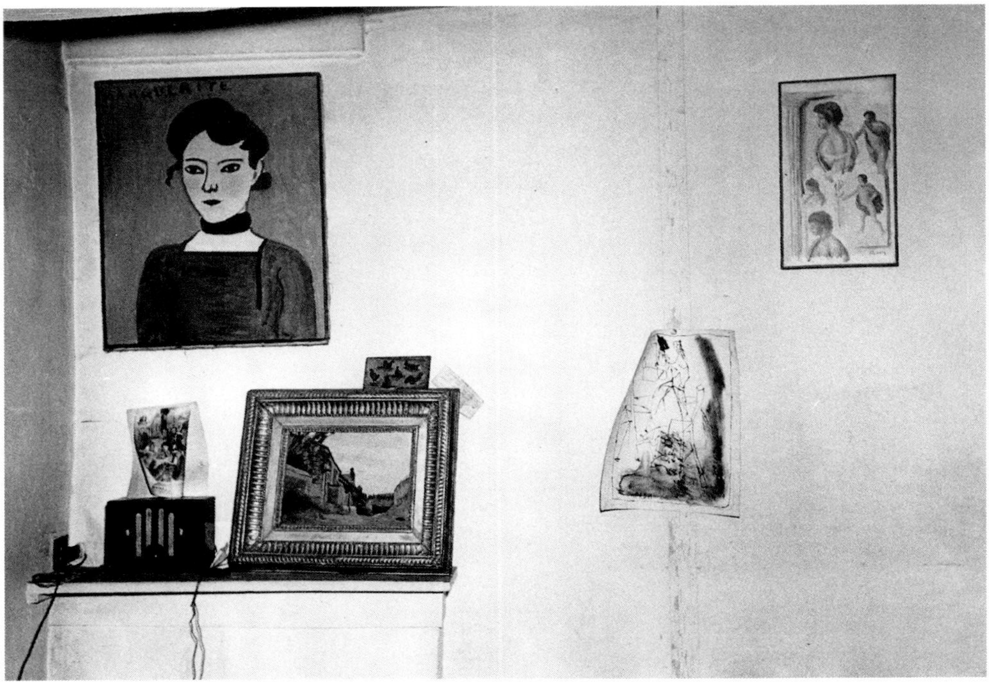

Alexander Liberman
Das Porträt von Marguerite *von Matisse, die Landschaft von Corot und die* Studie von Figuren aus der Antike *von Renoir an der Wand von Picassos Schlafzimmer im Atelier in der Rue des Grands-Augustins.*
[1949]
Paris, Musée Picasso, M.P. Ph 2400.
© Alexander Liberman

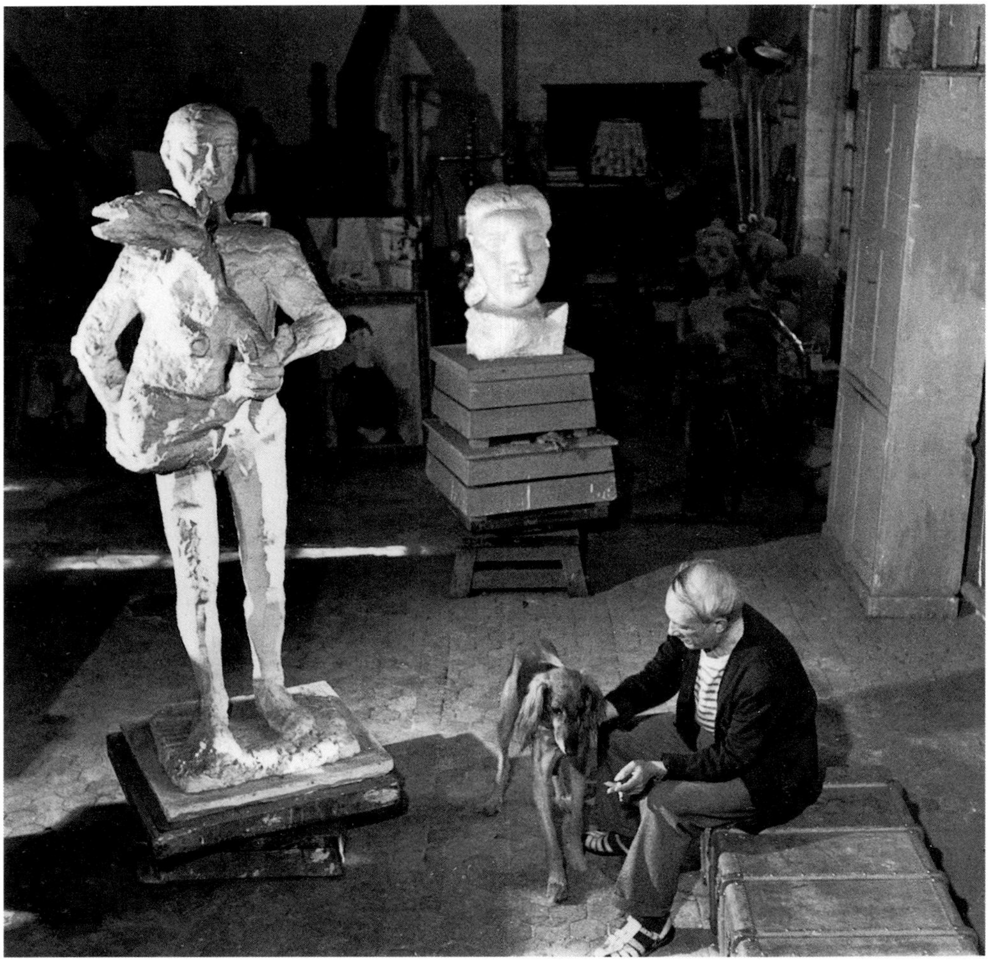

Robert Capa
Picasso in seinem Atelier in der Rue des Grands-Augustins. Hinter dem Gipsmodell zu Der Mann mit dem Schaf *sind auf dem Boden stehend die Bilder* Blumenstrauß in der Kakaokanne *von Matisse und* Schwarzes Haar *von Modigliani zu sehen.*
[1944]
Paris, Musée Picasso, M.P. Ph 2626.
© Agence Magnum

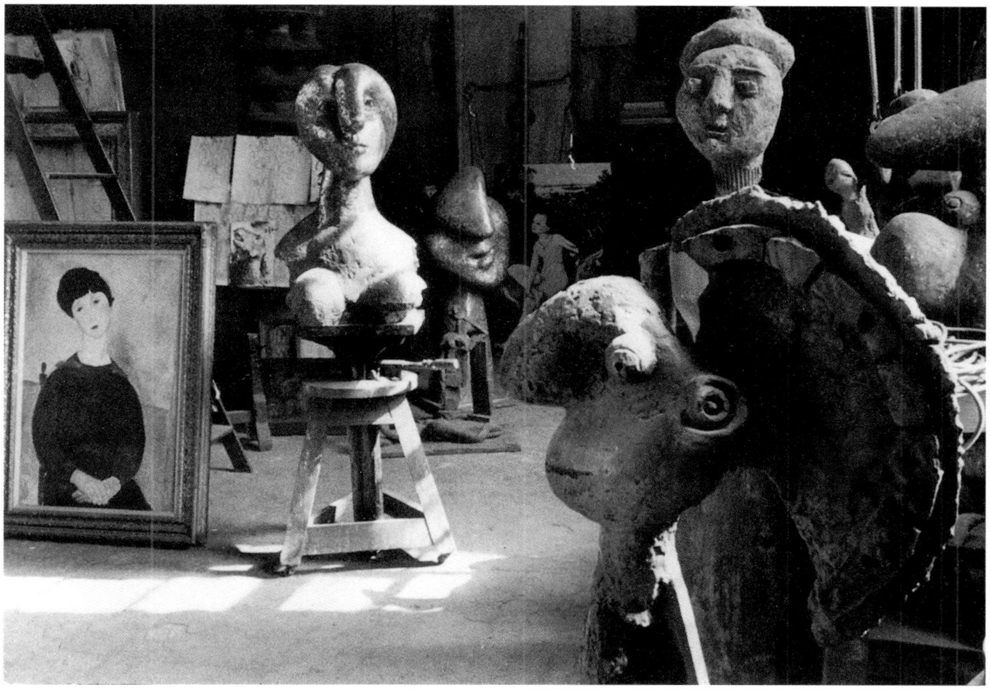

Henri Cartier-Bresson
Schwarzes Haar *von Modigliani im Atelier in der Rue des Grands-Augustins, 1951, zwischen Skulpturen, die Picasso Anfang der dreißiger Jahre in Boisgeloup angefertigt hat.*
Paris, Musée Picasso, M.P. Ph 2557.
© Agence Magnum

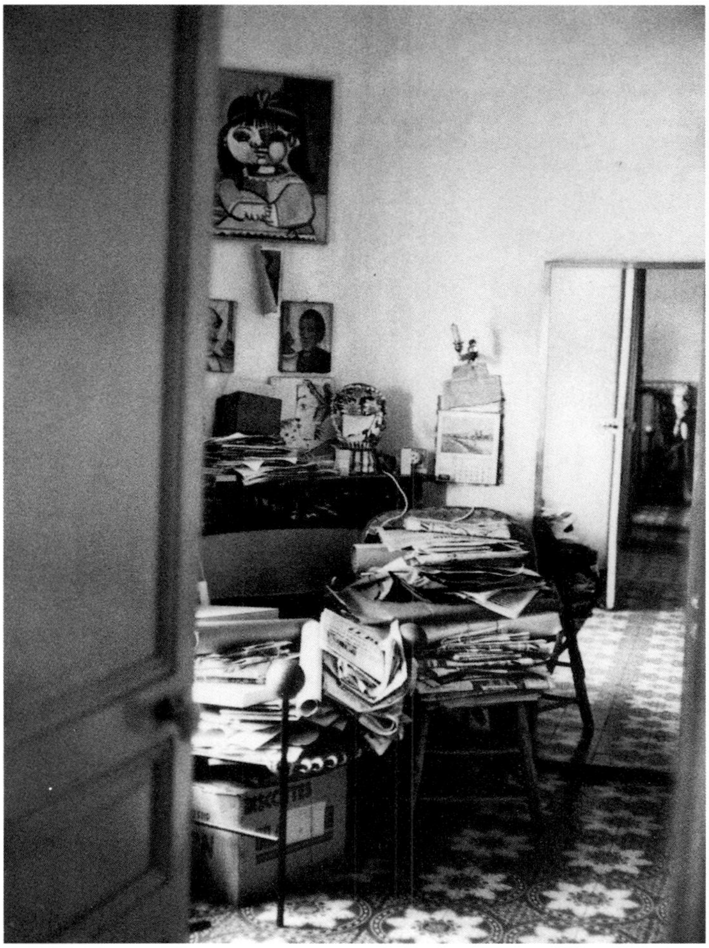

Alexander Liberman
Das Porträt des Künstlers von eigener Hand *und das* Porträt der zweiten Frau des Künstlers *des Zöllners Rousseau an der Wand von Picassos Schlafzimmer in der Villa La Galloise in Vallauris, in der Nähe von Cannes.*
[1953-1954]
Paris, Musée Picasso, M.P. Ph 2401.
© Alexander Liberman

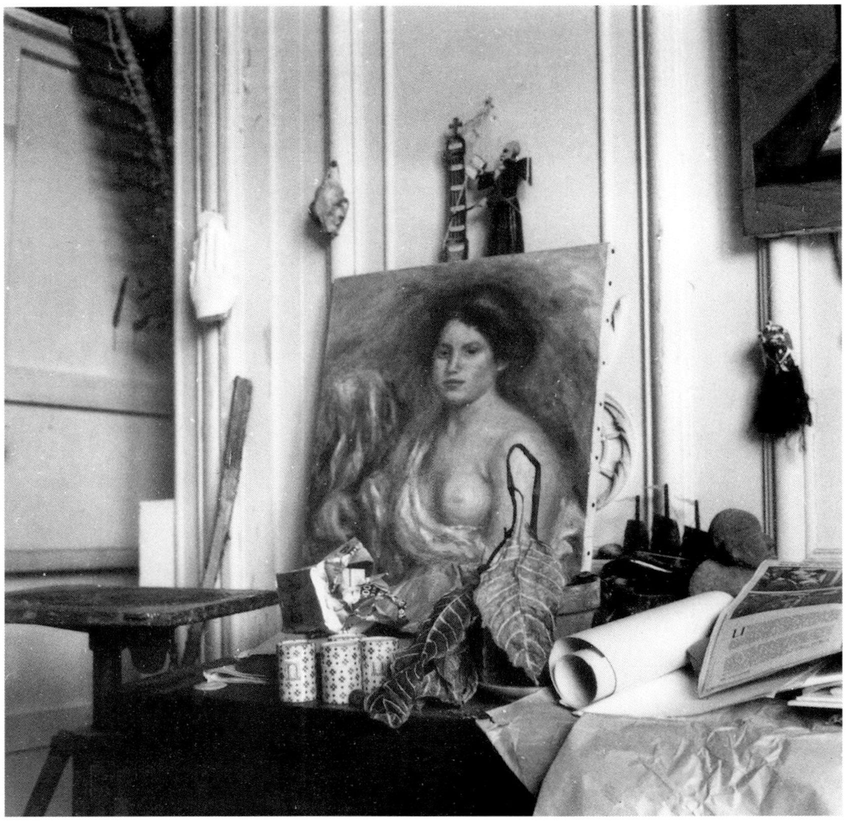

André Ostier
Brustbildnis *von Renoir auf einem Möbel in La Californie, Picassos Villa in Cannes.*
[1955-1961]
Paris, Musée Picasso, M.P. Ph 1518/g.

Anonym
Die Menschenfresserin *Nevimbumbao – ein ritueller Kopfschmuck aus Vanuatu, den Matisse Picasso schenkte – nach ihrer Ankunft 1957 in Picassos Villa La Californie.*
Paris, Dokumentation des Musée Picasso.

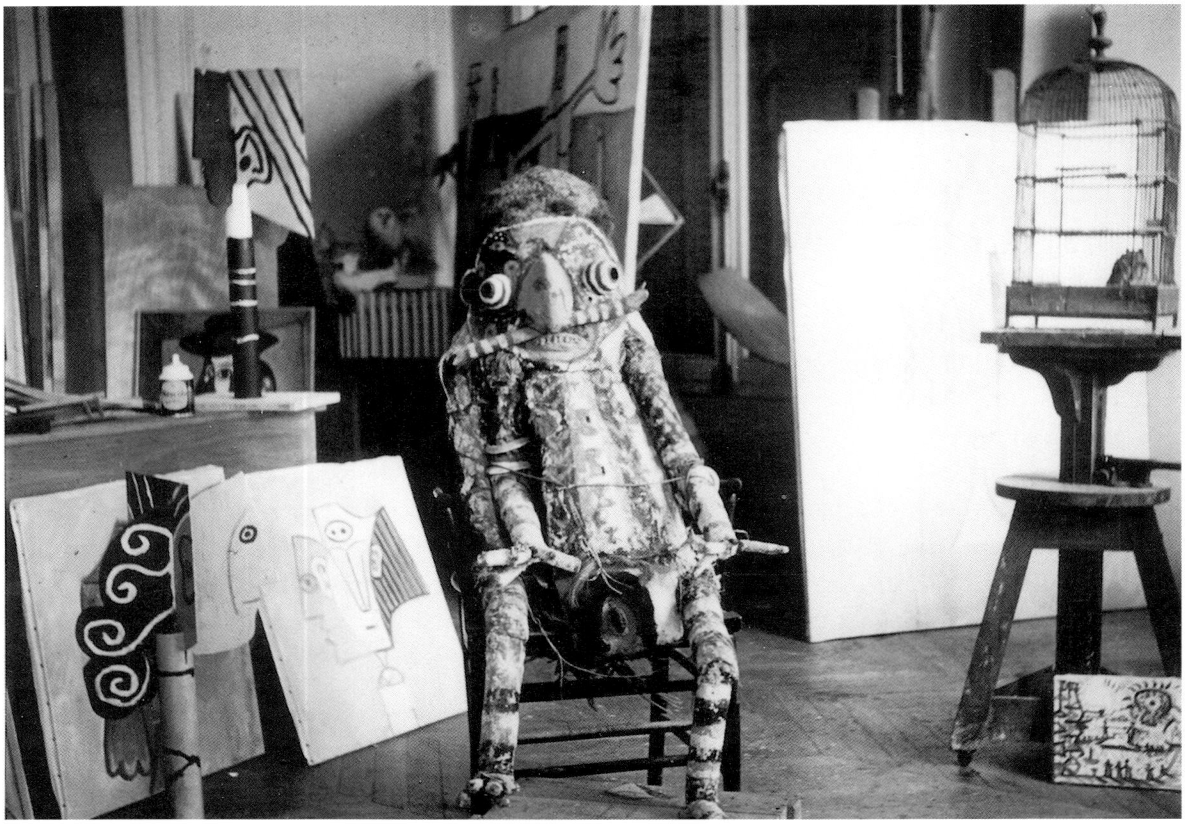

Jean Leymarie

Die Schenkung Picasso von 1973

Unter den großen Malern finden sich einige, die auch bedeutende Sammler waren, sei es zum eigenen Vergnügen – wie Rubens mit allem Pomp oder im stillen wie Degas –, sei es im Dienst ihrer Fürsten. Der Prado, Ruhmesstätte europäischer Malerei, verdankt vieles dem Weitblick eines Velázquez oder eines Mi Fu, jenes namhaften chinesischen Meisters aus der Zeit Sungs; letzterer war seinerseits ein Kenner von unfehlbarem Urteil, der seine Schätze stets strengstens bewacht mit sich führte und nur wenigen Kundigen präsentierte.

Es entsprach nicht Picassos Natur, sich über Auktionen auf dem laufenden zu halten und der Reihe nach Antiquitätenhändler aufzusuchen, um sich auf diese Weise eine Sammlung im üblichen Sinne zuzulegen – zu der auch ein gewisses Maß an Sammlerwut, an gesellschaftlicher Exklusivität und ästethischem Empfinden gehört. In seinen Besitz ging nur über, was sich aus seinen Begegnungen, aus den Umständen heraus eher zufällig ergab. Was im Verlauf eines langen Lebens an Gemälden und Zeichnungen zusammengetragen wurde oder vielmehr Aufnahme fand bei dem Baumeister dieses Jahrhunderts – der, hätte er gewollt, auch imstande gewesen wäre, die Schatzhöhle aus *Tausend und einer Nacht* neu zu erschaffen, die manche nach seinem Tod zu entdecken hofften –, gehorcht anderen Kriterien als denen von Kunstliebhabern: Hier werden die Beziehungen eines Malers zu anderen Malern sowie zur Malerei aufgedeckt und fokussiert. Vor diesem Hintergrund sollte man die Werke auch betrachten. Malraux, der ihre Bedeutung auf Anhieb erkannte und dafür eintrat, sie in ihrer Gesamtheit dem Louvre zu vermachen, schreibt ihnen folgende Eigenschaft zu: »Sie erinnern mich an Möbel, die wir auch nach mehreren Umzügen noch behalten, teils, weil wir an ihnen hängen, oder im Gedenken an Freunde, die sie uns geschenkt haben, teils, weil sie schon immer da waren.«

Tatsächlich weiß, wer mit Picasso vertraut ist, welch unverrückbaren und doch wechselhaften Platz diese Werke in seinen verschiedenen Domizilen einnahmen, und auf wie unvergeßliche Weise er sie gelegentlich präsentierte. Bei meinem ersten Besuch im Atelier in der Rue des Grands-Augustins im September 1944 hielt er, noch bevor er mich zu seinen jüngsten Bildern für den Salon d'Automne de la Libération führte, vor dem *Korb mit Orangen* von Matisse inne, den er zwei Jahre zuvor erworben hatte und voller Stolz bestaunen ließ. »Das ist wun-der-bar!« rief er aus und ließ dieses von ihm so geliebte Wort (frz.: *magnifique*) mächtig nachhallen, als wollte er es in Gleichklang zu der kühnen Vielfalt der Farben auf der Leinwand mit ihrer tiefen Harmonie setzen. Damals schien der von schwerer Krankheit genesene Matisse der Inbegriff Frankreichs zu sein; *Matisse-en-France*, hatte Aragon geschrieben. Er weinte vor Rührung, als er erfuhr, daß dieses herrliche Stilleben von 1912, das er neben dem aus Grenoble von 1906 für eines seiner besten Werke überhaupt hielt, sich nun im Besitz Picassos befand. Dieser hängte es auch in Vauvenargues und in Mougins an exponierter Stelle auf und betrachtete es in seinen letzten Lebensjahren immer wieder, höchste Anerkennung des nicht müde werdenden Kämpfers für den unerschöpflichen Rivalen, der nach Picassos eigenen Worten »eine Sonne im Leib« hatte. Picasso verdanke ich meine Bekanntschaft mit Matisse und den Umstand, daß ich bis zuletzt Zeuge ihrer gegenseitigen Achtung und ihres Wettstreits wurde. Ein halbes Jahrhundert lang bestand die gesamte Malerei in der Konfrontation dieser beiden Pole, die die Epigonen dem Vorwurf des Manierismus aussetzten. Sieben der achtunddreißig Gemälde im Nachlaß von Picasso sind von Matisse: drei Studien, die von den Anfängen vor der fauvistischen Entladung zeugen: das bereits erwähnte marokkanische Meisterwerk, zwei schlichtere, strahlende Gemälde, die später zerlegt wurden – eine Gestalt in persischem Gewand und ein Stilleben mit Austern von 1942 und 1943 –, und das stark akzentuierte Porträt von Marguerite aus dem Jahr 1907 mit der leicht geschwungenen Nase, trotz seines kleinen Formats ein Schlüsselwerk aus der entscheidenden Zeit der Wende, die Picasso, Matisse und Derain in jenem Jahr unter wechselseitigem Einfluß vollzogen. Es war im Atelier am Boulevard de Clichy zu sehen, wie Fotografien von Picasso aus dem Winter 1910 belegen, der Zeit, als Braque sich dem Künstler anschloß und es zu der einmaligen Symbiose kam, aus der der Kubismus hervorging.

Das Stilleben von Braque, *Flasche, Glas und Apfel*, ein pyramidenförmiges Raster mit offener, getupfter Facettierung, spiegelt im Jahr 1910 die Periode höchster Konzentration, in der zwischen den beiden Malerkollegen eine Verbindung »gleich einer Seilschaft im Gebirge« entsteht. Braques zweites Gemälde, *Teekanne und Äpfel* (1942), ist eines jener Stilleben länglichen Formats, die sich in der Isoliertheit der Kriegsjahre dem Unscheinbaren der Dinge unterwerfen und deren Erhabenheit im häuslichen Rahmen hervorkehren.

Nichts von Gris und Léger, die an der analytischen Phase des Kubismus nicht teilnehmen, doch ein Kleinod von Derain aus dem Jahr 1914; damals hielt sich der ehemalige Weggefährte von Vlaminck und Matisse, der außergewöhnliche Katalysator, in Avignon ganz in der Nähe von Braque und Picasso auf: das Bildnis eines nachdenklichen Mädchens von mittelalterlich anmutender Grazie, flächig lasiert. Als ich mich 1967 um die Derain-Retrospektive in London kümmerte, gab Picasso durch seine lange unentschlossene Haltung, ob er es ausleihen solle oder nicht – schließlich willigte er ein –, beredt Zeugnis von der leidenschaftlichen Beziehung, die er zu seinem Urheber unterhielt. Von Modigliani, seinem Nachbarn auf dem Montmartre und später in Montparnasse, der drei Porträts von ihm anfertigte, ist eine jener weiblichen Gestalten mit den langgestreckten Gliedmaßen erhalten; sie waren in der Rue des Grands-Augustins zwischen den riesigen Skulpturen zu sehen, die zwanzig Jahre zuvor in Boisgeloup entstanden waren. Als ihm 1917 während des Krieges die Leinwand ausging, soll Picasso ein anderes Gemälde des italienischen Virtuosen aus seinem Besitz, das Porträt eines jungen Mannes, übermalt haben, wie es einst Raffael mit Botticelli gemacht hat. Der aus den Niederlanden stammende Maler Kees van Dongen ließ sich Ende 1905 im Bateau-Lavoir nieder und schloß sich Picasso, der wenige Monate zuvor einige Zeit in der Gegend der holländischen Dünen zugebracht hatte, sofort an. In *Der Wein*, einem Gemälde kühner Machart, das im Sommer 1905 in Fleury-en-Biére enstand, verbindet sich das milde Licht von Beauce dicht über dem grünen Grund mit einem gekräuselten nordischen Himmel. Während Picasso zur Malerei Bonnards keinen Zugang hatte, war er für den intimen Charme von Vuillard durchaus empfänglich, wie das Nabi-Bild *Das Wiegenlied* mit seinen spitzen Linien auf gedämpftem Grund beweist. Das Fehlen von Klee ist bedauerlich, denn Picasso bewunderte ihn; im Oktober 1938 suchte er ihn in Bern auf.

Neben Degas und seinen Monotypien sind von den älteren Vertretern der Generation der Impressionisten nur zwei vertreten, Cézanne und Renoir. Gertrude und Leo Stein sammelten eifrig zunächst jene, die sie als die vier Großen bezeichneten: Cézanne und Renoir, Matisse und Picasso. Alle damaligen Maler, Fauves wie Kubisten, die Pioniere der Abstraktion, erkannten ihre Schuldigkeit gegenüber Cézanne, der als der neue Giotto gefeiert wurde. Die drei Cézanne- Gemälde, die Picasso besaß und die für sich allein einem Museum zur Ehre gereichen würden, *Das Meer in L'Estaque*, *Badende* und *Schwarzes Schloß*, stehen für drei wichtige Phasen und Sujets. Am bewegendsten ist *Schwarzes Schloß*, dessen Farben, zum Äußersten getrieben, in Flammen aufgehen. Monet, der ekstatische Landschaftsmaler, bewahrte in seinem Schlafzimmer eine ganz ähnliche Version gleichen Formats auf, die sich jetzt im Museum of Modern Art in New York befindet. Bei Cézannes Komposition der *Badenden* machte Matisse, den die grafische Darstellung der Körper faszinierte, eine Anleihe; bei ihm sind es drei Figuren, bei Picasso hingegen fünf. In seiner mittellosen Jugend hatte er das Bild auf Kredit gekauft, später schenkte er es dem Musée du

Petit Palais in Paris. Braque, dessen Königsdisziplin das Stilleben war, besaß von Cézanne einen *Pfingstrosenstrauß in grünem Krug*; große, weiß ausgesparte Flächen trennen die weit geöffneten Blüten von der lebenspendenden Vase. »Bei Cézanne«, sagte er, »gibt es die Blume … und es gibt die Wurzel, und was zählt«, fuhr er fort und deutete auf die gepriesene Leere, »ist der Weg dazwischen.« Picasso hat nicht nur sein langes Leben in der Verehrung Cézannes zugebracht; Jacqueline ließ sein herrliches Mausoleum auf dem Hügel in Vauvenargues in unmittelbarer Nachbarschaft zum Sainte-Victoire, dem Berg Cézannes in der Gegend von Aix, errichten.

Die sechs unterschiedlichen und allesamt hochklassigen Werke von Renoir – Landschaft, Stilleben, Porträt, mythologische Embleme, Badende als Brustbild und als Ganzfigurenbildnis –, die Picasso bei seinen Händlern eingetauscht oder gekauft hatte, gehören in die letzte Phase, da die intensivere Ausformung und das strahlende Licht einander in unendlicher Vollkommenheit ergänzen. Vor allem nach seiner Rückkehr aus Italien und nach Kriegsende steht Picasso in weiten Teilen unter dem Einfluß Renoirs wie auch Ingres'; sie vermitteln ihm die Anmut und Größe der Antike. Zu der beeindruckenden Gemäldegruppe gesellen sich ferner zwei eigenständige und nicht minder wertvolle Werke, ein kostbares Aquarell von Cézanne, dessen oszillierende geometrische Ebenen vom Kubismus künden, sowie Renoirs wunderbare Blutorange mit ihren prallen Rundungen, die Picasso in klassischer Fontainebleau-Manier auf seine Weise bearbeitet hat. Degas halluzinative Monotypien aus schwarzer Tusche und vereinzelten Pastellakzentuierungen, Illustrationen zu *La Maison Tellier* von Guy de Maupassant und *Mimes de courtisanes* von Pierre Louÿs, tauchten urplötzlich im Frühjahr 1971 in Mougins auf – dabei besaß Picasso sie bereits 1958. Damals schuf er selbst in maßlosem Eifer Radierungen mit Freudenhausszenen, in denen bisweilen auch Degas – vollständig angekleidet inmitten lauter nackter Mädchen – als Voyeur oder Zeichner zu sehen ist. Zeugen anderer verführerischer Szenen sind Raffael oder Michelangelo. Die Freiheit, die sich Picasso nimmt, wenn er sich auf eine Stufe mit anderen Malern stellt, zeugt gewiß von seinem Humor, aber auch von seiner leidenschaftlichen Verehrung für eine ins Leben zurückgeholte Malerei und den unaufhaltsamen Strom des Schöpferischen.

Einzigartig waren für Picasso die vier Gemälde des »Zöllners« Rousseau, denen auch innerhalb der Sammlung ein besonderer Stellenwert zukommt. Das große *Frauenportrait*, das ihm ein Trödler für fünf Francs überließ, nahm bei dem berühmten Banquett für den Zöllner in seinem Atelier im Bateau-Lavoir im November 1908 den Ehrenplatz ein. Picasso und seine Freunde entdeckten damals zur selben Zeit und gleichermaßen fasziniert die geniale Unschuld dieses letzten Volksmalers und die schlichte Magie von Negermasken. Auf der historischen Komposition mit dem verkürzten Titel *Les Souverains* – ein Wunder an Arglosigkeit und eine wahre Meisterleistung – sind Fahnen in den Farben der Fauves zu sehen, die Leben in das graue Gemäuer des romantischen Paris bringen; nebeneinander finden Jahrmarktsreigen und offizielle Parade statt. In voller Länge lautet der Titel: *Die Vertreter der Fremdmächte grüßen die Republik zum Zeichen des Friedens*. Das Werk wurde mit einer Ernsthaftigkeit ausgeführt, die eines staatlichen Auftragswerks würdig wäre. Picasso holte es nur selten hervor, um seinen Reiz zu erhalten, doch berichtet seine Vertraute Hélène Parmelin, mit welch »zärtlicher Bewunderung« er es betrachtete und wie er »wohlig lachte« über alle Erinnerungen, die es in ihm wachrief. Die beiden kleinen Porträts, die als Pendants Rousseau und seine Frau zeigen und auf denen eine Lampe stellvertretend für das Zuhause steht, hingen in dem schmucklosen Schlafzimmer mit dem Eisenbettgestell im Mas von Vallauris wie Talismänner an der Kalkwand.

Man hätte sich noch einen provenzalischen van Gogh gewünscht, Seite an Seite mit dem Gemälde, das Picasso für einen Gauguin aus Martinique hielt, doch war Vincent für ihn, der die Entstehung seiner geheiligten Legende miterlebte, weniger ein Maler als eine Lichtgestalt der modernen Kunst. Die Zeichnungen, die er der Stadt Arles vermachte, sollten an den Künstler erinnern, der den Sonnenblumen huldigte und für die Brüderlichkeit zwischen den Menschen eintrat.

Sehr aufmerksam verfolgte Picasso den Ansatz der Maler nach ihm, unter denen ihn vor allem zwei faszinierten: sein Landsmann Miró, Erschaffer eines Zeichensystems, das selbständig neben dem seinem bestand, sowie Balthus, der keiner Richtung zuzuordnen war und in seinem ruhelosen Exil unablässig den verlorenen Geheimnissen und der über das Gegenständliche hinausweisenden Würde der Materie auf der Spur war. Sein fortan in New York befindliches Porträt von Miró, das zur gleichen Zeit wie das hier gezeigte Werk *Die Kinder* (1937) entstand und von einem ähnlich unnachgiebigen Verismus zeugt wie die beiden Porträts von Miró, die sich in Picassos Besitz befanden, ist auch ein Beweis für die Freundschaft zwischen den beiden Malern, denen die Bewunderung ihres glorreichen älteren Mitstreiters sicher war. Es fehlt Giacometti, der die uneingeschränkte Hochachtung aller drei genoß, und den Picasso in den ersten Monaten der Besetzung täglich in Paris traf.[1]

Die älteren Gemälde sehr unterschiedlichen Werts, die er größtenteils im Tausch von den Händlern erwarb, mit denen er aufgrund seiner Arbeit zu tun hatte – Kahnweiler und Rosenberg –, stellen längst keine Auswahl dar, die etwa an seine Sammlung von Negermasken heranreichen könnte, gar nicht zu reden von dem imaginären Museum, in dem sämtliche Formen vereint sein sollten, die er mit neuem Leben füllte, und mit denen er sich in einem ständigen Dialog oder Wettstreit maß. Doch sie waren richtungsweisend. Es handelt sich um Marksteine der französischen Tradition, die dem Bäuerlichen und Handwerklichen Würde verliehen und sie tief in der Realität verankerten: Le Nain, Chardin, Corot, Courbet. Daß manche darunter nur Werke einer Schule oder einer Werkstatt sein mögen, ist unwesentlich für einen Maler, der das rein Augenfällige hinter sich gelassen hat. Der kleine Watteau, den Delacroix in seinem *Journal* als seinen absoluten Maßstab bezeichnete, war eine Kopie, doch wirkte das ursprüngliche Schema in seinen Augen auch in der getreuen Nachahmung. Häufig sind Maler den Historikern und Kritikern bei ihrem Rückgriff auf die Vergangenheit voraus. Picasso war bereits vor der denkwürdigen Ausstellung von 1934 im Besitz eines Gemäldes von Le Nain, das dort auch vertreten war, und Cézanne war längst der Le Nain im Museum von Aix aufgefallen, als Fachleute ihm noch keinerlei Beachtung schenkten. Cézanne und Braque halfen dem Erbe der Brüder Le Nain über die Zeit, einem Erbe, das Champfleury, der Freund von Courbet, der Vergessenheit entrissen hatte. Unter den Malern gilt Courbet als Malerfürst, und selbst dessen eher belangloser *Gemsenkopf* mit den eindrucksvollen Hörnern und dem flehentlichen Blick wollte Picasso nicht aus dem Sinn gehen. Mit seinem roten Fleisch in der Mitte und seinem stumpfen Glanz wirkt der ansonsten zweitrangige Chardin wie ein seltsamer Goya. Die zu Lebzeiten verkannten Bildnisse Corots tauchten im Salon d'automne von 1909 auf und hinterließen bei Braque und Picasso einen ebenso starken Eindruck wie die Stilleben Chardins auf Manet und Cézanne; diese Stilleben gelangten mit der Schenkung La Caze 1869 in den Louvre. Dort zollt die ihrem Wesen nach spanische Picasso-Sammlung mit ihrer Auswahl an Meisterwerken und ihrer im übrigen kurios-faszinierenden Mischung der französischen Malerei in ihrer reinsten Form Tribut.[2]

Dieser Text wurde ursprünglich in dem Katalog *Donation Picasso; La collection personnelle de Picasso* aus Anlaß der ersten Präsentation der Werke im Louvre abgedruckt (Paris, R.M.N., 1978).

1 Eine Zeichnung von Giacometti – *Porträt von Innozenz X* – fand anläßlich der Schenkung von 1979 Eingang in die Sammlung.

2 Durch den Umzug vom Louvre in das Musée Picasso im Hôtel Salé wurden die zu Lebzeiten über die verschiedenen Ateliers verstreuten Werke aus der Sammlung mit den eigenen Werken des Künstlers zusammengeführt.

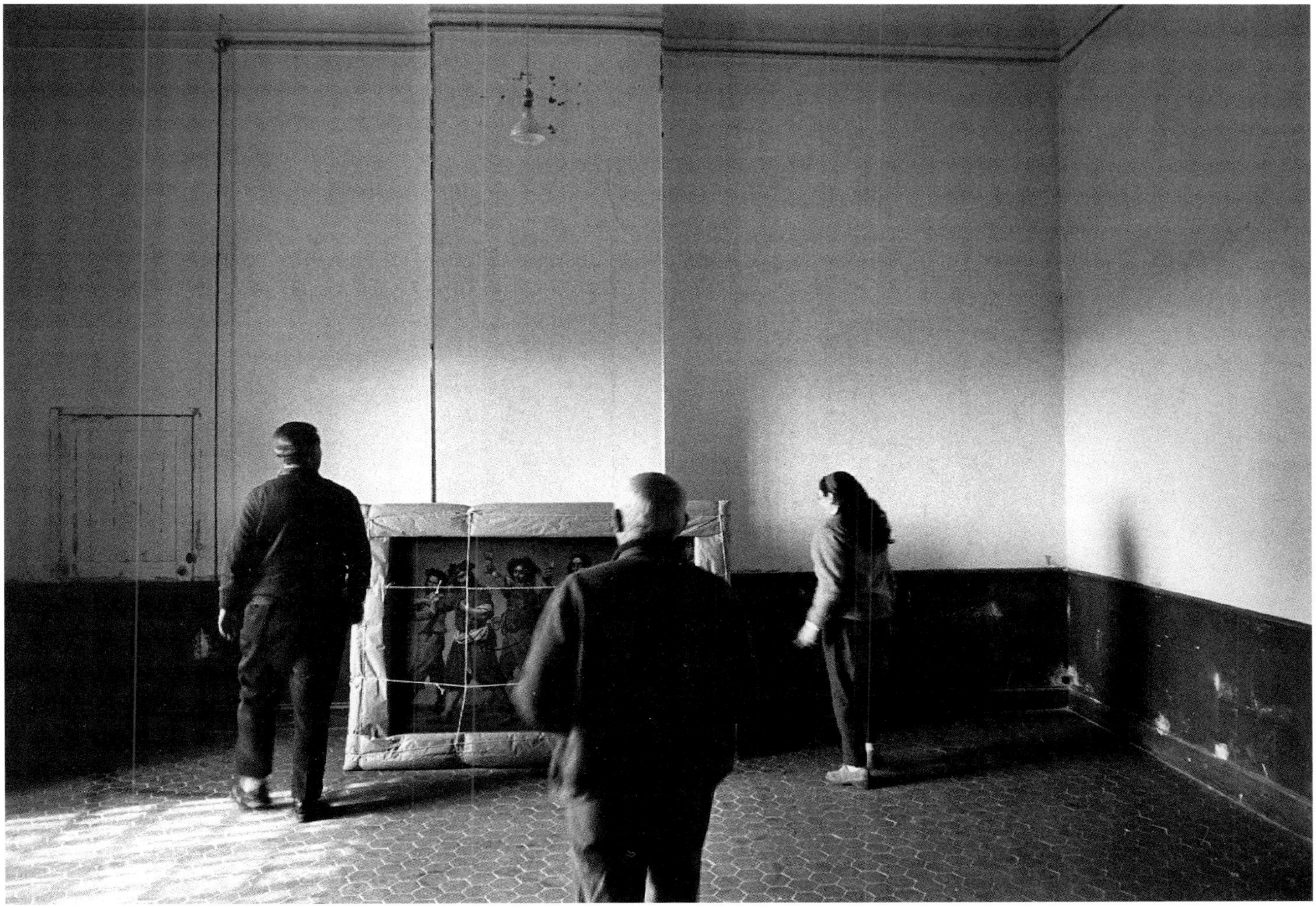

David Douglas Duncan
Picasso und Jacqueline Roque vor Der Ochsenumzug *des Meisters der Festzüge.*
Vauvenargues, 1959.
© David Douglas Duncan

Folgende Seiten:

David Douglas Duncan
Picasso mit Das Wiegenlied: Marie Roussel im Bett, *einem Bild von Vuillard, das ihm gehörte.*
Vauvenargues, Frühjahr 1959.
© David Douglas Duncan

David Douglas Duncan
Picasso und Jacqueline Roque vor drei Gemälden von Matisse: Marguerite, Korb mit Orangen *und* Sitzendes Mädchen in Persertracht.
Vauvenargues, Frühjahr 1959.
© David Douglas Duncan

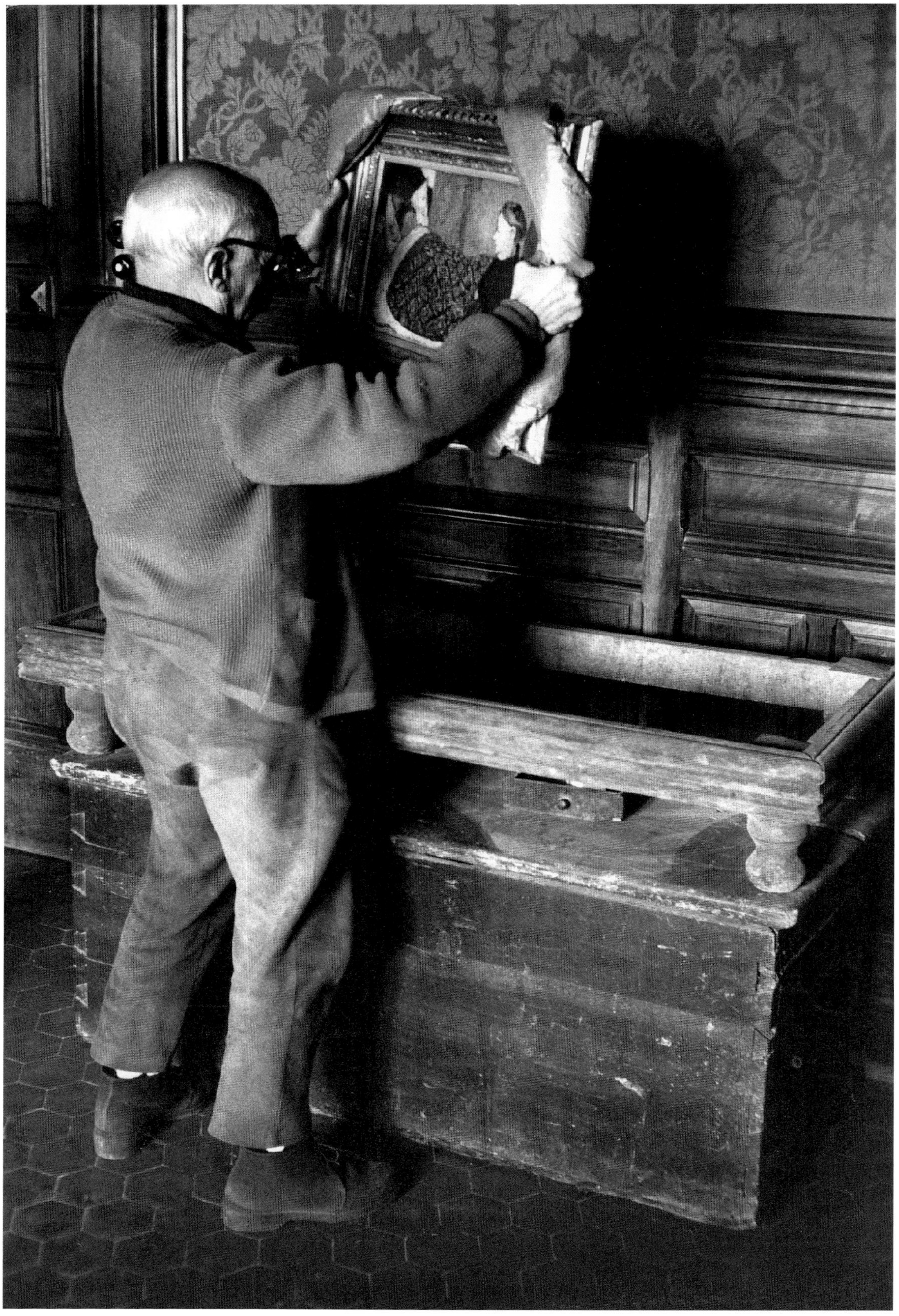

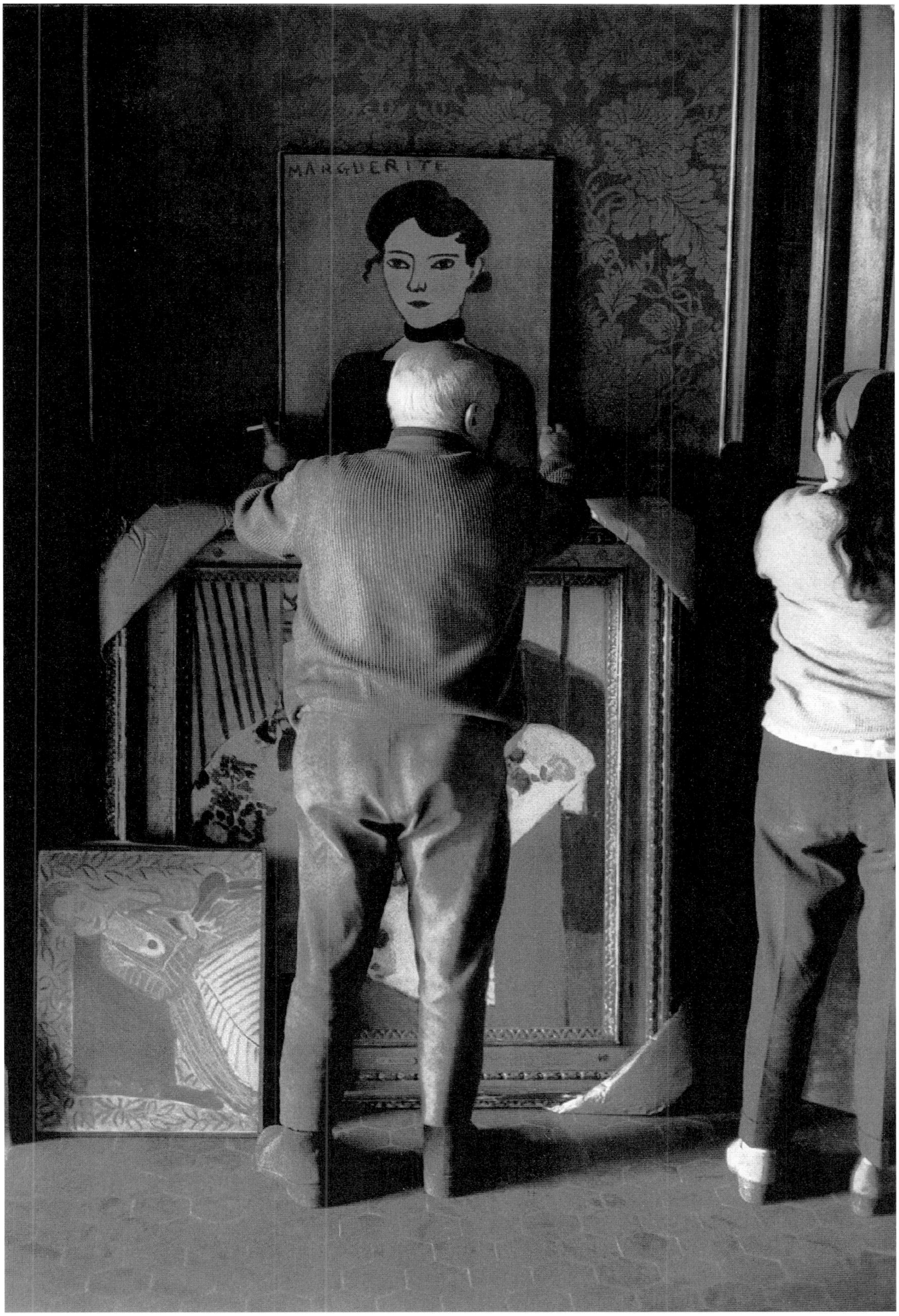
MARGUERITE

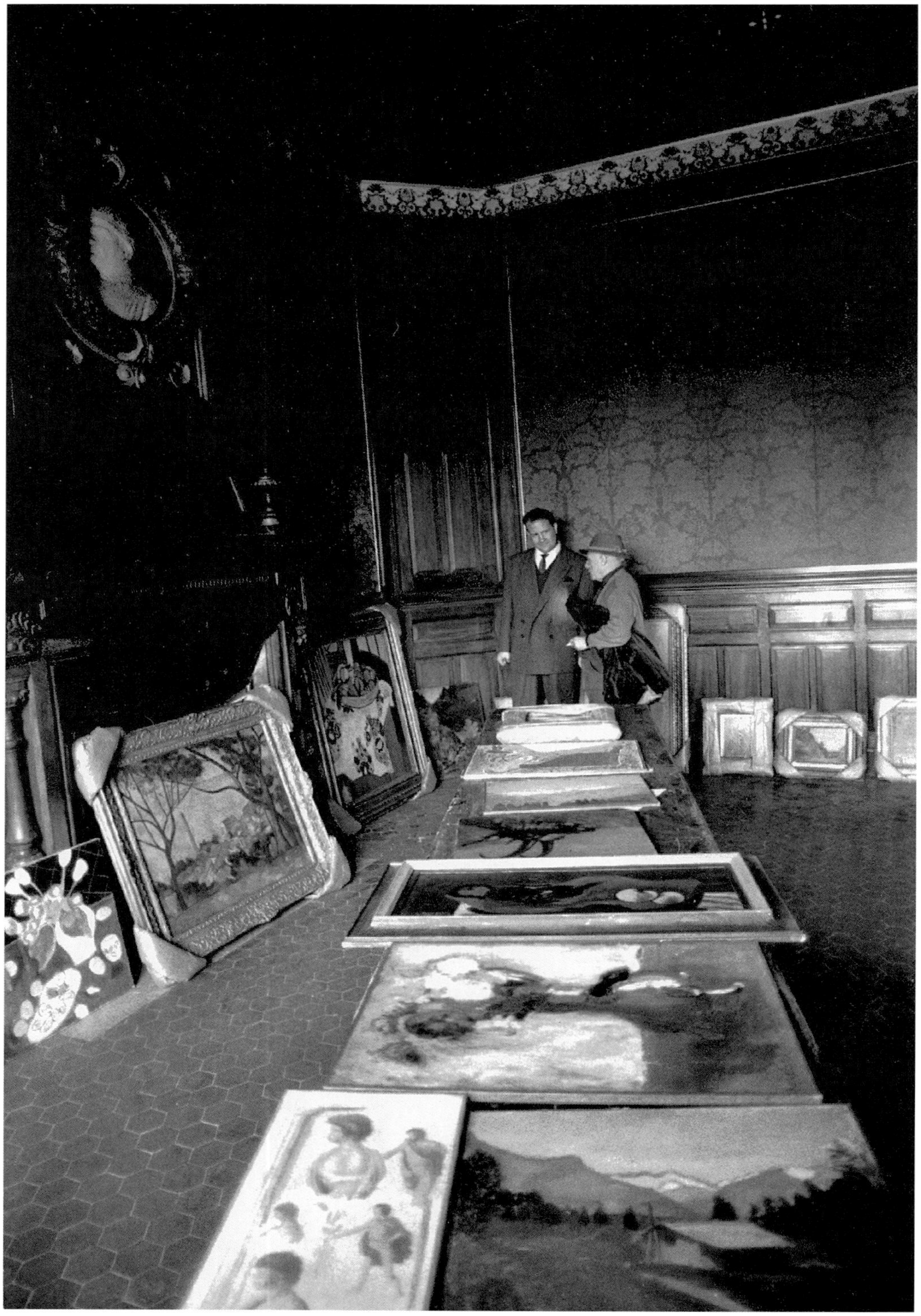

David Douglas Duncan
Picasso zwischen den Bildern seiner persönlichen Sammlung im Château de Vauvenargues, in der Nähe von Aix-en-Provence, im Frühjahr 1959.

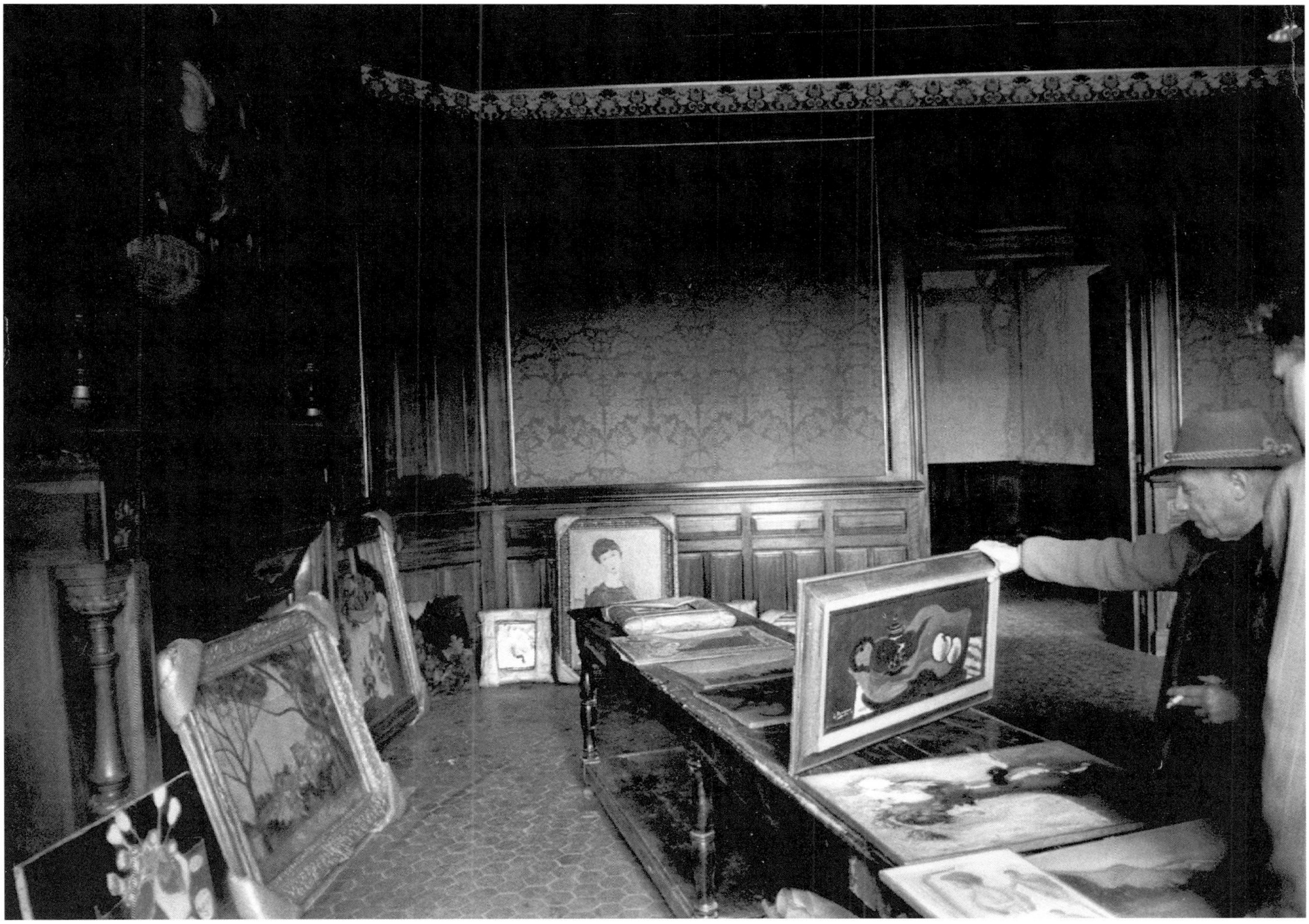

David Douglas Duncan
Picasso präsentiert Teekanne und Äpfel, *ein Stilleben Braques, das ihm gehörte.*
Vauvenargues, Frühjahr 1959.
© David Douglas Duncan

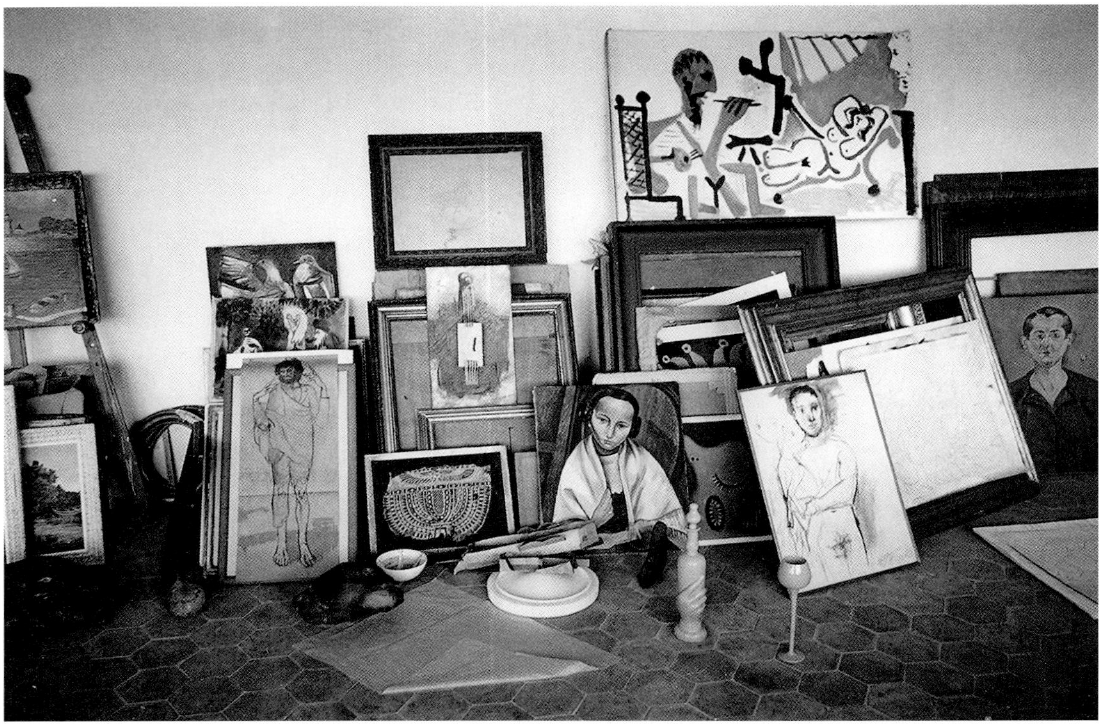

Edward Quinn
Das Porträt eines Mädchens *von Derain und das* Selbstporträt *von Miró zwischen Bildern von Picasso im Landhaus Notre-Dame-de-Vie in Mougins, in der Nähe von Cannes.*
[1963]
© Edward Quinn

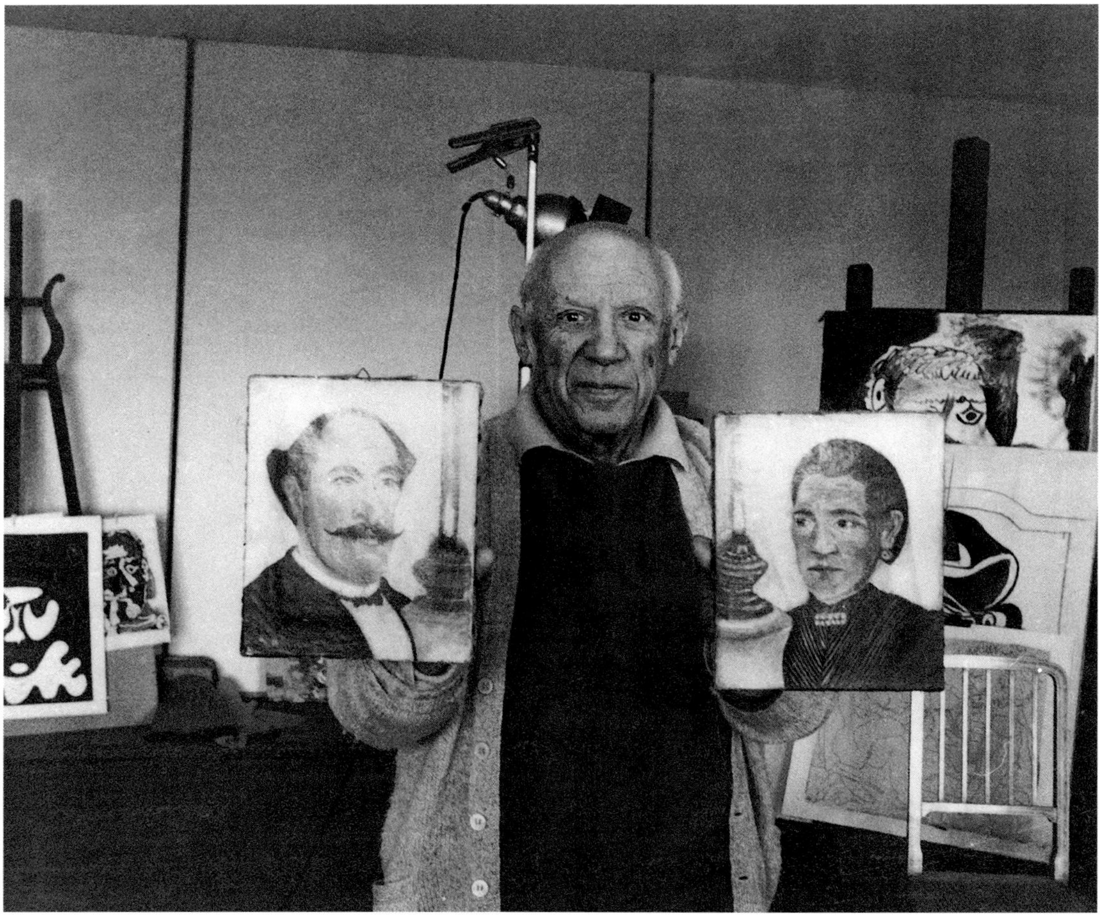

André Gomès
Picasso in seinem Atelier im Landhaus Notre-Dame-de-Vie, 1965; er präsentiert dem Fotografen zwei kleine Porträts des Zöllners Rousseau, die er besaß. Paris, Dokumentation des Musée Picasso.
© Vermächtnis André Gomès

Hélène Seckel-Klein

Einführung: Eine außergewöhliche Sammlung

»Malerei ist nicht dazu da, Wohnungen zu dekorieren. Sie ist ein offensives und defensives Mittel im Krieg gegen den Feind.«
(Picasso im Gespräch mit Simone Téry, »Picasso ist kein Offizier der französischen Armee«, *Les Lettres françaises*, 24. März 1945, S. 5).

»In den Museen [...] hängen nur verunglückte *Bilder. [...] Für ›Meisterwerke‹ halten wir heutzutage diejenigen, auf die die Regeln der alten Meister am wenigsten zutreffen.«*
Picasso an Jaime Sabartés (Sabartés, *Picasso: portraits et souvenirs*, Paris, Louis Carré et Maximilien Vox, 1946, S. 219).

Am Sonntag, den 8. April 1973, unterbrachen die Fernsehanstalten ihr Programm, um die Nachricht zu verbreiten: Picasso war gestorben. Alsbald schlug sich in der Presse die tiefe Ergriffenheit über den Tod des Mannes nieder, der im Verlauf eines außergewöhnlich langen Lebens und aufgrund einer schier unerschöpflichen Schaffenskraft zum Archetypen des Künstlers geworden war und es, mehr noch, zu höchstem Erfolg gebracht hatte. Umgehend war auch von den Reichtümern die Rede, die er in seinen verschiedenen Domizilen und Ateliers zurückließ. Während *Le Monde* am 10. April in einer schlichten Randnotiz die Frage stellte: »Was wird aus Picassos Privatsammlung, die neben seinen auch die Werke seiner ersten Malerfreunde umfaßt: Matisse, Léger, Braque?«[1], bekräftigte *Le Figaro* für seinen Teil bedenkenlos den Mythos: Zwei herrliche Sammlungen habe der Maler besessen, seine eigenen Werke – die »Picassos von Picasso« – sowie »eine Auswahl bestehend aus achthundert hervorragenden Werken von Renoir, Cézanne und vom ›Zöllner‹ Rousseau, von Zeitgenossen wie Modigliani, Braque, Matisse, Max Ernst sowie einigen Gemälden älteren Datums, namentlich von Chardin, Le Nain, Corot und Courbet«.[2] Bald also würde das Geheimnis um Ali Babas Schätze gelüftet sein.

Drei Tage später machte die vom Anwalt des Malers angekündigte Picasso-Schenkung Schlagzeilen[3]: »Die Angehörigen von Pablo Picasso, seine Gattin Madame Jacqueline Picasso und sein Sohn Monsieur Paul Picasso, haben am 10. April 1973 beschlossen, dem Wunsch des verstorbenen Malers nachzukommen, demzufolge sämtliche Werke seiner Privatsammlung, mit Ausnahme seiner eigenen, an Frankreich übergehen sollen. Dabei handelt es sich namentlich um Gemälde der bedeutendsten Maler der Moderne, die er seit Beginn des Jahrhunderts ausgesucht und erworben hat. Pablo Picasso hat diese Schenkung lediglich an eine Bedingung geknüpft: Die Bilder sollen als Ganzes in einem Saal des Louvre zusammengetragen, aufbewahrt und der Öffentlichkeit präsentiert werden.«[4] Es fielen Namen: Le Nain – ein ihm »zugeschriebenes« Werk sollte dabei sein –, Chardin, Courbet, Corot, Degas, Renoir, der Zöllner Rousseau, Cézanne, Matisse, ferner Braque, Derain, Miró, Ernst... Auch von einer »phantastischen« Sammlung an Negerkunst war die Rede.

1 *Le Monde*, »Un donateur«, 10. April 1973, S. 27.
2 *Le Figaro*, 10. April 1973, S. 32.
3 *Le Monde*, 13. April 1973, S. 1: »Picasso schenkt Frankreich seine persönliche Sammlung«. *Le Figaro*, 13. April 1973, S. 1: »Die Erben Picassos machen Frankreich ein großartiges Geschenk: mehrere Hundert zeitgenössische Meisterwerke gehen an den Louvre«. »Der Premierminister: Das Land ist zutiefst bewegt«.
4 *Le Monde*, 13. April 1973, S. 1. Der Artikel von Jacques Michel trägt die Überschrift »Der Maler und seine Reichtümer. Picasso nach Picasso«, *ibid.*, S. 18. In ihm heißt es, die Schenkung beinhalte nur das »Beste« aus der Samm-

Auf Seiten der Institutionen machte sich indes fast zeitgleich verhalten Unruhe breit. Da der genaue Umfang der Schenkung noch ungewiß war, fragte man sich, wo im Louvre ausreichend Platz vorhanden sei, diese unterzubringen. War es ferner wirklich unabdingbar, die Sammlung als Ganzes zu belassen, oder sollte man nicht, dem gewöhnlichen Hang der Kuratoren folgend, Zuordnungen nach Künstlern, Schule und Epoche vornehmen?[5] In Mougins, dem nunmehr verlassenen Atelier, sorgte sich die trauernde Jacqueline Picasso. Sie bat André Malraux um Unterstützung: »Raten Sie mir. Die Behörden verlangen von mir, ich solle die Le Nains zu den übrigen Le Nains geben, die Matisses zu den übrigen Matisses... Dabei hatte [Picasso] immer gesagt, seine Bilder sollten zusammenbleiben. [...] Außerdem wollte er seine Sammlung ›Den jungen Malern‹ widmen. Daran lag ihm sehr. Wenn man sie nun auseinanderreißt...«[6] Zu einer glücklichen Lösung kam es mit Unterstützung des damaligen Kulturministers, der sich für das Schenkungsvorhaben aussprach. Am 28. September 1973 wurde eine entsprechende Urkunde unterzeichnet, die auch Auflagen bezüglich der Präsentation im Louvre enthielt; eine darunter mutet eigenartig an: Die Werke sollten auf keinen Fall »gefirnißt« werden.[7] Die Klausel geht sehr wahrscheinlich auf eine Äußerung von Jacqueline Picasso gegenüber André Malraux zurück: Der zeigte sich erstaunt über die ungewöhnliche Mattheit von Cézannes *Schwarzem Schloß* aus der Picasso-Sammlung. Laut Jacqueline Picasso war es nicht gefirnißt, weil »Cézanne... Vollard verboten [hat], seine Bilder zu finissen«. Der Schriftsteller war äußerst angetan von dem Gemälde, das »porig [war], matt wie ein Pastell.«[8]

Die Prozedur nahm ihren Lauf: Am 4. Oktober 1973 wurde die Schenkung vom Beirat der französischen Museen einstimmig verabschiedet; am 10. Oktober erfolgte die Befürwortung durch den Künstlerischen Rat des Museumsverbands, und am 30. Oktober unterzeichnete Kultusminister Maurice Druon die entsprechende behördliche Anordnung.[9] Von den angekündigten Schätzen hatte sich auch ein Bild machen können, wer nicht mit den

lung, ausschließlich Werke, die gekauft oder getauscht wurden und nicht solche, die Picasso geschenkt worden seien. Der Louvre, das Museum schlechthin – zumal für einen Picasso im Exil, der seit Francos Machtübernahme den Prado entbehren mußte – war bereits in seinen Pariser Jugendjahren oft eine Anlaufstelle für den Künstler gewesen. Möglicherweise erinnerte er sich auch an eine einmalige Begebenheit im Zuge einer Schenkung zugunsten des Musée national d'art moderne, zu der er sich 1947 anschickte. Damals machte Georges Salles ihm das Angebot, seine Werke an einem Dienstag, dem Ruhetag, mit denen Zurbaráns, Delacroix' und Courbets im Louvre zu konfrontieren (Gilot/Lake 1980, S. 171-172). Im Oktober 1971 war er anläßlich seines neunzigsten Geburtstags in den Genuß einer Ausstellung in der Grande Galerie gekommen, wo sein *Harlekin* von 1923 unweit von Watteaus *Gilles* präsentiert worden war.

5 Siehe *Le Monde* und *Le Figaro* vom 13. April, *passim* (unsere Lektüre hat sich auf diese beiden Tageszeitungen beschränkt).

6 Malraux 1975, S. 22 (die ersten zwanzig Seiten von *Das Haupt aus Obsidian*, auf denen Malraux von seinem Besuch in Mougins nach Picassos Tod berichtet und an seine früheren Besuche in der Rue des Grands-Augustins in den Jahren 1937 und 1945 erinnert, sind am Anfang des vorliegenden Katalogs abgedruckt (S. 9ff). Der damalige Leiter der Musées de France hatte beschwichtigende Worte gesprochen: »Die Sammlung eines solchen Malers ist von größtem Interesse. Sie zu trennen, steht nicht zur Debatte.« (Zitiert bei Raymond Dogniat in *Le Figaro*, »Savoir accepter«, 13. April 1973, S. 4. Und der Premierminister bestätigte: »Der Wille Picassos wird respektiert. Im Louvre werden all diejenigen Bilder einen Platz finden, die er ausgesucht und geliebt hat, und die sein universelles Genie beflügelten.« [*ibid.*])

7 Verwaltungsarchiv des Musée Picasso.

8 Malraux 1975, S. 15 Auf Seite 74-75, Anm. 13 wird erläutert, daß diese Mattheit nichts mit der ursprünglichen Pracht eines unversehrten Gemäldes zu tun hat, sondern es sich vielmehr um eine ungewöhnliche und mißliche Degeneration der Farbschicht handelt.

9 In dem Protokoll des Beratenden Komitees bezüglich der Schenkung steht zu lesen, daß »die Bilder [...] die Mitglieder der Delegation [die sich nach Mougins begeben hatte] begeisterten, umso mehr, als sie von einer Geisteshaltung des Sammlers Picasso zeugen, die weit entfernt ist von dem Bild, das seine eigenen Werke beim breiten Publikum notgedrungen hinterlassen haben.« Soviel dazu, wie

Geheimnissen der Restaurierung im Louvre vertraut war: Im Juni 1973 veröffentlichte *Paris-Match* eine eindrucksvolle Serie von Fotos, die David Douglas Duncan 1959 in Vauvenargues gemacht hatte; sie zeigt einen Großteil der Werke aus der Sammlung.[10] Im Februar 1974 erschien *Das Haupt aus Obsidian* von Malraux. Der bewegende Text führt den Leser durch eine herrliche Sammlung in dem verlassenen Atelier des Malers; kommentiert teils durch eine zutiefst traurige Jacqueline Picasso – mit lyrischen Entgegnungen des Schriftstellers –, teils durch den sonorigen Tonfall des lebendigen Picasso aus dem Off.

Unterdessen hatte man die Schenkungsabwicklung vor ihrer endgültigen Genehmigung ausgesetzt; Claude und Paloma, die Kinder von Françoise Gilot und Picasso, waren im März 1974 gerichtlich als »uneheliche Kinder« des Malers anerkannt worden und somit erbberechtigt; dasselbe galt durch ein Urteil vom Juni auch für Maya, Picassos gemeinsame Tochter mit Marie-Thérèse Walter. Als die Nachricht erfolgte, die Schenkung würde durch die zusätzlichen Erben nicht in Frage gestellt, wurden in der Presse erstmals unterschiedliche Einschätzungen im Hinblick auf die Qualität der Sammlung laut. Sie sei nicht so sehr einmalig oder gar unübertroffen, sondern »überrasche« vielmehr. Über den einen oder anderen Matisse urteilte man mit Geringschätzung, vom Modigliani zeigte man sich ungerührt und die Echtheit des Courbet wurde in Zweifel gezogen; auch mehrere Corots standen zur Diskussion, und was Gauguin betrifft, grämte man sich regelrecht. Man äußerte die Ansicht, Malraux habe diese »Schätze, die unter ihrer Staubhülle am Boden standen oder an der Wand lehnten, mit einem Überschwang [gehoben], den die Fachleute im Louvre, die sich ihrer gründlichen Reinigung angenommen hätten, nicht teilen könnten«; auch tauchte die Frage auf, ob man die Sammlungsstücke nicht doch hätte »streuen« sollen.[11] Und die für das Frühjahr im Louvre angekündigte Ausstellung schien nicht rechtzeitig fertig zu werden... Vier weitere Jahre vergingen – der frühzeitige Tod von Paul Picasso

beruhigend der klassische Einschlag, ganz im Sinne der »französischen Tradition«, für jene war, die sich möglicherweise schon geängstigt hatten... Folgende Werke waren in dem ministeriellen Erlaß aufgelistet: »2 Le Nains, 1 Chardin, 4 Corots, 1 Courbet, 4 Cézannes, 7 Renoirs, 1 Gauguin, 4 Zöllner Rousseau, 1 Vuillard, 11 Degas' (Monotypien), 2 Mirós, 7 Matisses, 2 Braques, 1 Derain, 1 Balthus, 1 Modigliani, 1 Van Dongen« (Verwaltungsarchiv des Musée Picasso).

10 Paris-Match, Nr. 12577, 9. Juni 1973, S. 77-81. Sie entstanden im Frühjahr 1959, nach Picassos Umzug nach Vauvenargues. »Ich werde Ihnen Freunde von mir zeigen«, hatte der Maler zu dem Fotografen gesagt und ihn in ein staubiges Zimmer geführt. Dort hatte er seine Schätze enthüllt, »etwa dreißig« Bilder, die am Boden lagen oder aufgereiht entlang der Wand standen (*ibid.*, S. 77). Als Hélène Parmelin auf Picassos Bitte einmal eine ähnliche Reportage machte, kam es zu einem Streit zwischen den beiden, in dessen Verlauf sie den Film aus ihrem Fotoapparat riß und dem Maler entgegenschleuderte. Auf diese Weise gingen kostbare Aufnahmen verloren (Parmelin, *Voyage en Picasso*, Paris, Christian Bourgois, 1994, S. 32-33).

11 Jacques Michel, »Les particularités de la collection particulière de Picasso«, *Le Monde*, 25. April 1974, S. 22. Siehe auch den eher aufwieglerischen Artikel von Pierre Schneider in *L'Express*, 1. April 1974, S. 60: »La Collection Picasso: quelques points d'interrogation«: darin sind die Mirós gerade mal »jugendlich«, von Modigliani habe man »schon Besseres gesehen als das Frauenporträt«, bei den Bildern von Matisse handele es sich mit Ausnahme von *Korb mit Orangen*, *Marguerite* und *Blumenstrauß*... um »Bildchen«, abgesehen von dem *Stilleben mit Fischen* gereichten die Renoirs »ihrem Urheber nicht zu höheren Ehren«, und so fort. Auch hinter den Kulissen machten abschätzige Kommentare die Runde. So schrieb Douglas Cooper, ein vormals enger Freund von Picasso – sie gingen im Streit auseinander –, am 15. März 1974 an Charles de Noailles, eines der Mitglieder im Künstlerischen Beirat: »Nachdem ich *Das Haupt aus Obsidian* von Malraux gelesen habe, und wissend, daß die Einweihung der Picasso-Sammlung im Louvre naht, mache ich Sie darauf aufmerksam, daß sie 1 Corot enthält, der kein Corot ist, 1 Gauguin, der auch kein Gauguin ist, sowie einen kleinen Bauernkopf, der angeblich ein Le Nain sein soll, dessen Original sich jedoch im Victoria & Albert in London befindet. Ich könnte mir vorstellen, daß manch einer in unlauterer Absicht darauf hinweisen wird. Ich selbst habe Picasso das alles gesagt, aber ich denke, sie werden aufgehängt, da Malraux bei ihrem Anblick die Sinne schwinden.« (Dokumentation des Musée Picasso)

im Jahr 1975 schuf neue Bedingungen für die Aufteilung des Erbes –, bevor das Verfahren 1978 endlich abgeschlossen war.[12] Am 26. Mai wurde die lang ersehnte Sammlung der Öffentlichkeit in der obersten Etage der Galerie de Flore im Louvre zugänglich gemacht. Von den 1973 angekündigten achthundert Meisterwerken war man weit entfernt. Die Reaktionen der Besucher und vor allem der Presse waren gemischt. Nach wie vor bestanden Fragen bezüglich der weniger bedeutsamen Werke sowie jener, die nicht eindeutig zuzuordnen waren; die Tatsache, daß sie ihren Platz neben unzweifelhaften Meisterwerken hatten, löste Befremden aus. Die Auswahl ließ es insgesamt an Stichhaltigkeit vermissen; das Fehlen von Juan Gris beispielsweise sorgte für allgemeine Ratlosigkeit.[13] »Ein letzter Schabernack des alten Meisters« titelte *Le Matin de Paris*[14]; »Der zweideutige Picasso« hieß es in *Le Figaro*[15], und »Picasso ein letztes Mal provokant« im *Le Nouvel Observateur*[16]. *Elle*, eine der meistgelesenen Frauenzeitschriften, ließ sich zu der Formulierung hinreißen: »Hat Picasso den Louvre übers Ohr gehauen? Sein unechtes Werk.«[17]

Wie aber konnte es allenthalben zu diesen empörten Unmutsäußerungen kommen? Was hatte man erwartet? War der König wirklich so nackt, wie hartnäckig behauptet wurde? Ganz offenkundig wurde Picasso – Krösus unter den Malern – das Opfer einer Legende, an der seit fünfzig Jahren gestrickt worden war. Hatte ihn Louis Aragon nicht schon 1921 in *Anicet ou le Panorama* als den »Menschen, der es geschafft hat«, bezeichnet? Natürlich bot die Sammlung Überraschungen; jede Entrüstung aber war fehl am Platz: Nach welchen Kriterien Picasso ausgewählt hatte, stand einzig in seinem Ermessen; es galt weder, Gründe für seine Entscheidung zu finden, noch diese zu rechtfertigen. Heute übrigens, da die Sammlung in den schönen Räumlichkeiten des Musée Picasso einen würdigen Rahmen gefunden hat, gewinnt sie gewissermaßen wieder an Farbe; die ästhetischen und emotionalen Konnotationen, die den Maler an seinen verschiedenen Wohn- und Arbeitsstätten begleiteten, ergeben sich hier, Seite an Seite mit »Picassos Picassos«, ganz von allein. Zudem wurde die Sammlung um bedeutende Werke afrikanischer und ozeanischer Kunst sowie auch um Geschenke von Freunden erweitert; sie sind weitaus intimer als

12 Der Beschluß des Beratenden Komitees erging am 9. Februar 1978, der des Künstlerischen Beirats am 15. Februar und der Ministererlaß am 16. Mai 1978 (in die Schenkung willigten ein: Jacqueline Picasso, die Kinder von Paul Picasso, Marina und Bernard, die Tochter von Marie-Thérèse Walter, Maya, sowie die Kinder von Françoise Gilot, Claude und Paloma). Der endgültige Schenkungsvertrag wurde am 16. November 1978 unterzeichnet. Sämtliche Objekte, die auf diese Weise in die staatlichen Sammlungen übergingen, sind mit den Buchstaben RF [République française] gekennzeichnet. Eine der Sonderbestimmungen wurde geändert: Die Ausstellung der Sammlung im Louvre wurde auf den Zeitpunkt befristet, da das Musée Picasso fertiggestellt wäre. Dort sollte neben der Sammlung eine prächtige Auswahl an »Picassos von Picasso« untergebracht werden, die die Erben des Malers dem Museum zur Begleichung der Erbschaftssteuer in Form einer eigenen Schenkung zukommen ließen.

13 Zwei Verfasser führen unter den Malern, die in Picassos Sammlung vertreten gewesen sein sollen, auch Gris an: Roland Penrose in einer vielleicht etwas flüchtigen Aufzählung seines *Portrait of Picasso* (Penrose 1957, S. 86) und Roberto Otero, dem Picasso den einzigen Gris, den er angeblich besaß, gezeigt haben soll (*Forever Picasso*, an intimate look, New York, Abrams, 1974, S. 72). Die Erbschaftsverzeichnisse bestätigen nichts dergleichen.

14 Pierre Cabanne, *Le Matin de Paris*, 30. Mai 1978.

15 Pierre Mazars, *Le Figaro*, 2. Juni 1978.

16 France Huser, *Le Nouvel Observateur*, 12. Juni 1978. Der Verfasser äußert sich im übrigen eher beifällig, ungeachtet eines provozierenden Untertons: »›Museen sind Lügen‹, sagte [Picasso], Und die Sammlung, die er dem Louvre vermacht hat, wirbelt Staub auf.«

17 Pierre Cabanne – der offenbar nicht lockerlassen wollte –, *Elle*, 26. Juni 1978. Zitiert sei schließlich auch ein gewisser Philippe Dejean in einem Beitrag vom 7. Juli 1978 in *La République du Centre*. Auch seine Einschätzung scheint sich einem Anflug von Mißgestimmtheit zu verdanken; er prangert die angeblich mittelmäßigen und gefälschten Werke an und äußert die Ansicht, es sei »vergeblich, überhaupt ein Wort über Picassos vier Bilder vom Zöllner Rousseau zu verlieren.«. Und er schließt: »Was die Monotypien von Degas angeht [...], so darf man zumindest behaupten, daß sie für die Kunst dieses Malers nicht gerade repräsentativ sind.« Das bedarf keines Kommentars. Es sei darauf hingewiesen, daß hier bewußt die »schlechte Presse« herangezogen wurde. Glücklicherweise gab es auch eine »gute«.

jene »Museumsstücke«, aus der die Schenkung anfangs bestand, und unterstreichen ihren sehr persönlichen Charakter.[18]
Fest steht, daß Picasso seine Sammlung nicht mit der dem Liebhaber eigenen Beharrlichkeit auf der rastlosen Jagd nach dem seltenen, prestigeträchtigen Stück erwarb. Der Versuch, Licht in die Geschichte jedes einzelnen Stücks in der Sammlung zu bringen – ein wesentlicher Gegenstand der vorliegenden Arbeit –, führt zu der Einschätzung, daß sich mindestens ebensoviel dem Zufall verdankt wie dem zwingenden Entschluß oder bestimmten ästhetisch oder emotional bedingten Affinitäten. So entwickelte sich die Schwärmerei für ›primitive‹ Kunst, die in den ersten Jahren des Jahrhunderts immer mehr Anhänger fand, bei Picasso zu einer lebenslangen Liebhaberei; er selbst betrachtete sich auf dem Gebiet der »Negerkunst« übrigens auch nicht als »Sammler«.[19] Ein unverhoffter Fund bei einem Trödler, wo er 1908 eines der Hauptwerke des Zöllners Rousseau auftat, das er für ein paar Sous erstand, ermunterte ihn sicherlich, weitere Bilder dieses bewegenden Künstlers zu erwerben, zumal er Gelegenheit hatte, ihn persönlich kennenzulernen.[20] In seinen Darstellungen sah Picasso – über deren Arglosigkeit hinaus – ein gewaltiges Potential, das die Perspektiven der Malerei verändern könnte. Anführen ließe sich auch die Begeisterung für das Werk eines »jungen Malers« wie Balthus, den er 1934 entdeckte und von dem er wenige Jahre später ein Bild erwarb, oder aber umgekehrt die Gelegenheit, die sich ihm 1958 bot, als seit langem berühmte und begehrte Monotypien von Degas auf dem freien Markt erhältlich waren und über einen Freund unverzüglich den Weg in seine Sammlung fanden. Im Vergleich dazu drängte sich das Werk eines »Meisters« geradezu auf: Cézanne, der den Grundstein zu der Kunst eines Jahrhunderts legte, von dem er nur die ersten Jahre erlebte – der wahrhaftige Meister für eine ganze Generation von Malern, der auch Picasso angehörte. Nicht zuletzt spielten die Freundschaften eine wesentliche Rolle: Matisse – mit dem Picasso Werke tauschte –, Braque, Derain, Miró. Picassos Auswahl überraschte nicht zuletzt ihn selbst: Er mochte seinen Le Nain wegen dessen »Unbeholfenheit« – dieser war übrigens, ohne daß jemand daran Anstoß genommen hätte, 1934 im Petit Palais als »Replik« des im Victoria and Albert Museum aufbewahrten Originals ausgestellt wor-

18 Bei der Auswahl, die man für die Schenkung von 1979 traf, wurde eine Reihe von sogenannten Werken »Dritter« zurückbehalten. Darunter befanden sich auch einige höchst bedeutende Werke primitiver Kunst, die in der Sammlung ganz fehlen. Dabei hatte Jacqueline Picasso 1973 gegenüber Malraux ihre Absicht kundgetan, Picassos »Neger« dem Musée de l'Homme zu vermachen (Malraux 1975, S. 22), so wie die Zeichnungen von Seurat oder das wertvolle Opus von De Chirico, bestehend aus Zeichnungen und Manuskripten. All diese Werke sind mit der Kennung M.P. versehen. Zuletzt sei noch auf das äußerst bedeutsame Papier collé von Braque verwiesen, *Die Gitarre. Statue des Schreckens*. Gemeinsam mit den Werken aus der Schenkung von Catherine Hutin-Blay, der Tochter von Jacqueline Picasso, ging es 1990 nach deren Tod in die Bestände des Musée Picasso über. Dort sind jedoch nicht sämtliche Stücke aus der Privatsammlung Picassos untergebracht. Es finden sich namentlich Werke seines Vaters José Ruiz-Blasco, seiner Jugendfreunde Pallarès und Casagemas, seines Neffen Javier Vilato, ferner Bilder der beiden Malerinnen unter seinen Gefährtinnen, Dora Maar und Françoise Gilot (auch Bilder und Zeichnungen von Fernande Olivier müßten dabei sein; Picasso erwähnt sie gegenüber Brassaï), Werke von engen Freunden wie Apel.les Fenosa (sechzig Skulpturen) oder Edouard Pignon, die Maler aus dem »Stall« Leiris, Elie Lascaux und Kermadec. Das Verzeichnis der sogenannten »Dritten«, das einer näheren Untersuchung wert wäre, umfaßt darüber hinaus einundsechzig erotische Graphiken aus Japan, annähernd hundert Stücke primitiver Kunst und fünfundneunzig kleine iberische Bronzefiguren.

19 So äußert er sich gegenüber William Rubin, mit »einem erbarmungslos gerollten ›r‹ am Wortende als Ausdruck seiner Verachtung«. Wodurch sich auch das Vorhandensein mancher zweitrangiger Stücke in der Sammlung primitiver Kunst erklärt (Rubin, »Le Primitivisme moderne«, *Le Primitivisme dans l'art du 20ᵉ siècle*, Paris, Flammarion, 1987, S. 14).

20 Der besseren Lesbarkeit halber verweisen wir nicht systematisch auf die Studien, die jedem einzelnen Maler aus der Sammlung gewidmet sind. Der interessierte Leser findet dort detaillierte Angaben zu den Werken. In den Anmerkungen zu dieser Einleitung sind nur die Referenzen genannt, die in den Einzelstudien nicht auftauchen.

den – und wunderte sich darüber, daß seine Wahl auf das Stilleben *Tulpen und Austern auf schwarzem Grund* von Matisse gefallen war, ein Gemälde, dessen »Daseinsberechtigung [...] ihm ein vollkommenes Rätsel war. Es gefiel ihm außerordentlich, ohne daß er gewußt hätte, warum.«[21]

In vielen Fällen ergab sich der Erwerb eines Werkes auch über den Kontakt zu den Kunsthändlern. Einerseits konnte Picasso in ihren Lagern bequem Ausschau halten – ihre ästhetischen Vorlieben ließen ihn allem Anschein nach auch nicht ganz unbeeinflußt –, andererseits kam es sehr oft zu einer Tauschaktion, bei der er sich als Gegenleistung für eigene Bilder Werke anderer aussuchte. Bei Vollard, seinem ersten Pariser Händler, erwarb er 1913 den großen Rousseau *Die Vertreter...*, sowie – möglicherweise schon vor 1916 – sein erstes Aquarell von Cézanne; Mitte der dreißiger Jahre erstand er bei ihm erneut einen Cézanne, *Schwarzes Schloß*, und vermutlich Renoirs große Rötelzeichnung *La Coiffure*. Auch der *Blumenstrauß...* von Matisse erhielt Picasso über Vollard, höchstwahrscheinlich kurz vor dessen Tod. Wie Picasso mit Kahnweiler vor 1914 verfuhr, ist schwer in Erfahrung zu bringen. Drei Werke aus Picassos späterem Besitz machten den Weg über die Galerie: Braques Stilleben von 1910 und dessen großes Papier collé sowie das *Porträt eines Mädchens* von Derain; die genauen Umstände sind nicht geklärt; der Krieg, die Beschlagnahmung und Zwangsversteigerung von Kahnweilers Bestand lassen Fragen offen.

Mit seinem Wechsel zu Paul Rosenberg im Jahr 1918 erwirbt Picasso vermehrt Gemälde; dabei orientiert er sich merklich an der »französischen Tradition«, auf die sich die Galerie verlegt hat. Die Briefe Rosenbergs an Picasso sind diesbezüglich aufschlußreich; sie enthalten, wenn keine präzisen Offerten, so doch diskrete Anregungen, aus denen man auf Gespräche über mögliche Verkäufe schließen kann. So heißt es in Bezug auf Renoir am 4. Juli 1919: »Ich habe den Renoir verkauft, der Ihnen so gefiel, die Frau, die sich das Hemd auszieht, das ist alles, und ich habe einen schönen Puvis de Chavannes gekauft. Sie mögen diesen Künstler nicht, aber er verkauft sich gut.«[22] Über Corot am 22. Juli 1923: »Ich bin jeden Nachmittag in Paris! um die herrliche, großartige Figur von Corot zu betrachten (die mandolinespielende Frau), die ich vor Ihrer Abfahrt gekauft habe. Welche Pracht! In diesem Bild liegt ganz Italien samt seiner großen Maler. Der Anblick würde Ihnen viel Freude bereiten!«[23] Und über Cézanne, am 7. Juli 1925: »Endlich habe ich den Kopf von Cézanne verkauft, den auch Sie mochten. Ich bedaure, daß Sie ihn nicht genommen haben, ein Meisterwerk.«[24] Dank der Recherchen von Alexandre Rosenberg im Archiv seines Vaters – oder vielmehr dessen Überresten nach der Katastrophe von 1940 und der unfreiwilligen Ausreise von Paul Rosenberg in die Vereinigten Staaten – ist bekannt, welche Werke aus der Galerie kamen: die *Eurydike* von Renoir, *Die Rast des Reiters* von Le Nain, den Rosenberg 1919 angekauft hatte, Corots *Porträt von Monsieur Delalain*, das Rosenberg 1928 erwarb, sowie die beiden kleinen Rousseaus, die 1938 in die Galerie gelangten.[25] Alexandre Rosenberg geht davon aus, daß Picasso die Werke jedesmal kurze Zeit später erwarb. So beispielsweise 1919, einem Jahr, in dem »besonders viele Werke von Picasso angekauft wurden«, so daß er bei seinem Händler »über einen

21 Gilot 1991, S. 37.

22 Paul Rosenberg an Picasso am 4. Juli 1919. Am 20. August kündigt der Händler den Kauf dreier Renoirs an (Picasso Archiv). Er versucht, für den Herbst ein Treffen zwischen Renoir und Picasso herbeizuführen,das jedoch nicht zustandekommt.

23 Paul Rosenberg an Picasso am 22. Juli 1923. Einen Monat später, am 15. August, schreibt er ihm erneut, er habe »die große Figur von Corot« gekauft, »die Frau, die Mandoline spielt«. Und ein weiteres Mal am 6. September 1927: »Ich habe die herrliche Figur von Corot gekauft, Frau und Kind, die Ihnen Freude machen wird.« (Picasso Archiv).

24 Paul Rosenberg an Picasso am 7. Juli 1925 (Picasso Archiv).

25 Brief von Alexandre Rosenberg vom 29. April 1974 an Marie-Thérèse de Forges, damals Kuratorin der Gemäldeabteilung im Louvre. Man kann davon ausgehen, daß weitere Corots – darunter ganz sicher die Landschaft von Marcoussis – bei Rosenberg erworben wurden, so wie wei-

beachtlichen Kredit verfügte«.[26] Auch bei Pierre Loeb gleicht er auf diese Weise seine Außenstände aus und erhält 1937 das *Porträt einer spanischen Tänzerin* von Miró. Bei Martin Fabiani, der während der Besetzung Frankreichs durch Rosenbergs Exil und Kahnweilers Rückzug einigen Spielraum hatte, tauscht Picasso 1942 den *Korb mit Orangen* von Matisse gegen eines seiner eigenen Werke aus dem Jahr 1906 ein.[27] Im Sommer 1944 ersteht Picasso bei der Galerie Louis Carré seinen kleinen Vuillard sowie fünf Werke primitiver Kunst, darunter den wertvollen *Obakopf* aus Benin und die *Kultfigur* aus Neu-Guinea.

Im Anschluß an den Krieg entwickelt sich Louise Leiris, die – um deren ›Arisierung‹ zu verhindern – Kahnweilers Galerie seit 1941 unter ihrem Namen weitergeführt hat, immer mehr zu Picassos Mittelsperson in Sachen Kunstkauf; auf seine Anfrage hin unterbreitet sie ihm vermehrt Angebote: »Als ich das letzte Mal in Cannes war«, schreibt sie in einem Brief vom 30. Oktober 1957, »batest Du darum, ich möge mich nach schönen Bildern umschauen, die zum Verkauf stehen.« Sie hat sich an die Marlborough Gallery in London gewandt und schlägt ihm einige Bilder vor, von denen sie Fotografien beilegt: Cézannes *Badende* aus der Sammlung Pellerin, die Picasso tatsächlich erwirbt, *Die Marquise von Santa Cruz,* ein Goya zugeschriebenes Werk, ferner das angeblich von Greco stammende *Porträt von Pompeo Leoni* sowie *Die drei Forellen aus der Loue* von Courbet. Zudem befindet sich unter den Fotografien die Abbildung des Rembrandt-Bildes *Tobias gibt seinem Vater das Augenlicht zurück.*[28] Kahnweiler ist nach wie vor an den Transaktionen beteiligt, denn auch mit ihm erörtert Picasso hinsichtlich der beiden Werke von Courbet und Rembrandt Fragen zu Preis und Qualität.[29] Kahnweiler ist auch derjenige, der Picasso wenige Monate zuvor vorgeschlagen hat, einen Cranach – ein »bedeutendes Werk«[30] – gegen eines seiner Werke zu tauschen, und im selben Jahr noch tritt er ihm das große Gemälde des Meisters der Festzüge ab, das in seinem Büro in der Rue d'Astorg hing. Wir haben keine Belege dafür, daß Picasso seine Bilder auch bei öffentlichen Versteigerungen erwarb. Wann er in den Besitz des Chardin gelangte, der zuletzt 1925 in einer Versteigerung auftauchte, ist nicht bekannt. Seine Zeichnungen von Seurat wurden teils 1941 von seinem Bankier und Freund Max Pellequer im Hôtel Drouot angekauft, teils 1942 von Louise Leiris und Paul Eluard.[31]

Von der Gunst des Sammlerdaseins hatte Picasso ebenso einen Begriff wie von dessen Erfordernis-

tere Werke von Renoir auch. Das ergibt sich aus dem Fotoverzeichnis der Galerie (das auszugsweise in einer Abschrift in der Dokumentation des Musée d'Orsay vorliegt); dort ist das Eingangsdatum, nicht aber das Ausgangsdatum vermerkt.

26 Ders., *ibid.* In einem Brief vom 29. November 1948 aus New York schlägt Paul Rosenberg einen weiteren Tausch vor, zu dem es jedoch nicht kommt: Zeichnungen, die der Händler »in einem grünen Karton« bei Picasso gesehen hatte, gegen *La Communiante* von Maria Blanchard (Picasso Archiv).

27 Picassos Modigliani stammt ebenfalls von Fabiani, wie auch eine *Landschaft* des Zöllners Rousseau. Bei letzterer handelte es sich um Kriegsbeute; Picasso gab das Bild nach Ende des Krieges seinem Besitzer zurück.

28 Louise Leiris an Picasso am 30. Oktober 1957. (Auf Probleme der Authentizität dieser Werke gehen wir hier nicht näher ein. Die Zuschreibungen zu Goya und Greco jedenfalls werden in dem mehrbändigen Werk *Tout l'œuvre peint* [Paris, Flammarion 1990 und 1971], das diesen beiden Künstlern gewidmet ist und in dem mehrere Kataloge zusammengefaßt sind, in Zweifel gezogen.) Aus diesem Briefwechsel geht hervor, daß Louise Leiris die Bilder aus der Marlborough Gallery zum Ankaufspreis weiterverkaufen wollte. Sehr wahrscheinlich geht es bei Picasso und ihr um Tauschaktionen. Am 21. Oktober 1958 bietet Louise Leiris Picasso ein *Château noir* von Cézanne an (er besaß bereits eines) und am 22. Januar 1959 einen weiteren Cézanne aus der Sammlung Alphonse Kann (Picasso Archiv).

29 Daniel-Henry Kahnweiler an Picasso am 14. November 1957. Die Gemälde, von denen Louise Leiris Fotografien geschickt hat, sind nicht namentlich erwähnt, doch kann man aufgrund der zeitlichen Nähe davon ausgehen, daß es sich um sie handelt.

30 Daniel-Henry Kahnweiler an Picasso am 8. März 1957. Kahnweiler stellt klar, daß Picasso von einem Kauf gesprochen habe, während er, Kahnweiler, lediglich ein Tauschangebot unterbreite.

31 Mit Max Pellequer tauscht er eines seiner Bilder gegen Cézannes *Meer in L'Estaque,* und über Paul Eluard erhält er –

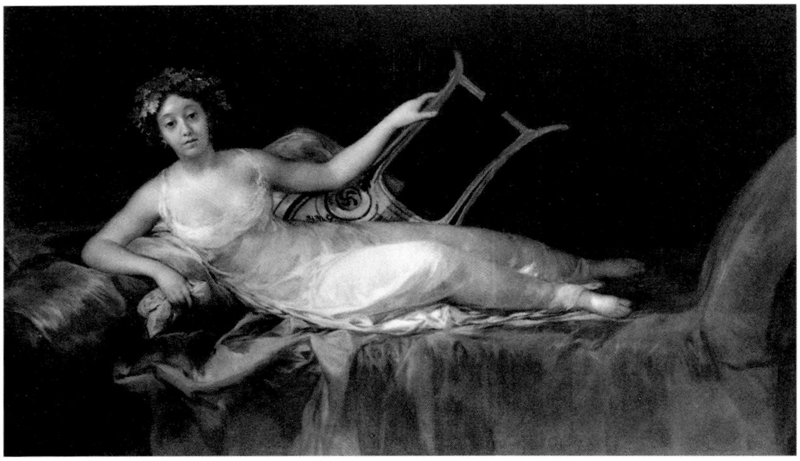

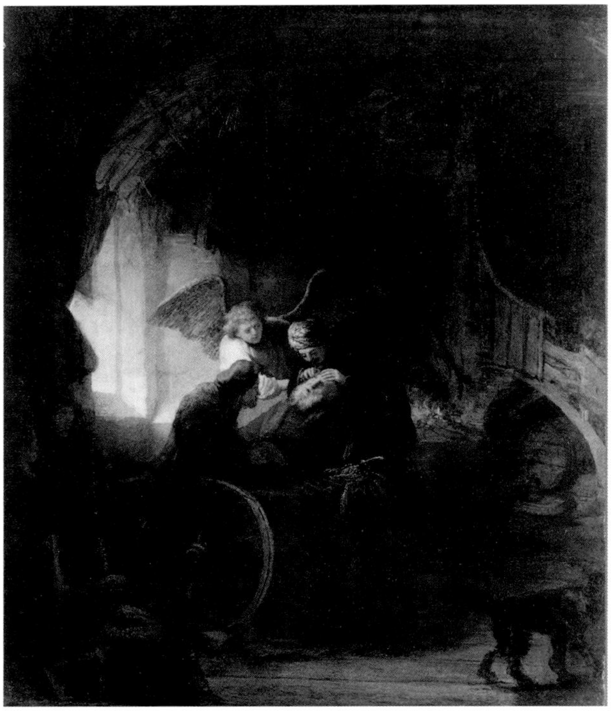

Vier Fotografien, die Louise Leiris am 30.Oktober an Picasso geschickt hat: Die Marquise von Santa Cruz *von Goya; das* Porträt von Pompeo Leoni *von Greco;* Die drei Forellen aus der Loue *von Courbet und* Tobias gibt seinem Vater das Augenlicht zurück *von Rembrandt.*
Paris, Musée Picasso, Picasso Archiv, A.P. Ph 12451, A.P. Ph 15294, A.P. Ph 12450 und A.P. Ph 2476

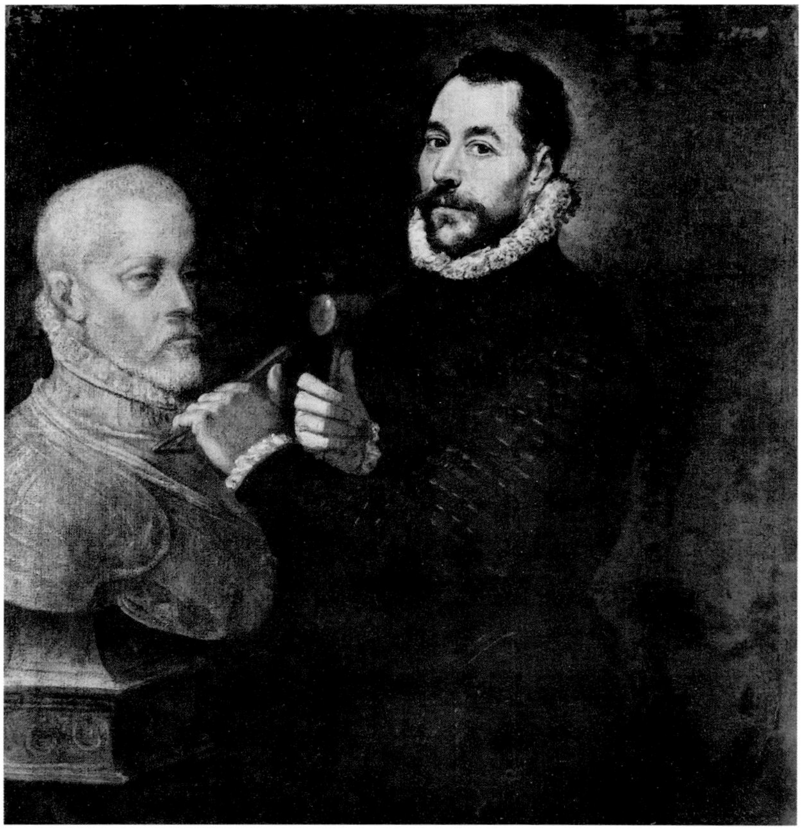

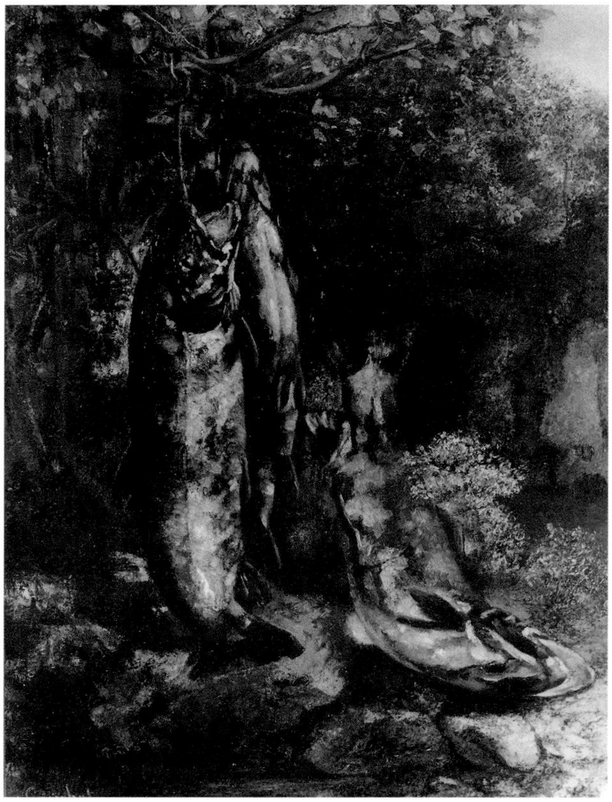

sen. Sein Urteil war gefragt. So berichtet Brassaï beispielsweise, daß man dem Maler 1943 ein Bild präsentierte, das angeblich von Cézanne stammte. Picasso sprach dem Werk gewisse Qualitäten nicht ab, wohl aber stellte er die vermeintliche Urheberschaft in Abrede. Angesichts der Unverdrossenheit seines Gegenübers verlor er die Geduld: »Es stammt nie und nimmer von Cézanne! Da kenne ich mich aus...«[32] Ein anderes Mal sollte es sich um einen Greco handeln: »Jawohl, das ist ein Greco, die schönste aller Auftragsarbeiten, die Greco zugunsten von bestimmten Klöstern und Kirchen je geliefert hat. Aber dieser Greco der barmherzigen Schwestern interessiert mich ganz und gar nicht!«[33] Auch wäre da die Episode mit dem Kunstverleger, der Picasso um sein Einverständnis bat, seine Gemälde vom Zöllner Rousseau in einem Buch zu veröffentlichen, an dem er gerade arbeitete; dem daraufhin entnervten Künstler hielt er entgegen: »Das haben Sie sich selber zuschreiben! Warum sind Sie auch ein so großer Sammler? Warum haben Sie so viele schöne Dinge zusammengetragen?« Als sie daraufhin ein kurz zuvor erschienenes Buch über Rousseau durchblätterten, kommentierte Picasso wutentbrannt Seite für Seite: »Das ist eine Fälschung [...], das auch. Hier haben wir Fälschung Nummer Drei und Nummer Vier [...]. So hätte Rousseau im Leben nicht gemalt!«[34]

Am häufigsten bat man Picasso um Leihgaben für Ausstellungen in Galerien und Museen.[35] Teils kam Picasso den Ansinnen nach, teils nicht. Unter den persönlichen Anfragen der Künstler sind manche besonders bewegend, darunter eine von Miró. Dieser wußte, daß Pierre Loeb bereits wegen einer Ausstellung bei Picasso nachgesucht hatte, die 1928 bei Georges Bernheim stattfinden sollte. Miró bat ihn, das Selbstporträt, das Picasso besaß, nicht auszuleihen: »Ich glaube, dafür ist es zu früh. Es sähe wie ein Zugeständnis aus, als wolle man den Leuten beweisen, daß ich eine Nase zeichnen kann. Ich werde zu einem späteren Zeitpunkt einmal bei Ihnen anfragen.«[36] 1954 dann äußerte Miró den Wunsch, das Gemälde bei der Biennale in Venedig auszustellen: »Im Namen unserer alten Freundschaft und der tiefen Achtung, die ich Dir immer entgegengebracht habe, möchte ich Dich darum bitten.«[37] Im Mai 1945 fragte Matisse bei Picasso an, ob er ihn bei der Ausstellung im Dezember desselben Jahres im Victoria and Albert Museum in London unterstützen könne; dort sollten beide Künstler gemeinsam präsentiert werden: »Wären Sie bereit, das große Stilleben oder die beiden Bilder, die Sie kürzlich bekommen haben (Stilleben und sitzende weibliche Figur) auszuleihen?«[38] 1954 kommt es zu einer neuerlichen Anfrage: »Ich weiß, daß die Maison de la P[ensée] Française Sie für die geplante Ausstellung um die Bilder gebeten hat

neben den Manuskripten aus eigener Hand, die dieser dem Maler schenkt – zumindest auch die Texte und Zeichnungen von De Chirico.

32 Brassaï 1964, S. 99.

33 Ders., *ibid.*, S. 174-175.

34 Ders., *ibid.*, S. 144. 1962 tritt man mit der Bitte an Kahnweiler heran, dem Maler die Fotografien zweier Bilder zukommen zu lassen, die dem Zöllner zugeschrieben sind; man möchte »wissen, ob sie wirklich von Henri Rousseau sind«. Kahnweiler leistet der Bitte Folge und fügt in seinem Schreiben hinzu, selbst kein »großer Kenner von Rousseau« zu sein. Er halte die Werke jedoch für authentisch und sei »sehr neugierig« auf das Urteil Picassos (Brief vom 19. Oktober 1962. Picasso Archiv).

35 Die Zeit reichte nicht, um systematisch alle Ausstellungen zu recherchieren, zu denen Picasso Werke seiner Sammlung entlieh.

36 Joan Miró an Picasso am 15. April 1928 (Picasso Archiv).

37 Joan Miró an Picasso am 6. Mai 1954 (Picasso Archiv). Das Gemälde wurde bei der Biennale ausgestellt, war jedoch nicht im Katalog verzeichnet; Picasso muß sich im letzten Moment entschieden haben (*Joan Miró*, Katalog zu der Ausstellung im Museum of Modern Art, New York, 1993, S. 368). Nachdrücklich hatte Miró Picassos Befürchtungen mit dem Hinweis darauf zu zerstreuen versucht, daß die Präsentation seiner Werke »nicht im geringsten Zusammenhang mit dem spanischen Pavillon« stünde. sondern in einem Saal stattfände, der sich »einen unabhängigen und internationalen Charakter« bewahrt habe (ders., *ibid.*).

38 Henri Matisse an Picasso am 12. Mai 1945 (Picasso Archiv). Die Rede ist von *Korb mit Orangen, Tulpen und Austern auf schwarzem Grund* und *Sitzendes Mädchen in Persertracht.* Picasso willigte nicht ein.

oder aber bitten wird, die Sie von mir besitzen. Ich schließe mich der Bitte an. Ich hoffe, daß Sie von Ihrer schmeichelhaften Gewohnheit, meine Werke selbst vorübergehend nicht wegzugeben, ausnahmsweise wohlwollend Abstand nehmen können.«[39]

Wie lebte Picasso mit seiner Sammlung? Zeugnisse dazu sind reichlich vorhanden[40], wobei es Abstriche zu machen gilt – das Gedächtnis hat seine Tücken. Von entscheidender Bedeutung sind die Fotografien von Picassos diversen Ateliers. Aus ihnen geht hervor, welche Werke der Maler besaß und welchen Platz sie in seinem Alltag einnahmen. Zunächst im Bateau-Lavoir, vor 1909. Fernande Olivier erinnert sich, wie Picasso 1907 in den Besitz zweier iberischer Kopfskulpturen kam; Apollinaires Sekretär hatte sie aus dem Louvre gestohlen, und der Maler gab sie, solange es sich einrichten ließ, nicht wieder her. Salmon berichtet von dem Aufruhr, den das Porträt von Matisse' Tochter Marguerite bei seiner Ankunft im Atelier machte, und durch Kahnweiler weiß man, daß Picasso im selben Jahr bereits ein sehr schönes Stück ozeanischer Kunst besaß, eine Gottheit Tiki von den Marquesas-Inseln. In der Rue Ravignan machte Gelett Burgess 1908 eine Aufnahme von dem Künstler, auf der man auf einem Möbel hinter ihm vier Werke primitiver Kunst sieht, »Negerkunst«, wie es damals hieß. Und anläßlich des Banketts zu Ehren des Zöllners Rousseau konnte in dem prächtig dekorierten Saal jedermann Picassos großes *Frauenporträt* bewundern, das er soeben erstanden hatte. Im Herbst 1910 entstand eine kostbare Serie von Fotos, die Picasso selbst in seinem Wohnatelier am Boulevard Clichy Nr. 11 machte, wo er sich im Jahr zuvor niedergelassen hatte. Die Aufnahmen zeigen an der Wand das Porträt von Marguerite Matisse – dort sah es auch Max Raphael –, und neben ihm die kleine Mukuyi-Maske aus Gabun. Herbst 1912: Picasso richtet sich am Boulevard Raspail Nr. 242 ein, um im darauffolgenden Sommer ein Atelier in der Rue Schœlcher Nr. 5bis zu beziehen. Dort besucht ihn der dänische Maler Axel Salto im Frühjahr 1916 und entdeckt die »Potentaten« vom Zöllner Rousseau, »die Bilder von Derain und Matisse, die Aquarelle von Cézanne«.[41] Sommer 1916: Der Maler zieht nach Montrouge, einem nahen Pariser Vorort. Nach seiner Heirat Ende 1918 richtet er sich in bürgerlichem Ambiente in einer Wohnung in der Rue La Boétie ein. In der Wohnung darüber, die er als Atelier anmietete, »brachte er den gesamten Wust an zusammengewürfelten Gegenständen unter, die sich – sei es zufällig, sei es, weil er sie aufheben wollte – angesammelt hatten. Die Bilder von Rousseau, Matisse, Renoir, Cézanne und anderen hingen wahllos über die Wand verteilt oder standen am Boden; so war

39 Henri Matisse an Picasso am 15. Juni 1950 (Picasso Archiv). Die Ausstellung *Henri Matisse. Chapelle. Peinture. Dessins. Sculptures* findet vom 5. Juli bis 24. September 1950 statt. Picasso leiht *Korb mit Orangen* (Nr. 40 im Katalog; die Angaben zum Entstehungsdatum und zu den Maßen sind fehlerhaft), *Sitzendes Mädchen in Persertracht* (Nr. 52) und *Tulpen und Austern auf schwarzem Grund* (Nr. 53). In der Folge sei wiedergegeben, welche Schritte Charles Sterling 1952 unternahm, um Picasso zur Leihgabe von *Korb mit Orangen* für eine von Sterling organisierte Ausstellung zu bewegen; sie trug den Titel: *La Nature morte de l'antiquité à nos jours* und sollte in der Orangerie der Tuilerien stattfinden: »Ich habe bei ihm angerufen, mit seinem Sekretär gesprochen, der mich einen Moment lang warten ließ und dann sagte: ›Ja, er wäre einverstanden, aber er müßte die Ausstellung vor der Eröffnung sehen, um zu wissen, ob sie ihm zusagt.‹ Ich sagte: ›Selbstverständlich.‹ So bin ich Picasso das einzige Mal in meinem Leben begegnet. Er sah mich neugierig an und stürzte sich sogleich auf eine Reihe spanischer Gemälde, die sich im ersten Saal befanden und die er auf Anhieb wiedererkannte. Ein Zurbarán war dabei, und ein Van der Hamen. Er betrachtete diese Bilder und lief dann durch die ganze Ausstellung; als er zurückkam, sagte er: ›Einverstanden.‹« (»Entretiens de Charles Sterling avec Michel Laclotte«, *Hommage à Charles Sterling. Des Primitifs à Matisse*, Paris, Musée du Louvre, 9. April bis 22. Juni 1992, S. 93-95). Was die Leihgaben betrifft, sei auf die Texte zu Balthus, Corot, Fernández, Le Nain, Matisse, Miró, Prévert und Rousseau verwiesen.

40 In den nachfolgenden Einzelstudien zu den Künstlern sind etliche aufgeführt.

41 Axel Salto, »Picasso«, *Klingen*, Kopenhagen, November 1917, o. p.

gleich wieder jene Atmosphäre der Unordnung hergestellt, die seiner Arbeit zugute kam.«[42] Wilhelm Uhde fand dort in den zwanziger Jahren das große Frauenporträt vom Zöllner Rousseau vor, den er vom Bateau-Lavoir kannte; auch Pierre Loeb sah es: »Überall Gemälde, Gegenstände, Rollen mit Leinwand, Zeichenpappe, quer über den Boden verstreut und entlang der Wände, in Räumen, die nie einen Besen sehen, Vitrinen voller Papiere und kleiner Skulpturen. Unter seinen eigenen Werken ein großes Frauenporträt vom Zöllner Rousseau, das er für hundert Sous einem Trödler abgekauft hatte. Eine Badende von Renoir, ein paar der von ihm geschätzten ›Modernen‹ und Negerskulpturen.«[43] Brassaï, der 1932 mit Picasso Bekanntschaft schließt, zeigt sich amüsiert über den Kontrast zwischen Atelier und Wohnung, »einer der Hochburgen des mondänen Lebens«, die in reinstem Glanz erstrahlt und wo nichts an Picasso erinnert: »Selbst seine Bilder aus der kubistischen Phase, mittlerweile Klassiker, schön gerahmt und an der Wand neben Cézanne und den Bildern von Renoir und Corot plaziert, sahen aus, als hingen sie bei einem reichen Liebhaber und nicht bei Picasso.«[44] In dem Durcheinander im Stockwerk darüber entstanden die berühmten Fotografien, auf denen die beiden großen Bilder vom Zöllner Rousseau zu sehen sind.

Als der Krieg naht, bringt Picasso etliches in seinem Bankschließfach unter. Als er allerdings im September 1939 in Royan Zuflucht sucht, nimmt er den *Blumenstrauß...* von Matisse, den er soeben erworben hat, mit sich. Eine Aufnahme Picassos zeigt ihn neben seinen eigenen Bildern an der Wand im Atelier in der Villa Les Voiliers. Gegen Ende des Sommers 1940 kehrt Picasso nach Paris zurück. Als Françoise Gilot 1943 erstmals das Atelier in der Rue des Grands-Augustins aufsucht, in dem der Maler sich niedergelassen hat, ist sie überwältigt von Matisse' *Korb mit Orangen*. Das Bild war seit dem Herbst im Besitz des Künstlers und bot sich dem Besucher gleich beim Eintritt in das Bildhaueratelier dar. Brassaï fotografierte es noch im selben Jahr. Es stand an eine Leiter gelehnt, unmittelbar neben dem *Parc Montsouris* von Rousseau; letzteren gab Picasso, nachdem er erfahren hatte, daß er während des Krieges gestohlen worden war, sofort nach Kriegsende zurück. Auch der Modigliani taucht auf den Fotografien aus der Rue des Grands-Augustins auf. Gleich eine ganze Skulpturenschar bietet den kurz zuvor erworbenen Werken ein glorreiches Geleit: die großen Köpfe aus Boisgeloup aus dem Jahr 1931, *Frauenkopf* (1941), *Frau mit langem Kleid* und *Mann mit Schaf* von 1943. Picasso hatte – Françoise Gilot zuliebe, die er in die Rue La Boétie geführt hatte, und auch, um sich vom Inhalt der Schließfächer zu überzeugen – das Porträt von Marguerite Matisse aus der Bank kommen lassen. Er hängte es gemeinsam mit der Landschaft von Corot – und weiteren Corots, wie sie sich erinnert – sowie Renoirs *Studien zu Personen aus der Antike* im Schlafzimmer im zweiten Stock der Rue des Grands-Augustins auf; dort fotografierte es Alexander Liberman, der auch die beiden kleinen Porträts von Rousseau – dessen eigenes wie das seiner zweiten Frau – fotografisch

42 Penrose 1982, S. 262.
43 Pierre Loeb, *Voyages à travers la peinture*, Paris, Bordas, 1946, S. 53-54.
44 Brassai 1964, S. 15. In der Anmerkung heißt es sinngemäß, von nichts käme nichts: »Es war der Grundstein für eine sehr schöne Sammlung. Picasso erwarb in der Folge etliche Cézannes – namentlich einen Anblick von L'Estaque und ein schwarzes Schloß –, ferner eine Bauernschar von Le Nain, einen Chardin, einige kleine Courbets und Werke von Vuillard – ein Porträt und ein Interieur mit einer liegenden Frau –, sehr schöne Werke von Renoir, einige von Degas, drei oder vier Bilder von Zöllner Rousseau. Die meisten dieser Bilder hatte er gegen eigene eingetauscht, vor allem bei Vollard. Picasso besitzt darüber hinaus auch Werke von Braque, mehrere von Modigliani, Matisse, Derain, Miró, Max Ernst; Skulpturen von Laurens und Adam, Aquarelle von Max Jacob und Werke der jüngeren Malerei. Er war einer der ersten, der die Radierungen von Bresdin entdeckt und gesammelt hat. Nachdem sie lange Zeit in Tresoren eingesperrt waren, befindet sich der überwiegende Teil jetzt [1964] in Vauvenargues.«

festhielt. Sie hingen in Picassos Schlafzimmer in der Villa La Galloise in Vallauris, wo der Künstler ab dem Sommer 1948 gemeinsam mit Françoise Gilot lebte.

Eine Vielzahl der Werke aus der Sammlung blieben jedoch in der Obhut von Picassos Sekretär Sabartés in der Rue des Grands-Augustins. Dort fotografierte Lee Miller sie 1956, vermutlich auf Bitten von Roland Penrose, dessen *Portrait of Picasso* von 1957 einige davon enthält.[45] Auf ihnen posieren in einem verlassenen Atelier die beiden kleinen Alpenlandschaften, der *Korb mit Orangen* und *Marguerite* von Matisse, *Schwarzes Haar* von Modigliani, *Porträt eines Mädchens* von Derain, der *Gemsenkopf* von Courbet und der Gauguin – neben einer der Tauben, die Picassos Vater, Ruiz Blasco, malte. Im Herbst 1954 war der Maler für kurze Zeit nach Paris zurückgekehrt, um sich im Jahr darauf erneut in Cannes niederzulassen, dieses Mal in einer Jugendstil-Villa mit dem exotischen Namen La Californie. Dort führte er Hélène Parmelin 1958 seine Sammlung vor: »Picasso zeigt uns Monotypien von Degas, die er soeben gekauft hat. Herrlich. Ein Degas, wie man ihn nicht kennt, weder von den Büglerinnen oder den Tänzerinnen, noch von den Zeichnungen her. Ein Degas, wie man ihn nie zuvor gesehen hat. Am Boden stehen ein Renoir – eine Frau – und ein Stilleben von Courbet. Zwei Porträts sind dabei, zwei Köpfe von Rousseau. Badende von Cézanne. Und hundert andere mehr, von Cézanne, Corot, Matisse … Picasso sagt, eines Tages, wenn er genügend Platz habe, werde er all diese Schätze, die gerade mitten zwischen seinen eigenen Bildern überall verstreut am Boden und in Kisten stehen, aufhängen.«[46]

Noch im selben Jahr, ganz eingenommen von der Schönheit der Heimat Cézannes, kaufte Picasso den Herrensitz in Vauvenargues am Fuße des Bergs Sainte-Victoire. Im Frühjahr darauf fand der allseits gefürchtete Umzug statt.[47] »Wieder einmal«, schreibt Roland Penrose, »hat Picasso einen Platz gefunden, um sich auszubreiten. Umzugswagen brachten aus Paris seine eigenen Bilder und die seiner Sammlung: Le Nain, Cézanne, Matisse, Courbet, Gauguin, der Zöllner Rousseau und viele andere mehr. Sie alle waren jahrelang unter Verschluß gewesen, und jetzt traf er sie wieder wie alte, aus der Haft entlassene Freunde.«[48] Die Freunde stellte er David Douglas Duncan vor; auch er fotografierte sie, ungeordnet zwischengelagert in einer wirklichen Schatzkammer, wie man sie in einem Königspalast vermuten würde. Die Bilder gingen durch die Presse und sollten der Legende von einer unermeßlichen und makellosen Sammlung zusätzlich Zündstoff verleihen.[49] Die Bilder blieben nicht dort, vorübergehend gab der Schloßherr die unaufgeräumten Stapel, an die er seine Besucher gewöhnt hatte, auf und hängte ein paar Bilder an die Wand. Der verwunderte Kahnweiler: »Seit er in Vauvenargues ist, hängt zum ersten Mal etwas an der Wand. Das hat es noch nie gegeben, außer zu Olgas Zeiten, in der Rue La Boétie; dort hingen zwar keine Bilder, aber sie standen überall sichtbar auf den Möbeln oder an die Wand gelehnt.«[50]

45 Erst in der zweiten englischen Ausgabe vom Museum of Modern Art in New York sind diese Fotografien abgebildet, 1957, S. 87. Weitere unveröffentlichte Aufnahmen befinden sich im Archiv von Lee Miller.

46 Hélène Parmelin, *Picasso sur la place*, Paris, Juillard 1959, S. 143 (hier siegt allerdings die Begeisterung über die historische Wahrheit). Renoirs *Brustbildnis* kann man auf einer Fotografie von André Ostier erkennen (Musée Picasso, MP Ph 1518 g), das *Kinderporträt* sowie *Stilleben mit Fischen* auf einer Aufnahme von André Gomès (*ibid.*, MP Ph 3468).

47 Siehe dazu den bewegenden und komischen Kommentar von David Douglas Duncan in *Goodbye Picasso*, Paris, Stock, 1975, S. 77-87.

48 Penrose 1982, S. 504-505.

49 Siehe Anm. 10 zu dieser Einleitung.

50 Daniel-Henry Kahnweiler, *Mes galeries et mes peintres. Entretiens avec Francis Crémieux*, Paris, Gallimard, 1961, S. 143. Duncan fotografiert Picasso in dem sonnigen Atelier in Vauvenargues. Dort steht der Maler mit verschränkten Armen in einer Türöffnung – oberhalb derer das Stilleben mit Tulpen und Fischen von Matisse zu sehen ist – als glücklicher Besitzer des Porträts von Marguerite, das neben ihm an der Wand hängt (David Douglas Duncan, 1975, *a. a. O.*, S. 266-267).

Einmal noch übersiedelt alles in die letzte Bleibe des Malers, den Mas Notre-Dame-de-Vie in Mougins, den Picasso 1961 bezieht. Manche Werke erhalten dort erneut einen Ehrenplatz, namentlich der *Korb mit Orangen* (wenn man so sagen will: das Bild steht am Boden); andere stapeln sich in dem »Geheimzimmer«, wie man es nannte: In diesem verschlossenen Raum, zu dem nur Picasso einen Schlüssel besaß, den er stets bei sich trug, standen sie gemeinsam mit Picassos alten Bildern und denen, die er am meisten mochte. Roberto Otero hatte Gelegenheit, den Raum aufzusuchen; er vergleicht Picassos Auftritt darin mit einer Corrida – die er auch fotografisch festhielt: Hastig holt der Künstler aus den Stapeln nacheinander irgendein Bild hervor und hält es seinen »Aficionados« einen winzigen Moment lang hin, um es dann unter den Protesten der anwesenden Freunde gleich wieder in einem Stapel verschwinden zu lassen, wie herum auch immer. »Das Schauspiel ist die reinste Halluzination. Unbeirrt kommt Picasso seiner Aufgabe nach, als wolle er sämtliche Schätze auf einmal zeigen, und zwar in Rekordzeit.«[51] Ausnahmslos alle Besucher waren verblüfft angesichts der Begeisterung, mit der Picasso seine Sammlung präsentierte. Max Weber machte diese Beobachtung bereits 1908 bei einem Besuch im Bateau-Lavoir, als Picasso mit funkelnden Augen und pfeilschnell das große Frauenporträt von Zöllner Rousseau hinter einem Vorhang hervorholte. Jeder hat noch sein sonores, genüßliches »c'est mag-ni-fi-que« bei der Betrachtung des *Korbs mit Orangen* in den Ohren. Dazu Hélène Parmelin: »Wenn er ein Werk zeigt, das er bewundert, einen Maler, den er mag, ein Bild, das er gekauft hat, packt ihn jedesmal die Begeisterung; er sagt, daß es auf der ganzen Welt nichts Schöneres gebe.«[52] Picasso hatte auch seine Freude daran, vor den Augen seiner Besucher mit den Schätzen seines »Museums« herumzuhantieren: Dabei handelte es sich um einen sorgfältig verschlossenen, metallenen Vitrinenschrank, der in der Rue des Grands-Augustins in einem kleinen Nebenzimmer des Bildhauerateliers stand: »Um ihn zu öffnen, holt er seinen riesigen Schlüsselbund hervor. In dem Schrank stehen dicht an dicht etwa fünfzig von seinen kleinen Bronzestatuen, neben seinen Schnitzarbeiten, den gravierten Steinen und anderen kuriosen und seltenen Objekten.«[53] Er besaß auch eine Sammlung von Manuskripten, die er den Freunden gelegentlich zeigte: »Aus seiner Schatztruhe holte er ein verblichenes Manuskript von Alfred Jarry hervor, aus dem Zyklus von *Ubu-roi*. Dieser Schrank quillt über vor seltenen Büchern und Manuskripten von Dichtern und Schriftstellern, und fast alle hat er mit Notizen und Illustrationen versehen. Er hätte auch Manuskripte von Eluard, Aragon oder André Breton hervorholen können, von Reverdy oder Max Jacob. Eines Tages zeigte er mir das Manuskript von Apollinaires *Bestaires*, das er über und über mit den verschiedensten Tierillustrationen versehen hatte. In diesem Schrank sind auch die meisten Briefe seiner Dichterfreunde aufbewahrt.«[54]

«Wie kommt man nur dazu, sich einen anderen Maler ins Atelier zu holen!« – das sagte Picasso in

51 Roberto Otero 1974, *a. a. O.*, S. 66-73 (die von ihm beschriebene Begebenheit trägt sich am 13. August 1966 zu). Er weist darauf hin, daß die Dinge nicht definitiv in dem Raum gelagert waren, sondern im Haus umherwanderten.

52 Hélène Parmelin 1959, *a. a. O.*, S. 143-144.

53 Brassaï 1964, S. 91. In diesem Schrank befanden sich auch ein Exemplar von *Verre d'absinthe* aus dem Jahr 1914, zwei Abgüsse der Venus von Lespugue, ein Fledermausskelett, Gläser, die bei dem Ausbruch des Vulkans Montagne Pelée in Martinique 1902 geschmolzen waren. Auch Françoise Gilot berichtet von dem Eifer, mit dem Picasso seine Schätze präsentierte: »Ich möchte Ihnen mein Museum zeigen.« (Gilot/Lake 1980, S. 18.)

54 Ders., *ibid.*, S. 179. Siehe auch das Zeugnis von Hélène Parmelin, 1959, *a. a. O.*, S. 146. Einige Manuskripte aus der Sammlung, die in die Schenkung von 1979 eingingen, befinden sich heute im Musée Picasso: ein Brief von Jarry an Rachilde, *Sur le mousse de la Pirrouïte*, das Manuskript der *Unbefleckten Empfängnis* von André Breton und Paul Eluard aus dem Jahr 1930, ein erotischer Text von Louis Aragon und Benjamin Péret, vier Gedichtsammlungen von Paul Eluard für Picasso, *Cours naturel. Paroles peintes* [1936-1937], *Donner à voir*, 1939, *Fleurs d'obéissances plus quelques poèmes*, 1940, und *Choix de poèmes*, 1940, das der Dichter ebenfalls dem Maler widmet. Auf einzelnen Blättern finden sich noch Gedichte von Desnos und Reverdy. Dazu kommen die

der Zeit, als er den Versuch unternahm, sich mit den großen Meistern zu messen und ihre Werke auf seine Weise zu gestalten.[55] Sie waren da, hinter ihm, Delacroix und seine *Frauen aus Algier*, Velázquez und die Meninas, Manet mit dem Frühstück im Freien, und andere, Ingres, Grünewald, Poussin, Cranach, Courbet, Greco, Rembrandt, David... Das war die Sammlung, die Picasso im Kopf, im Herzen, im Blut hatte. Ihm soll das letzte Wort gehören: »›Was ich mag und was ich um mich haben möchte, das ist nicht das gleiche. Ich bin Maler, aber ich bin auch ein Kunstliebhaber, der mir selber beim Malen Ratschläge gibt; schlechte allerdings.‹ Er hat zuweilen mit, zuweilen gegen seine Sammlung gemalt. Wo ist das Gemeinsame zwischen der Heiterkeit in seinem Matisse, selbst noch in seinem *Schwarzen Schloß*, und seinem unheilbaren Konflikt mit dem, was er die Natur nannte? ›Es muß sie ja wohl geben, die Natur, damit man sie vergewaltigen kann!‹ Wie oft hat er gesagt, mal voller Freude, mal im Zorn, mal ganz überrascht: ›Die Malerei zwingt mich zu machen, was sie will...‹«[56]

Bestände des Picasso Archivs, das neben Briefen an Picasso auch Gedichte von Apollinaire, Max Jacob, André Salmon und vieles andere mehr enthält.

55 Hélène Parmelin, 1994, *a. a. O.*, S. 77.

56 Malraux 1975, S. 24.

Die Sammlung Picasso

Bei dem vorliegenden Werk handelt es sich nicht um einen systematischen Katalog. Es enthält weder vollständige Angaben zu den Veröffentlichungen, in denen die Werke aufgeführt und abgebildet sind, noch zu den Ausstellungen, in denen sie gezeigt wurden. In den Texten und Anmerkungen aber sind sämtliche Veröffentlichungen und Ausstellungen aufgeführt, die unseres Wissens Aufschluß darüber liefern, wann und unter welchen Umständen die Werke in Picassos Sammlung gelangten.

Bibliographische Angaben, die in den Anmerkungen abgekürzt sind, befinden sich am Ende des Katalogs.

Die hier zusammengestellten Werke aus Picassos Privatsammlung stammen aus verschiedenen Schenkungen: der Schenkung der Erben Picassos von 1973 (die 1978 vollzogen wurde) sowie zweier Sonderschenkungen; eine aus dem Jahr 1979 seitens der Erben Picassos (gekennzeichnet mit einem Asterisk *), die andere 1990 seitens der Tochter von Jaqueline Picasso nach dem Tod ihrer Mutter.

Guillaume Apollinaire
1880-1918

Man könnte sagen, daß die Begegnung zwischen Picasso und Apollinaire ganz im Zeichen des Harlekins stand.[1] Kurz nachdem sie sich in einer englischen Bar in der Nähe der Gare Saint-Lazare kennengelernt haben[2] – wahrscheinlich Anfang 1905 –, verfaßt Apollinaire die ersten beiden Texte, die er Picasso widmet, darunter jenen, der im Mai darauf in *La Plume* erscheint und Berühmtheit erlangt; es ist die Lobrede auf den Maler, der sich die Gaukler zum Motiv nahm.[3] Dieser hatte erst im Februar in der Galerie Serrurier der Öffentlichkeit die ausgezehrten Artisten präsentiert, deren grazile Gestalten die Bilder der rosa Periode bevölkern. Der Kritiker Apollinaire ist begeistert vom Harlekin, der Dichter macht ihn zu seinem Helden und schickt Picasso am 1. November 1905 auf einer blauen Postkarte den Entwurf zweier Texte, die 1913 im Gedichtband *Alcools* erscheinen: darin ist die Rede von Harlekin Trismegistos, möglicherweise eine Verkörperung des Malers.[4] Picasso wiederum widmet dem Dichter im selben Jahr eine reizvolle Zeichnung, *Narr mit Kind auf dem Arm (Fou tenant un*

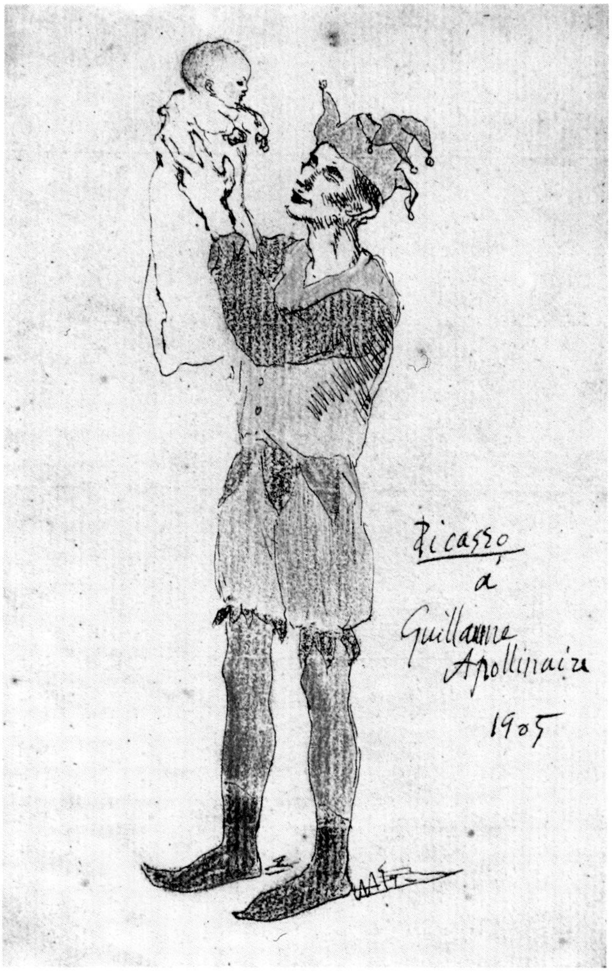

Pablo Picasso: Narr, ein Kind haltend, 1905
Fou tenant un enfant
Tinte und Farbstifte auf Papier, 16,5 x 10 cm
Sammlung Lionel Prejger; ehemalige Sammlung Apollinaire

1 Zur Geschichte der Beziehung zwischen den beiden Männern siehe Peter Read, *Picasso et Apollinaire. Les Métamorphoses de la mémoire,* 1905-1973, Paris, Jean-Michel Place, 1995.
2 Siehe Ausstellungskatalog *Max Jacob et Picasso,* Paris, Musée Picasso, 4. Okt.-12. Dez. 1994, S. 36-37.
3 Apollinaires erster Text über Picasso erscheint in *La Revue immoraliste* im April 1905: »Picasso, peintre et dessinateur« (OPC II 1991, S. 78). Der zweite, üppigere Text, der am 15. Mai 1905 in La Plume erscheint, »Les jeunes. Picasso, peintre«, leitet das Kapitel ein, das Picasso in *Méditations esthétiques. Les Peintres cubistes* gewidmet ist. Paris, Figuière, 1913 (OPC II 1991, S. 19ff.)
4 Eines der Gedichte, »Crépuscule«, heißt damals noch »Spectacle«: »Ayant la forêt pour décor, / Sur l'herbe où le jour s'exténue, / L'arlequine s'est mise nue/Et dans l'étang mire son corps.« Und das Gedicht »Les Saltimbanques« beginnt wie folgt: »Dans la plaine aux calmes jardins, / Où s'éloignent les baladins, / Devant l'huis des auberges grises / Et les villages sans église, / Les plus petits s'en vont devant / Les autres suivent en rêvant.«
Siehe Guillaume Apollinaire, *Œuvres poétiques,* Paris, Gallimard, »Bibliothèque de La Pléiade«, 1965, S. 64 u. S. 90 in *Alcools.* Die Postkarte ist Teil des umfangreichen Briefwechsels zwischen dem Maler und dem Dichter, siehe *Picasso/Apollinaire, Correspondance,* Paris, Gallimard/R.M.N., 1992, in dem diese Gedichte auf S. 35-36 erscheinen. Das Motiv der Gaukler kehrt bei Apollinaire regelmäßig wieder, siehe z. B. »Un fantôme de nuées«, eine einmalige poetische Schilderung, die das gesamte Werk Picassos aus dem Jahr 1905 vor unseren Augen vorbeiziehen läßt; das Gedicht erschien 1913, bevor es 1918 in *Calligrammes* aufgenommen wurde (siehe Guillaume Apollinaire, 1965, a. a. O., S. 193-196).
5 Z. XXII, 163.

enfant).[5] So also kommt es zum Pakt in dieser Gemeinschaft Gleichgesinnter.[6]
Die beiden Männer sollte bis zu Apollinaires jähem Tod 1918 eine beständige Freundschaft verbinden[7], ein tagtägliches Miteinander, gegenseitige Faszination und intellektuelle Nähe. Apollinaire wird zum eifrigen Verfechter des Kubismus und veröffentlicht 1913 ein Buch – trifft die Bezeichnung theoretisch hier zu? – über die Bewegung: *Méditations esthétiques. Les Peintres cubistes*; auch scheut er sich nicht, zum großen Entsetzen eines Teils der Leserschaft Picassos Figuren in seiner Zeitschrift *Les Soirées de Paris* zu veröffentlichen.[8]
Etwas jedoch trübte die Freundschaft: die enttäuschte Hoffnung des Dichters, dessen brennendem Wunsch nach einer Zusammenarbeit für ein Buch der Maler nicht nachkam. Bekanntlich scheiterte das Projekt *Bestiaire*, das schließlich 1911 mit Radierungen von Dufy erschien.[9] War der tanzende Harlekin, den Apollinaire 1916 für Picasso zeich-

6 In dem Zusammenhang ist es aufschlußreich, daß Picasso zwischen 1904 und 1905 eine Serie mit berühmten Radierungen zum Motiv der Gaukler erstellt, die 1913 von Vollard verlegt wird. Es ist bekannt, daß Apollinaire mehrere Abzüge besaß, die aus den ersten, sogleich von Delâtre angefertigten Auflagen stammten, beispielsweise das berühmte *Repas frugal (Einfaches Mahl)*, das folgende Widmung trägt: »A Guillaume Apollinaire avec beaucoup de sympathie. Picasso 24mars 1905« (G./B. I, 2). Apollinaire besaß aus der Serie zumindest die Nummern 2, 5, 6, 12, 13, 14 und 15, von denen ihm gewidmete Abzüge existieren.

7 Als Beweis gilt die Tatsache, daß Picasso bei Apollinaires Hochzeit mit Jacqueline Kolb am 2. Mai 1918 dessen Trauzeuge war, wie umgekehrt auch der Dichter bei der Hochzeit des Malers mit Olga Khokhlova am 12. Juli desselben Jahres.

8 Siehe Pierre-Marcel Adéma, *Guillaume Apollinaire*, Paris, La Table ronde, 1968, S. 231-232. Deutsche Ausgabe des Buches von Apollinaire: *Die Maler des Kubismus, Ästhetische Betrachtungen*, Frankfurt, Luchterhand, 1989.

9 Fest steht jedoch auch, daß Picasso 1907 die Arbeit zu diesem Projekt in Angriff nahm. Davon zeugen zwei Holzschnitte (G./B. I, 213 u. 214) sowie unzählige Zeichnungen von Tieren, die in einem Zug enstanden. Dabei ist es allerdings geblieben. Siehe Apollinaires Brief an Picasso vom 7. August 1910 in *Picasso/Apollinaire, Correspondance*, 1992, a. a. O., S. 78.

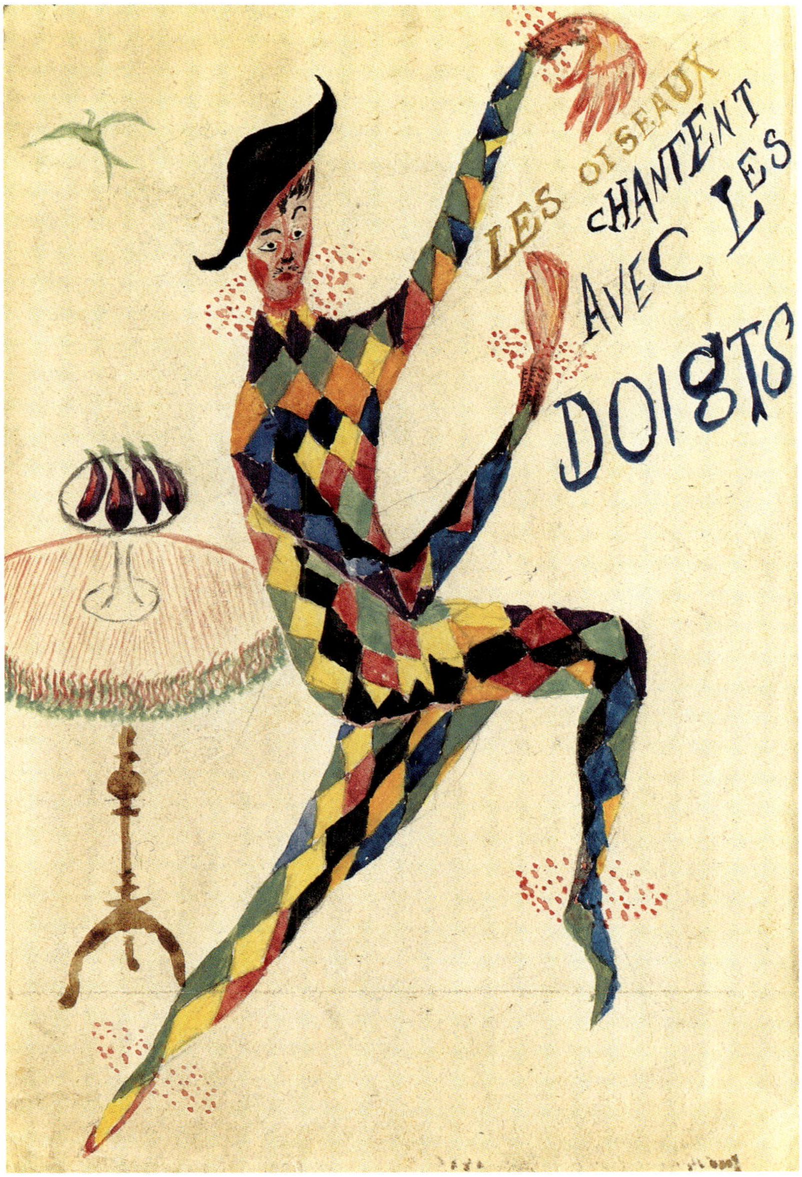

1

»Die Vögel singen mit den Fingern«, 1916
»Les Oiseaux chantent avec les doigts«

Aquarell über Kohleskizze auf Papier (Malblock), 16,1x10,9 cm
Inschrift oben rechts: »LES OISEAUX CHANTENT AVEC LES DOIGTS«
Auf der Rückseite mit brauner Tusche signiert, datiert und mit einer Widmung versehen: »Guillaume Apollinaire 1916 à P. Picasso«
M.P. 3588, Schenkung von 1979*

nete – ein unmißverständliches Bild für die stillschweigende Übereinstimmung, und zwar zu einem Zeitpunkt, da diese Figur der Commedia dell'Arte wieder verstärkt im Werk des Malers auftauchte[10] – als versteckte Aufforderung zu verstehen, gemeinsam ein neues Projekt zu realisieren? Dessen Titel vielleicht jene zauberartigen Worte gewesen wären, die sich zwischen den flinken Händen des Harlekins entrollen, wie einst auf den Altären die Texte der Gebetsriemen in den Händen der Propheten: »Les oiseaux chantent avec les doigts«?[11] Bei Jean Cocteau sollten die Worte ihre Wirkung nicht verfehlen – auch ihm wurden sie zugesandt, als Banderole, die einen Brief schmückt; er machte sie 1950 zur geheimnisvollen und geradezu mit beunruhigender Beharrlichkeit wiederholten Botschaft in seinem Film *Orphée*.[12]

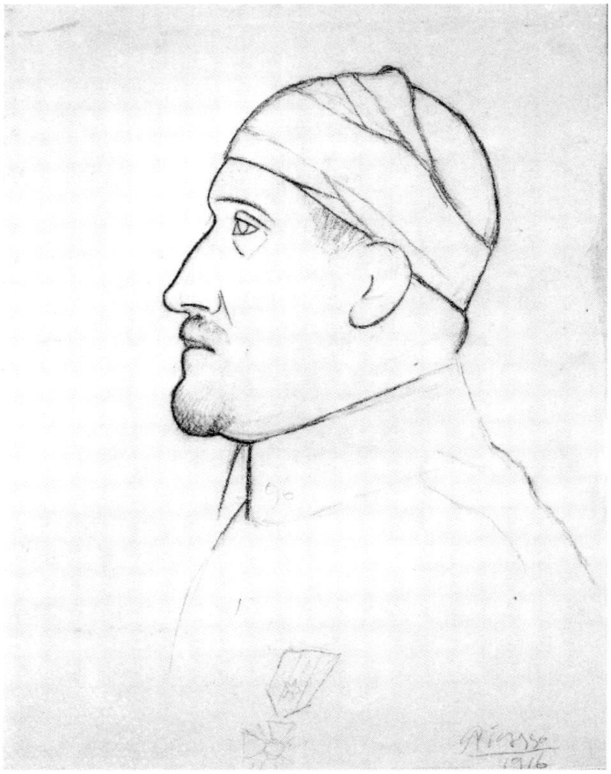

Pablo Picasso: Porträt des verletzten Guillaume Apollinaire, 1916
Portrait de Guillaume Apollinaire blessé
Bleistift auf Papier, 29,7 x 22,5 cm
Paris, Musée Picasso; ehemalige Sammlung Apollinaire

10 Das große Herbstgemälde von 1915, *Arlequin*, führt diese Figur in der ausklingenden Phase des Kubismus auf wunderbare Weise wieder in Picassos Werk ein (Z. II², 555). Ihm folgen Gemälde, Gouachen und Zeichnungen in kubistischer und klassizistischer Manier (siehe Z. II², III und IV, passim).
11 Pierre Caizergues stellt einen Bezug zwischen dieser Zeichnung und dem unvollendeten Projekt der *Odes* her, siehe *Picasso/Apollinaire, Correspondance*, 1992, *a. a. O.*, S. 14.
12 Siehe dazu Willard Bohn, »Un oiseau chante«, *Que vlove*, Nr. 23, zweite Folge, Juli-September 1987, S. 24-25, und Peter Read, »L'oiseau qui chantait à l'oreille de Cocteau ou les métamorphoses d'une petite phrase«, *ders., ibid.*, Nr. 25, zweite Folge, Januar-März 1988, S. 22-28. Peter Read erwähnt einen Hinweis von Cocteau auf einen Brief, den Apollinaire ihm geschickt haben soll und in dem die Worte als Banderole auftauchen, in *Opium. Journal d'une désintoxication*, Paris, Stock, 1983, S. 224 (1. Aufl. 1930) und in *Orphée Film*, Paris, La Parade, 1950, (n.p.)

Léon Bakst
1866 - 1924

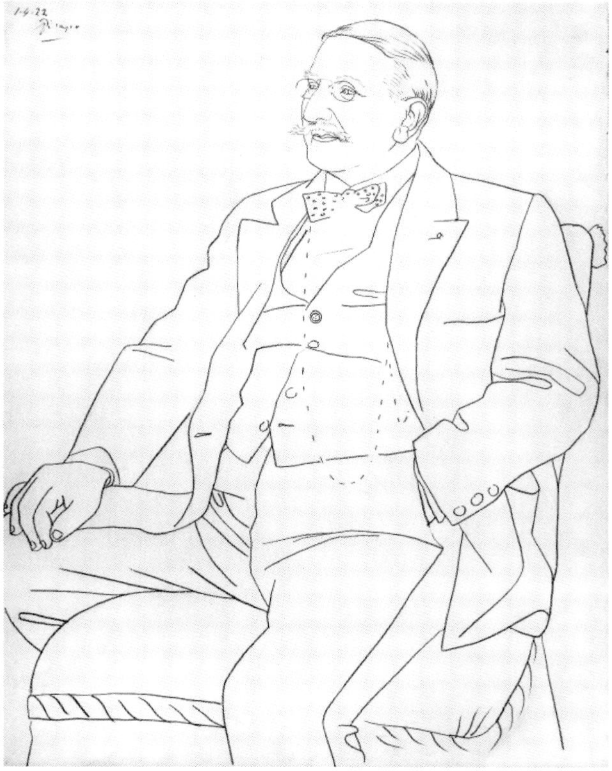

Pablo Picasso: Porträt von Léon Bakst, 1. April 1922
Bleistift auf Papier, 64 x 49 cm
Paris, Musée Picasso

Im Februar 1917 reist Picasso in Begleitung von Jean Cocteau nach Rom, um an der Vorbereitung zum Ballett *Parade* zu arbeiten, das Sergej Diaghilew gerade mit der Truppe des russischen Balletts einstudiert.[1] Dort lernt er Léon Bakst kennen, dessen Name seit Jahren – Bakst hat sich 1909 in Paris niedergelassen – immer wieder neben dem von Diaghilew auftaucht, und der für zahlreiche Ballette Dekor und Kostüme erstellt. Zu dieser Zeit arbeitet er an *Donne di buon umore*,[2] das in Rom aufgeführt werden soll. Zahlreiche satirische Porträts, grausame und zugleich liebevolle Karikaturen, die Picasso auf kleine Blätter skizziert hat, zeigen Bakst mit Schnauzer und runder Brille, mitunter in der Mitte zwischen Diaghilew und Massine[3]; diese Zeichnungen lassen erkennen, wie vergnüglich die Zusammenkünfte für den Maler waren. Jahre später berichtet Picasso – der damalige Anfänger in Sachen Theater – Françoise Gilot, was er dem alten Bühnenroutinier (er erwähnt ihn im Zusammenhang mit Alexandre Benois) verdankt: »Natürlich hatte das, was sie machten, nichts mit dem zu tun, was ich mit meiner Arbeit versuchte, aber damals hatte ich noch keine Theatererfahrung. Zum Beispiel gibt es einige Farben, die sehen an einem Modell sehr hübsch aus, doch auf die Bühne übertragen wirken sie völlig unbedeutend. Das war etwas, worin Bakst und Benois große Erfahrung besaßen. In dieser Hinsicht lernte ich viel von ihnen. Sie waren gute Freunde und gaben mir wertvolle Ratschläge. Sie beeinflußten meine Entwürfe überhaupt nicht, doch gaben sie mir praktische Hinweise, wie diese Entwürfe am besten auf das lebendige Theater zu übertragen wären.«[4]

Am 29. März schreibt Bakst an Picasso: »Mein lieber und alter Freund, glaube nicht, daß ich Dein freundliches Versprechen aus den Augen verliere, aber ich hatte ein Furunkel auf der Nase – kannst Du Dir vorstellen, daß es mich zu sehr störte, als daß ich hätte posieren können und mich durch Deinen herrlichen Stift auf diese Weise hätte verewigen lassen?!«[5] Er schlägt ihm vor, am Samstag, dem 1. April zu ihm zu kommen. Tatsächlich fertigt Picasso an jenem Tag ein Porträt von Bakst an, in der großen Tradition der an Ingres erinnernden Darstellungen – er hatte bereits Erik Satie, Igor

1 Die Premiere des Balletts (Musik von Satie, Prolog von Cocteau, Dekor und Kostüme von Picasso, Choreografie von Léonide Massine) findet am 18. Mai 1917 in Paris im Théâtre du Châtelet statt.

2 Nach dem Stück von Carlo Goldoni, Musik von Scarlatti, Dekor und Kostüme von Bakst, Choreografie von Léonide Massine, am 12. April 1917 im Theater Costanzi aufgeführt. Picasso soll das Ballett in Rom gesehen haben; er kehrte erst Ende des Monats nach Paris zurück.

3 Z. VI, 1346 und 1348; M.P. 785-786-788-789. Bakst hat umgekehrt auch Porträts von Picasso gemacht. Eines ist in dem Katalog zu der Ausstellung *Au temps du »Bœuf-sur-le-toit«* abgebildet, Paris, Artcurial, Mai-Juli 1981, S. 47.

4 Gilot/Lake 1980, S. 127.

5 Léon Bakst an Picasso, 29. März 1922, Picasso Archiv.

Strawinsky und Manuel de Falla in dieser Weise auf das Papier gebannt.[6] Selbstbewußt und entspannt zugleich sitzt Bakst da, elegant, eine Hand in der Tasche seines dreiteiligen Anzugs, mit Fliege und Taschenuhr und einem kaum merklichen Lächeln auf den Lippen.[7] Wenige Tage später, am 11. April, richtet der Verleger de Brunoff ein dringliches Schreiben an Picasso: »Entgegen Ihrem freundlichen Versprechen haben Sie mir die Zeichnung, die Sie von Mr. Léon Bakst angefertigt haben, nicht zukommen lassen.« Er bittet den Maler, sie dem Boten mitzugeben, denn der Band, als dessen Frontispiz sie gedacht ist, sei fertig und warte nur noch auf das zu seiner Herstellung notwendige »Dokument«. Seinem herzlichen Gruß läßt er ein Postskriptum folgen: »Ich muß Ihnen mitteilen, daß M. Bakst mir ein sehr schönes Aquarell anvertraut hat, das er Ihnen zudenkt und das ich unter Glas legen lasse, um es Ihnen zukommen zu lassen.«[8] Daraus geht zweierlei hervor: Zum einen entstand das Porträt als Illustration zu einem Buch – bei dem es sich um *L'Œuvre de Léon Bakst pour La Belle au bois dormant* handelt[9] –, und zum anderen wollte Bakst sich erkenntlich zeigen, denn er war sich der ihm zuteil gewordenen Ehre durchaus bewußt. Picasso aber läßt sich bitten – was wohl eher auf seinen Unwillen, sich von seinen Werken zu trennen, zurückzuführen ist als auf Nachlässigkeit. So ist es am 22. April erneut Bakst, der zur Feder greift, um den Maler höflich, aber auch ein wenig beunruhigt zu bitten, »freundlicherweise« das Original seiner »phantastischen Zeichnung« dem Verleger zu übermitteln, von dem er eine »verzweifelte« Nachricht beilegt. Nach den gewöhnlichen Schlußworten fügt er hinzu: »Hier das Kostüm der unvergessenen ›Dames de bonne humeur‹, das ich Dir aus Freude darüber schenken möchte, Deine Zeichnung in meinem Buch zu finden.« Der Brief wird per Boten zugestellt, wie aus der Beschriftung des Umschlags hervorgeht: »Per Boten von Bakst mit einer Gouâche [sic]«.[10] Auf diese Weise also gelangte Picasso in den Besitz des prächtigen Kostümentwurfs für Costanza.[11]

2

Kostümentwurf für die Figur der Costanza aus dem Ballett »Les Femmes de bonne humeur« («Die gutgelaunten Frauen«), 1917

Kohle, Aquarell und Goldfarbe auf Papier,
auf Pappe aufgezogen, 48,9 x 32,9 cm
Signiert unten links: »Bakst 1917«
M.P. 3589, Schenkung von 1979*

6 Drei Zeichnungen von 1920, beziehungsweise Z. IV, 59; Z. IV, 60; Z. IV, 62.

7 Die Kohlezeichnung ist oben signiert und datiert mit »1.4.22« (Z. IV, 363).

8 Die Brief trägt die Unterschrift von Brunoff und den Briefkopf: »M. de Brunoff / Editeur / 32, rue Louis-le-Grand, 32 / Paris«. Brunoff verlegte auch die Programme der »Ballets russes«.

9 Ballett in fünf Akten nach dem Märchen von Perrault. Musik von Tschaikowski, Vorwort von André Levinson. M. de Brunoff, Verleger, 32 rue Louis-le-grand, Paris 1922. Die Zeichnung ist auf der rechten Seite abgedruckt. Es handelt sich um einen der – eher seltenen und engen Freunden vorbehaltenen – Fälle, in denen Picasso ein Werk im Hinblick auf die Veröffentlichung in einem Buch anfertigt, wogegen er für gewöhnlich Vorbehalte hegte. 1946 erinnert Sabartés daran, daß es Picasso »kein Vergnügen bereitet, auf Anfrage jemandes Porträt anzufertigen oder die Illustration eines Textes« (*Picasso: portraits et souvenirs*, Paris, Louis Carré et Maximilien Vox, 1946, S. 140).

10 Léon Bakst an Picasso. Bakst hat den Brief versehentlich mit dem 22. März datiert. Zu dem Zeitpunkt gab es die Zeichnung noch nicht. Die »verzweifelte« Nachricht, die sich auch in dem an die Rue La Boétie entsandten Umschlag befand, stammt von Jacques de Brunoff (Picasso Archiv).

11 Im Picasso Archiv ist eine Aufnahme von Lubow Tschernitschewa aufbewahrt, die in diesem Kostüm die Rolle der Costanza tanzte. 1919 widmete sie es Olga Picasso: »Für meine liebe kleine Olga, in Erinnerung an die gemeinsam in Rom verbrachten Tage«. Bekanntlich hatte Picasso 1917 in Rom Olga Khoklova kennengelernt, eine Tänzerin aus der Truppe der »Ballets russes«, die er im darauffolgenden Jahr heiratete. Am 21. April schrieb Cocteau Olga noch von Rom aus, sie möge ihm *Les Femmes de bonne humeur* und den Erfolg von Bakst in allen Einzelheiten schildern; dieser ist nicht namentlich genannt, sondern taucht in einer flüchtigen Karikatur auf (Picasso Archiv).

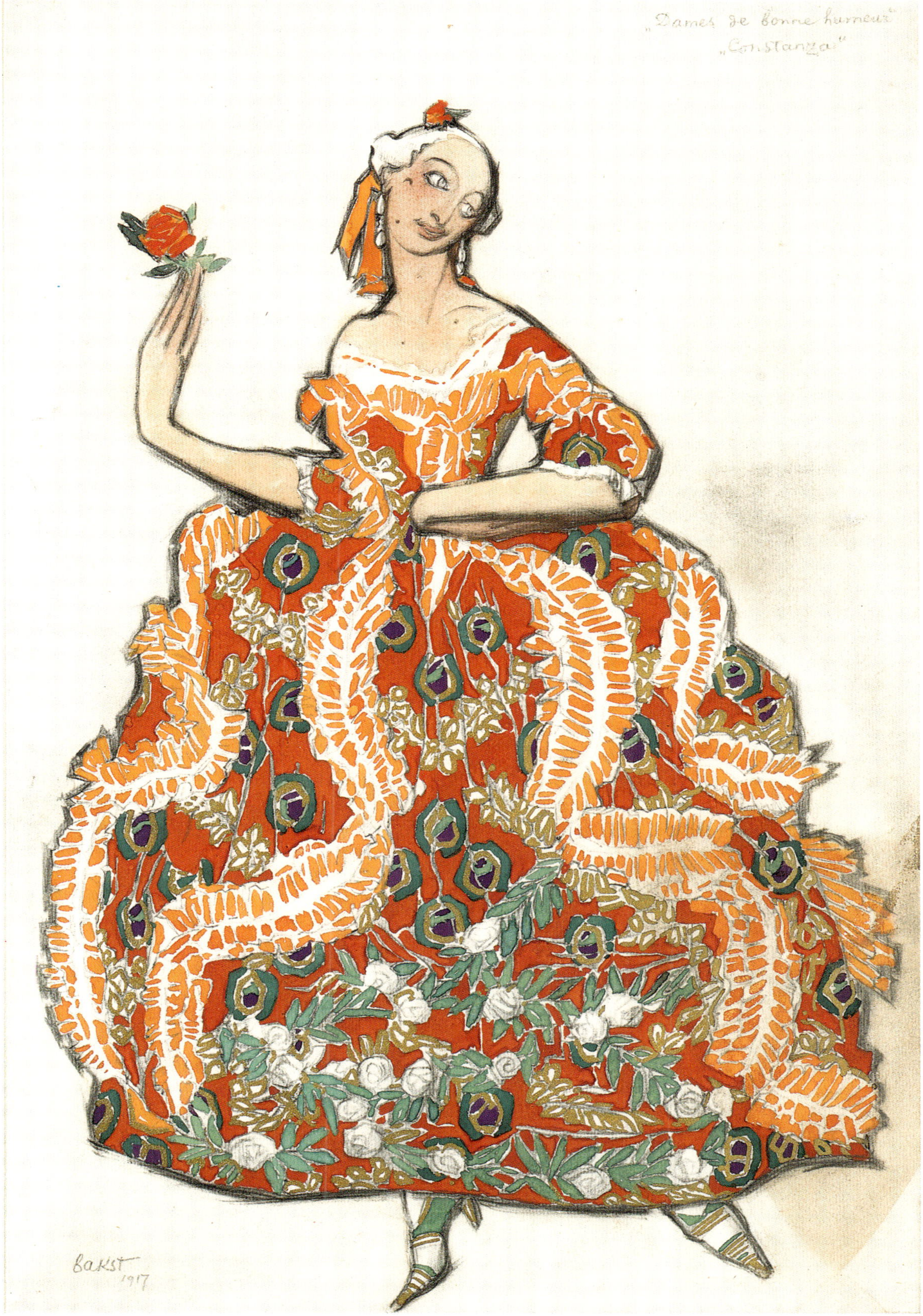
„Dames de bonne humeur"
„Constanza"
Bakst
1917

Balthus
(Balthazar Klossowski de Rola, genannt)
Geboren 1908

1934, einige Wochen vor der Öffnung der Balthus-Ausstellung in der Galerie Pierre im April, wurden Picasso und der junge Maler miteinander bekannt. »Es war das erste Mal, daß Picasso durch seine Anwesenheit Glanz in mein Atelier in der Rue Furstenberg brachte«, erinnert sich Balthus. »Er kam in Begleitung etlicher anderer Menschen, vor denen er mich freundlicherweise in den höchsten Tönen lobte. Für mich waren das regelrechte Weihen.«[1] Solange Picasso in Paris lebte, trafen sie sich regelmäßig – ein Foto von Cecil Beaton zeigt sie im November 1944 gemeinsam im Atelier in der Rue des Grands-Augustins; im Hintergrund sieht man das Bild *Morgendliches Konzert (L'Aubade)*.[2] Damals, genauer 1941, hatte Picasso bereits das große Gemälde *Die Kinder* in der Galerie Renou et Colle erworben[3], das Meisterwerk eines Künstlers, der 1937, im Entstehungsjahr, noch keine dreißig Jahre alt war.[4] Malraux hatte das Gemälde im Atelier Grands-Augustins gesehen und erinnerte sich daran, als er 1973 mit Jacqueline Picasso durch das Atelier in der Rue Mougins ging, in dem es nach dem Tod des Malers still geworden war: »Im Atelier in der Rue des Grands-Augustins hatten die *Orangen* Ihren Platz zwischen dem *Parc* von Rousseau und einem Balthus.«[5] Picasso schätzte an Balthus dessen Zurückhaltung und Innerlichkeit. »Eines Tages«, berichtet Brassaï, »hörte ich Picasso vor einer Leinwand, auf die er einige Figuren skizziert hatte, zum Maler Balthus sagen, den er seiner britischen Gelassenheit wegen sehr mag und von dem er einige Gemälde besitzt: ›Die Figuren habe ich gemalt, und Sie malen jetzt das Interieur. Sie verstehen es, eine intime Atmosphäre zu schaffen, ich nicht …‹ Das war nicht nur als Scherz gemeint.«[6] Die Bewunderung, die Balthus für Picasso hegte, kommt deutlich in einem Brief vom 22. Oktober 1956 zum Ausdruck. Darin bedankt er sich dafür, daß Picasso ihm sein Gemälde zur Verfügung gestellt hat: »Querido Don Pablo, ich habe Dir noch nie geschrieben, obwohl ich oft, oft versucht war, es zu tun – ich denke an Dich immer mit enormer, begeisterter Freude und auch in tiefer Dankbarkeit dafür, daß es Dich gibt, Dich Gewaltigen Strom des nährenden und vernichtenden Feuers, Vater dieses Jahrhunderts! Ich tue mich jedoch immer schwerer beim Briefeschreiben, weswegen ich – fernab von allem – allmählich in hoffnungsloser Einsamkeit versinke. Heute wende ich mich an Dich, um Dir dafür zu danken, daß Du mir dieses Bild vorübergehend überläßt, dessen größtes Verdienst mir zu sein scheint, daß es Dein Interesse geweckt und Dich sogar zu seinem Eigentümer gemacht hat, und wenn ich heute glücklich darüber bin, daß es zu dieser Ausstellung gehört, dann deshalb, weil es für eine Verbindung zwischen uns steht, ein für mich gar nicht hoch genug zu schätzender Beweis Deiner Achtung. Ich drücke Dir sehr herzlich die Hand. Balthus.«[7]

1 Brief von Balthus an die Autorin vom 10. Oktober 1997.

2 Z. XII, 69. Die Aufnahme wird im Musée Picasso aufbewahrt (MP Ph 355).

3 Die Transaktion fand am 11. Oktober 1941 statt, und Picasso zahlte noch am selben Tag 6.000 Francs in bar für das Gemälde, das damals den Titel *Les Deux Enfants (Die beiden Kinder)* trug. Mein Dank gilt Herrn Covo von der Galerie Renou et Poyet, von dem diese präzise Auskunft stammt.

4 Es handelt sich um die Kinder von Balthus' Nachbarn in der Cour de Rohan, Hubert und Thérèse Blanchard. Das Mädchen stand auch bei anderen Gemälden aus dem Jahr 1938 Modell. Die Inszenierung orientiert sich an einer Illustration, die Balthus für *Wuthering Heights* von Emily Brontë zeichnete, erschienen in *Minotaure*, Nr. 7, Juni 1935, S. 60.

5 Malraux, 1975, S. 20 (es handelt sich um die *Orangen* von Matisse). Dieser Stelle im Buch geht die Beschreibung des Gemäldes voraus, das er fast dreißig Jahre später in Mougins wiedersieht, und bei der ihm vermutlich eine Verwechslung unterläuft: Dort ist die Rede von einer »Traumarchitektur einer *Sackgasse*« (ders., *ibid.*, S. 14). Balthus hat uns bestätigt, daß Picasso von ihm lediglich *Les Enfants* besaß. Brassaï (siehe die nachfolgende Anm.) wie auch Malraux irren in diesem Punkt.

6 Brassaï 1964, S. 150-151. Françoise Gilot wiederum gibt folgenden Wortlaut Picassos wieder, der darauf beharrt, daß ein Künstler notwendigerweise auf seinem Weg niemals kehrtmachen darf – auch auf die Gefahr hin, dabei nur wenig voranzukommen: »Balthus hat im Fahrwasser Courbets angefangen und ist nie weit über ihn hinausgegangen.« (Gilot/Lake 1980, S. 106)

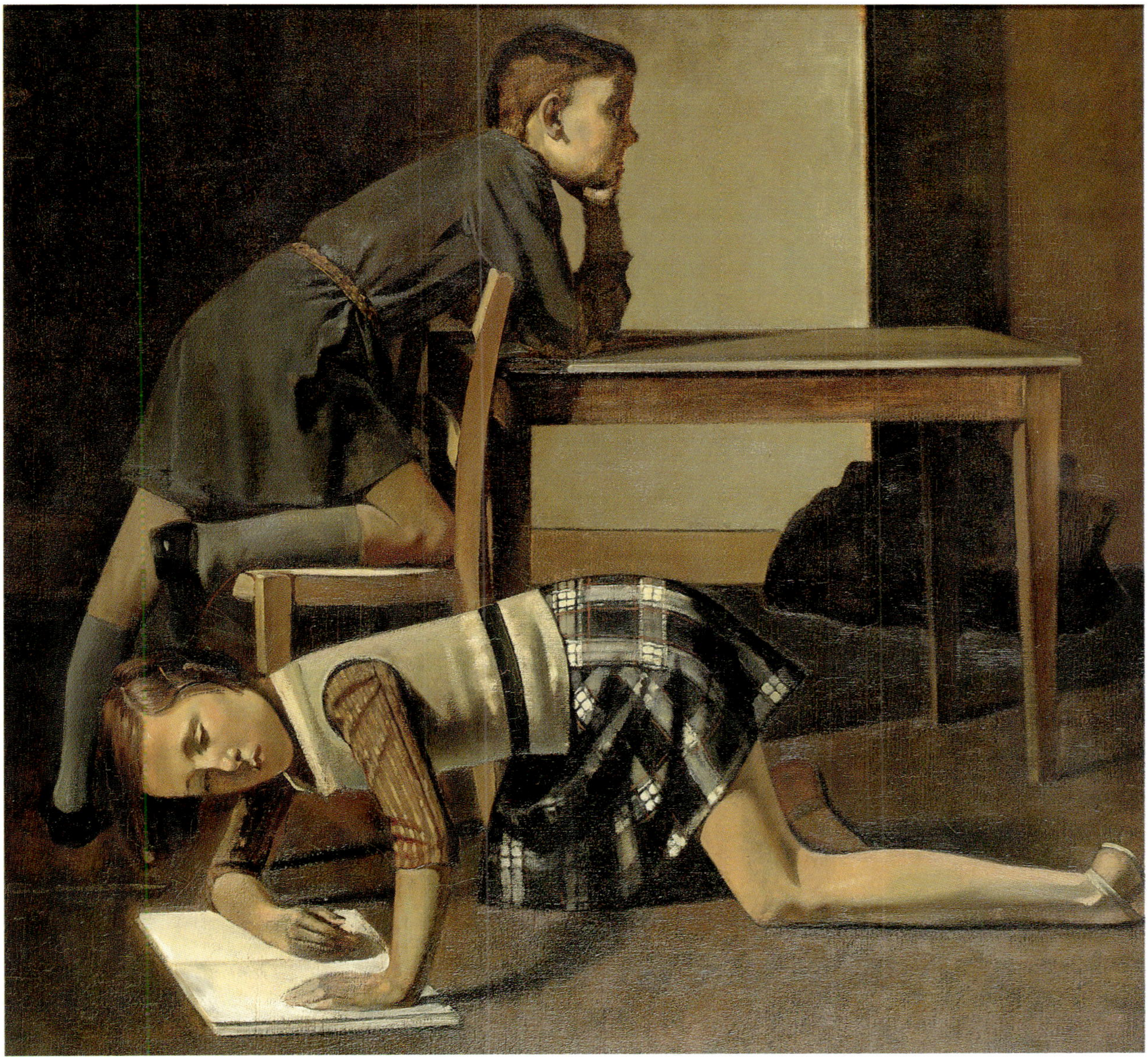

7 Picasso Archiv. Brief vom Château de Chassy im Département Nièvre an Picasso in La Californie. Wir sind Balthus ausgesprochen dankbar für die Erlaubnis, ihn zu veröffentlichen. Picasso bewilligt die Leihgabe für die Ausstellung im Museum of Modern Art in New York vom Dezember 1956 bis Januar 1957, wo das Werk auf Platz 6 rangiert. Das Gemälde war bereits 1946 bei der Ausstellung *Balthus, peintures de 1936 à 1946* vom 25. November bis 10. Dezember 1946 in der Galerie des Beaux-Arts in Paris gezeigt und also auch von Picasso ausgeliehen worden (nach unbestätigten Angaben unter Nr. 5 lt. Ausstellungskatalog *Balthus*, Paris, Centre Georges Pompidou, Musée national d'art moderne, 5. November 1983-23. Januar 1984, S. 135), sowie in der Ausstellung *Balthus* in der Galerie Pierre Matisse in New York im Jahr 1949 (Nr. 8).

3

Die Kinder, 1937

Les Enfants

Öl auf Leinwand, 125 x 130 cm
signiert und datiert auf der Leinwandrückseite oben rechts: »Balthus 1937«
Inschrift auf der Leinwandrückseite oben links: »Les enfants – Hubert et Thérèse Blanchard«
R.F. 1973-56, Schenkung Picasso 1973-1978

Georges Braque
1882 - 1963

4
Flasche, Glas und Apfel, Herbst 1910
Bouteille, verre et pomme

Öl auf Leinwand, 55 x 46 cm
Inschrift auf der Rückseite der Leinwand in schwarzer Farbe: »Braque«
RF 1973-58, Schenkung Picasso 1973-1978

Picasso und Braque – hier soll keine weitere Geschichte des Kubismus geschrieben werden, wie das Thema es beinahe erfordert.[1] Deswegen halten wir uns auch nicht lange mit der Begegnung der beiden Männer beim Salon des Indépendants 1907 auf, dem Beginn ihrer Verbindung, die im Herbst desselben Jahres fortgeführt wurde, als Braque im Bateau-Lavoir *Les Demoiselles d'Avignon*, aber auch *Akt, in Stoff gehüllt (Nu à la draperie)* und die erste Fassung von *Drei Frauen (Trois femmes)* entdeckt und es ihm den Atem verschlägt: »Deine Malerei«, sagt er zu Picasso, »ist, als wolltest du uns Werg zu essen und Petroleum zu trinken geben.«[2] Auch gehen wir nicht näher auf die Experimente ein, die beide im Sommer 1908 gleichzeitig, aber jeder für sich unternehmen – Braque in l'Estaque, Picasso in La Rue-des-Bois. Aus ihnen entstehen Werke mit mächtigen geometrischen Formen, eine »markige« Interpretation Cézannes, den keiner von beiden aus den Augen verliert. Wenden wir uns den Anfängen des Kubismus und dem Beginn jener Jahre zu, als beide in konstanter Nachbarschaft und in bemerkenswerter Nähe zueinander arbeiten, wofür Braque die Formel von der »Seilschaft im Gebirge« geprägt hat. Aus seinen Äußerungen gegenüber Dora Vallier aus dem Jahr 1954 – mögen sie auch oft zitiert worden sein – spricht noch immer jene bebende Begeisterung angesichts der Erinnerung an ein unvergeßliches Unternehmen: »Damals war ich eng mit Picasso verbunden. Trotz unseres sehr unterschiedlichen Temperaments wurden wir von einer gemeinsamen Idee geleitet ... [...] Wir wohnten auf dem Montmartre, sahen uns jeden Tag, unterhielten uns ... In jenen Jahren sagten Picasso und ich uns Dinge, die niemand je wieder sagen wird, die auch niemand je wieder wird sagen können, die auch niemand mehr verstehen würde ... unverständliche Dinge, die uns soviel Freude gaben ... und nach uns wäre es damit vorbei.« [An dieser Stelle notiert Dora Vallier: »Hier hörte ich Braques Stimme einen Moment lang zittern.«] »Es war ein wenig wie die Seilschaft im Gebirge ... Wir arbeiteten beide sehr viel ... Museen interessierten uns nicht mehr. Wir gingen in Ausstellungen, aber nicht so häufig, wie man annimmt. Wir waren vor allem sehr konzentriert.«[3] Etwa zur gleichen Zeit teilte Picasso Françoise Gilot heiter seine Erinnerung an diese bemerkenswerte Vergangenheit mit: »[...] Fast jeden Abend kam entweder ich zu Braque ins Atelier oder er zu mir. Jeder von uns mußte ganz einfach sehen, was der andere tagsüber gemacht hatte. [...] Ein Bild war nicht fertig, bevor wir nicht beide

1 Der Frage nachzugehen ist allein schon deshalb ein gehöriges Wagnis, weil dies auf meisterhafte Weise bereits in einer Ausstellung geschehen ist, wie es sie nicht wieder geben wird, *Picasso and Braque: Pioneering Cubism*, im Museum of Modern Art in New York im Jahr 1989, dazu der begleitende Katalog (von dem eine französische Ausgabe existiert, *Picasso et Braque: l'invention du cubisme*, Paris, Flammarion, 1990 – in der Folge abgekürzt als *Picasso et Braque*, 1990 –, mit dem zusammenfassenden Text von William Rubin unter dem Titel »Picasso et Braque. Nouvelles considérations«), sowie die Edition der Protokolle eines Symposiums, das zu diesem Anlaß stattfand (*Picasso and Braque: a symposium*, New York, M.o.M.A., 1992).

2 Olivier 1933, S. 120. Siehe den Ausstellungskatalog *Les Demoiselles d'Avignon*, Paris, Musée Picasso, 26. Januar – 18. April 1988, S. 650-651, und die Richtigstellungen, die Pierre Daix in *Picasso and Braque: a symposium* einbringt, 1992, *a. a. O.*, S. 306-321.

3 Dora Vallier, »Braque, la peinture et nous. Propos de l'artiste recueillis par Dora Vallier«, *Cahiers d'art*, 1954, Bd. XXIX, Nr. 1, S. 14.

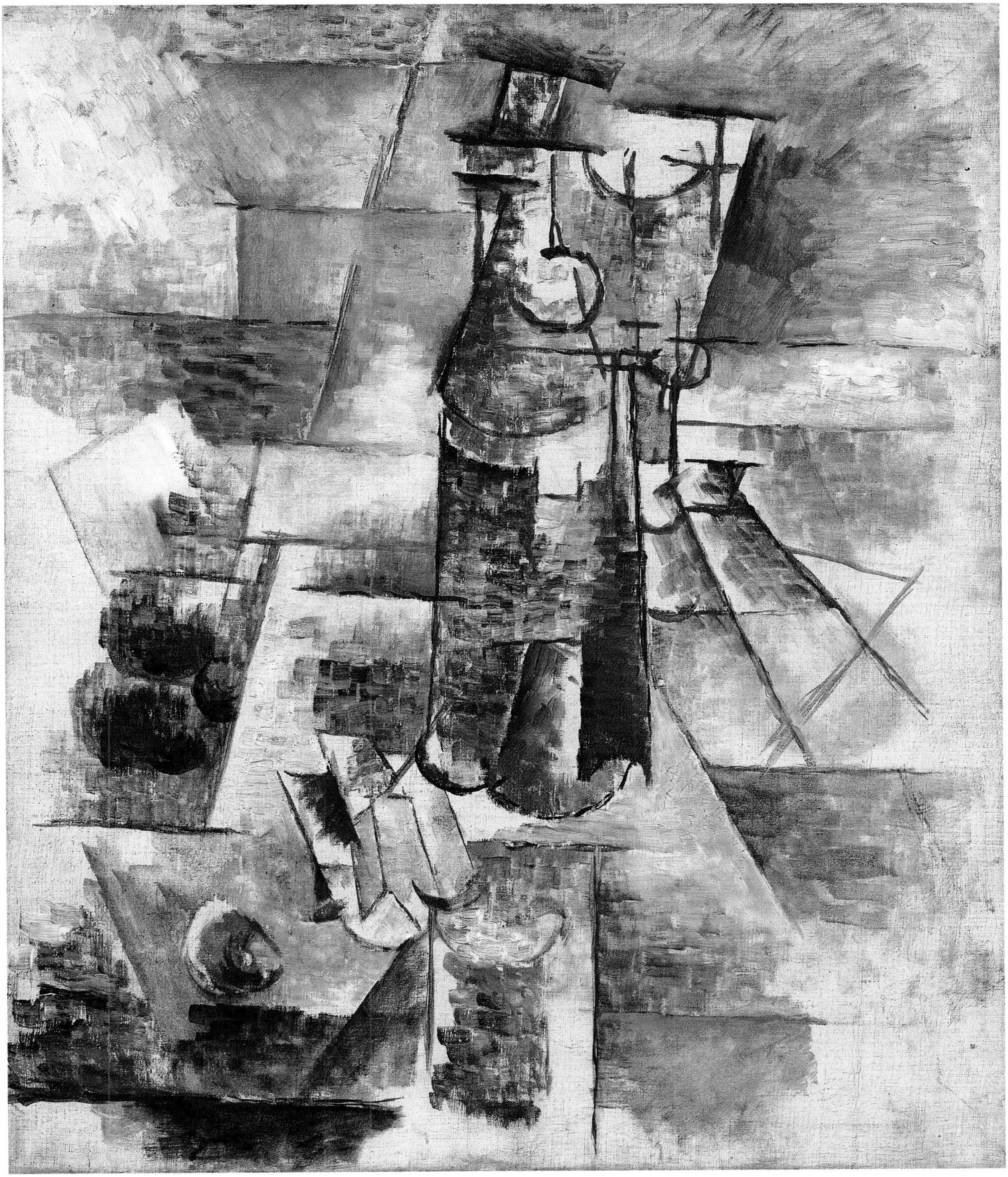

das Gefühl hatten, es sei nun nichts mehr daran zu tun.« Und er fügte hinzu: »Damals war unsere Arbeit eine Art Laboratoriumsforschung, aus der jeder persönliche Anspruch, jede individuelle Eitelkeit verbannt war.«[4] Damals kam auch die gemeinsame Begeisterung für die ›primitive‹ Kunst auf, und Braque erinnert sich: »Auch die Negermasken eröffneten mir einen neuen Horizont. Sie machten es mir möglich, einen Draht zu instinktiven Dingen, zu unmittelbaren Ausdrucksformen zu entwickeln, entgegen der falschen Tradition, die mir zuwider war.«[5] Dennoch war Picasso der Ansicht, Braques Interesse sei nicht ganz lauter und seine Absichten seien rein ästhetischer Natur, was er ihm auch zum Vorwurf machte; gegenüber Malraux äußerte er sich wie folgt: »Das hat mich auch mit Braque auseinandergebracht. Er liebte die Negersachen, aber wie gesagt: weil sie gute Bildwerke waren. Angst hat er nie vor ihnen gehabt. Beschwörungen und Geisteraustreibungen interessieren ihn nicht. [...] Er versteht von so etwas überhaupt nichts: er ist nicht abergläubisch!«[6]

Ende 1910 setzte der analytische Kubismus ein – die Auflösung der Körper in kleine, sich überschneidende Ebenen, die durch die Verflachung der dargestellten Gegenstände ein Verschmelzen von Form und Hintergrund bewirken können, ein Eindruck, der durch die Loslösung von der jeweiligen Farbe hin zu einer willkürlichen Monochromie zusätzlich verstärkt wird. Das Stilleben *Flasche, Glas und Apfel*, das sich in Picassos Besitz befand, entstand wahrscheinlich im Herbst 1910 in L'Estaque.[7] Malraux sagte 1973 zu diesem »brüderlichen Bild, auf das Picasso seine Signatur hätte setzen können«, daß es aus »den Monaten [stammt], da die beiden Kameraden miteinander malten«, und fügt hinzu: »Es könnte ein höchst verführerischer Picasso sein.«[8] Die Vorstellung von einer integrierten Gemeinschaftsarbeit, die eine Entindividualisierung des schöpferischen Aktes zur Folge hat, hatte Braque weitestgehend in den Schaffensprozeß eingeführt. »Als ich sehr eng mit Picasso verbunden war, kam der Moment, da wir unsere Gemälde nur noch schwer voneinander unterscheiden konnten. [...] Ich war der Auffassung, daß die Person des Malers außen vor bleiben und die Gemälde folgerichtig anonym sein sollten. Ich war derjenige, der entschied, daß die Bilder nicht signiert werden dürften, und eine Zeitlang hielt sich auch Picasso daran.«[9] Diese schöne Geschichte soll die Vorstellung geweckt haben, *Flasche, Glas und Apfel* sei in Erfüllung dieser Brüderlichkeit Gegenstand eines

4 Gilot/Lake, 1980, S. 60-61. Das Interesse, das jeder dem Werk des anderen entgegenbrachte, und die Notwendigkeit, sich damit auseinanderzusetzen, wird auch durch ein Zeugnis von Matisse belegt; er erinnert sich, daß Picasso Braque im Herbst 1908 darum bat, ihm ein Bild auszuleihen, das er aus L'Estaque mitgebracht hatte: »Ich sah das Bild im Atelier von Picasso, der mit Freunden darüber diskutierte« (siehe die dokumentarische Chronologie von Judith Cousins, *Picasso et Braque*, 1990, *a. a. O.*, S. 346. Dank dieser wertvollen Chronologie läßt sich das gemeinsame Abenteuer von Picasso und Braque von 1907 bis 1914 Tag für Tag nachvollziehen).

5 Dora Vallier, 1954, *a. a. O.*, S. 14.

6 Malraux 1975, S. 19. Von ihrer gemeinsamen Suche nach primitiver Kunst – beide besaßen eine umfangreiche Sammlung – ist eine Tour belegt, die sie am 9. August 1912 nach Marseille unternehmen, um »Neger zu kaufen« (Judith Cousins, in *Picasso et Braque*, 1990, *a. a. O.*, S. 380).

7 Dieses korrigierte Datum findet sich am Ende von *Picasso et Braque*, 1990, *a. a. O.*, S. 328.

8 Malraux 1975, S. 17 und 20.

9 Dora Vallier, 1954, *a. a. O.*, S. 18. Kahnweiler bestritt entschieden, daß es die Idee zu einer anonymen gemeinschaftlichen Arbeit gegeben habe (vielleicht aus Unmut über einen möglichen Mißbrauch?): »Es handelt sich um ein grobes Mißverständnis. Sie haben nie gemeinsam gemalt und sie wollten nie, daß ihre Bilder miteinander verwechselt werden könnten, weswegen sie sie auch immer signiert haben. Die Bilder sind nur deshalb auf der Rückseite und eben nicht auf der Vorderseite signiert, weil sämtliche Maler, mit denen ich zusammengearbeitet habe, damals der Ansicht waren, die Signatur des Gemäldes könne, ja müsse zwangsläufig dessen Anordnung, dessen Aufbau beeinträchtigen, der so stark und unanfechtbar sein sollte, daß selbst die Signatur störend war; doch sind die Bilder immer auf der Rückseite signiert. Die Idee, daß ein Picasso für einen Braque gehalten werden könnte, ist deshalb auch nie aufgetaucht. Im übrigen lassen sie sich trotz ihrer sehr verwandten Geisteshaltung sehr gut voneinander unterscheiden.« (Daniel-Henry Kahnweiler, *Mes galeries et mes peintres. Entretiens avec Francis Crémieux*, Paris, Gallimard, 1961, S. 58. Es sei darauf hingewiesen, daß das Stilleben von Braque, das

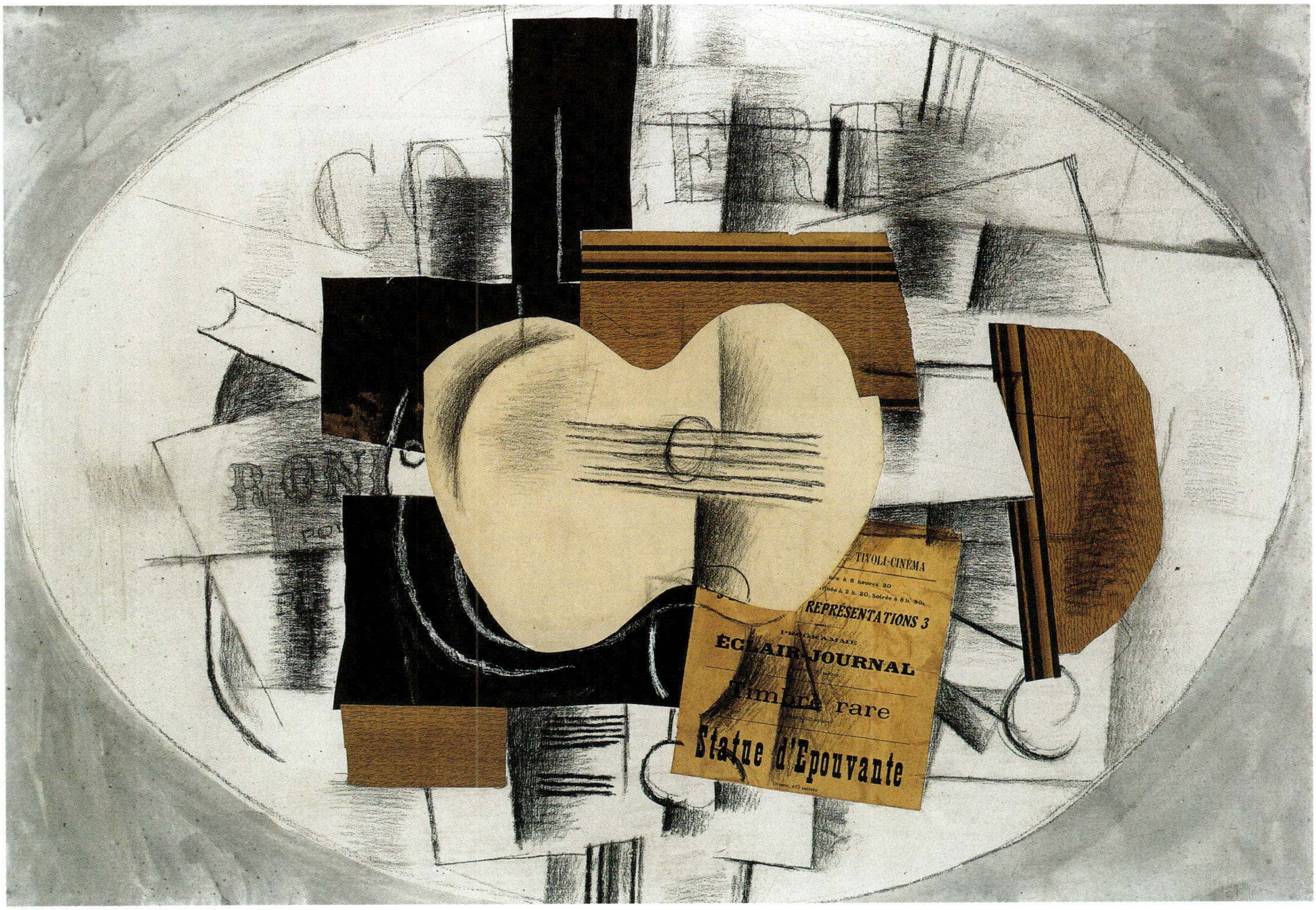

5

Die Gitarre. Statue des Schreckens, November 1913

La Guitare. Statue d'épouvante

Papiers collés, Kohle und Gouache auf Papier, auf Leinwand aufgezogen, 73 x 100 cm
Inschrift auf der Rückseite der Leinwand mit blauem Stift: »Braque«
M.P. 1990-381, Schenkung von 1990

Tausches zwischen den beiden Freunden gewesen. Möglicherweise war dem so. Doch nur mit Kahnweiler als Zwischenstation, wie ein Aufkleber auf der Rückseite des Rahmens belegt, auf dem Name und Adresse der Galerie sowie eine Lagernummer vermerkt sind. Ab hier ist alles vorstellbar: Beispielsweise, daß Braque die Reue ereilte, und er das Gemälde, das er zuvor seinem Händler überließ, wieder erstand, um es Picasso zu schenken. Oder daß Picasso es mit Kahnweiler gegen eines seiner eigenen Werke eintauschte.[10] Wenn nicht alles noch ganz anders war …

Die Pariser Nachbarschaft – die durch die Abwesenheit Braques unterbrochen wurde, der reiselustiger war als sein »pard«[11] – wurde im Sommer 1911 in Céret fortgeführt. Im darauffolgenden Sommer finden sich beide in Sorgues wieder. Eine herzliche Nähe verbindet sie, wie aus den noch erhaltenen Briefen hervorgeht. So schreibt Picasso am 11. August als Entschuldigung, sich nicht mehr bei ihm gemeldet zu haben, an Kahnweiler: »Braque und ich haben so viele Spaziergänge gemacht und Plaudereien über Kunst gehabt, daß die Zeit darüber vergangen ist.« Und Braque schreibt am 16. August an denselben: »Picasso und ich verbringen schöne Abende am Kamin.«[12] Anfang September – die Geschichte ist allgemein bekannt, doch kommt man nicht um sie herum – kehrt Picasso für einige Tage nach Paris zurück, um dort Wohnungsangelegenheiten zu regeln. Während seiner Abwesenheit kauft Braque bei einem Farbenhändler in Avignon eine Rolle Tapete mit Holzimitat, wie man sie zum Tapezieren der Wände benutzt. Damit gestaltet er das erste »papier collé«, indem er Zeichnung und ausgeschnittene Flächen aus dem industriell gefertigten Papier miteinander mischt: »Als ich dieses *papier collé* gemacht hatte, erschrak ich, und noch mehr erschrak Picasso, als ich ihm die Sache zeigte.«[13] Letzterer übernimmt wenig später die von seinem Freund erprobten Papierverfahren («procédés pa-

Picasso gehörte, nicht signiert war, weder auf der Vorder- noch auf der Rückseite.) Picasso aber schien sich auf das Projekt einer anonymen Kunst durchaus eingelassen zu haben: »Meistens signierten wir unsere Bilder erst gar nicht […]. Die Vorstellung von einer anynomen Kunst verlockte uns.« Dennoch kam er zu dem Schluß, daß es »ein Fehlschlag [war]« (Gilot/Lake 1965, S. 60). Siehe dazu die zusammenfassende Erläuterung von William Rubin in *Picasso et Braque*, 1990, *a. a. O.*, S. 13.

10 Die Nachforschungen zu diesem Punkt konnten wir dank der Hilfe von Quentin Laurens, dem Leiter der Galerie Leiris, zu einem erfolgreichen Ende führen: Ausgehend von einer nur teilweise leserlichen Ziffer, »[…] 52«, die sich noch immer auf dem Aufkleber am Rahmen abzeichnet, gelangte er im Ausschlußverfahren bei der Durchsicht von Kahnweilers Inventar zu der fast vollkommenen Gewißheit, daß es sich um die Zahl »752« handelt, die einem Gemälde von Braque mit dem Titel *Bouteille, verre et pomme* zugeordnet ist, der sich für uns auf diese Weise wieder erschloß. Braque oder Picasso mögen sich das Bild bei Kahnweiler oder dem Käufer, in dessen Besitz es sich eventuell bereits befand, zurückerworben haben. Einer dritten, nach Auffassung von Quentin Laurens allerdings höchst unwahrscheinlichen Hypothese folgend hätte das Bild zu Leihzwecken den Weg in die Galerie genommen und wäre im Anschluß zurückgegeben worden (Gespräch mit der Autorin vom 29. November und Briefwechsel vom 24. Dezember 1997). Es gibt keine Anhaltspunkte dafür, daß sich das Bild in einem von Kahnweilers Verkäufen befand. Auf der Gemälderückseite ist die Inschrift »Braque« zu lesen, die von Boischaud, Kahnweilers Assistenten, stammen könnte. Im Katalog *Braque: le cubisme, fin* 1907-1914 von Nicole Worms de Romilly und Jean Laude, Paris, Maeght, 1982, Nr. 78, ist nichts über den Werdegang des Bildes erwähnt.

11 So unterschreibt Picasso mitunter seine Mitteilungen an Braque; es ist eine Abkürzung des Wortes *pardner* (was geradewegs der Cowboy-Sprache entlehnt ist, die den beiden von den Abenteuern Buffalo Bills, die sie eifrig verschlangen, vertraut war und soviel heißt wie »mein Kumpel«. Picasso nannte Braque auch gern »Wilbur« (woraus bei ihm ein lang ausklingendes »Wilbuhr« wurde, nach dem Vornamen eines der beiden Brüder Wright, ganz als eroberten die beiden Maler in schöpferischer Verbrüderung neue bildnerische Räume, während andere zur Eroberung der Lüfte aufbrachen (siehe Rubin in *Picasso et Braque*, 1990, *a.a.O.*, S. 27 u. 44).

12 Beide Briefe zitiert Judith Cousins in *Picasso et Braque*, 1990, *a. a. O.*, S. 380-381. Im Brief von Picasso heißt es noch: »In Marseille haben wir Neger gekauft, ich habe eine sehr ordentliche Maske gekauft und eine Frau mit großen Titten und einen jungen Neger.« Und Braque: »Wir haben in Marseille ein paar Neger gekauft.« Um den 24. August schreibt er: »Picasso und ich kochen viel miteinander.«

13 Zitiert bei André Verdet in *Entretiens, notes et écrits sur la peinture*, Paris, Edition Galilée, 1978, S. 23.

piéristiques«[14]). Diese Technik wird es den beiden in den zwei darauffolgenden Jahren ermöglichen, die Farbe wiedereinzuführen, die der analytische Kubismus verbannt hatte. Jedoch mit einer neuen Zielrichtung, wie Braque erläutert: »Die farbliche Ausarbeitung kam mit den ›papiers collés‹ [...]. Erst dadurch konnten wir Farbe und Form klar voneinander trennen und ihre Unabhängigkeit im Verhältnis zur Form erkennen, denn das war der springende Punkt: Die Farbe agiert gleichzeitig mit der Form, hat aber nichts mit ihr zu tun.«[15] Es verwundert nicht, daß Picasso ein »papier collé« von demjenigen wollte, der das Patent dazu besaß: ein Meisterexemplar von schöner Komplexität, das ein wenig barock anmutet, verglichen mit der Strenge der ersten Schöpfungen von Braque. Und was noch mehr zählt: Es birgt schon vor der Zeit jenes surrealistische Quantum, das ihm das aufgeklebte Programm des Tivoli-Cinéma in Sorgues mit dem Filmtitel »Statue d'epouvante« zuschreibt, und so vereint denn dieses Stilleben die Tapete im Holzimitat, die großen, den Schablonenlettern nachempfundenen Druckbuchstaben und die Gitarre auf dem Tisch: sämtliche Requisiten des Kubismus. Dieses »papier collé« befand sich vorübergehend auch in der Galerie Kahnweiler.[16] Und danach? Es läßt sich nicht mit Bestimmtheit in den Nachkriegsauktionen des Zwangsverwalters Kahnweiler ausmachen.[17] Und als André Breton es im März 1926 in der Nummer 6 von *La Révolution surréaliste* abbildet, führt er keinerlei Sammlung an ...[18] Allem Anschein nach gibt erst die Veröffentlichung des Werkes von Christian Zervos über Braque aus dem Jahr 1933 den ersehnten Aufschluß: Er veröffentlicht die »papiers collés« mit der Anmerkung, die für uns zählt: »Collection Picasso«.[19]

Die Kriegserklärung von 1914 und Braques Mobilisierung sorgen für einen Bruch – der vermutlich schon in den vorangegangenen Monaten durch die unterschiedlichen Richtungen im Werk beider vorweggenommen wurde. Zwar war er nicht so endgültig, wie Picasso es Jahre später Kahnweiler zu verstehen gab – natürlich in symbolischen Worten: »Am 2. August fuhr ich Braque und Derain zum

14 Brief von Picasso an Braque, zitiert bei Judith Cousins in *Picasso et Braque*, 1990, S. 385. Einen allgemeinen Überblick bietet der Ausstellungskatalog *Georges Braque, les papiers collés*, Paris, Centre Georges Pompidou, Musée national d'art moderne, 17. Juni-27. September 1982.

15 Dora Vallier, 1954, *a. a. O.*, S. 17.

16 Auf der Rückseite des Rahmens befindet sich ein zum Teil abgerissener Aufkleber der Galerie Kahnweiler, auf dem die Nummer [...] 843 vermerkt ist. »Leider verfügen wir über keine Anhaltspunkte,« so schreibt uns Quentin Laurens (am 24. Dezember 1997), »die uns mit Bestimmtheit sagen ließen, daß es sich um die Nummer 1843 handelt, die sich uns aber aufgrund der numerischen Nähe zu den 1913 entstandenen Bildern erschließt«. In der Tat gehört die Nummer 1800, mit der das Inventar Kahnweilers leider schließt, einem Gemälde von Léger aus dem Jahr 1913 (Gespräch mit der Autorin vom 19. Dezember 1997). Hingewiesen sei auf die Inschrift – oder Signatur? – mit blauem Stift auf der Rückseite: »Braque«. Darüber hinaus taucht das »papier collé« in Kahnweilers Fotoalben unter der Nr. 1172 mit dem Titel *Guitare et programme* auf (von Kahnweiler ist bekannt, daß er den »papiers collés« einen höheren Stellenwert beimaß als den Zeichnungen; das gilt erst recht für dieses Exemplar auf Leinwand). Es sei daran erinnert, daß Braque einen Vertrag mit Kahnweiler geschlossen hatte, der vom 30. November 1912 bis zum 15. November 1913 gültig war und nicht nur Gemälde, sondern auch »Zeichnungen mit Papier in Holz- oder Marmorimitat und jedwedem anderen Requisit« umfaßte (siehe Judith Cousins in *Picasso et Braque*, 1990, *a. a. O.*, S. 389). Ferner ist bekannt, daß das Programm vom Tivoli-Cinéma frühestens vom November 1913 stammen kann (das Kino wurde am 31. Oktober eröffnet. Siehe Nr. 194 im Katalog von Nicole Worms de Romilly und Jean Laude, 1982, *a. a. O.*).

17 Bei der Auktion vom 7.-8. Mai 1923 wurde unter der Nr. 12 ein Stilleben in Form eines »papier collé« versteigert, dessen Abmessungen (73 x 102 cm) denen von Picassos »papier collé« sehr nahe kommen.

18 *La Révolution surréaliste*, Nr. 6, 2. Jahrgang, 1. März 1926, S. 30; das »papier collé« illustriert den Abdruck von Bretons berühmtem Text »Le Surréalisme et la peinture«.

19 Christian Zervos, *Georges Braque*, Paris, Editions Cahiers d'art, 1933, S. 23. Im Werkverzeichnis, das er 1932 »im Hinblick auf einen künftigen Katalog« erstellt, führt Georges Isarlov das Bild unter der Nr. 180 mit dem Titel *La Guitare* auf und gibt lediglich Kahnweilers Negativnummer an (*Georges Braque*, Paris, José Corti, 1932, S. 19). Der Katalog von Nicole Worms de Romilly und Laude, 1982, *a. a. O.*, Nr. 189, enthält den Hinweis, daß das Bild von Kahnweiler angeblich direkt in Picassos Besitz wechselte.

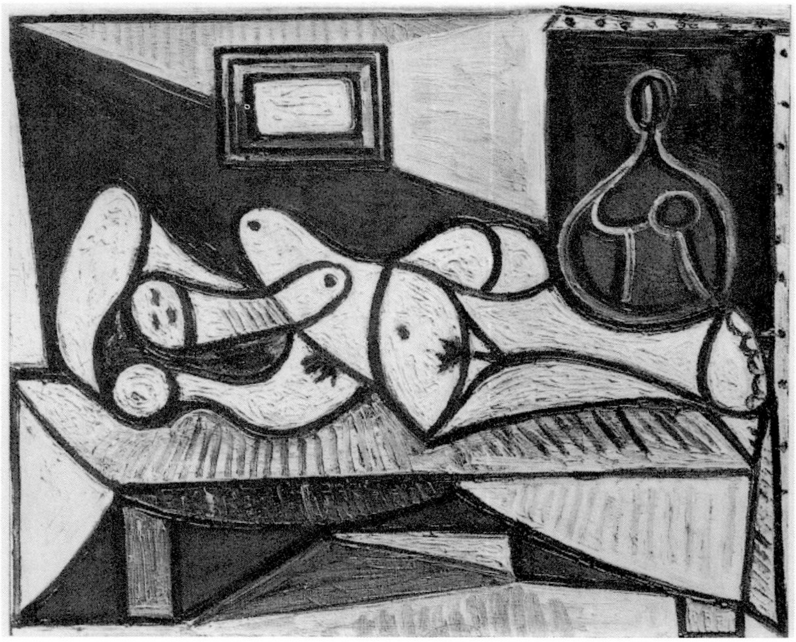

Pablo Picasso: Liegende Frau, 21. April 1944
Femme couchée
Öl auf Leinwand, 92 x 73 cm
Privatsammlung

Bahnhof von Avignon. Ich habe sie nie wieder gesehen.«[20] Die scherzhafte Bemerkung hat indes ihr Wahres, und es wird deutlich, daß die äußerst unterschiedlichen Temperamente der beiden Maler sie unausweichlich voneinander entfernten, was Braque selbst folgenderweise ausdrückt: »Picasso ist Spanier, ich bin Franzose, man weiß, was das für Unterschiede sind.«[21] Und Wilhelm Uhde meint dazu: »Ich erkannte eindeutig, daß ihre unterschiedlichen Bestrebungen eine Sache der Veranlagung waren. Braques Natur war klar, maßvoll, bürgerlich, Picassos dunkel, exzessiv, revolutionär.«[22] Jahre distanzierter Aufmerksamkeit und radikal verschiedener Entwicklungen folgen. Erneut herrscht Krieg, beide bleiben in Paris, das vom Herbst 1940 an besetzt ist. Die, die bleiben, halten noch stärker zusammen als zuvor; sicherlich kam es zu Begegnungen und Besuchen im Atelier. Und zum gegenseitigen Austausch: Nach dem 16. Juni 1944 verläßt eine *Liegende Frau (Femme couchée)*, die Picasso am 21. April 1944 gemalt hatte, das Atelier in der Rue des Grands-Augustins und wechselt in das von Braque.[23] Ob dessen Stilleben *Teekanne und Äpfel* vorher oder nachher den umgekehrten Weg nahm, ist nicht bekannt.[24] Françoise Gilot erwähnt, daß Picasso es, je nach Laune und dem Stand seiner Beziehung zu Braque, wegräumte oder wieder an seinen angestammten Platz im Atelier stellte.[25] Wie dem auch sei, Picassos letzte Worte an den verstorbenen Freund im Jahr 1964 zeugen von einer lebendigen und anregenden Freundschaft: »Braque, eines Tages vor sehr langer Zeit sagtest du zu mir, als du mich mit einem Mädchen von der Sorte einer sogenannten klassischen Schönheit trafst, das ich eher sehr hübsch fand: ›*In der Liebe hast du dich noch nicht genügend von den Meistern gelöst.*‹ Jedenfalls kann ich dir noch heute sagen, daß ich dich liebe, du siehst also, lösen kann ich mich noch immer nicht.«[26]

20 Daniel-Henry Kahnweiler, 1961, *a. a. O.*, S. 59. Natürlich wurden die Beziehungen nie abgebrochen.
21 Dora Vallier, 1954, *a. a. O.*, S. 14.
22 Wilhelm Uhde, *Picasso et la tradition française*, Paris, Editions des Quatre Chemins, 1928, S. 39. Der Autor erwähnt die »geistige Hochzeit«, die sie während der Zeit des Kubismus eingingen und an deren Ende … die Trennung stand.
23 Als Brassaï am 16. Juni bei Picasso die Darsteller von Picassos Stück *Le Désir attrapé par la queue* fotografiert, das am 19. März bei den Leiris' aufgeführt worden war, sieht man das Gemälde (Z.XIII, 304) im Hintergrund (Brassaï 1964, S. 193). Daß es Braque gehörte, bestätigt auch Quentin Laurens.
24 Nicole S. Mangin, *Catalogue de l'œuvre de Braque, Peintures,* 1942-1947, Paris, Maeght, 1960, S. 18-19. Für diesen Tausch, wie er in der Anmerkung des Ausstellungskatalogs zur Picasso-Schenkung von 1978 beschrieben ist (S. 20), konnten wir keinen Nachweis finden. Die Chronologie der Ereignisse ist weder Claude Laurens noch seinem Sohn, Quentin Laurens, bekannt. Quentin Laurens geht davon aus, daß es sich eher »um gegenseitige Geschenke als um einen Tausch im strengen Sinn handelt« (Brief an die Autorin vom 24. Dezember 1997).
25 Françoise Gilot ist nicht sicher, daß Picasso und Braque sich ihre Bilder aussuchten. Allem Anschein nach hätte Picasso einem Stilleben mit Fischen den Vorzug gegeben (Gespräch mit der Autorin vom 8. Dezember 1997). »Damals tauschten Pablo und Braque von Zeit zu Zeit Bilder aus. Eine der Früchte dieses Austausches war ein Stilleben Braques mit einer Teekanne, Zitronen und Äpfeln, ein schönes großes Bild, das Pablo […] im Atelier an einem bevorzugten Platz aufgehängt hatte.« Sie schildert dann, wie das Bild auftauchte und wieder verschwand (Gilot/

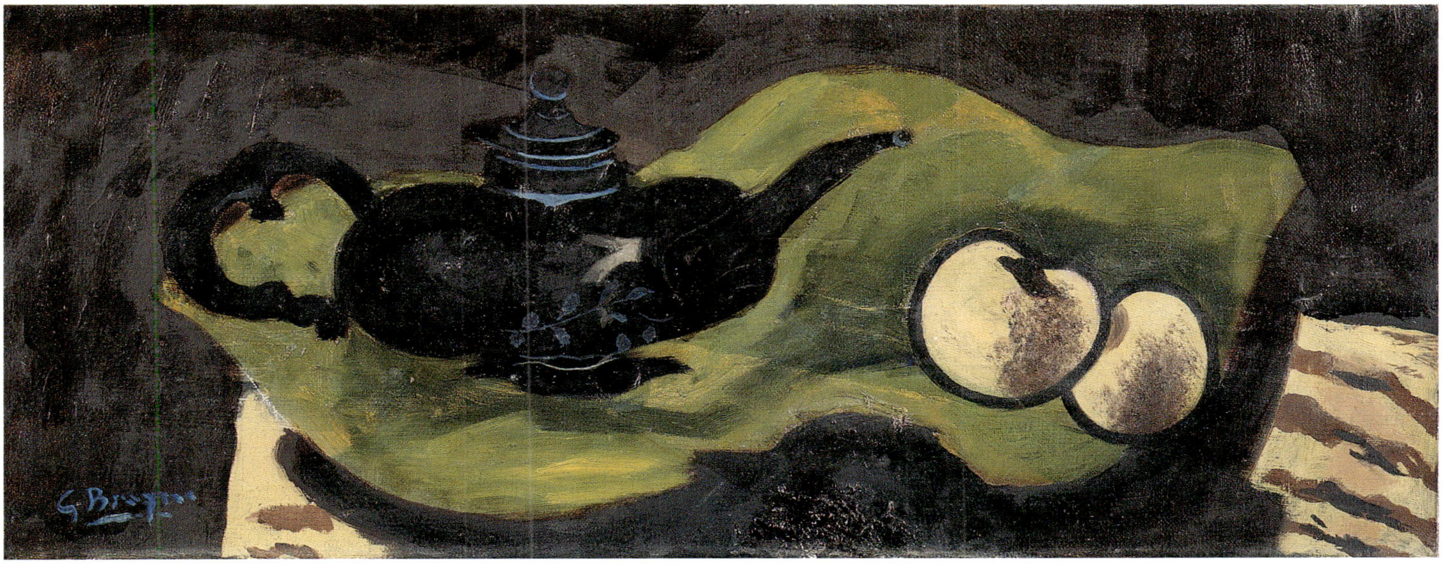

Lake 1965, S. 119-120). Dann kommt sie auf die Rivalität und die zugleich tiefe Zuneigung zu sprechen, die dieser Beziehung zugrunde lagen (dies., *ibid.*, S. 122-123).
26 Dieser handgeschriebene Text erscheint auf der Lithografie, die Picasso 1964 – Braque war am 31. August 1963 gestorben – für die Sonderausgabe »Hommage à Georges Braque« der Zeitschrift *Derrière le miroir* einreichte, die von der Galerie Maeght herausgegeben wurde (siehe Fernand Mourlot, *Picasso lithographe*, André Sauret/Editions du Livre, 1970, Nr. 401). Als Aimé Maeght Picasso um seine Mitwirkung ersuchte, schrieb er ihm am 17. Januar 1964 folgendes: »In den täglichen Unterhaltungen, die ich mit ihm hatte, brachte Braque oft seine tiefe Zuneigung für Sie zum Ausdruck, und wenn Sie ihm Dinge zukommen ließen, die Sie für ihn gemacht hatten, wie beispielsweise zu seinem 80. Geburtstag, konnte er trotz seiner legendären Zurückhaltung seine Rührung nicht verbergen; im Gedenken all der Erinnerungen, die ich durch ihn an Sie habe, wollte ich Sie an dieser Hommage teilhaben lassen.« (Picasso Archiv)

6

Teekanne und Äpfel, 1942
Théière et pommes

Öl auf Leinwand, 26 x 65 cm
Signiert unten links: »G. Braque«
RF 1973-57, Schenkung Picasso 1973-1978

Victor Brauner
1903 - 1966

Vermutlich ist Picasso Victor Brauner erstmals in den surrealistischen Kreisen der Vorkriegszeit begegnet.[1] Als sich Brauner von März 1953 an, unmittelbar nach einer schweren Erkrankung, in Golfe-Juan aufhält, besucht er Picasso, der damals ganz in der Nähe in Vallauris lebt. Im Atelier Madoura bei den Ramiés, wo Picasso selbst als Keramikkünstler arbeitet, macht der rumänische Maler, von letzterem herzlich ermuntert, seine ersten Erfahrungen mit dieser Technik.[2] Damals pflegen die beiden Männer einen freundschaftlichen Kontakt, wie aus dieser aquarellierten Zeichnung hervorgeht, die Brauner vermutlich während eines seiner Besuche bei Picasso signiert hat. Wenige Tage zuvor hat er ihm eine Nachricht zukommen lassen, zu der ihn ein soeben in *Combat* erschienener Artikel veranlaßt hat; schon dessen Titel allein – »Soll man Picasso verbrennen oder vergöttern?«[3] – sorgt für Brauners Entrüstung, »weil er etwas Unredliches hat, macht er doch aus einer Frage der Kunst und der Erkenntnis eine Frage der Religion«. Brauner fügt eine Kopie des Briefes bei, den er am 15. Juni an den Direktor von *Combat* geschickt hat. Darin bittet er um den Abdruck seiner bewegten Hommage, was auch geschieht: »[…] Picasso ist für uns schon seit langem das Unausweichliche, das Unverzichtbare. Auf keinen Fall darf man seinen enormen Beitrag zu den Grundlagen des Schöpfertums, zum allerhöchsten Streben nach der Freiheit des Menschen unterschätzen. Ich habe das Glück, hier in Vallauris an seiner Seite zu arbeiten, und er hat mich ermutigt und mir seine großen Entdeckungen gezeigt, was die Arbeit mit Keramik betrifft. Er ist ein großer Initiator, er sprengt die Grenzen unserer armseligen, begrenzten Freiheit und erweitert die künstlerische Erfahrung um die würdige und generöse Intelligenz einer ethischen Verhaltensweise. […] Sein immenses Werk ist kraftvoll, unmittelbar, imposant und bewegt sich immer an dem Punkt des Entstehens einer Zivilisation. Sein Werk ist universell. […] Ob Gemälde, Zeichnung, Graffiti, Skulptur oder dekorierter Keramikteller, jedes noch so kleine Werk von ihm löst in mir den Wunsch aus, zu malen oder zu zeichnen, und versetzt mich in einen fiebrigen, freudigen, wenn nicht glücksähnlichen Zustand. Picasso belebt mich, er entmutigt mich nie. Picasso ist einfach und großzügig, strahlend und unerschöpflich wie eine große Idee, ich danke ihm für seine anregende Präsenz.«[4]

7

»Für Picasso, den großen Initiator«, 28. Juni 1953

»Pour Picasso grand initiateur«

Tusche, Aquarell und Wachs auf Papier (Malblock), 31,4 x 23,6 cm
Unten rechts signiert und mit einer Widmung versehen: »POUR PICASSO GRAND INITIATEUR HOMME DE LA LIBERTEE [sic] SON ADMIRATEUR ET SON AMI VICTOR BRAUNER«; datiert unten links: »VALLAURIS 28. 6. 1953«
M.P. 3595 Schenkung von 1979*

1 Brauner hält sich 1925-1926 zum ersten Mal in Paris auf und kehrt 1930 dorthin zurück. Yves Tanguy macht ihn mit dem Surrealismus bekannt; wahrscheinlich schließt sich Brauner der Bewegung 1932 an. 1934 schreibt André Breton das Vorwort zum Katalog von Brauners erster Einzelausstellung in der Galerie Pierre (Pierre Loeb, ein Freund von Picasso). Im Picasso Archiv befinden sich sieben Briefe, die Brauner zwischen 1943 und 1953 an Picasso schreibt.

2 Wie Picasso war auch Brauner ein Liebhaber ungebräuchlicher Techniken. So hatte er während des Kriegs mit Kerzen gezeichnet, vor allem aber seine Technik des Malens auf Wachs perfektioniert (das Wachs wird anstelle der Grundierung verwendet, die normalerweise vorab auf die Leinwand aufgetragen wird).

3 Die Tageszeitung *Combat* veröffentlicht ab dem 9. Juni 1953 über mehrere Wochen hinweg eine Umfrage mit der Überschrift: »Ist Picasso der Hexenlehrling der modernen Kunst?« Dabei erscheinen mehrere Artikel unter dem wiederkehrenden Titel »Faut-il brûler ou adorer Picasso?«

4 Victor Brauner an Picasso, 16. Juni 1953 (Picasso Archiv). Dieser Text wird am 19. Juni auf Seite 3 in *Combat* abgedruckt. Der Verfasser wird als ein »Schüler Picassos« vorgestellt. Man beachte die Formulierung »großer Initiator«, mit der Brauner Picasso auch auf der Zeichnung bedenkt, die er ihm wenige Tage später widmet.

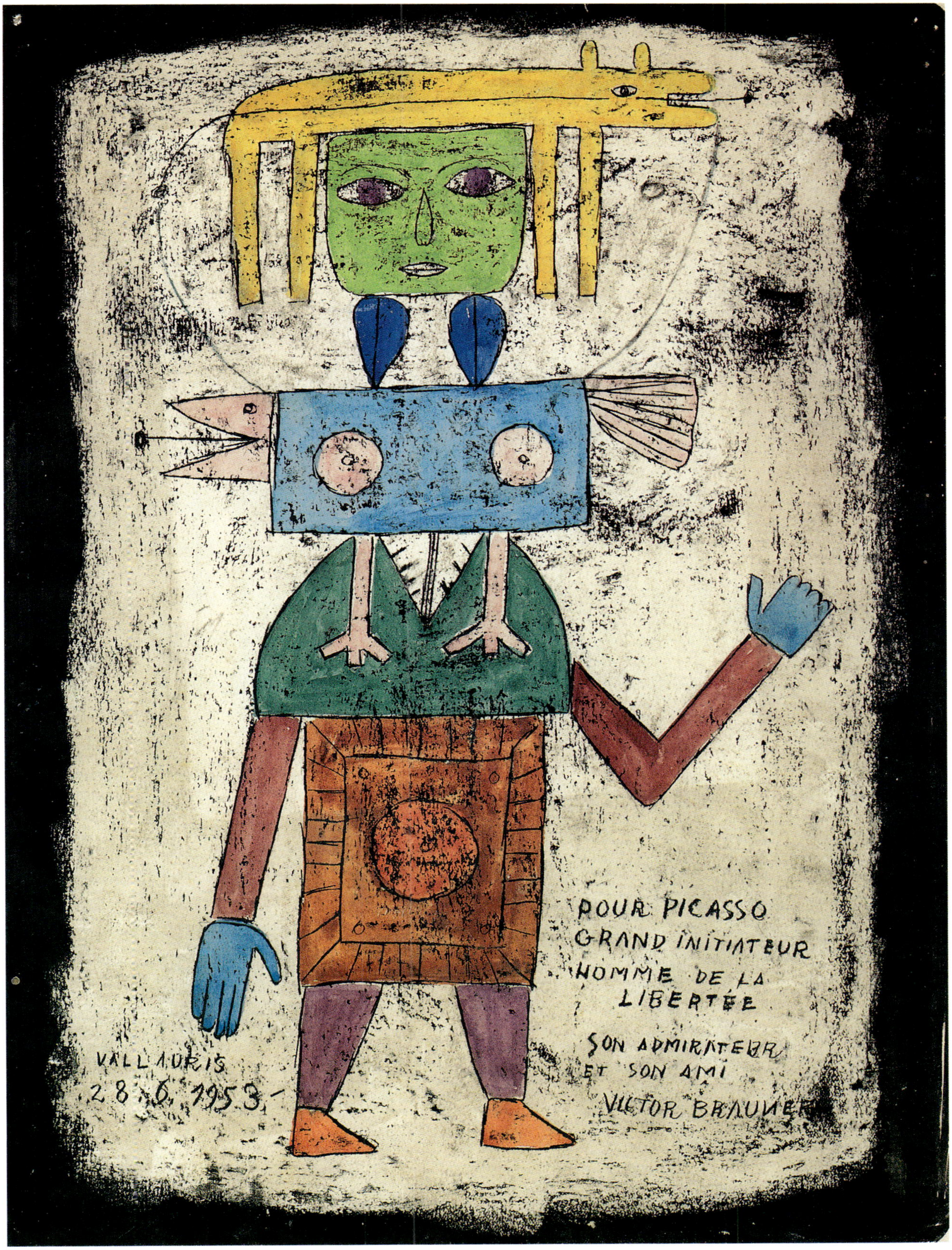
POUR PICASSO
GRAND INITIATEUR
HOMME DE LA
LIBERTÉE
SON ADMIRATEUR
ET SON AMI
VICTOR BRAUNER
VALLAURIS
28.6.1953

Paul Cézanne
1839-1906

Im Herbst 1958 rief Picasso Kahnweiler an und verkündete triumphierend: »Ich habe den Berg Sainte-Victoire gekauft! – Meinen Glückwunsch, entgegnete der Händler, aber welchen genau?« Doch dieses Mal handelte es sich nicht um ein Bild des Malers aus Aix – Picasso besaß damals bereits jene vier Werke von Cézanne, die sich bis heute in seiner Sammlung befinden –, sondern um den Herrensitz Vauvenargues am Fuß des Nordhangs jenes berühmten Berges.[1] Das Mißverständnis lag nahe, denn Picassos Vorliebe für Cézanne – und sein etwaiger Wunsch, seine Sammlung noch zu erweitern[2] – waren allgemein bekannt.

Man kann davon ausgehen, daß Picasso, als er im Jahre 1900 nach Paris kam, die drei Cézannes in der Hundertjahr-Ausstellung zur französischen Kunst gesehen hat. Wie auch jene aus den Beständen des Händlers Vollard, bei dem Picasso 1901 ausstellte. Danach fanden Schlag auf Schlag die Jahresausstellungen von Cézanne im Salon d'automne statt: 1904 (zweiunddreißig Bilder), 1905 (zehn Bilder) und 1906 (zehn Bilder). Damals war Picasso regelmäßig bei den Steins in der Rue de Fleurus zu Gast, wo er zweifellos Gelegenheit hatte, das *Porträt von Madame Cézanne* zu bewundern, das Leo und Gertrude Stein erworben hatten. Und er war mit Matisse bekannt, der ihm Cézannes *Badende* – bereits 1899 bei Vollard erstanden – gezeigt haben wird. Die Künstler, die Picasso schon kannte – Derain – oder noch kennenlernte – Braque –, sollten seine Begeisterung für den noch unbekannten und unverstandenen Cézanne teilen; durch die zahlreichen Veranstaltungen im Jahr nach dem Tod des Meisters aus Aix am 23. Oktober 1906 hatten sie Gelegenheit, sich noch besser mit seinem Werk vertraut zu machen: Im Juni wurden bei Bernheim-Jeune neunundsiebzig Aquarelle ausgestellt, in der Retrospektive des Salon d'automne waren es sechsundfünfzig Werke, und gleichzeitig erschienen im Oktober im *Mercure de France* Cézannes Briefe an Emile Bernard.[3] Der Versuch, in Picassos Werk die Spuren ausfindig zu machen, die Cézanne hinterließ[4], soll hier nicht einmal ansatzweise unternommen werden. Auch wollen wir hier nicht der Frage nachgehen, inwiefern Picasso auf die Cézannesche Perspektive zurückgreift, etwa in der Zeit der *Demoiselles d'Avignon*, in der ersten Phase des Kubismus 1908, oder im Verlauf des Wechselspiels zwischen Kubismus und Klassizismus 1914-1915, noch wie er den Einfluß Cézannes im analytischen Kubismus der Jahre 1910-1912 überwindet oder sogar verwirft: »Cézanne suchte sich in der Natur, um das volle Gefühl für ein Objekt außerhalb seiner selbst zu bekommen, das, was einer bestimmten ästhetischen Forderung entsprach, wie sie in ihm bereits im voraus formuliert war. [...] Das Problem stellt sich mir gar nicht so. Ich habe keine vorgefaßte ästhetische Meinung, nach der ich meine Wahl treffe. [...] Überhaupt gibt es bei mir keine visuelle Empfindung, da ich nie nach der Natur arbeite.«[5] An den – neben dem Scherz »Cézannes Enkel bin ich!«[6] – schon oft bemühten Bermerkungen Picassos gegenüber Brassaï im Jahr 1943 kommen wir auch an dieser Stelle nicht vorbei: »Und ob ich Cézanne kenne! Er war der einzige Meister, den ich hatte! Natürlich habe ich mir seine Gemälde angesehen ... Jahrelang habe ich sie stu-

1 Penrose 1982, S. 504. Louise Leiris hatte die Räumlichkeiten auf Hinweis von Picasso in Augenschein genommen und ihm am 21. Oktober 1958 geschrieben: »Vauvenargues kam uns vor wie das Paradies, und erholsam dazu. Es ist wirklich der schönste Ort, den ich kenne.« (Picasso Archiv)

2 Siehe Einführung.

3 Emile Bernard, »Souvenirs sur Paul Cézanne et lettres inédites«, *Mercure de France*, 1. und 16. Oktober 1907, S. 385-404 und S. 606-627.

4 Unverzichtbar ist hierzu die Lektüre des grundlegenden Artikels von William Rubin, »Cézannisme and the beginnings of cubism« in dem Ausstellungskatalog *Cézanne: the late work*, New York, M.o.M.A., 1977, S. 151-202.

5 Gilot/Lake 1980, S. 105.

6 Wie Picasso entgegnet haben soll, wenn man ihn auf den Enkel Cézannes ansprach (Pierre Daix, *Dictionnaire Picasso*, Paris, Laffont, 1995, S. 181).

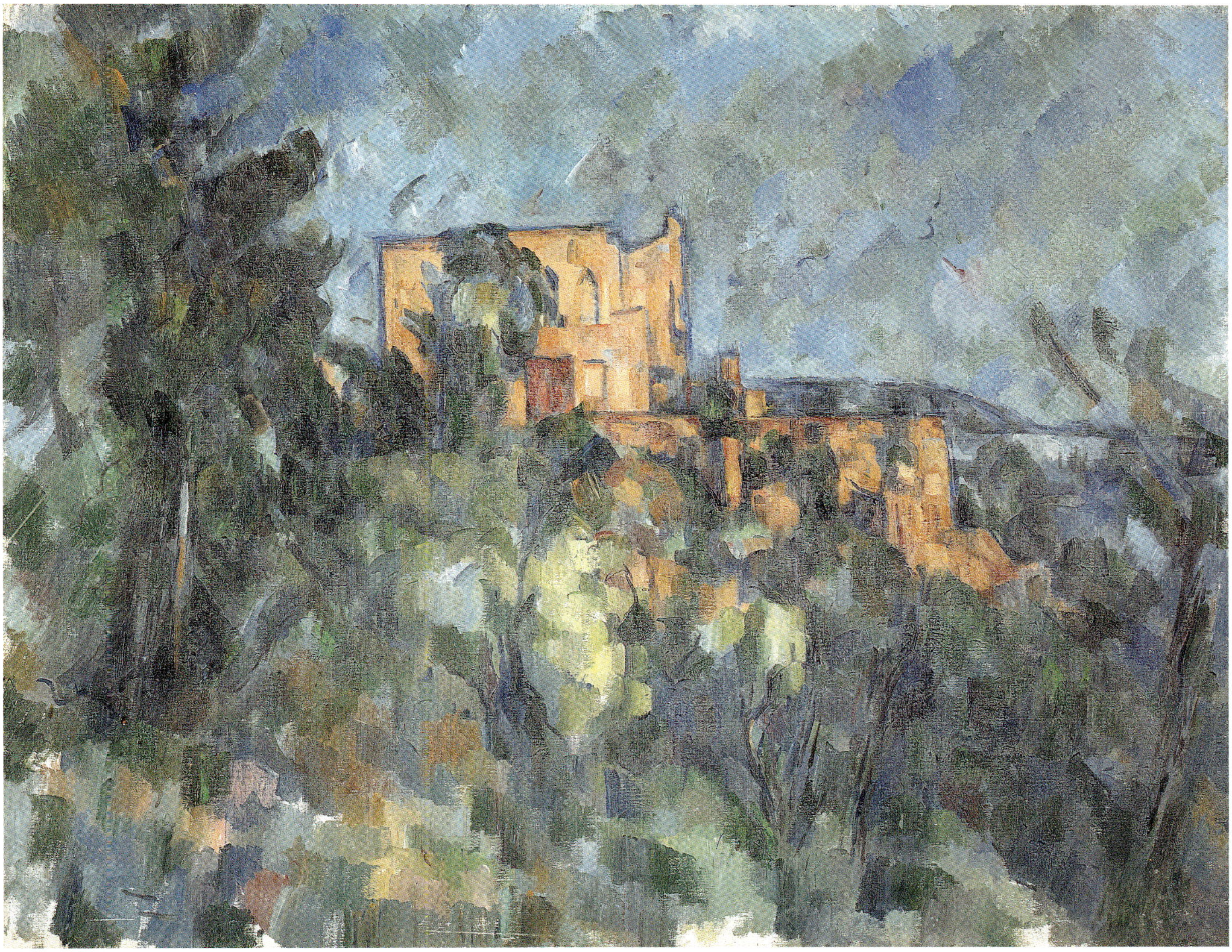

8

Schwarzes Schloß, 1903-1904
Château noir

Öl auf Leinwand, 74 x 93 cm
R.F. 1973-60, Schenkung Picasso 1973-1978

diert … Cézanne! Er war unser aller Vater. Er war es, der uns beschützte …«[7]

Obwohl Picasso vermutlich schon ab Mitte der zwanziger Jahre daran dachte, einen Cézanne zu kaufen,[8] heißt es, daß er wahrscheinlich als erstes das *Schwarze Schloß* bei Vollard und Bernheim-Jeune erstand, und zwar 1935 oder 1936.[9] Hierbei handelt es sich um die Darstellung einer durch und durch an Cézanne erinnernden Stätte in der Nähe von Aix-en-Provence, wo man nach einem schwarzen Schloß allerdings vergeblich Ausschau hält: Vielmehr finden sich dort die Fundamente eines Baus aus der zweiten Hälfte des 19. Jahrhunderts, in dessen Mauern lauter Spitzbogenfenster eingelassen sind, und der in seiner Unvollendetheit einer Ruine gleicht.[10] Als Picasso das *Schwarze Schloß* erwarb, wußte er sehr wahrscheinlich, daß Monet ein ganz ähnliches Gemälde besessen hatte, das in seinem Schlafzimmer in Giverny hing und sich noch 1936 im Besitz von Paul Rosenberg befand.[11] Hélène Parmelin erinnert sich an die Worte Picassos beim Betrachten des Bildes: »Und diese Menschen arbeiteten in einer unglaublichen Einsamkeit, und das war vielleicht ihr Segen, wenn es auch ihr Unglück war. Was könnte gefährlicher sein als Verständnis? Umso mehr, als es das nicht gibt. Es stimmt so gut wie nie. Man glaubt, man sei nicht allein. Und in Wirklichkeit ist man es umso mehr.«[12] Die ausgesprochene Stumpfheit des Bildes mag erstaunen. 1973 machte Malraux Jacqueline Picasso in Mougins darauf aufmerksam und äußerte seine Verwunderung darüber, von Cézanne ein *Schwarzes Schloß* zu sehen, das »hell, porig, matt wie ein Pastell« war. »›Ist das nicht gefirnißt?‹ ›Nein, Cézanne hat Vollard verboten, seine Gemälde zu firnissen.‹«[13]

Welchen Cézanne aber stellt Vollard Picasso im Februar 1934 in Rechnung?[14] Sollte es sich etwa um eben dieses *Schwarze Schloß* handeln, und wäre demnach die Angabe von Vollard als Besitzer im Januar 1935 längst überholt gewesen?[15] Oder könnte es das Aquarell *Die Kathedrale von Aix, gesehen vom Atelier in les Lauves* gewesen sein, das sich ebenfalls im Besitz Picassos befand?[16] Es war in jenem Atelier entstanden, das Cézanne sich 1902 auf den Höhenzügen nördlich von Aix-en-Provence hatte errichten lassen, wo ihm – die Gegend war damals unbebaut und die Vegetation dürftig – die ganze Stadt samt des alles überragenden Turms von der Kathedrale Saint-Sauveur mit seinen hohen Fenstern zu Füßen lag? Picasso gefiel die Technik – und das *non finito*, ein Prinzip, nach dem er selbst gern arbeitete. In

7 Brassaï 1964, S. 99. John Richardson merkt an, daß die Vorstellung von einer bedingungslosen Verehrung Picassos für Cézanne zu differenzieren sei. Auch hier galt, wie er sagt, das Gesetz vom »Vatermord« (Richardson II 1996, S. 408).

8 *Donation Picasso* 1978, S. 26. Aus einem Brief von Paul Rosenberg an Picasso vom 7. Juli 1925 geht hervor, daß der Maler damals bereits den Kauf eines Cézanne ins Auge faßte. Siehe Einleitung.

9 Das Gemälde ist mit dem Vermerk »collection Vollard, Paris« im Artikel von John Rewald und Léo Marschutz, »Cézanne au Château noir« abgebildet, *L'Amour de l'art*, XVI, Nr. 1, Januar 1935, S. 20.

10 Cézanne hatte dort 1887 einen Raum gemietet, den er 1902 abtreten mußte. Er malte indes weiterhin an diesem Ort.

11 Lionello Venturi, 1936, *a. a. O.*, Nr. 794; Rewald 1996, *a. a. O.*, Nr. 940; das Bild befindet sich heute im Museum of Modern Art in New York. Im Oktober 1958 bot Louise Leiris Picasso ein anderes *Château noir* an. Siehe Einleitung.

12 Hélène Parmelin, *Picasso dit…*, Paris, Gonthier, 1966, S. 139. Zu Zervos hatte Picasso gesagt: »Was uns interessiert, ist Cézannes Unruhe«, in »Conversation avec Picasso«, *Cahiers d'art*, Bd. X, Nr. 7-10, 1935, S. 178.

13 Malraux 1975, S. 15/16. An späterer Stelle schreibt er: »Im Abendland ist matte Malerei gleichbedeutend mit Fresko. Das Fresko aber kennt auch den Schatten. Es ist nie preziös.« Er behauptet, diese Beschaffenheit nur vom *Schwarzen Schloß* aus der Picasso-Sammlung zu kennen: »Getreu dem Prinzip von Cézanne trug Vollard keinen Firnis auf. Die Gemälde des Abendlands aber glänzen.« (*ders.*, *ibid.*, S. 191.) Diese oft zitierten Äußerungen zwangen Konservatoren und Restauratoren bislang dazu, das Bild in dem Zustand zu belassen, in dem es sich Picasso darbot. Eine Untersuchung der Oberfläche, die unter der Leitung von Jean-Paul Rioux im Labor der Musées de France durchgeführt wurde, ergab laut Bericht vom 5. Dezember 1997 jedoch, daß das Bild zwar nicht gefirnißt sei, in seiner Wirkung jedoch durch eine weißliche Substanz beeinträchtigt werde, die sich in den Hohlräumen der unebenen Oberfläche abgesetzt habe und »ein Exsudat einer Ölfarbe zu sein scheint. Die Ursachen dieses Phänomens liegen mög-

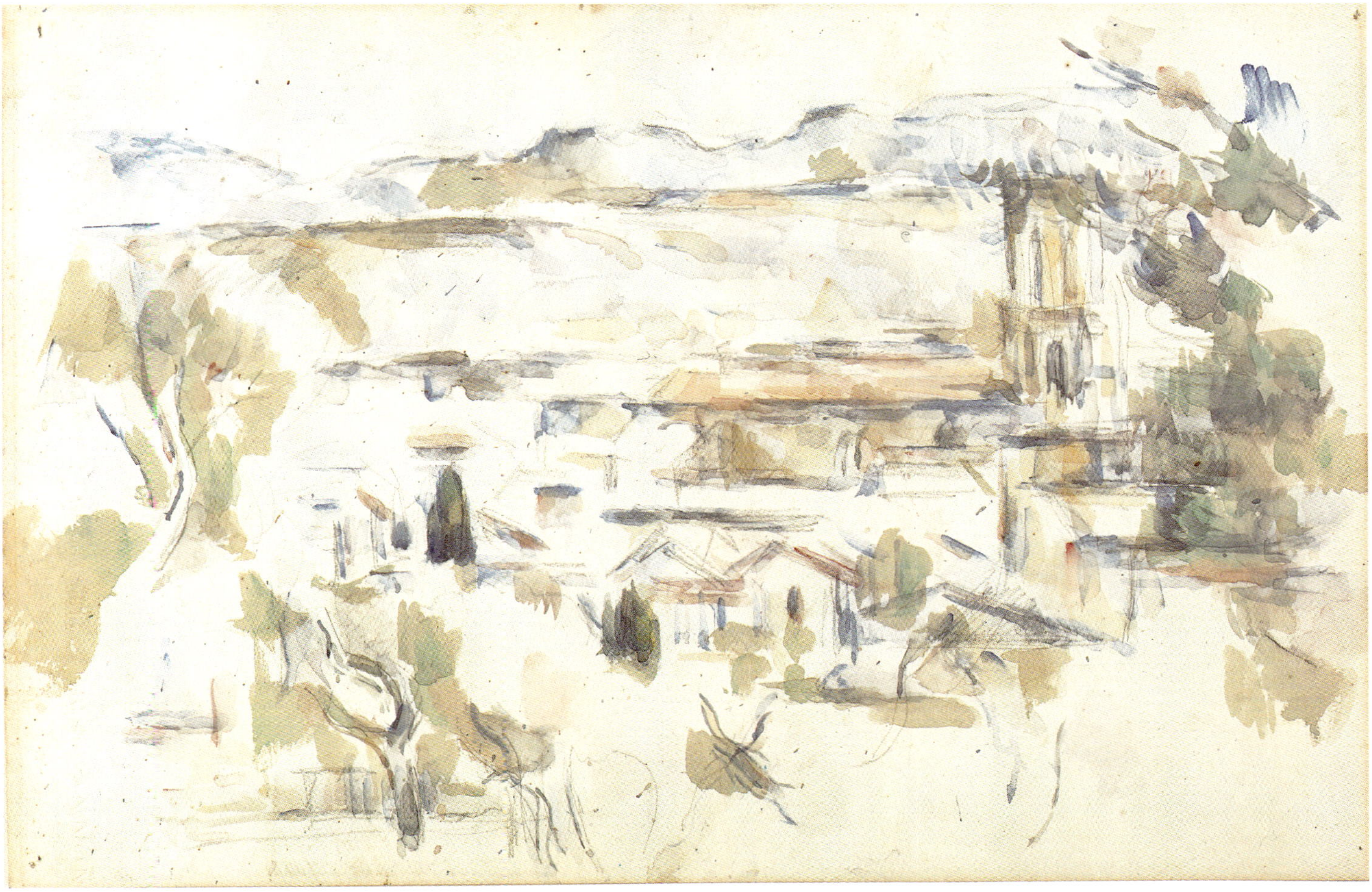

licherweise in der Qualität der einzelnen Farbschichten oder der Zubereitung der Farben sowie den Trocken- und Aufbewahrungsbedingungen.« Malraux' Begeisterung und die Gewißheit von Jacqueline Picasso – die in einem besonderen Passus der Schenkungsurkunde ihren Niederschlag fanden (siehe Einführung) – galten einem Bild, das sich ihnen mit Sicherheit nicht mehr in seiner ursprünglichen Beschaffenheit darstellte.

14 Maschinengeschriebene Rechnung vom 19. Februar 1934, auf der der Verkauf eines Renoir über 130 000 Francs und eines Cézanne über 80 000 Francs vermerkt ist (Picasso Archiv).

15 Denkbar ist, daß Rewald und Marschutz (siehe Anm. 9) ihre Quellensuche ein Jahr vor Erscheinen des Artikels abgeschlossen hatten, oder ihnen Vollard ein Negativ gegeben hatte, auf dem sein Name als Photonachweis auftaucht. Es ist durchaus möglich, daß ihnen eine erst kurz zuvor erfolgte Transaktion entgangen war.

16 Der Preis für den Cézanne auf Vollards Rechnung läßt eher auf den Kauf eines Gemäldes schließen. Da leider auch der Renoir nicht gesichert ist, fällt die Beweisführung

9

Die Kathedrale in Aix, gesehen vom Atelier in Les Lauves, 1902 - 1904

La Cathédrale d'Aix vue de l'atelier des Lauves

Aquarell auf Bleistiftskizze, Papier, 31,6 x 47,9 cm
R.F. 35794, Schenkung Picasso 1973 - 1978

einem Gespräch mit Hélène Parmelin stellte er der Malerei von früher das gegenüber, was in seinen Augen die Neuartigkeit der modernen Kunst ausmachte: »Das ist der Witz in der modernen Malerei. Ein Maler wie Tintoretto zum Beispiel fängt mit einem Bild an und malt weiter. Und erst, wenn er es ganz ausgemalt und bearbeitet hat, ist das Bild fertig. Nimmst Du dagegen ein Bild von Cézanne (und bei seinen Aquarellen wird das noch deutlicher), so ist es bereits vom ersten Tupfen an da.«[17]
Cézannes subversive Seite, wenn man so will, war im übrigen auch Picasso nicht entgangen, der Maurice Raynal einmal anvertraute: »Cézanne wäre, wenn er in Spanien gearbeitet hätte, bei lebendigem Leib verbrannt worden«.[18]
Vieles spricht dafür, daß Picasso die Ausstellung besuchte, mit der der Salon des Indépendants im Frühjahr 1939 den »100. Geburtstag des unabhängigen Malers Paul Cézanne« feierte und bei der ein Gemälde mit dem Titel *L'Estaque* zu sehen war; wie aus dem Katalog hervorgeht, gehörte es damals noch dem Sohn des Künstlers.[19] Anfang der fünfziger Jahre, so erinnert sich Françoise Gilot, erhielt Picasso dieses Landschaftsbild von seinem damaligen Besitzer Max Pellequer, dem er im Gegenzug eines seiner eigenen Bilder – *Paysage méditerranéen* von 1952 – überließ.[20] Wahrscheinlich war es die von dem Bild ausgehende Robustheit, die es Picasso angetan hatte; im Frühjahr 1971 rühmte er sie William Rubin gegenüber, dem er das Gemälde präsentierte; dabei holte er aus und tat so, als wolle er der Leinwand einen Hieb versetzen: »Schauen Sie sich das Meer an, es ist fest wie Stein.«[21] Dennoch war es ihm unter seinen Cézanne-Bildern nicht das liebste – damals besaß er bereits das *Schwarze Schloß* sowie vermutlich das Aquarell mit der Ansicht von Aix-en-Provence. In einem Gespräch mit Picasso im Jahr 1955 kommt der Händler auf die Tatsache zu sprechen, daß die Kunstliebhaber »nicht mehr nur vom Taschengeld kaufen« und die Aussicht auf einen möglichen Weiterverkauf oft eine Rolle spielt. Deshalb würden sie bevorzugt ein »möglichst ›abgeschlossenes‹« Gemälde erwerben, das auf dem Markt die höchsten Preise erzielt. Picasso, der aus eigener Erfahrung weiß, daß »die Liebhaber den dick bestrichenen Bildern immer den Vorzug geben werden«, erwidert, daß er nicht zu jenen gehöre: »Es stimmt. Ich habe meinen Cézanne von l'Estaque gekauft, den ich nicht so schön finde wie meine anderen Bilder von ihm, ja nicht einmal wie die kaum vollendeten Aquarelle, und trotzdem habe ich ihn gekauft, weil ich einen solchen

schwer (siehe S. 208). Fest steht, daß es sich weder um *Das Meer in L'Estaque* noch um die *Badenden* handelt. In dem systematischen Katalog *Les Aquarelles de Cézanne*, Paris, Flammarion, 1984, gibt John Rewald als Provenienz für *Die Kathedrale von Aix, gesehen vom Atelier in Les Lauves* (Nr. 580, S. 234-235) Ambroise Vollard und Pablo Picasso an und bezieht sich auf ein Foto mit der Nr. 66 in den Alben des Vollard-Archivs. In seinem Vorwort (S. 14) erläutert er, daß »es den Anschein hat, daß praktisch alle [Aquarelle], deren Fotos in den Alben auftauchen, ursprünglich Vollard gehörten« (auf dem Rücken unseres Aquarells steht übrigens mit Bleistift geschrieben »Voll«). Da der dänische Maler Axel Salto, als er im Frühjahr 1916 Picassos Atelier aufsucht, dort »die Aquarelle von Cézanne« sieht («Pablo Picasso«, *Klingen*, Kopenhagen, Nr. 2, November 1917, n. p.), kann man sich also fragen, ob das Aquarell von der Kathedrale in Aix nicht vor Saltos Besuch 1916 bei Vollard erworben wurde ... Wir müssen uns hier mit Mutmaßungen begnügen.

17 Parmelin, 1996, *a. a. O.*, S. 85. Interessant ist in diesem Zusammenhang, wie sich Renoir gegenüber Joachim Gasquet über Cézanne äußerte: »Wie macht er das nur? Er kann keine zwei Farbtupfen auf die Leinwand bringen, ohne daß es nicht gleich sehr gut ist«, zitiert bei John Rewald im Katalog *Cézanne*, Paris, Galeries nationales du Grand Palais, 25. September 1995-7. Januar 1996, S. 484.

18 Zitiert bei Penrose, 1982, S. 119.

19 Dieser Katalog befindet sich im Picasso Archiv. *Das Meer in l'Estaque* ist dort unter der Nr. 11 aufgeführt (dieser Katalog, der bis zur Nummer 115 bis reicht, ist der vollständigste; ein anderer, in dem unser Gemälde an zweiter Stelle erscheint, endet bei Nummer 85). Die Ausstellung fand vom 17. März bis zum 10. April 1939 statt. Im selben Jahr wird das Gemälde vom 8. Mai bis Mitte Juni im Musée des Beaux-Arts in Lyon ausgestellt (als Nr. 29), wiederum mit der Angabe von Cézannes Sohn als Besitzer. Warum aber taucht in den beiden Katalogen zu den Ausstellungen in der Galerie Bignou in New York im März 1935 (*Nineteenth Century selection: french paintings*, Nr. 1) und im November-Dezember 1936 (*Paul Cézanne*, Nr. 13) der Hinweis auf, daß das Gemälde »vormals zur Sammlung von Paul Cézannes Sohn in Paris« gehörte? Läßt dies auf eine laufende Trans-

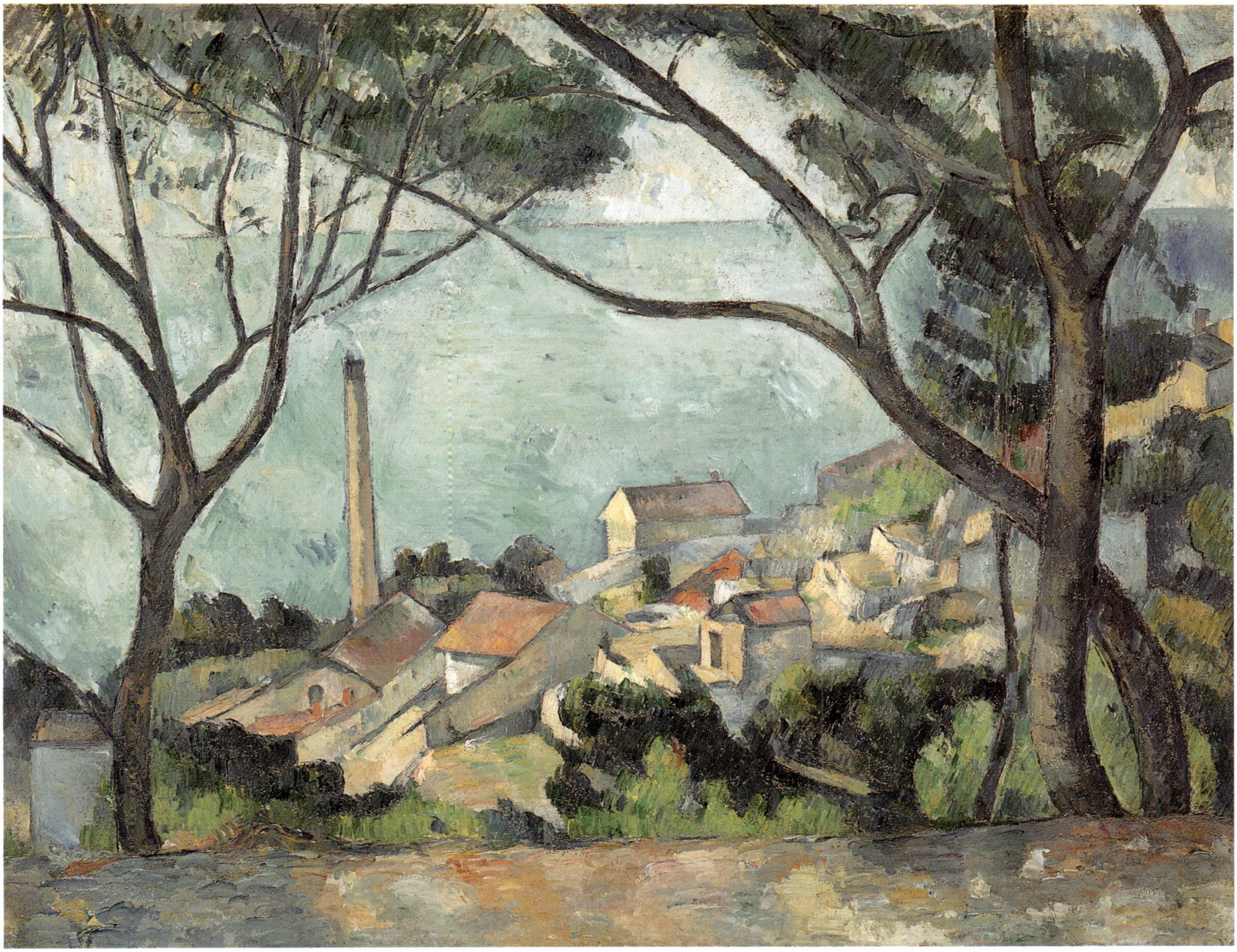

aktion schließen, die damals nicht zu Ende geführt wurde?
20 Gespräch mit der Autorin vom 8. Dezember 1997. Im Katalog von Rewald (1996, *a. a. O.*, Bd. I, Nr. 395) ist nichts davon erwähnt daß das Werk auch in der Sammlung von Max Pellequer Station machte. Georges Pellequer hat uns bestätigt (Brief vom 12. Dezember 1997 an die Autorin), daß sein Onkel *Das Meer in l'Estaque* direkt von Paul Cézanne junior erworben hatte (was durch das Übertragungsschreiben vom 18. Februar 1940 belegt ist), und daß sich Picassos Gemälde (Z.XV, 229) vom 10. September 1952 vormals in der Sammlung von Max Pellequer befand. Möglicherweise fand der Tausch gegen den Cézanne kurze Zeit nach Fertigstellung des Bildes statt (mit Sicherheit jedenfalls vor 1955, siehe a. Anm. 22).
21 Rubin 1973, S. 44. Diese Robustheit hat Picasso von Cézanne übernommen und in seinen Bildern der Jahre 1908-1909 umgesetzt.

10

Das Meer in L'Estaque, 1878-1879
La Mer à L'Estaque

Öl auf Leinwand, 73 x 92 cm
R.F. 1973-59, Schenkung Picasso 1973-1978

Cézanne eben haben wollte. Und ich weiß, daß er immer den höchsten Preis erzielen wird. Aber mir scheint, daß die Menschen den Sinn und Zweck nicht mehr verstehen. Sie wissen nicht mehr, was es heißt, wenn eine Linie bei der Begegnung mit einer anderen Linie leicht nachgibt.«[22]

Angesichts der freundschaftlichen Rivalität zwischen Picasso und Matisse kann man sich leicht vorstellen, daß Picasso, wie dieser auch, ein Bild mit Badenden von Cézanne besitzen wollte.[23] Im Juni und Juli 1957 war in der Marlborough Gallery in London eines dieser Bilder ausgestellt.[24] Picasso hatte Louise Leiris – die seit Beginn des Krieges und der Judenverfolgungen Kahnweilers Galerie unter ihrem Namen weitergeführt hatte – wissen lassen, daß er auf der Suche nach »schönen Gemälden« sei. Am 30. Oktober 1957 schreibt sie ihm, sie habe mit Lloyd, dem Leiter der Marlborough Gallery, gesprochen und könne ihm, Picasso, unter anderen »*Les Baigneuses* von Cézanne aus der Pellerin-Sammlung« anbieten.[25] Die Sache geht schnell über die Bühne, denn schon am 27. November schreibt Louise Leiris an Picasso: »Du bekommst den Cézanne am Donnerstag.«[26] So wurde Picasso ein halbes Jahrhundert nach Beendigung der *Demoiselles d'Avignon* Besitzer eines Bildes mit Badenden von Cézanne, denen sein großes Gemälde von 1907 so viel verdankt.[27]

22 Daniel-Henry Kahnweiler, »Entretiens avec Picasso au sujet des Femmes d'Alger«, in *Aujourd'hui, art et architecture*, Nr. 4, September 1955, S. 13 [Gespräch vom 7. Februar 1955], neu herausgegeben bei L'Echoppe, Caen, 1991, n.p. Aber warum zum Teufel spricht Picasso hier von den »anderen Bildern«, die er von Cézanne besitze? Unseres Wissens besitzt er zu der Zeit neben dem von ihm erwähnten *Meer in L'Estaque* lediglich das *Schwarze Schloß*.

23 1936 hatte Matisse dem Musée du Petit Palais in Paris seine *Badenden* von Cézanne, an denen er sehr hing und die er nie verkaufen wollte, großzügig überlassen. Am 10. November 1936 schrieb er an Raymond Escholier: »Lassen Sie mich Ihnen sagen, daß dieses Bild im Werk Cézannes von überaus großer Bedeutung ist, denn es ist die äußerst dichte und vollständige Realisierung einer Komposition, mit der er sich in mehreren Bildern genauestens befaßt hat; diese befinden sich zwar in bedeutenden Sammlungen, doch handelt es sich dennoch nur um Studien, die letztlich zu diesem Werk geführt haben. In den siebenunddreißig Jahren, die ich dieses Bild besitze, habe ich es recht gut kennengelernt, doch noch nicht ganz, wie ich hoffe. In manch schwierigen Momenten meines künstlerischen Abenteuers hat es mich moralisch unterstützt; aus ihm bezog ich meinen Glauben und mein Durchhaltevermögen.« (Abgedruckt in Henri Matisse, *Ecrits et propos sur l'art*, Paris, Hermann, 1972, S. 133-134).

24 *XIX and XX Century european masters*, Nr. 8 des Katalogs. Das Bild, das aus der berühmten Sammlung von Auguste Pellerin stammte, war an dessen Tochter, Frau René Lecomte, übergegangen, bevor es am 8. Juni 1956 von der Galerie Charpentier in Paris versteigert wurde (Nr. 6 des Katalogs). Ein Jahr später also tauchte es in England auf.

25 Louise Leiris an Picasso, 30. Oktober 1957 (Picasso Archiv). Sie macht genauere Angaben zu den *Baigneuses*: »Sie messen 46 x 55 und kosten 50 000 £, was heute 60 000 000 [Francs] entspricht. Wir bekommen sie um 10% billiger.« Eigens fügt sie hinzu: »Natürlich weiß [Lloyd] nicht, daß es für Dich ist.« Zum Brief insgesamt siehe Einführung.

26 Louise Leiris an Picasso, 27. November 1957 (Picasso Archiv). Der fragliche Donnerstag war der Tag darauf, der 28. November.

27 Der Unterhaltung halber sei erwähnt, daß Malraux, als er das Bild 1973 in Mougins gemeinsam mit Jacqueline Picasso sah und von ihren Ausführungen Cézanne betreffend, der seine Bilder nicht gefirnißt haben wollte, noch ganz benommen war, beinahe verächtlich wird: »Sie dreht einen kleinen Cézanne, *Badende Frauen*, herum, der gefirnißt ist. Es ist beinahe eine andere Kunst.« (Malraux 1975, S. 16.)

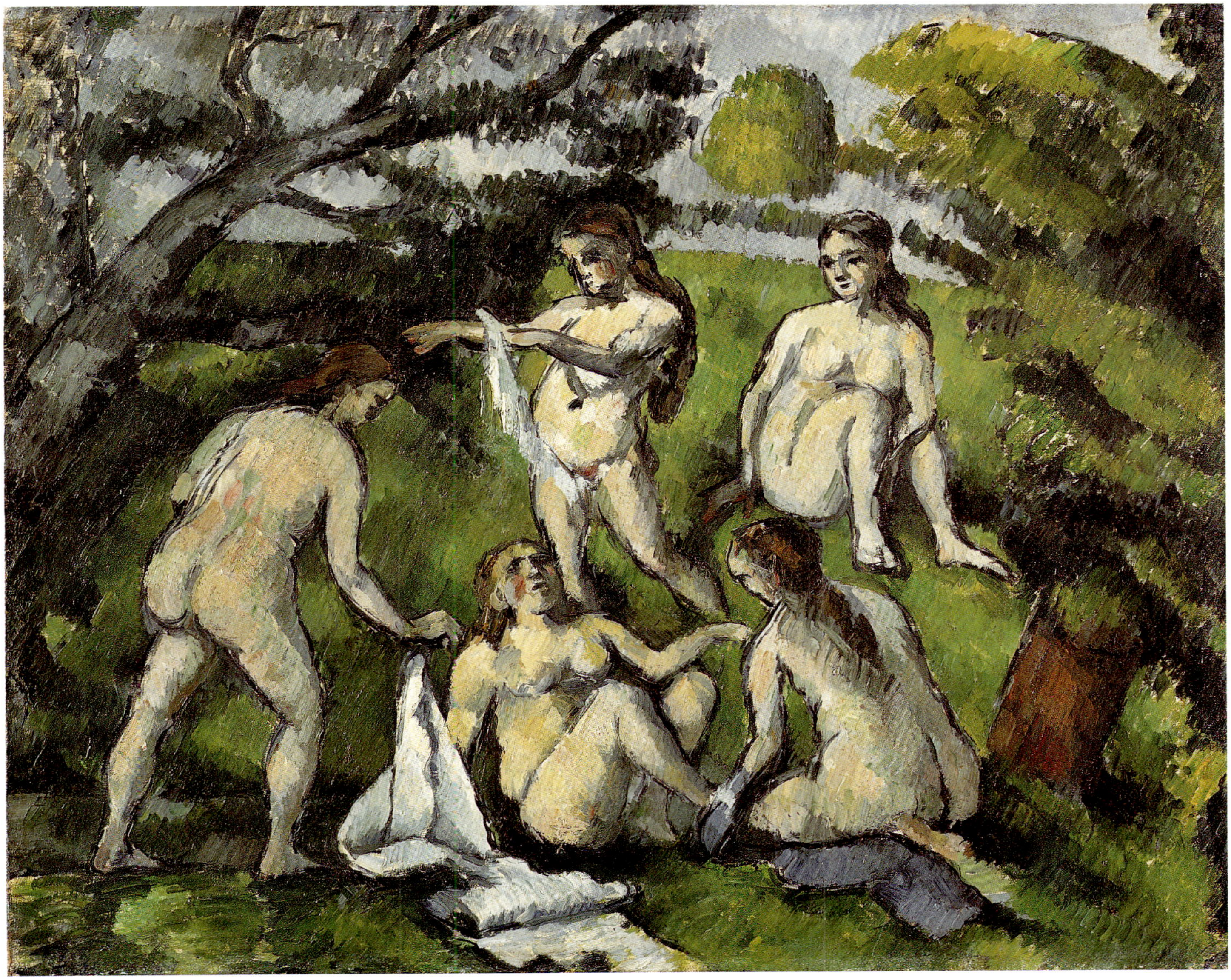

11

Fünf Badende, 1877 - 1878

Cinq Baigneuses

Öl auf Leinwand, 45,8 x 55,7 cm
R.F. 1973-61, Schenkung Picasso 1973-1978

Jean-Baptiste-Siméon Chardin (?)
1699-1779

»Der einzige Chardin, der unterm Staub wie ein Goya aussieht«, schreibt Malraux, um einen Irrtum zu erklären. Er hatte nach Picassos Tod gemeinsam mit Jacqueline Picasso die Zimmer im Mas Notre-Dame-de-Vie in Mougins durchstreift; dort hing ein kleines Stilleben: »Ein kleines, ganz verstaubtes Stilleben aus dem 18. Jahrhundert: fleischrot auf düsterem Hintergrund. ›Nanu‹, sage ich, ›Goya?‹ Sie lacht, wischt den Staub ab: Chardin. Es ist wirklich das Fleischrot Goyas lange vor Goya, aber nicht sein schwarzer Hintergrund.«[1] Dieses Gemälde ist die »Wiederholung« oder die »Kopie« eines anderen: So lautet die vorsichtige Umschreibung von Georges Wildenstein in dessen Werkkatalog zu Chardin aus dem Jahr 1933.[2] Nach unseren Informationen tauchte das Bild zuletzt 1925 auf, als es anonym versteigert wurde.[3] Mehr als dreißig Jahre später entdecken wir es auf einer der Aufnahmen von David Douglas Duncan wieder, die im Anschluß an Picassos Umzug nach Vauvenargues im Frühjahr 1959 entstanden. Über die Zeit dazwischen ist nichts bekannt.[4]

1 Malraux 1975, S. 22 u. 16.

2 Georges Wildenstein, *Chardin*, Paris, Les Beaux-Arts, 1933, Nr.948, S. 227. Die Laboruntersuchung ergab starke Übermalungen.

3 Wildenstein weist auf die Versteigerung vom 26. Oktober 1925 hin, bei der das Gemälde mit der Nr. 52 einen Verkaufspreis von 2460 Francs erzielte. In der vorangegangenen Rubrik des Katalogs (*Chardin*, 1933, *a. a. O.*, Nr. 947, S. 227) ist das Bild genannt, das als Vorlage zu dieser Wiederholung oder Kopie diente; kurioserweise wurde es wenige Monate zuvor, am 17./18. Juni 1925, unter der Nr. 134 bei der Versteigerung Léon Michel-Lévy verkauft, allerdings zum Preis von 28 000 Francs. Die Titel beider Bilder sind bei Wildenstein kursiv gesetzt; im Gegensatz zu den in Großbuchstaben aufgeführten »echten« Werken sind sie also »fraglich« oder »gefälscht«, oder Wildenstein hat sie nicht gesehen und verfügt »über kein einwandfreies Zeugnis« (ders., *ibid.*, S. 154).

4 David Douglas Duncan, *Goodbye Picasso*, Paris, Stock, 1975, S. 96-97.

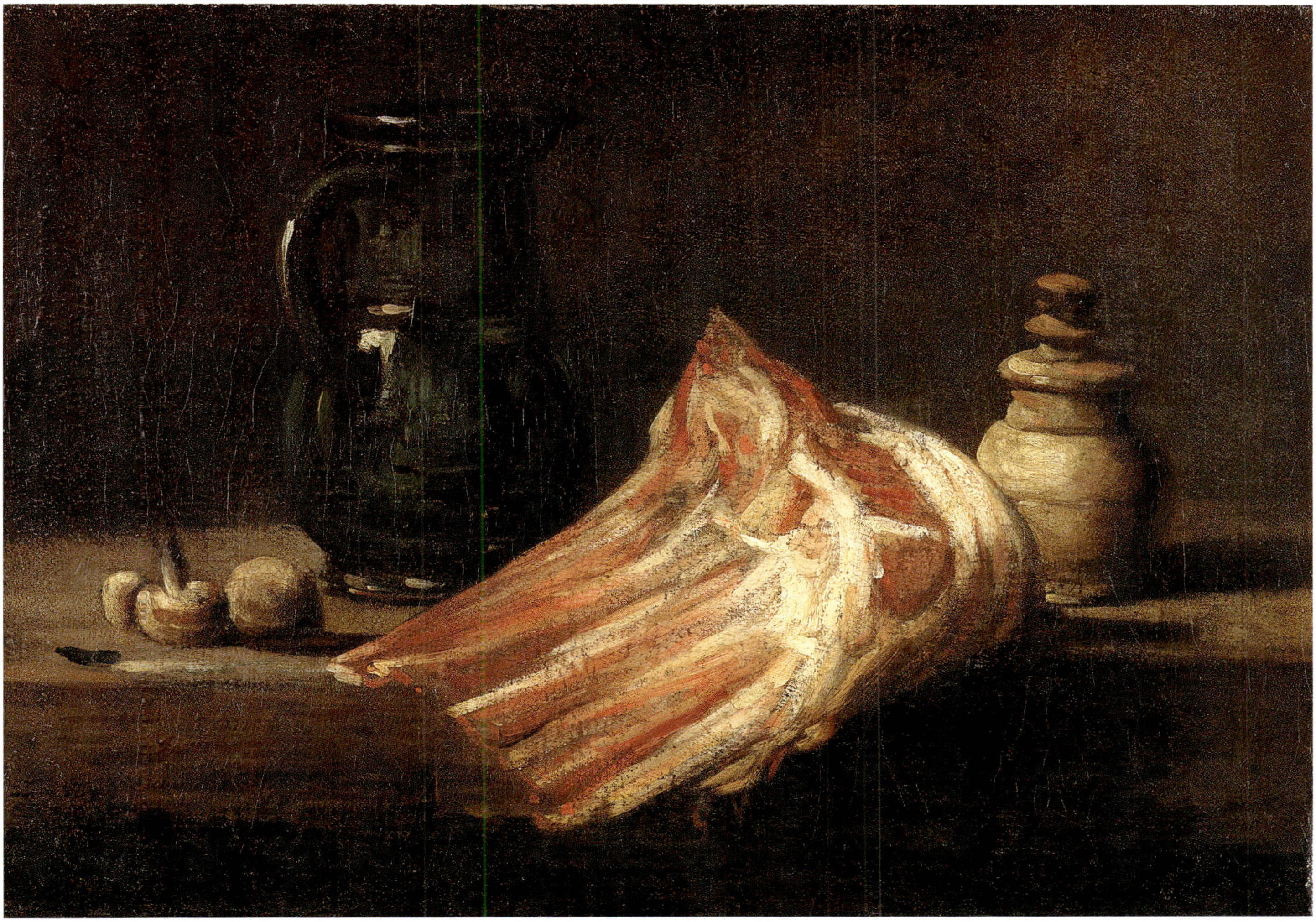

12

Küchentisch und Gerätschaften mit Karree vom Lamm

Table de cuisine et ustensiles avec un carré de mouton

Öl auf Leinwand, 34 x 46 cm
R.F. 1973-62, Schenkung Picasso 1973-1978

Wiederholung oder alte Kopie eines um 1732 gemalten Bildes

Jean-Baptiste Camille Corot
1796 - 1875

13
Die kleine Jeannette, [1848]
La Petite Jeannette

Öl auf Papier, auf Leinwand aufgezogen,
30,5 x 27,3 cm
R.F. 1973-63, Schenkung Picasso 1973-1978

Höchstwahrscheinlich sah Picasso, als er im Herbst 1900 zur Weltausstellung nach Paris kam, die Hundertjahr-Ausstellung zur französischen Kunst und die in diesem Rahmen präsentierten dreiundzwanzig Corots. Und vielleicht sah er auch jene, die zur Sammlung Moreau-Nélaton gehörten und 1907 im Musée des arts décoratifs ausgestellt wurden. Sicher ist, daß ihn auf den Bildern, die im Salon d'automne 1909 vorgestellt wurden – fünfundzwanzig Gemälde von einem Künstler, den man eigentlich gern als Landschaftsmaler betrachtet –, Corots Figuren nachhaltig beeindruckten. Braque berichtet, daß diese für Picasso, Derain und ihn selbst eine Offenbarung waren, und daß sie von der Strenge der dargestellten Personen, ihrer Gewichtigkeit und dem Schweigen, das auf den Bildern zu herrschen schien, sehr angetan waren.[1] Vor diesem Hintergrund sind wahrscheinlich auch die Werke zu sehen, die Picasso im Winter 1909-1910 erstellte: die *Sitzende Bäuerin (Paysanne assise)* beispielsweise, die natürlich an Corot erinnert und zu der amüsanterweise auch eine Italienerin Modell saß[2], aber auch *Junges Mädchen mit Mandoline (La Jeune fille à la mandoline)* von 1910, bei dem Picasso ebenfalls, ganz wie Corot, nach Modell arbeitete.[3]
Vermutlich wird sich der Maler gefreut haben, als ihm 1910 Wilhelm Uhde, der deutsche Händler und Kunsthistoriker, als Gegenleistung für das Porträt, das Picasso von ihm gemacht hatte[4], ein kleines Bildnis von Corot anbot. Kann man davon ausgehen, daß er selbst den Wunsch äußerte, zumindest aber die Auswahl traf? Der Tausch ist dennoch etwas irritierend und erweckt nicht gerade den Eindruck einer gerechten Verteilung. Bis heute erhält sich in Kataloganmerkungen das vorsichtige Fragezeichen hinter

1 Dieses Zeugnis von Braque findet sich bei John Richardson. Der Autor zeigt, welchen Einfluß die im Herbst 1909 gesehenen Werke von Corot auf Picassos Schaffen hatten (Richardson II 1996, S. 149-150). Ferner sei darauf hingewiesen, daß Kahnweiler im Zusammenhang mit den Sammlungen der Maler daran erinnert, Braque habe »einen kleinen Corot« besessen (*Mes galeries et mes peintres. Entretiens avec Francis Crémieux*, Paris, Gallimard, 1961, S. 142).
2 Z. XXVI, 390. Zervos präzisiert, daß diese Italienerin ein Modell von Derain war, in dessen Atelier das Bild auch entstand.
3 Z. II1, 235. Bei diesem Modell handelt es sich um Fanny Tellier.
4 Z. II1, 217, eines der wenigen Porträts aus der kubistischen Periode. Was Uhde diesbezüglich berichtet, ist nicht ganz eindeutig, rechtfertigt jedoch, wie es scheint, keine so umständliche Interpretation, wie sie im Katalog zur Picasso-Schenkung von 1978 nachzulesen ist (S. 34). In Erinnerung an einen Besuch bei Picasso sagte Uhde im Wortlaut: »Wir gingen nach gegenüber, zu ihm. An den Wänden begrüßten mich altbekannte Bilder: das große Porträt von Rousseau, die Frau mit dem schwarzen Kleid und dem umgedrehten Zweig. Er hatte es eines Tages für fünfzehn Francs bei demselben Polsterer gekauft, bei dem ich für zehn Francs meinen ersten Picasso erstanden hatte, die kleine Skizze eines Mädchenkopfes von Corot, die ich ihm für sein Porträt von mir gegeben hatte.« (*Picasso et la tradition française*, Paris, Editons des Quatre-chemins, 1928, S. 56). Der »Polsterer« ist der alte Herr Soulié, und bei dem »ersten Picasso«, den Uhde gekauft hat, handelt es sich um *Le Tub* von 1901 (Z. I, 103). Daß Uhde von einer »kleine[n] Skizze eines Mädchenkopfes« spricht, mag irritieren – vielleicht ist es auf eine unfreiwillige Metonymie aufgrund der verblassenden Erinnerung zurückzuführen, oder auf das unpräzise oder fehlende Wissen um die Mittelmäßigkeit dieses Werkes; auch Fernande Olivier, die damalige Gefährtin Picassos, erwähnt in ihren Erinnerungen den Tausch des Porträts gegen »einen kleinen Corot«, »der eine hübsche Frauenfigur darstellte« (Olivier 1933, S. 179 u. S. 169). Ein Aufkleber auf der Rückseite des Bildes – gewiß nur auf dem äußeren und nicht auf dem inneren Rahmen – weist darauf hin, daß es eventuell vorübergehend im »Kunstsalon Walter Zimmermann, München, 38 Maximilianstrasse« aufbewahrt wurde (über den wir, soviel an die Adresse der Forscher, nichts gefunden haben); ferner trägt der Aufkleber die Bleistiftvermerke »Uhde« und »Femme nue«.

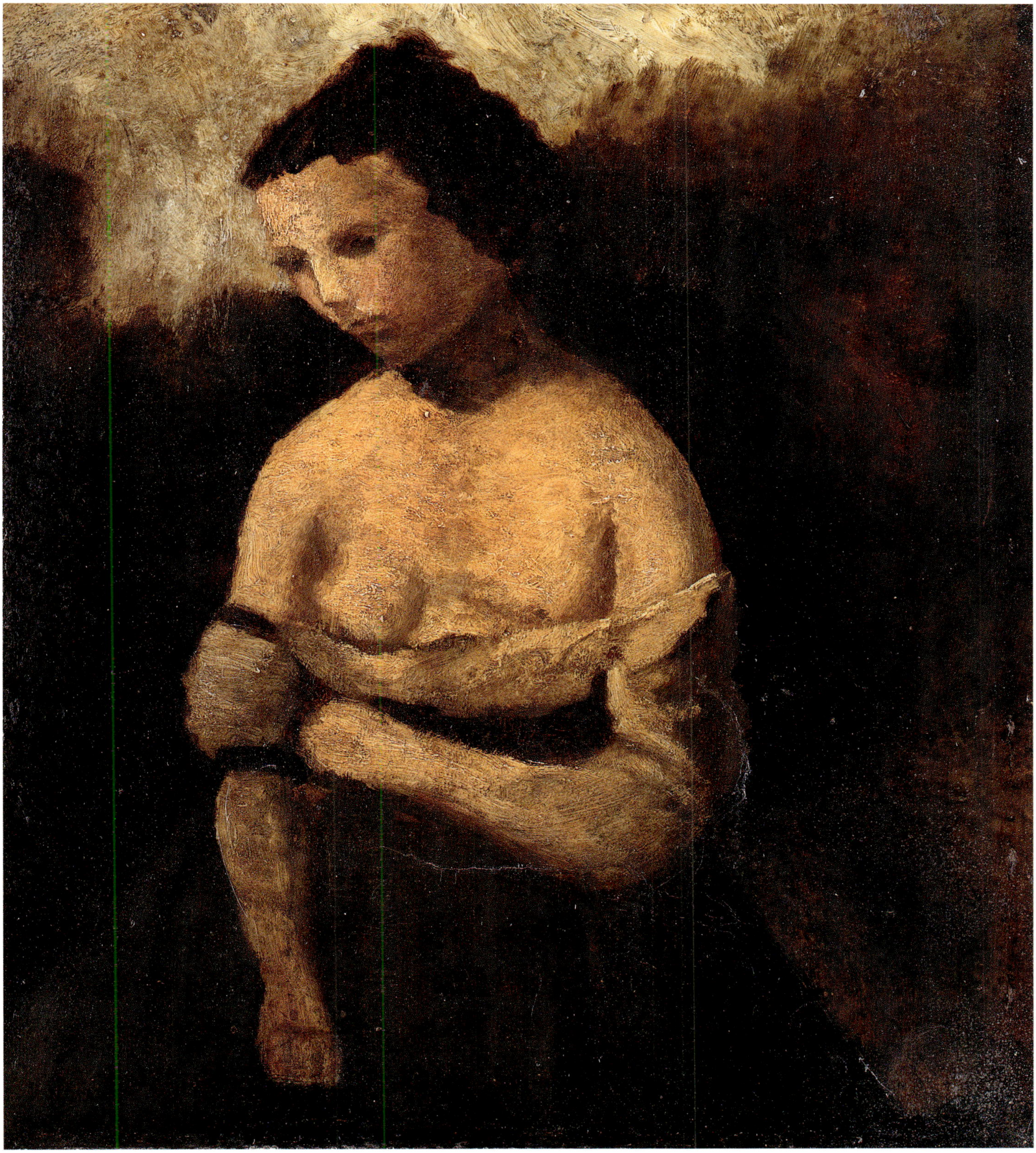

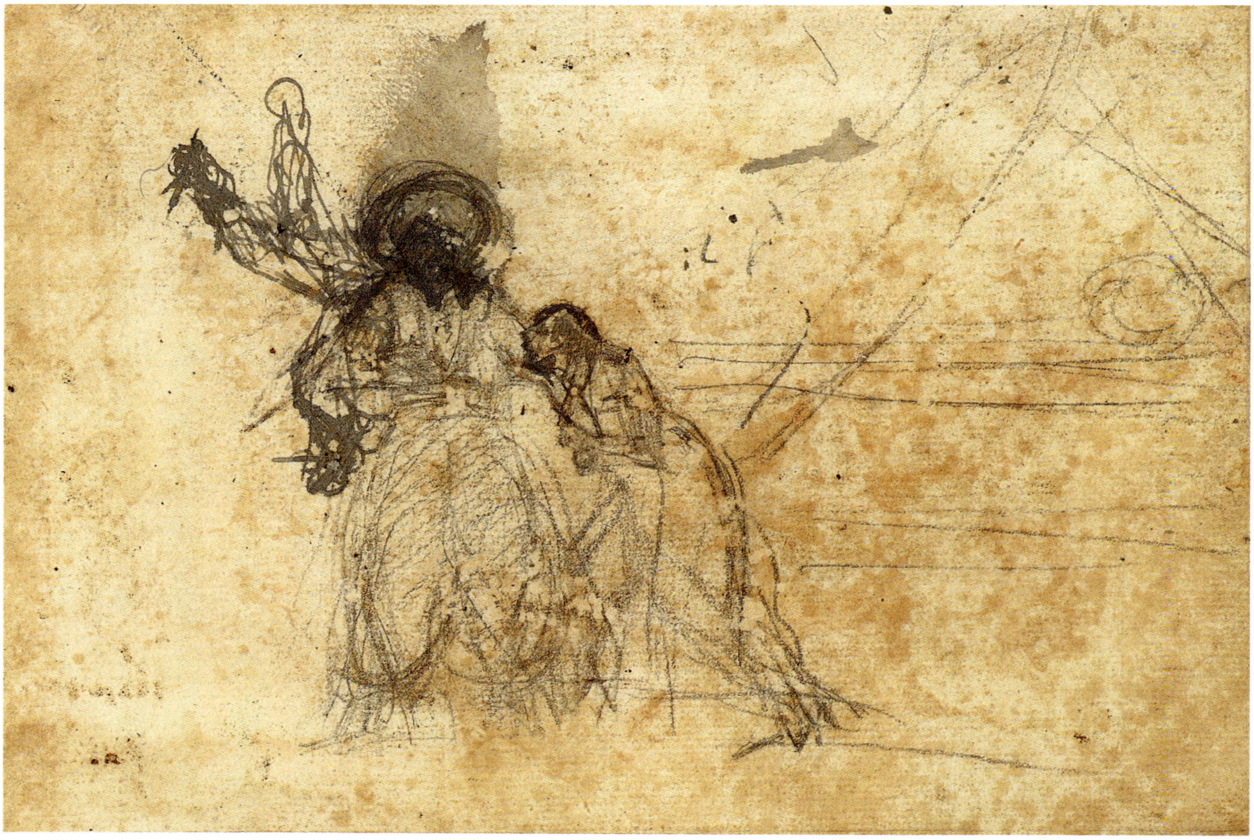

verso von 14

Corots Namen als Urheber dieses Bildes, das nicht ganz zutreffend *Die kleine Jeannette* genannt wird.[5] Picasso jedenfalls mochte dieses Bild, das, wie Fernande Olivier sich erinnert, nach 1909 in dem Wohnatelier am Boulevard de Clichy hing: »Die Wände waren unterschiedlich geschmückt mit alten Wandteppichen, Negermasken und Musikinstrumenten, und daneben ein kleiner Corot, der eine hübsche Frauenfigur darstellte.«[6]
Picassos Bewunderung für Corot ließ nicht nach. Bei einer Reise, die er 1917 nach Italien unternahm, lernte er die realen Vorbilder des Malers kennen; von seiner

14

Die Italienerin Maria di Sorre, 1826-1827
L'Italienne Maria di Sorre

Öl auf Papier, 25,7 x 18 cm
Unten rechts: Stempel von der Corot-Auktion
R.F. 1973-66, Schenkung Picasso 1973-1978

Begeisterung gibt Cocteau Zeugnis: »Es lebe Corot! Man hätte ihn zu Raffael in den Sarg legen sollen. Er lenkt den Blick. Rom scheint wie von ihm gemacht. Picasso spricht einzig und allein von diesem Meister, der uns mehr berührt als die nach Großartigkeit heischenden Italiener.«[7] Die Italienerinnen, die zu dieser

5 Martin Dieterle, Corot-Experte und Nachfolger von Alfred Robaut bei der Herausgabe von dessen Katalog, mochte sich bei der Zuordnung des Bildes, das wir ihm zur Begutachtung zeigten, nicht festlegen, solange nicht die dicke Firnisschicht verringert worden sei (Gespräch mit der Autorin am 16. Juni 1997). Was den Titel betrifft, so wurde er in Anlehnung an das gleichnamige Porträt von dem halb entblößten Mädchen vergeben, das in dem Katalog *L'Œuvre de Corot* von Alfred Robaut mit dem Entstehungsdatum »um 1848« aufgeführt ist (Paris, Floury, 1905, Bd. II, Nr. 459, S. 166-167); bei unserem Bild handelt es sich allerdings um eine äußerst durchschnittliche Kopie.

6 Olivier 1933, S. 169.

7 Jean Cocteau, *Lettres à sa mère*, Bd. I, Paris, Gallimard, 1989, S. 297. Dieser Brief ist auf den 22. Februar 1917 datiert. Die beiden Männer waren kurz zuvor in Rom eingetroffen.

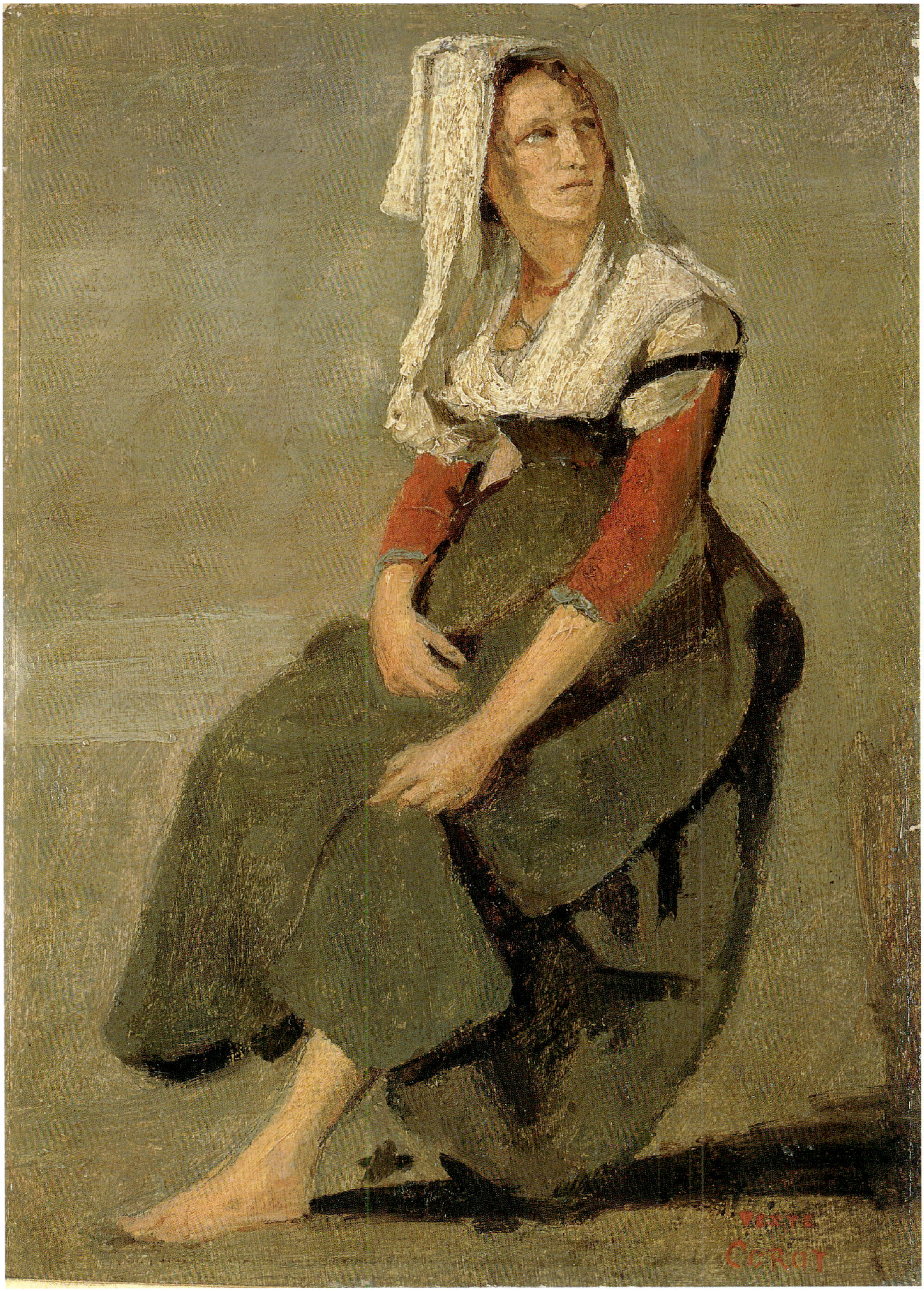
VENTE
COROT

Zeit in Picassos Werk auftauchen – die aus dem Frühjahr 1917 in Rom oder die von 1919 oder auch jene auf der Zeichnung *L'Italienne à la cruche*[8] – verdanken sich zwar zum Großteil fotografischen Vorlagen[9], doch sind sie ganz ohne Zweifel ein Echo auf Corot. Der oft geäußerte Hinweis auf den Einfluß von Corot wäre noch stichhaltiger, wenn Picasso schon damals im Besitz von *Die Italienerin Maria di Sorre*, dieser kleinen Ölmalerei auf Papier, gewesen wäre[10]: Wann Picasso sie erwarb, ist nicht bekannt; vielleicht wurde sie, wie andere Corots auch, über Paul Rosenberg vermittelt, mit dem Picasso im Sommer 1918 Freundschaft schloß.[11]

Rosenberg, der damals Picassos Händler wurde, schätzte das Werk von Corot sehr und zeigte es auch gern in seiner Galerie in der Rue La Boétie Nr. 21 in Form der dort ständig hängenden Bilder oder im Rahmen von Ausstellungen. Und mehrfach brachte er Picasso auf Corots Fährte; daß grundsätzlich Interesse vorhanden war, wußte er.[12] Sicher ist jedenfalls, daß Picasso über ihn das Porträt von Edouard Delalain erwarb[13]; der Händler entlieh es im übrigen gleich im Mai für eine Ausstellung, die er »zugunsten der Bibliothek für Kunstgeschichte und Archäologie der Universität von Paris« unter dem Titel *Figures et paysages d'Italie* in seiner Galerie organisierte.[14]

Es scheint, als könne die Authentizität des Landschaftsbilds, das Picasso besaß, nicht in Zweifel ge-

8 Beziehungsweise Z. III, 18; Z. III, 363; Z. III, 362 »nach einer Photographie«.

9 Siehe den Ausstellungskatalog *Le Miroir noir. Picasso, sources photographiques* 1900-1928, Paris, Musée Picasso, 12. März-9. Juni 1997, S. 223-240.

10 Das Modell ist in der Art einer Italienerin aus Papigno nördlich von Rom gekleidet, wo Corot, der von September 1825 bis Herbst 1828 in Italien weilte, im Jahr 1826 den August und September verbrachte.

11 Das Bild war durch einen Holzblendrahmen im eigentlichen Rahmen verankert; darauf finden sich Angaben, die jedoch leider nicht ausreichen, um seine Spur zurückverfolgen zu können: der Stempel der Corot-Auktion (es war die zweite Auktion vom 31. Mai bis 4. Juni 1875, bei der das Werk unter der Nr. 298 erschien); ein bedruckter Aufkleber mit dem Vermerk: »57. [Corot] Femme napolitaine. (Etude). [Ce] tableau n'est pas signé mais porte le cachet Vte Corot« sowie die mit kleinen Abstrichen korrekten Maßangaben: »0,28 x 0.18m«. Ein Hinweis auf eine Ausstellung? Eine Auktion? Die Zeit reichte nicht, um hier zu recherchieren. (Fest steht, daß das Bild bei der Corot-Auktion an Gustave Colin ging, wie Robaut in seiner Anmerkung erwähnt – doch danach?) Und nicht zuletzt liest man auf dem Chassis die Buchstaben »glxx« und »gloxx« und ferner auf einem handgeschriebenen Aufkleber: »322 Corot Napolitaine 2200 glxox«; die Bedeutung dieser Vermerke konnte nicht geklärt werden.

12 Siehe Einführung, S. 44.

13 Alles, was man über die Herkunft des Bildes weiß, ist einem Brief von Alexandre Rosenberg vom 29. April 1974 an Marie-Thérèse de Forges entnommen, der damaligen Leiterin der Gemäldeabteilung im Louvre, die mit der Arbeit am Katalog der Picasso-Schenkung befaßt war: »Das Porträt Mr. Delalains von Corot stammt sehr wohl von meinem Vater. Doch besaß er, wie ich schon angenommen hatte, auch das Porträt von Madame Delalain, Nr. 595 im Robaut, und beide wurden in unserer Ausgabe des Robaut von meinem Vater handschriftlich mit dem Vermerk ›Picasso‹ versehen. Das stimmt, wie ich Ihnen bereits sagte, auch mit meinen Erinnerungen überein. Die Aufnahmen von diesen beiden Porträts tragen die Nummern 2086 beziehungsweise 2087, was entsprechend der Auflistung in unserem Fotoregister auf einen Erwerb im Jahr 1928 schließen läßt. Angeblich sind sie damals oder kurz darauf in Picassos Besitz übergegangen, sicherlich, wie die anderen Bilder auch, im Tausch gegen einige seiner eigenen Werke.« (Wir danken Elaine Rosenberg dafür, daß sie uns diesen Brief übermittelt hat, der in den Akten des Louvre nur auszugsweise vorhanden war.) Eine wertvolle und präzise Information, die dennoch Fragen offen läßt (anzunehmender Tausch zu ungewissem Zeitpunkt) und durchaus verwirrend ist: Wo nämlich ist Madame Delalain verblieben? Wir dürfen beruhigt davon ausgehen, daß sie nicht Picasso gehört hat (siehe Anm. 14). Unklar ist jedoch die Anzahl der Corots, die Picasso besaß: Françoise Gilot erinnert sich, im Winter 1946-1947 »sechs oder sieben Corots« gesehen zu haben, »die Pablo von Rosenberg gekauft oder gegen eigene Werke eingetauscht hatte« (Gilot/Lake 1980, S. 129). Nachdenklich machte uns ihre präzise Erinnerung an das Porträt einer Frau mit einem Musikinstrument in den Farben Grau und Beige, mit ein paar blauen Tupfen, das gemeinsam mit dem Porträt eines Mannes in Picassos Schlafzimmer in der Rue des Grands-Augustins hing; er präsentierte es ihr freudig, als habe er es erst kurz zuvor erworben (Gespräch mit der Autorin am 8. Dezember 1997). Was ist aus diesen beiden Gemälden geworden?

14 Der Beleg für diese Leihgabe mit Datum vom 29. Mai 1928 befindet sich im Picasso Archiv. Die Ausstellung fand vom 6. Juni bis 7. Juli statt, und das Porträt von Edouard Delalain ist im Katalog unter der Nummer 26 mit dem Vermerk »collection de M. Pablo Picasso« aufgeführt. Damit haben wir eine Antwort auf die in der vorangegangenen

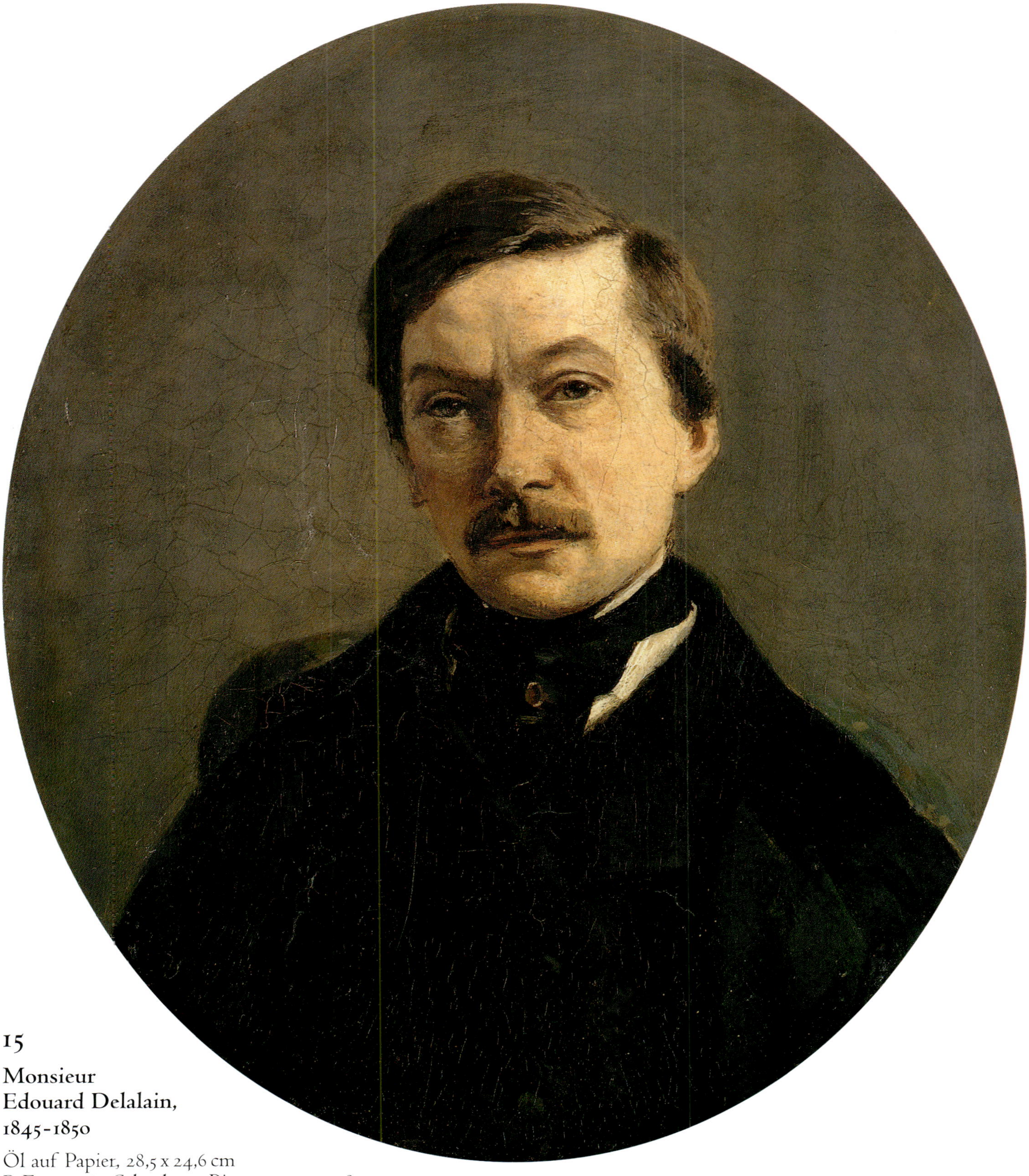

15

Monsieur Edouard Delalain, 1845-1850

Öl auf Papier, 28,5 x 24,6 cm
R.F. 1973-65, Schenkung Picasso 1973-1978

zogen werden.[15] Gewiß ist es keine jener strahlenden Landschaften, die er im Sinn gehabt haben wird, als er von der Pflicht des Malers sprach, sich angesichts des Realen auf Entdeckungsreise zu begeben: »Corot hat den Morgen entdeckt.«[16] Nein, es handelt sich um die ein wenig trübe Darstellung eines grauen Tages in der Ile-de-France.[17] Picasso muß dieses kleine Gemälde jedoch besonders gemocht haben. Er enthält es den Freunden nicht vor – wahrscheinlich war es dieses Bild, das Léonce Rosenberg am 23. November 1942 in der Rue des Grands-Augustins sah[18] –, bewahrt es aber am sichersten Ort der Wohnung auf: in seinem Schlafzimmer. Dort hat Alexander Liberman es fotografiert, deutlich erkennbar steht es auf einem Sims, und zwar in bester Gesellschaft – neben dem Porträt Marguerites von Matisse und dem Gemälde mit den mythologischen Figuren von Renoir.[19]

Anmerkung gestellte Frage: Das Porträt von Madame Edouard Delalain ist ebenfalls im Katalog zu dieser Ausstellung verzeichnet (man erkennt es übrigens auch auf den Ausstellungsfotos), und zwar unter der Nr. 27, jedoch mit dem Hinweis: »collection de M.A.K.«. Wollte Picasso das Bild etwa kaufen, oder wollte Rosenberg es ihm verkaufen?

15 Wie in dem zusammenfassenden Katalog der Sammlungen des Musée Picasso (Paris, RMN, 1985, Bd. I, S. 235) geschehen. Auch in der überaus knapp gehaltenen Anmerkung im Schenkungskatalog von 1978 heißt es streng: »von Picasso Corot zugeordnet« (S. 36). Martin Dieterle geht von seiner Echtheit aus und hält auch die Signatur für authentisch.

16 Saix 1977, S. 286.

17 Abgebildet ist das Haus des Geografen Victor Adolphe Malte-Brun in Marcoussis bei Paris. Corot gelangte auf der Suche nach seinem Freund, dem Maler Ernest Dumax, dorthin.

18 Er kam zu Picasso, um dessen neueste Errungenschaft in Augenschein zu nehmen (siehe S. 168f.), den *Korb mit Orangen* von Matisse, und äußerte sich in einem Brief vom 24. November 1942 wie folgt: »Wie veraltet einem doch die kleine Landschaft von Corot bei aller Zartheit und Poesie und trotz der kunstvollen Technik neben dem Matisse vorkommt!« (Picasso Archiv) Auch dieses Bild stammt aus dem Besitz von Paul Rosenberg: Es taucht unter der Nr. 790 in dem Fotoregister des Galerie Rosenberg-Fonds auf (Ablichtungen liegen vor in der Dokumentationsabteilung des Musée d'Orsay). Michael C. FitzGerald bestätigt, daß diese Nummer einem Ankauf Rosenbergs um 1923 zuzuordnen ist. Nichts deutet indes darauf hin, wann Picasso es erworben hat.

19 Musée Picasso, M.P. Ph 2400.

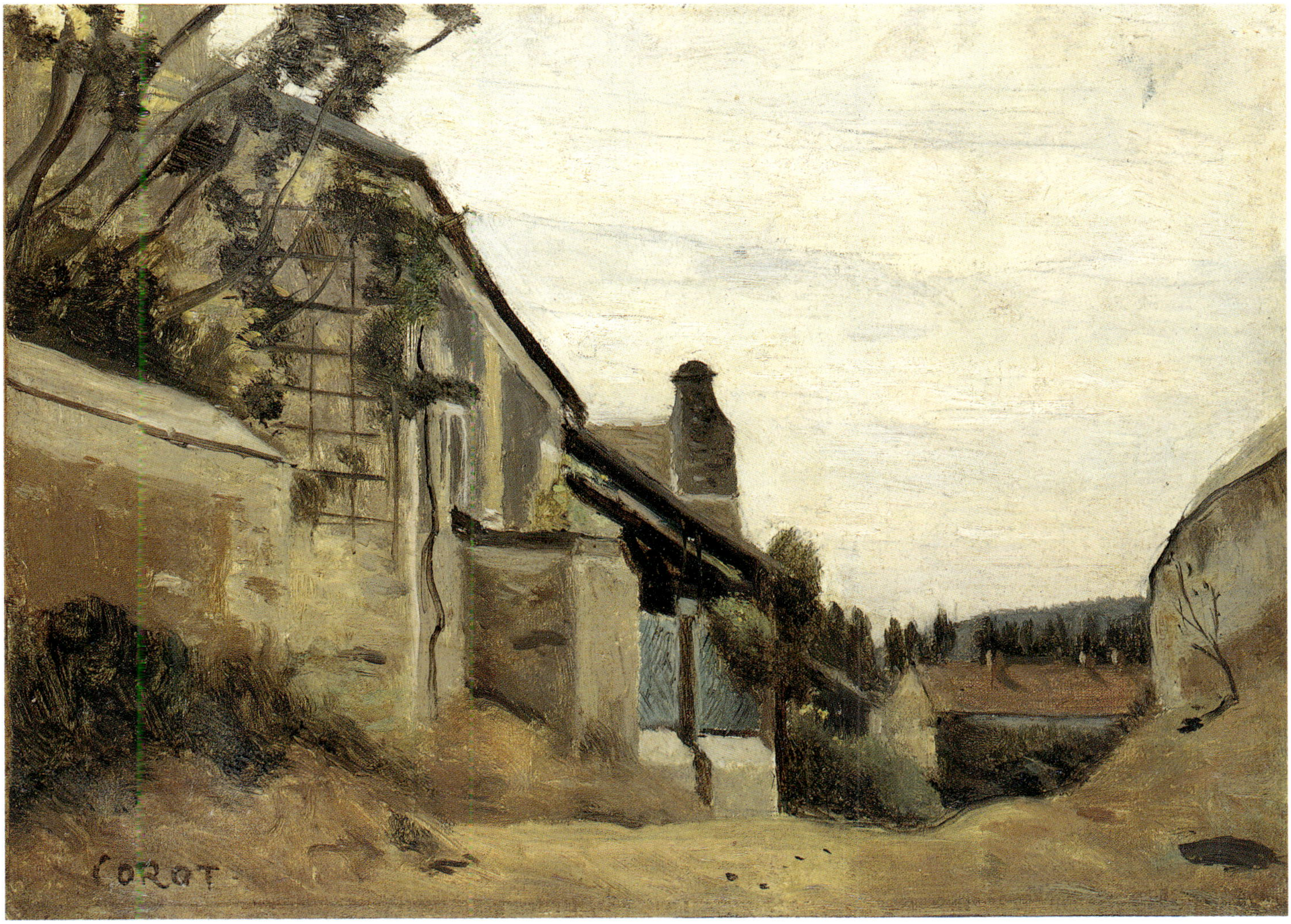

16

Das Haus des Geografen Malte-Brun in Marcoussis, [1850-1855]
La Maison du géographe Malte-Brun, à Marcoussis

Öl auf Leinwand, 22,5 x 30,5 cm
Signiert unten links: »COROT«
R.F. 1973-64, Schenkung Picasso 1973-1978

Gustave Courbet
1819-1877

Daß Picasso sich mit Courbet auseinandersetzte, indem er 1950 die große Komposition *Junge Damen an den Ufern der Seine (Demoiselles des bords de la Seine)*[1] auf seine Weise umsetzte, mag als Beweis dafür genügen, daß er den Maler aus Ornans sehr schätzte. Insbesondere durch dieses Bild läutete Courbet den Beginn jener Bewegung ein, die die Malerei von Realismus über Impressionismus bis hin zum Kubismus und dessen Nachfolgeerscheinungen in der Kunst des 20. Jahrhunderts radikal verändert hat. Françoise Gilot gegenüber erläuterte Picasso es folgendermaßen: »Zu Beginn des 19. Jahrhunderts war der Klassizismus in Mode. Um seine römischen Vorbilder in den Griff zu bekommen, entwarf und malte David im Atelier feierliche und statische Kompositionen. Dann kam eines Tages jemand, der ausrief: ›Ich will keine Engel malen, weil ich noch keinen gesehen habe!‹ Das war Courbet. Er stellte lieber zwei am Seineufer liegende junge Mädchen dar. Er führte seine Modelle ins Freie und malte sie. Auf diese Weise entdeckte er ein neues Sujet, das diejenigen, die nach ihm kamen, ›Realismus‹ nannten. Indem er seine Modelle in die Natur stellte, hat Courbet ein Blatt in der Geschichte umgewendet und die Malerei in jene neue Richtung gewiesen, der sie Jahre hindurch gefolgt ist.«[2] Daß Picasso das eine oder andere Werk von Courbet erwerben wollte, ist in seinem Briefwechsel mit Louise Leiris und Kahnweiler aus dem Jahr 1957 belegt.[3] Wann aber gelangte dieser Gemsenkopf in seine Sammlung? Françoise Gilot erinnert sich, daß das Bild etwa 1946-1947 in der Rue des Grands-Augustins auftauchte und Picasso es neben dem kleinen Gemälde mit mythologischen Figuren von Renoir und den Corots in seinem Schlafzimmer hängen hatte.[4] Auf einer Fotografie von Lee Miller aus dem Jahr 1956 ist die Gemse im Atelier Grands-Augustins deutlich zu erkennen.[5] Als Jacqueline Picasso das Bild 1973 nach Picassos Tod Malraux in Mougins zeigte, sagte sie unumwunden, was sie davon hielt, während sich der vielleicht verlegene Schriftsteller um eine Erklärung dafür bemühte, daß das Werk sich in der Sammlung befand: »›Ach, das ist kein guter Courbet [...]. Ich weiß nicht, warum Pablito den gekauft hat. – Vielleicht wegen der Hörner?‹ Der Kopf einer jungen Ziege, tatsächlich recht mittelmäßig, bei dem aber das Auge und in seiner Fortsetzung der längliche Fleck im Fell so schwarz sind wie die ganz unwirklichen Hörner, die mit denen der Stiere Picassos verwandt sind.« An anderer Stelle fügt er hinzu: »dem Courbet geben erst die Hörner von Picassos Stieren einen Sinn...«[6]

1 Ein großes Gemälde von 1 x 2 m, Z. XV, 164. Courbets Bild (1856-1857, Öl auf Leinwand, 174 x 200 cm) befindet sich seit 1906 in den Sammlungen des Petit Palais in Paris. Picasso hatte Gelegenheit, die Werke, die er dem Musée national d'art moderne 1947 schenkte, mit einigen Gemälden im Louvre zu vergleichen, wie Georges Salles es ihm angetragen hatte: »Sie werden der erste lebende Maler sein, der sein Werk im Louvre hängen sieht.« Damals wählte Picasso unter anderem die Nachbarschaft zu *L'Atelier* und *L'Enterrement à Ornans* (Gilot/Lake, 1980, S. 170-172).

2 Gilot/Lake, 1980, S. 248. Sicherlich hatte Picasso anläßlich der Ausstellung zur französischen Kunst der vorausgehenden 100 Jahre im Rahmen der Weltausstellung im Jahr 1900 die Gemälde von Courbet gesehen, die dort ausgestellt waren (darunter *Les Cribleuses de blé* und *Bonjour Monsieur Courbet*).

3 Siehe Einleitung.

4 Gespräche mit der Autorin, 8. Dezember 1994.

5 Penrose 1957, S. 87. Angemerkt sei, daß das Gemälde auf dieser Fotografie von 1956 nicht gerahmt ist. Weswegen also auch nur Anlaß zu verhaltener Freude besteht, wenn man glaubt, eine Bleistiftnotiz auf dem Aufkleber am Rahmen als den Namen »Rosenberg« neben der Nr. 6026 entziffern zu können.

6 Malraux 1975, S. 21-22. Das Gemälde ist in Band III von Jean-Jacques Ferniers systematischem Katalog zum Werk von Gustave Courbet aufgeführt,»unter der Besonderheit der Mitwirkung unbekannter Helfer als ein Werk von Gustave Courbet, datiert aus der Schweizer Periode um 1875«. Er weist ferner darauf hin, daß »die Signatur eine ältere, leicht versetzte Signatur nachzeichnet« (Brief an die Autorin vom 22. Dezember 1997).

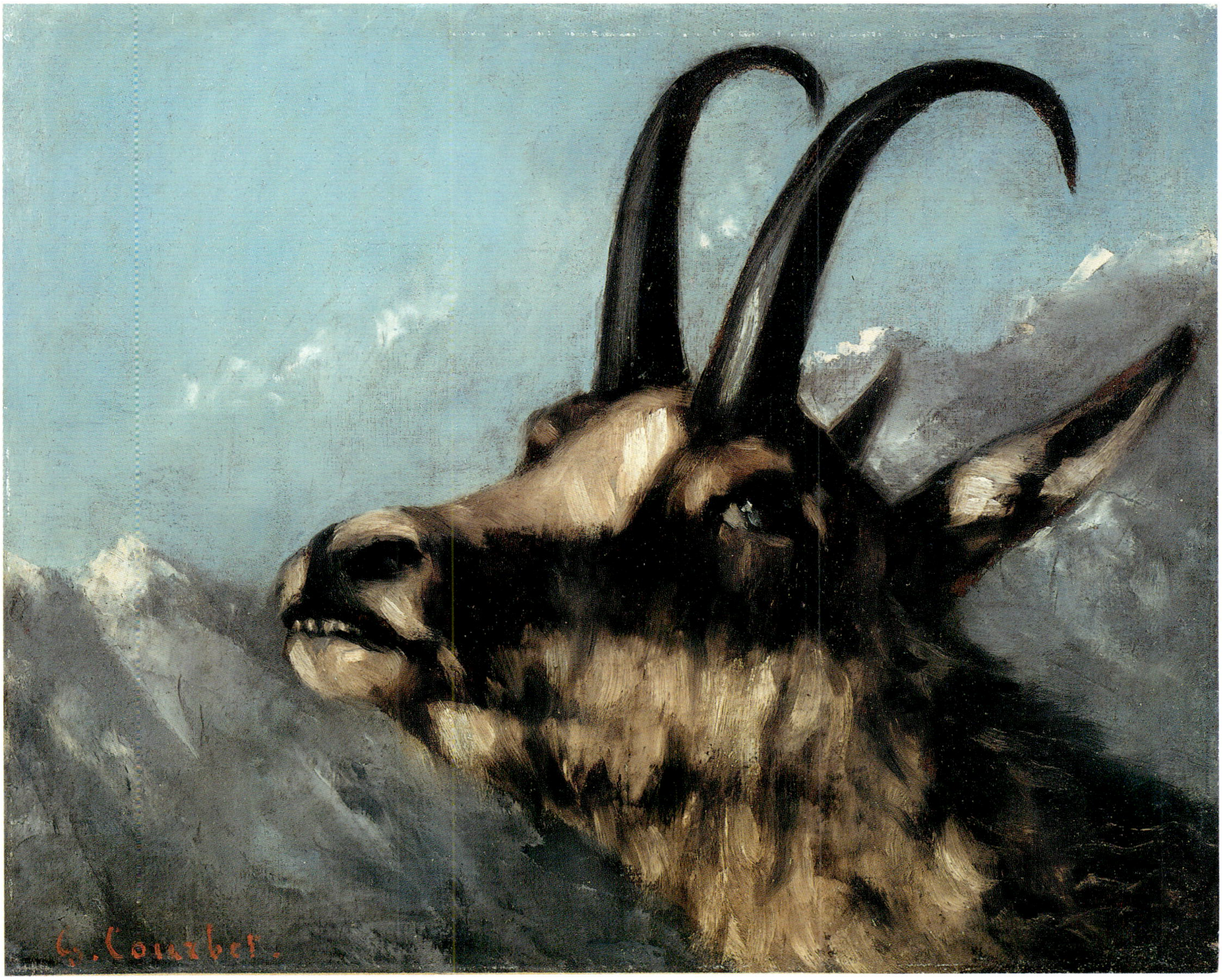

17

Gemsenkopf, um 1875
Tête de chamois

Öl auf Leinwand, 38 x 46 cm
Signiert unten links: »G. Courbet«
R.F. 1973-67, Schenkung Picasso 1973-1978

Salvador Dali
1904-1989

18

Die Erinnerung der Kind-Frau, 1931
La Mémoire de la femme-enfant

Tusche, braune Tinte, Bleistift und Buntstift auf Papier (auf der Rückseite ist das Blatt in den Umrissen der Zeichnung bleistiftgeschwärzt), 35 x 27,9 cm
Inschrift unten Mitte: »La mémoire de la femme-enfan« [sic]
M.P. 3591 Schenkung von 1979*

Sehr wahrscheinlich überließ Dali diese Zeichnung dem hochgeschätzten Landsmann Picasso als Zeichen der Ehrerbietung; sie ähnelt dem gleichnamigen Gemälde, das bei Dalis erster Einzelausstellung im Juni 1931 in der Galerie Pierre Colle präsentiert worden war.[1] Die beiden Maler hatten sich in Paris kennengelernt, als Dali sich im April 1926 erstmalig dort aufhielt: »Ich vergaß zu erwähnen, daß ich vor Pierre Loebs Besuch bereits eine einwöchige Fahrt nach Paris in Begleitung meiner Tante und meiner Schwester unternommen hatte. Während dieses kurzen Aufenthalts tat ich nur drei wichtige Dinge: Ich besuchte Versailles, das Musée Grevin und Picasso. Letzterem stellte mich Manuel Angelo Ortiz vor, ein kubistischer Maler aus Granada, der den Arbeiten Picassos auf den Zentimeter genau folgte. Ortiz war mit Lorca befreundet, daher kannte ich ihn zufällig. Als ich Picassos Wohnung in der Rue de la Boétie betrat, war ich so tief bewegt und voller Respekt, als sei ich beim Papst in Audienz. ›Ich bin zu Ihnen gekommen, bevor ich den Louvre besuche‹, sagte ich. ›Daran tun Sie recht‹, antwortete er. Ich hatte ein kleines, sorgfältig verpacktes Gemälde mitgebracht, *Das Mädchen aus Figueras.* Er schaute es sich mindestens fünfzehn Minuten lang ohne irgendeinen Kommentar an. Danach stiegen wir ein Stockwerk hinauf, wo mir Picasso zwei Stunden lang zahlreiche seiner eigenen Bilder zeigte.«[2] Dali war im übrigen kein Unbekannter für Picasso, der seine Werke im Jahr zuvor bei Dalmau in Barcelona gesehen hatte und so beeindruckt war, daß er seinem Händler Paul Rosenberg davon berichtete.[3]

Für das fortan gute Einvernehmen zwischen den beiden Männern soll eine Radierung zeugen, die sie angeblich 1933 in Gemeinschaftsarbeit bei

1 Ausstellung vom 3. bis 15. Juni 1931. *La Mémoire de la femme-enfant* erscheint unter der Nr. 20 im Katalog.

2 *Das geheime Leben des Salvador Dali*, Übersetzung und Nachwort von Ralf Schiebler, München, Schirmer/Mosel 1984, S. 253-254. Überschwenglicher fällt der Bericht in *Comment on devient Dali* aus. Dort heißt es allerdings, er sei 1927 nach Paris gekommen und vor allem, er habe Picasso *La Fille de Figueras* geschenkt (Paris, Laffont, 1973, S. 91-92). Robert Descharnes hat diese Äußerungen entkräftet. Nach seiner Einschätzung hat Dali das Bild, bei dem es sich um *Noia dels Rulls* von 1926 handeln könnte (Nr. 225 in dem Gemäldekatalog, den Descharnes gemeinsam mit Gilles Néret erstellt hat [Köln, Benedikt Taschen, 1994, Bd. I, 1904-1946,], Picasso lediglich gezeigt (Brief an die Autorin vom 9. Dezember 1997). Daniel Abadie glaubt dagegen, daß es sich um *Femme à la fenêtre de Figueras* handelt, ebenfalls von 1926 (*La Vie publique de Salvador Dali*, Paris, Centre Georges Pompidou, Musée national d'art moderne, S. 15; Robert Descharnes/Gilles Néret, Bd. I, 1994, *a. a. O.*, Nr. 239). Brassaï bemerkt zu der Begegnung der beiden Maler folgendes: »Picasso hatte ihm einen sehr guten Empfang bereitet. Er hatte großes Interesse an seinen Werken wie an der Person bekundet. Als Dali sich kurz darauf in Paris niederließ, half er ihm weiterhin, förderte ihn, stellte ihn Gertrude Stein und anderen Freunden vor ...« In einer Anmerkung fügt Brassaï hinzu: »Picasso lieh ihm sogar Geld für seine erste Entdeckungs- und Eroberungsreise in die Vereinigten Staaten [1934]. Im Anschluß daran schwärzte dieser [Dali] ihn fortwährend an und beleidigte ihn sogar im Zusammenhang mit dem spanischen Bürgerkrieg.« An späterer Stelle heißt es bei Brassaï, Picasso habe Dali wegen seiner überschäumenden Gedanken mit einem »Außenborder« verglichen, der »pausenlos in Betrieb ist« (Brassaï 1964, S. 43 u. 46).

3 Die Ausstellung bei Dalmau dauerte vom 14. bis 27. November 1925. Einen Nachweis für Picassos Reise nach Barcelona zu diesem Zeitpunkt konnten wir nicht erbringen.

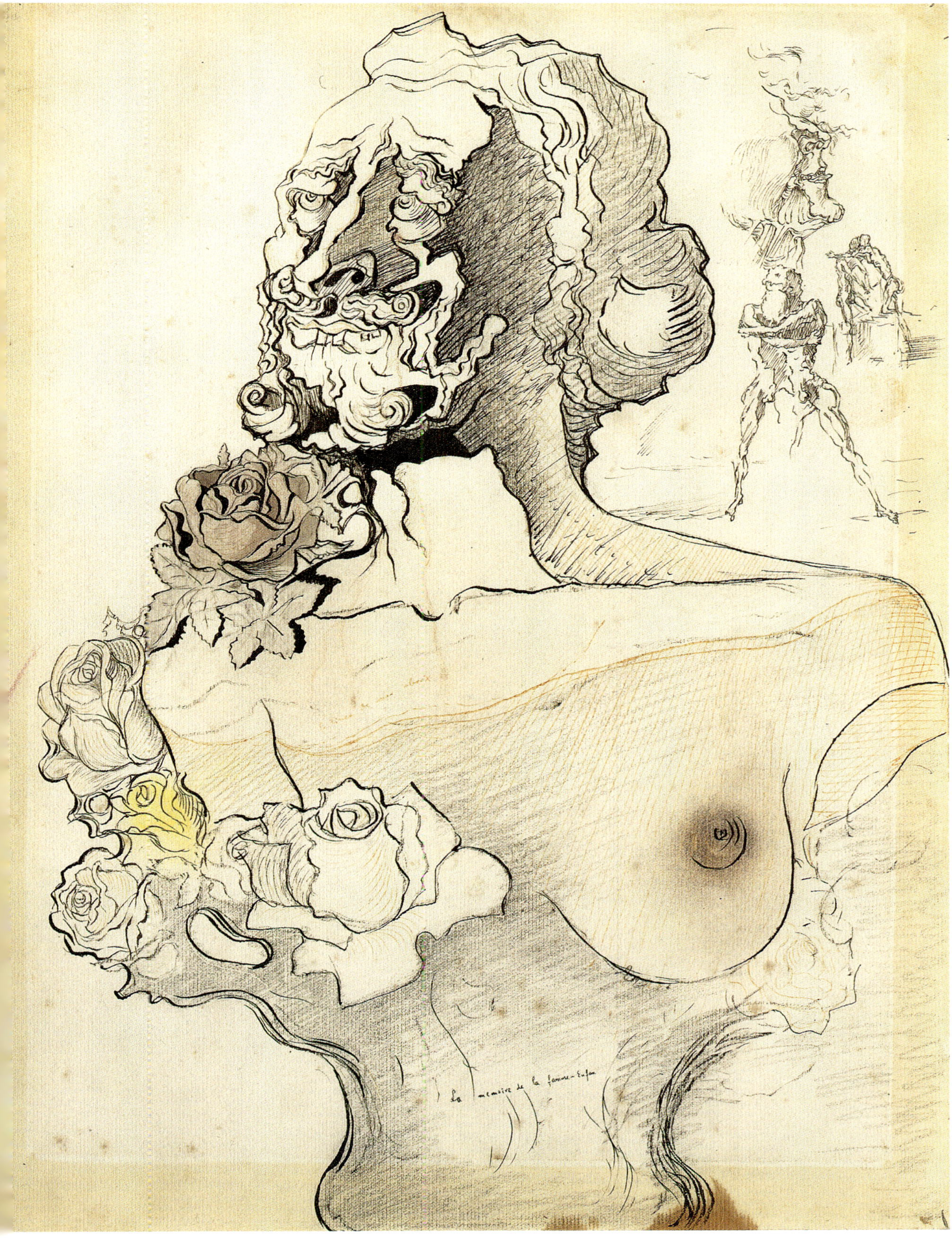
La memoire de la femme-Enfan

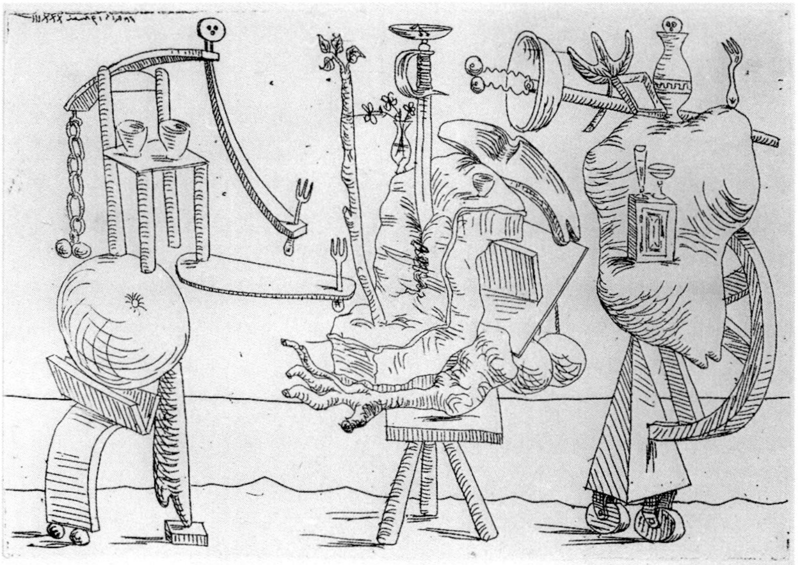

Pablo Picasso: Drei Badende. II, 19. Mai 1933
Trois Baigneuses. II
Radierung auf Kupfer, 19,4 x 26,9 cm
Paris, Musée Picasso

Lacourière ausführten (wo Dali an der Illustration der *Chants de Maldoror* von Lautréamont arbeitete). Dali war es ein Anliegen, der Geschichte – im nachhinein – ihre Echtheit zu bescheinigen und in allen Einzelheiten zu berichten, wie es dazu gekommen war: »Dali ist der einzige Maler, mit dem Picasso zusammenarbeiten wollte. Das ist jetzt erwiesen, denn man hat eine Radierung gefunden, deren Original wir gemeinsam angefertigt haben. Ich machte ein paar Spiegeleier; ich reichte ihm [die Platte], er fügte einen Stuhl hinzu und gab sie mir zurück; ich zeichnete ein Bügeleisen [...].«[4]

Zwei Autoren, Brigitte Baer[5] und Rainer Michael Mason[6], haben diese Legende äußerst sachkundig widerlegt. In Wirklichkeit wurde nach einem Abzug der *Drei Badenden* von Picasso eine neue Platte angefertigt (die sich seitenverkehrt zum Original verhält).[7] Diese Matrize wurde wiederum dreimal für ein und denselben Abzug verwendet, bis man schließlich einen Druck mit mehr Platz zwischen den einzelnen Figuren erhielt. Daraufhin konnte Dali seine Gravur zwischen die zweite und die dritte Badende von rechts setzen; letzterer stellt er eine Figur zur Seite, die gleichermaßen von *L'Enigme de Guillaume Tell* (1933) wie von *Spectre du sex-appeal* (1934) inspiriert zu sein scheint.[8] Für Brigitte Baer »scheint [es] offensichtlich, daß Picasso in dieser ›surrealistischen Küche‹ nicht mitgemischt hat«, und Rainer Mason spricht unumwunden von »einem Gemeinschaftswerk hinter seinem Rücken«; damit spielt er auf Eluard und Dali und die Mithilfe eines »bemerkenswerten Technikers bei Lacourière« an. Vielleicht wollte Eluard den Abdruck als Illustration zu seinen *Nuits partagées* benutzen. Er mag diese Art *cadavre exquis* Picasso präsentiert haben, ohne ihn jedoch für sein Vorhaben gewinnen zu können – eine mögliche Erklärung für die Tatsache, daß der einzige Abdruck, von dem man weiß, Teil der Sammlung Picassos war.

In dem einleitenden Brief zu seiner Ausstellung bei Pierre Colle 1933, in dem Dali die »beiden höchstgenialen Phänomene äußerster Genialität namens Pablo Picasso und Giorgio de Chirico« analysiert[9], legt Dali eine eifrige Bewunderung für Picasso an

4 Zitiert nach Rainer Michael Mason in *Vrai Dali / Fausse gravure. L'Œuvre imprimé*, 1930-1934, Genf, Grafische Sammlung im Musée d'art et d'histoire, 2. Juli-4. Oktober 1992, S. 50 (der Text stammt aus dem Buch von Ramón Gómez de la Serna, *Dali*, Espasa-Calpe, Madrid, 1977, S. 204).

5 G./B. II, 353.

6 Rainer Michael Mason, 1992, *a. a. O.*, S. 48-56.

7 Brigitte Baer und Rainer Michael Mason sind sich indes nicht darüber einig, welche Art von Untergrund bei der Reproduktion von Picassos Radierung verwendet wurde. Erstere geht von einer Kupferplatte aus, die nicht gefunden wurde, letzterer von einem transparenten Grund, vermutlich Zelluloid.

8 Erwähnt sei hier eine Notiz vom 21. April 1980, die im Musée Picasso in dem Dossier zu diesem Werk aufbewahrt wird; sie ist an Dominique Bozo gerichtet und stammt von Daniel Abadie, der Dali zu dieser Arbeit befragt hat. Abadie zufolge handelt es sich um »eine Gravur von Picasso auf Zelluloid, der er [Dali] Tuschzeichnungen hinzugefügt« habe.

9 *Salvador Dali*, Paris, Galerie Pierre Colle, 19.-29. Juni 1933, o. p.

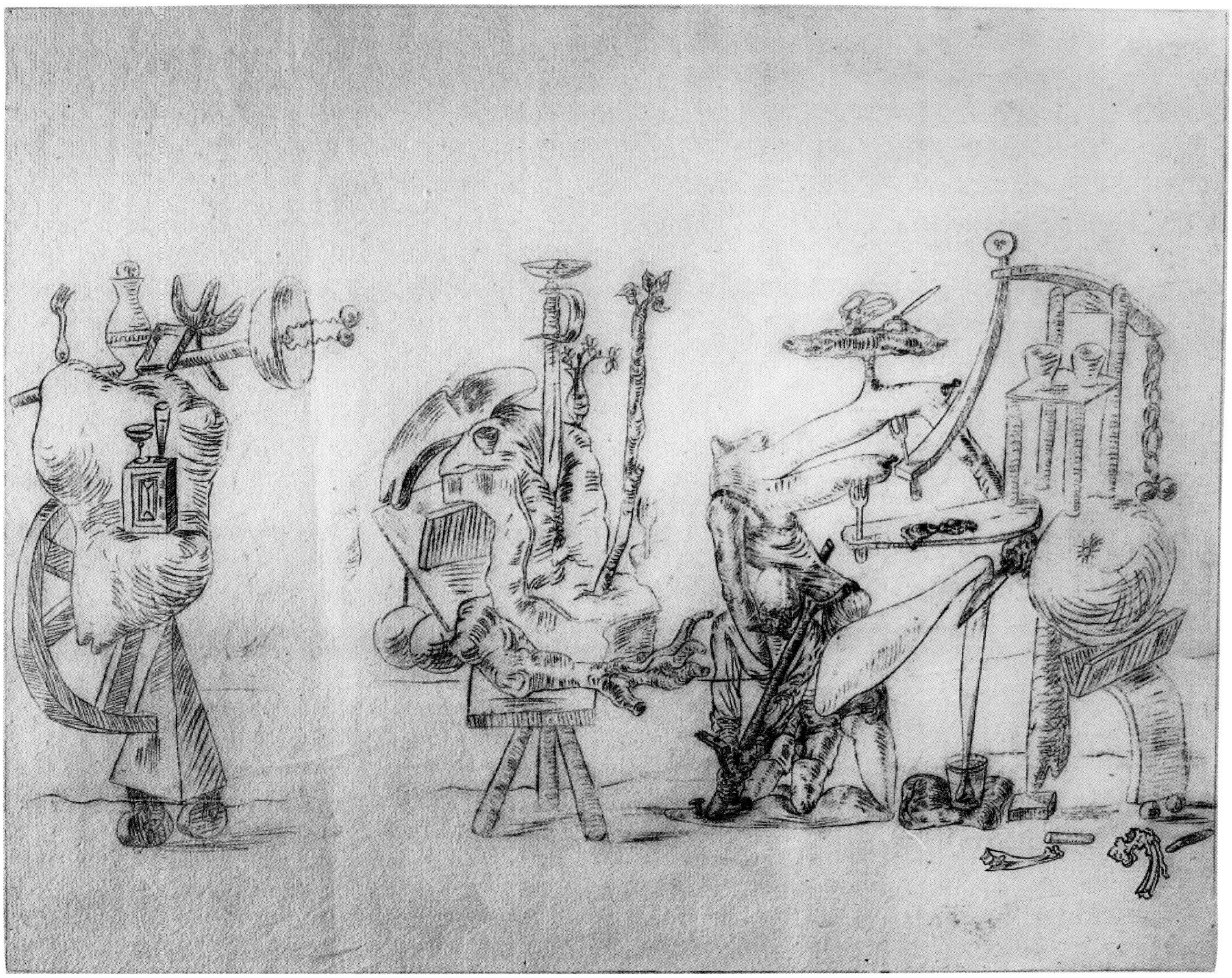

19

Salvador Dali und Pablo Picasso: Köstlicher Leichnam, [1933-1934]

Cadavre exquis

Abzug mit Bleistift auf der Grundlage der Reproduktion einer Radierung von Picasso und einer Originalradierung von Dali, mit Bleistiftzeichnung von Dali, 30,3 x 37,1 cm
M.P. 3253, Schenkung von 1979*

den Tag. Sie kommt auch in dem Text zum Ausdruck, den er 1935 in den *Cahiers d'art* veröffentlicht, »Les Pantoufles de Picasso«, die paranoisch-kritische Umsetzung eines Textes von Sacher-Masoch.[10] Von da an erwähnt Dali Picasso ständig in seinen Schriften und Interviews und gibt ihm in puncto Genius sogar die bessere Note – 20 von möglichen 20 Punkten gegenüber 19 für sich selbst[11]; und doch hat er auch vernichtende Worte für ihn: »Sein Leben lang hat Picasso immer nur Entwürfe gemacht. [...] Was er nie fertiggebracht hat, ist ein wirkliches Bild. Kein einziges Meisterwerk!«[12] Die Sympathien Dalis für das Franco-Regime führten zum unüberwindbaren Bruch zwischen den beiden Malerkollegen; trotz Dalis Bitten lenkte Picasso nie mehr ein.[13]

10 »Les Pantoufles de Picasso« («Picassos Pantoffeln«), *Cahiers d'art*, 10. Jahrgang, Nr. 7-10, 1935, S. 208-212. Daniel Abadie greift den Text auf und stellt ihm den herrlichen Aufsatz »La Pantoufle de Sapho« [Saphos Pantoffel] von Sacher-Masoch gegenüber (1980, a. a. O., S. 52-54).

11 Salvador Dali, 50 secrets magiques, Edita/Denoël, 1974; darin erscheint eine Werteskala der einzelnen Maler: Leonardo da Vinci, Meissonier, Ingres ... (S. 28).

12 *Comment on devient Dali*, 1973, *a. a. O.*, S. 317.

13 Dali schickte Picasso achtundzwanzig Briefe, die im Picasso Archiv aufbewahrt sind. Dem ersten, datiert auf den 13. Dezember 1927, sind sechs Fotografien beigefügt, die vier Zeichnungen aus dem Jahr 1927 zeigen – eine Aufnahme trägt die Widmung: »A Picasso ben devotement« – sowie ein Gemälde, ebenfalls von 1927, *Appareil et main* (mit einer Detailaufnahme). Bis 1939 wird die Korrespondenz mit ein bis zwei Briefen pro Jahr regelmäßig fortgeführt. Zur Unterbrechung kommt es während Dalis Aufenthalt in den Vereinigten Staaten (von 1940 bis 1948; 1947 entsteht dort sein *Portrait de Picasso*, das mit dem Titel »The Anarchist« auf Seite 3 der zweiten Ausgabe von *Dali News* am 25. November 1947 in New York erscheint). Am 17. Oktober 1949 schreibt er: »Danke, danke, mit Ihrem kategorischen iberischen Genie, das unbeeinträchtigt ist, haben Sie Bouguereau und vor allem auch die gesamte moderne Kunst zugrunde gerichtet! Jetzt kann wieder jungfräulich gemalt werden!« Bis 1970 ergeht jährlich etwa eine Briefsendung an Picasso; neben dem wiederkehrenden Satz »Per el juliol ni dona ni cargol« [Zum Juli weder Frau noch Schnecke] ist darin immer wieder die Aufforderung zu einem Treffen enthalten. Dali kommentiert die einseitige Korrespondenz wie folgt: »Picasso hat nie geantwortet, doch weiß ich, daß er meine jährliche Karte und die Aufmerksamkeit außerordentlich schätzte. Sein Umfeld aber trennte uns voneinander. Hätte er mir geantwortet, wäre er sehr wahrscheinlich als Verräter an der Sache betrachtet worden. Er war Gefangener seines politischen Systems.« (*Comment on devient Dali*, 1973, *a. a. O.*, S. 317 – wie man Dali wird – und wie man Geschichte schreibt ...)

Giorgio De Chirico
1888-1978

Picasso nannte einen raren Schatz sein eigen: einen 1919 bei Valori Plastici erschienenen Band über Giorgio De Chirico, ergänzt durch die kleine Katalog-Einladung zur Ausstellung De Chirico im März-April 1922 bei Paul Guillaume (präsentiert von André Breton) sowie – und das ist die Hauptsache – diverse Tusche- und Bleistiftzeichnungen und handschriftliche Dokumente, alles zu einem Buch gebunden. Ferner umfaßt der Band eine Serie von vierzehn Zeichnungen auf verschiedenarti-gen Unterlagen (lose Blätter, Einladungskarte, Umschlag, Konzertprogramm, Briefe) und zwei mehrseitige Manuskripte, »Pour faire les couleurs« [Über das Farbenmachen] und »Sur le silence« [Über das Schweigen].[1] Die Auswahl hatte sehr wahrscheinlich Paul Eluard vorgenommen, und für ihn wurde das Werk auch gemacht; es trägt sein von Max Ernst gezeichnetes Exlibris »Après moi le sommeil« [Nach mir der Schlaf]. 1923 war der Dichter gemeinsam mit seiner Gattin Gala nach Rom gereist, und man kann davon ausgehen, daß er

1 *Giorgio De Chirico,* 12 tavole in fototipia, con vari giudizi critici, Rom, Edizioni di »Valori Plastici« [1919]. Auf gebundenem Seidenpapier finden sich zunächst sechs Zeichnungen (S. 1 bis 6: M.P. 3590-1 bis 6). Es folgt das Manuskript der Gedichte »Hoffnungen« [Espoirs] (S. 7), »Ein Leben (Gedicht)« [Une vie (Poème)] – auf 2 Blättern – und »Lauf, lauf ins Leben« [Cours, cours dans la vie] (S. 8), »Eine Nacht« [Une nuit] – auf 2 Blättern – (S. 9), ein Gedicht beginnend mit dem Vers »All ihr Freunde, die ihr brennende Herzen habt« [Amis vous tous qui avez les cœurs brûlants] (S. 10); ferner ein Text, den De Chirico mit »August 1911« datiert und seiner Mutter gewidmet hat (S. 11), ein weiterer mit dem Titel »In einem schwarzen Kahn« [Dans une barque noire] (S. 12), sowie »Wer hat mir das große schwarze Fenster gezeigt« [Qui m'a montré la grande fenêtre noire] (S. 13). Es folgen eher theoretische Schriften, darunter eine mit der Überschrift »Was der Impressionismus sein soll« [Ce que doit être l'impressionnisme]. Sie besteht aus französischen Sprachübungen (auf dessen Rückseite sich die Zeichnung M.P. 3590-7 befindet, S. 14) sowie sieben beidseitig beschriebenen Blättern, die direkt auf den Falz geklebt sind: »Impressionismus und Sensationismus« [Impressionnisme et sensationnisme] und »Über den Optimismus« [Sur l'optimisme] (S. 15, beidseitig); »Eine Eingebung kann plötzlich kommen« [Une révélation peut naître tout à coup] und »So sind denn Religion und Philosophie zwei mächtige Synthesen« [Ainsi la religion et la philosophie sont comme deux grandes synthèses] (gesperrt, S. 16, beidseitig); »Nietzsche bemerkte sehr richtig« [Nietzsche dit très justement] und »Die Feigheit, der fehlende Blick und der schlechte Geschmack der Männer« [La lâcheté, la mauvaise vue et le mauvais goût des hommes] (gesperrt, S. 17, beidseitig); »Damit ein Kunstwerk wirklich unsterblich sei« [Pour qu'une œuvre d'art soit vraiment immortelle] und, auf derselben Seite, »Die Betrachtung der Natur« [La contemplation de la nature] (S. 18); »Eine Frage der Musik« [Point de musique] (mit griechischen, italienischen und englischen Vokabelübungen auf der Rückseite, S. 19, beidseitig); »Als ich nach Verlassen der Münchner Kunstakademie« [Lorsqu'après avoir quitté l'Academie de Munich] (S. 20, beidseitig) – auf der Rückseite ist ein Selbstporträt mit Tusche abgebildet, M-P. 3590-7bis); »Vor allem gilt es, die Kunst von allem zu befreien, was [schon bekannt ist]« [Ce qu'il faut surtout c'est débarrasser l'art de tout ce qu'[il] contient de connu] (S. 21, beidseitig; umseitig befindet sich ein gezeichnetes Selbstporträt (M.P. 3590-7ter). Auf der nachfolgenden Seite 22 ist wiederum ein gebundenes Blatt Seidenpapier mit einer Zeichnung zu finden (M.P. 3590-8), auf dessen Rückseite der Text »Melancholie« steht. Auf Seite 23 beginnt eine Serie linierter Schulheftblätter, die eingeklebt sind; sie tragen die Überschrift: »Zweiter Teil. Das Gefühl der Vorgeschichtlichkeit« und reichen bis zur Seite 33 (elf Blätter, von denen drei unbeschrieben sind; auf der Rückseite des ersten Blattes mit der Überschrift befindet sich die Zeichnung M.P. 3590-9). Zwei unbeschriebene Blätter leiten zur nachfolgenden Sequenz über: »Eine Ausstellung in Florenz mit einigen Werken von Andrea del Castagno« mit dem Datum 25. Mai 1911 (S. 36- bis 40). Dank dieser – etwas eintönigen – Liste läßt sich feststellen, daß die Reihenfolge im Buch mit der Reihenfolge der Veröffentlichung dieser Texte (mit Ausnahme desjenigen über del Castagno) in *Cahiers du Musée national d'art moderne* übereinstimmt (Nr. 13, 1984, S. 52-61; die Ausgabe widmet sich dem Heft in einem ausführlichen Dossier, das Auskunft gibt über seine Geschichte, die Zeichnungen und Texte und die Beziehung zwischen Eluard und De Chirico. Marie-Laure Bernadac ist die Verfasserin von »Le Carnet de De Chirico au musée de Picasso«, und von Maurizio Fagiolo dell'Arco stammt der Beitrag »Giorgio De Chirico à Paris 1911-1914. Autres enquêtes sur la métaphysique et autres énigmes«, S. 47-73.)

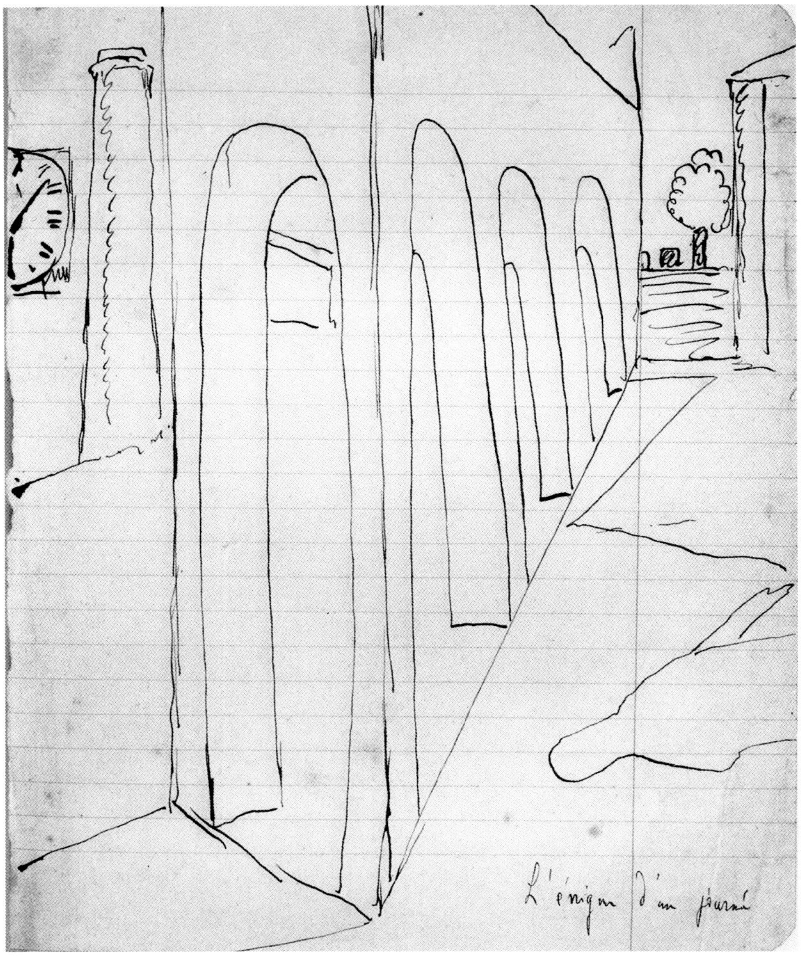

20-1

20

Giorgio De Chirico: 12 tavole in fototipa, con vari giudizi critici, [1919]
Rom, Edizione di »Valori Plastici«

ohne Seitennumerierung, 24,5x19 cm, Einband aus grünem Halbmaroquin

Die Ausgabe gehörte Paul Eluard. Der Band ist um den Ausstellungskatalog *G. De Chirico* von Paul Guillaume (Paris, März-April 1922) erweitert, der am Anfang steht; den Schluß bilden fünfzehn Seiten aus Papier mit Wasserzeichen, auf die acht Zeichnungen und handgeschriebene Blätter geklebt sind, und aus sieben handgeschriebenen Blättern, die auf den Falz geklebt sind (darunter zwei mit Zeichnungen); es folgen vierzehn handgeschriebene Seiten aus einem eingeklebten Heft (eine mit Zeichnung) und vier unbeschriebene Seiten. In den Band sind vierzehn lose Blätter mit Zeichnungen und zwölf handgeschriebene eingelegt. Alle Zeichnungen und Texte stammen von De Chirico.
M.P. 3590, Schenkung 1979*

20-2

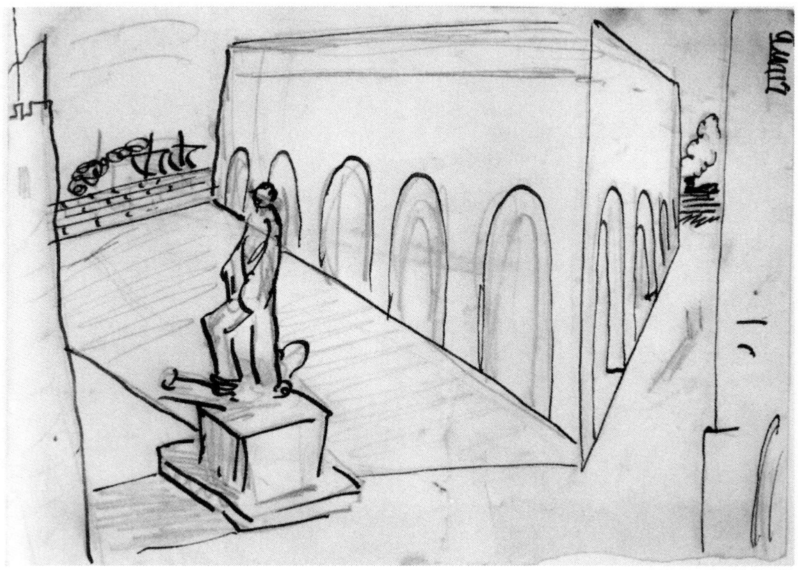

20-3

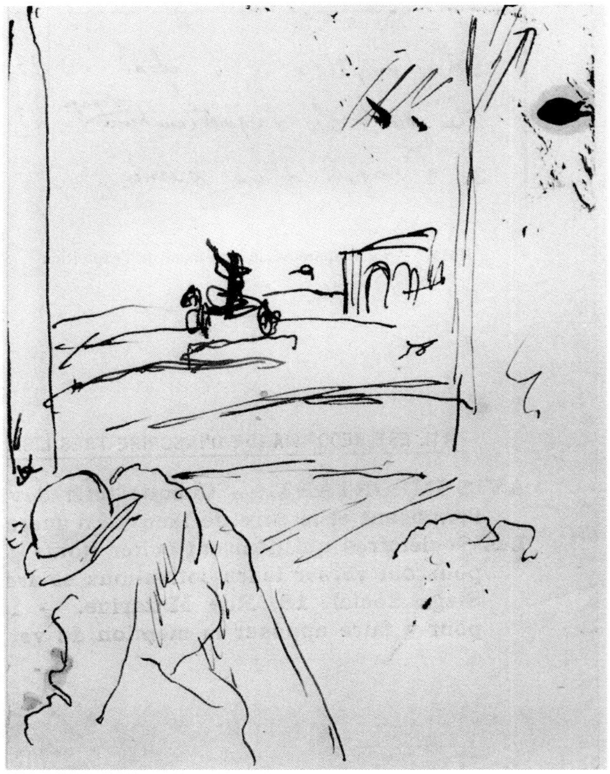

20-1

Das Rätsel eines Tages, 1913
L'Enigme d'une journée

Tusche auf liniertem Papier, auf gebundenes Wasserzeichenpapier geklebt, 22x17,5cm
Inschrift unten rechts: »L'énigme d'une journée«
M.P. 3590-1

20-2

Italienischer Platz, von oben betrachtet, 1914-1915
Place d'Italie, vue de haut

Tusche und Kohlestift auf Papier, auf gebundenes Wasserzeichenpapier geklebt, 11,6x15,8cm
M.P. 3590-2

20-3

Mädchen vor einem italienischen Platz, 1914
Jeune fille devant une place d'Italie

Tusche auf Papier, auf gebundenes Wasserzeichenpapier geklebt, 14,6x10,9cm
auf der Rückseite Inschrift auf einem Belegschein vom Salon des Indépendants von 1914:
1. »La nostalgie de l'Infini« [Die Sehnsucht nach dem Unendlichen]
2. »Les joies et les énigmes d'une heure étrange« [Freuden und Rätsel einer eigenartigen Stunde]
3. »L'énigme d'une journée« [Das Rätsel eines Tages]
M.P. 3590-3

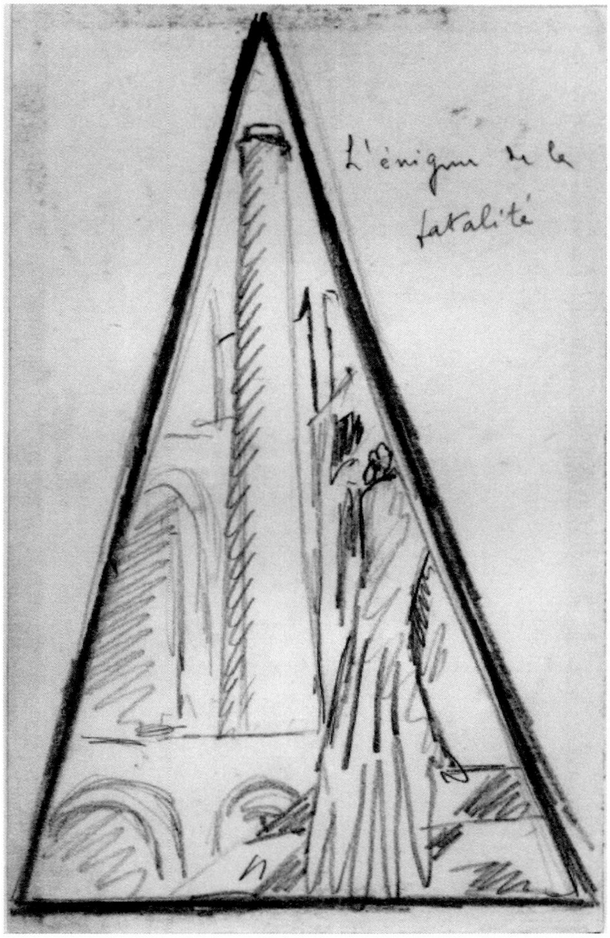

20-4

20-4

Studie für das Rätsel der Schicksalhaftigkeit, 1914
Etude pour l'Enigme de la fatalité

Bleistift auf Papier (Rückseite einer Totenanzeige), auf gebundenes Wasserzeichenpapier geklebt, 17-4x10,8cm
Inschrift unten rechts: »L'énigme de la fatalité«
M.P. 3590-4

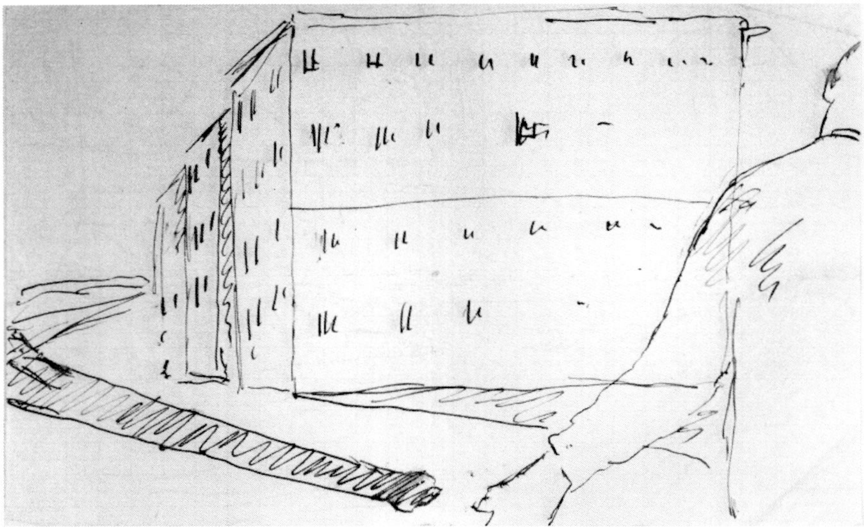

20-5r

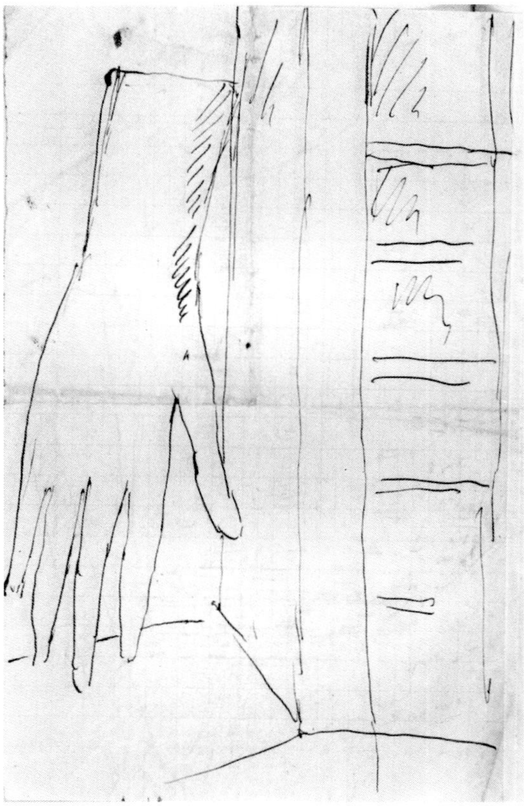

20-5v

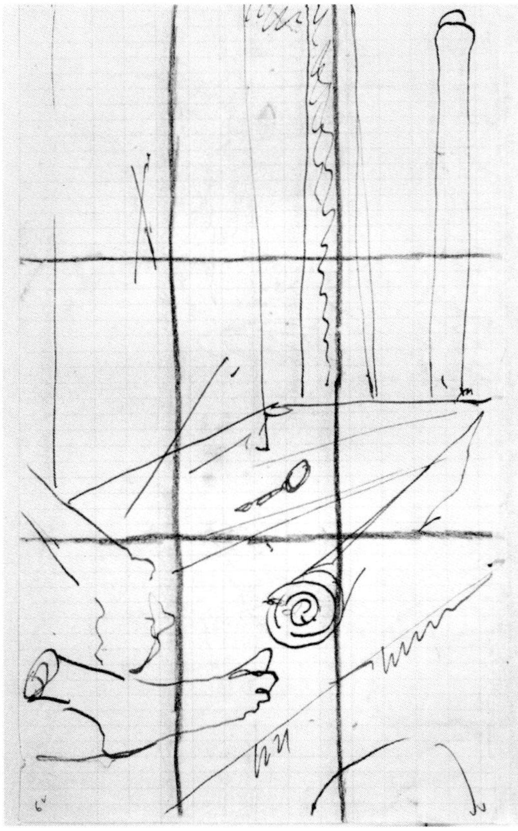

20-6v

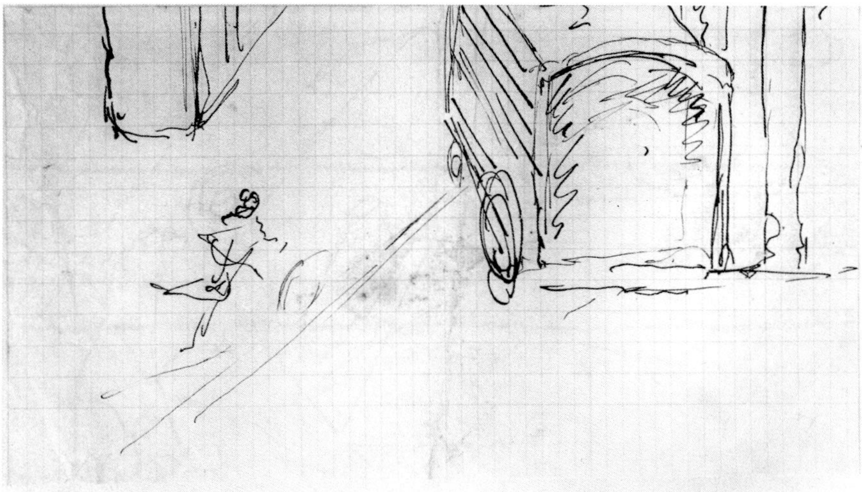

20-6r

20-7

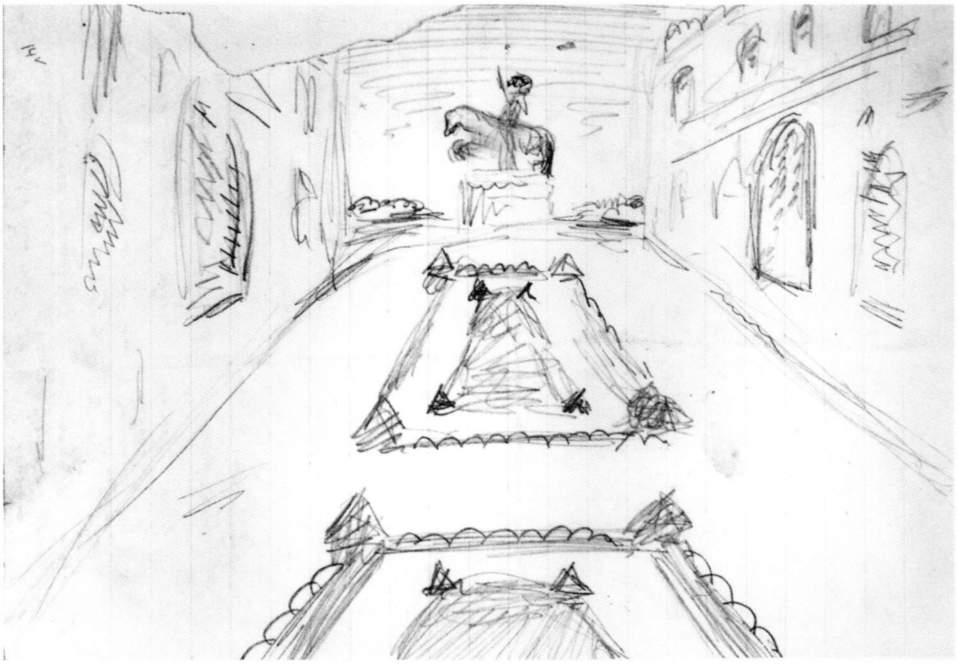

20-5

Italienischer Platz mit Statue und Kamin, 1914

Place d'Italie avec statue et cheminée

Tusche auf Kästchenpapier, auf gebundenes Wasserzeichenpapier geklebt, 13,3 x 20,8 cm
auf der Rückseite: *Etude de gant* [Studie zu einem Handschuh]
Tusche
M.P. 3590-5

20-6

Studie für Mysterium und Melancholie einer Straße, 1914

Etude pour Mystère et mélancholie d'une rue

Tusche auf Kästchenpapier, 12 x 21 cm
auf der Rückseite: *Etude pour Composition métaphysique [Autoportrait]*
1913
Tusche und weicher Bleistift
M.P. 3590-6

20-7

Gärten in Versailles, 1913

Jardins de Versailles

Kohlestift auf liniertem Papier, auf gebundenes Wasserzeichenpapier geklebt, 15 x 20,5 cm
auf der Rückseite, vom Künstler handgeschrieben:
»Ce que doit être l'impressionisme«
M.P. 3590-7

20-8

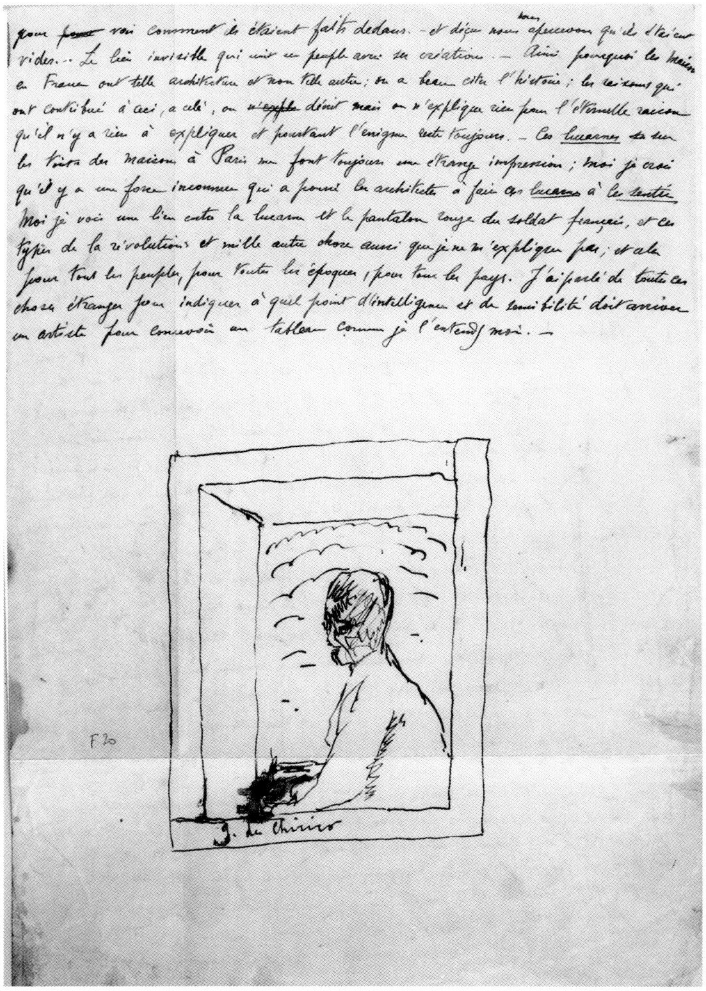

20-9

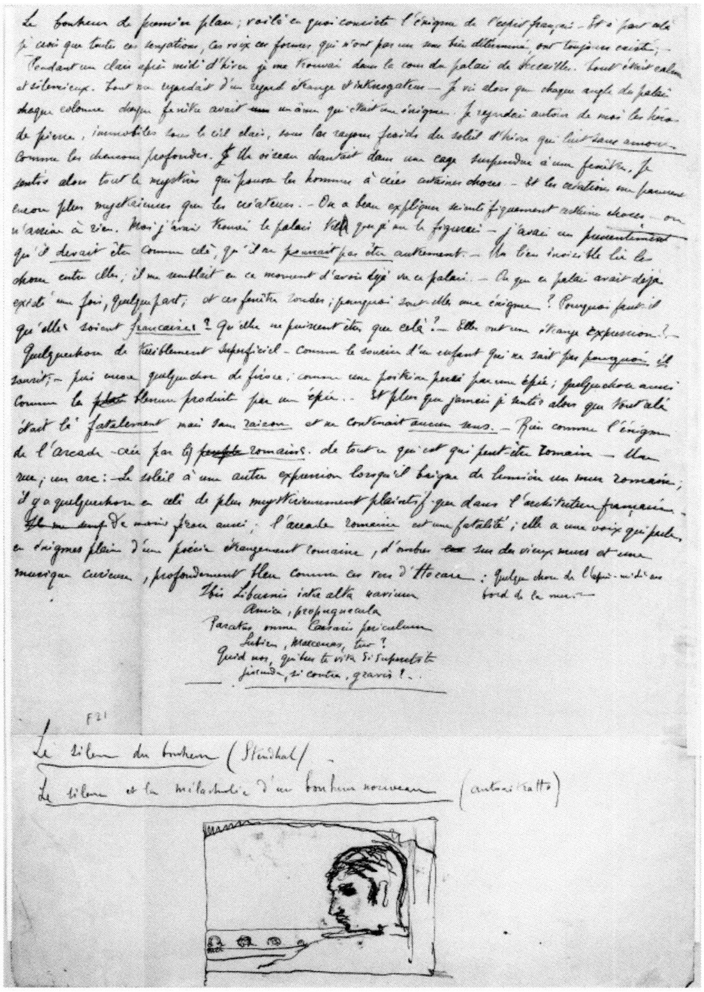

20-8

Selbstporträt am Fenster, [1913-1914]
Autoportrait à la fenêtre

Tusche auf handgeschriebenem Blatt, 31,2 x 20,9 cm
signiert auf dem gemalten Rahmen: »G. de Chirico«
M.P.- 3590-7bis

20-9

Selbstporträt unter einer Arkade, [1913-1914]
Autoportrait sous une arcade

Tusche auf handgeschriebenem Blatt, 31-2 x 20,8 cm
Inschrift: »*Le silence du bonheur* (Stendhal); *Le silence et la mélancholie d'un bonheur nouveau* (Autoritratto)« [Die Stille des Glücks *(Stendhal)*; Die Stille und Melancholie eines neuen Glücks *(Selbstporträt)*]
M.P. 3590-7ter

bei dieser Gelegenheit die Zeichnungen und einen Teil der Manuskripte erwarb.[2] Eluard verwendete sie für verschiedene Publikationen: In *La Révolution surréaliste* wurden 1925 in den Nummern 4 und 5 einige montierte Manuskripte abgedruckt, und 1934 erschienen Auszüge von »Sur le silence«.[3] Es besteht Grund zu der Annahme, daß Eluard den Band erst im Anschluß daran Picasso überreichte, auch wenn man nicht weiß, wann und unter welchen Umständen. Ausgesprochen wertvoll wird er aufgrund der Tatsache, daß er Texte und Zeichnungen aus ein und derselben Zeit, jedoch unzweifelhaft älteren Datums, vereint, deren Verknüpfung auf direktem Weg zum Werk des Erfinders der metaphysischen Malerei führt.[4] Sehr wahrscheinlich war Picasso in den ausgehenden dreißiger Jahren, als er sich selbst regelmäßig dem Schreiben widmete, außerordentlich angetan von der Vorstellung, auch einmal im Besitz geschriebener Werke des Malers zu sein.

De Chirico verbrachte gemeinsam mit seinem Bruder Alberto Savinio vier Jahre in Paris: Am 14. Juli 1911 traf er dort ein und im Sommer 1915, als Italien in den Krieg eintrat, reiste er wieder ab, um sich zum italienischen Militär zu melden. Er erinnert sich an seine ersten Schritte in der Pariser Welt: »Flüchtig hörte ich, wie vom *Salon d'automne* die Rede war, von den ›revolutionären‹ Malern, von Picasso, dem Kubismus, den modernen Schulen.«[5] Sehr schnell gehörte er selbst zum engsten Kreis dieser Avantgarde; im Herbstsalon 1912 wurde sein Werk entdeckt, und bald, möglicherweise im Salon des Indépendants von 1913, lernte er Apollinaire kennen: »Damals war Guillaume Apollinaire der Vorkämpfer der modernen Kunst. Er machte die Unabhängigen auf die Bilder von Chirico aufmerksam. Manche sagen, Picasso, der Chirico als ›Bahnhofsmaler‹ bezeichnete, habe ihn darauf hingewiesen. Dazu sei bemerkt, daß Chirico mit Beginn seines Pariser Aufenthalts seinem Metier als Rätselsuchender nachging, und an der Gare Montparnasse boten sich ihm ebensoviele Mysterien wie vor den Kulturdenkmälern Turins. Seine erhabenen Bauten, an deren Stirnseite die Zeiger einer Uhr auf zwei am Nachmittag stehen, machten rasch von sich reden.«[6] De Chirico erinnert an »die Samstage von Apollinaire«: »Er hatte eine kleine Wohnung im obersten Stockwerk eines alten Bürgerhauses am Boulevard Saint-Germain. Samstags zwischen fünf und sieben empfing er seine Freunde. Es kamen

Der größte Teil dieser Manuskripte wurde 1955 zuerst in englischer Übersetzung von James Thrall Soby in dem Katalog zu der Ausstellung *Giorgio De Chirico in the Museum of Modern Art* in New York veröffentlicht. Eluard (der 1952 stirbt) hatte Soby einige Jahre zuvor darüber informiert, daß Picasso im Besitz dieses wertvollen Bandes war.

2 Die Zeichnungen können um 1913-1914 angesiedelt werden, zum einen anhand des häufig möglichen Vergleichs mit Werken, deren Entstehungsdatum gesichert ist, zum anderen aber auch wegen der verwendeten Unterlage, beispielsweise ein Teilnahmeschein für den Salon des Indépendants von 1914. Einige Manuskripte aus dem Band sind mit 1911 oder 1913 datiert: Es besteht ausreichend Grund zu der Annahme, daß alle in derselben Zeit entstanden (siehe Maurizio Fagiolo dell'Arco, 1984, *a. a. O.*, *passim*). Zeichnungen und Manuskripte – alle in französischer Sprache – stammen demnach aus der Zeit von De Chiricos erstem Paris-Aufenthalt. Die beiden ungesetzten Manuskripte sind dagegen späteren Datums: »«Über das Farbenmachen« wurde 1924 für Madame Eluard geschrieben und ihr gewidmet; »Über das Schweigen« könnte aus der Zeit 1925-1926 stammen (Maurizio Fagiolo, 1984, *a. a. O.*, S. 50).

3 »Was Impressionismus sein sollte« erscheint in *La Révolution surréaliste*, Nr. 4, 15. Juli 1925, S. 31-32; »Hoffnungen«, »Ein Leben« und »Eine Nacht«, *ibid.*, Nr. 5, 15. Oktober 1925, S. 6 u. 7. »Über das Schweigen« ist teilweise veröffentlicht in *Minotaure*, Nr. 5, 1934, S. 31-32 (im Manuskript befinden sich im übrigen druckgraphische Anmerkungen). Die gesamten »manuscrits Eluard-Picasso« wurde wiederveröffentlicht in Giorgio De Chirico, *Il meccanismo del pensiero*, Mailand, Giulio Einaudi, 1985.

4 Die zahlreichen Streichungen im Manuskript sprechen für einen ersten Wurf, und die äußerst skizzenhaften Zeichnungen sind charakteristisch für den Zeichenstil der tatsächlich auf die Vorkriegszeit datierten Werke.

5 Giorgio De Chirico, *Mémoires*, Paris, La Table ronde, 1965, S. 74.

6 Angelo Bardi (von dem Maurizio Fagiolo dell'Arco glaubt, es handele sich möglicherweise um De Chirico selbst, Brief an die Autorin vom 23. November 1997), »La Vie de Giorgio De Chirico«, *Sélection*, Nr. 8, Dezember 1929, S. 23-24. Eine Äußerung von De Chirico in seinen Memoiren deutet darauf hin, daß er Apollinaire bereits vor dem Salon kannte (Giorgio De Chirico, 1965, *a. a. O.*, S. 75-77).

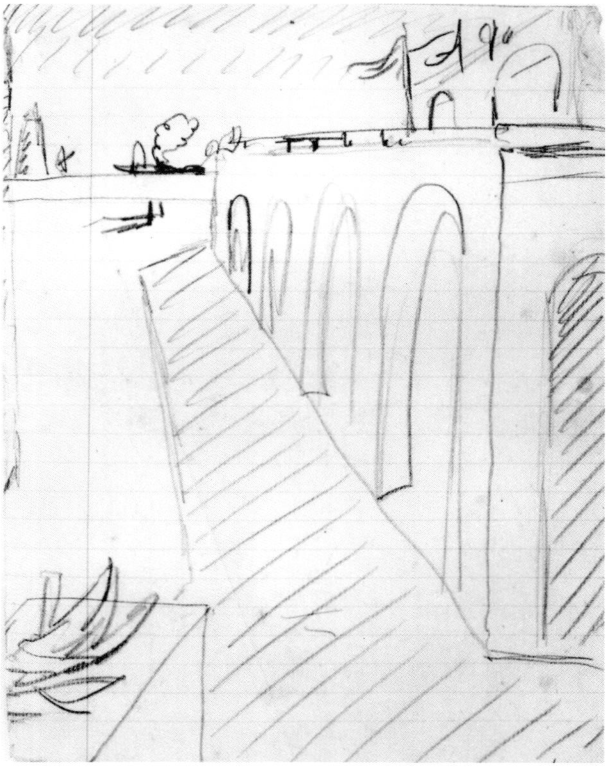

20-10

20-10

Italienischer Platz mit Bananen, 1913-1914
Place d'Italie avec bananes

Kohlestift auf liniertem Papier, auf gebundenes Wasserzeichenpapier geklebt, 21-3x16,4 cm
auf der Rückseite, vom Künstler handgeschrieben:
»Mélancholie«
M.P. 3590-8

20-11

Studie für Die Melancholie eines schönen Tages, 1912-1913
Etude pour La Mélancholie d'une belle journée

Tusche auf liniertem Papier, auf den Falz geklebt, 16,2x27 cm
auf der Rückseite, vom Künstler handgeschrieben:
»Deuxième partie. Le sentiment de la préhistoire«
[Zweiter Teil. Das Gefühl der Vorgeschichtlichkeit]
M.P. 3590-9

20-11

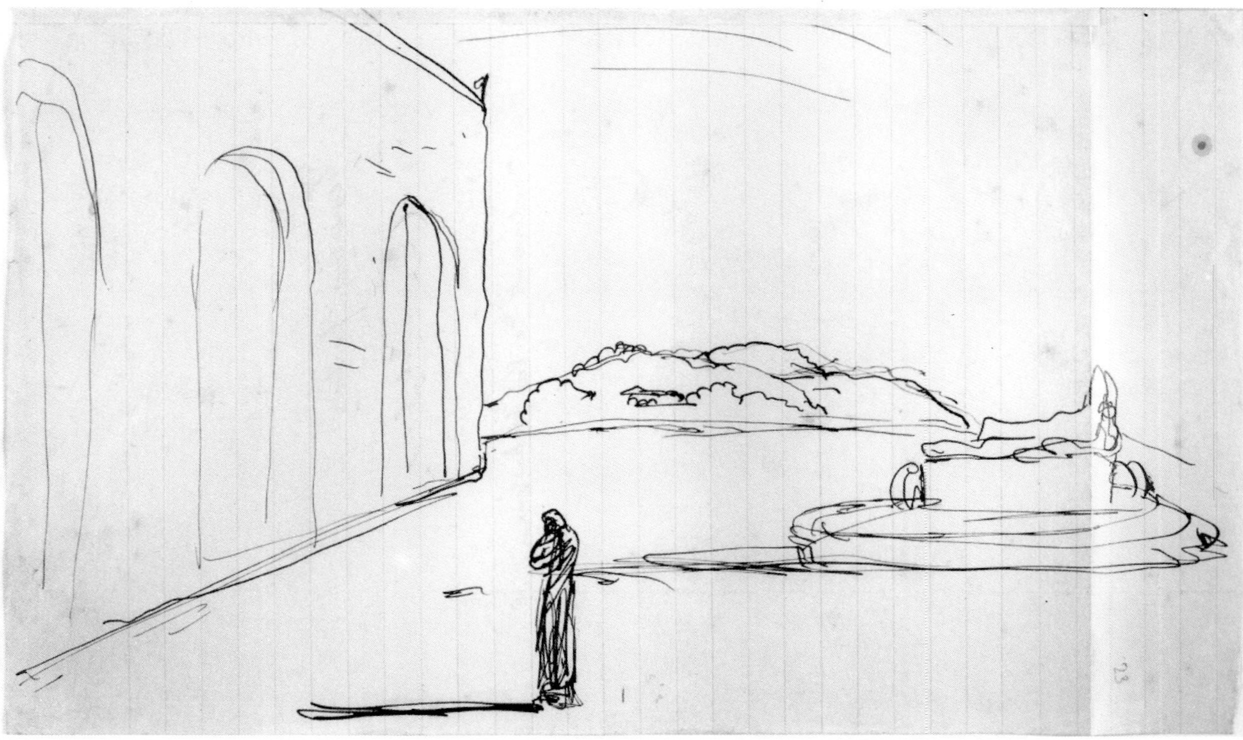

20 - 12

Waggon, Lokomotive und Statue, 1914

Wagon, locomotive et statue

Kohlestift auf grünem Papier, 14 x 18 cm
auf der Rückseite: *Etude de wagon*
Kohlestift
M.P. 3590-I

20 - 13

Studie zu Freuden und Rätsel einer eigenartigen Stunde, 1913-1914

Etude pour Les Joies et les énigmes d'une heure étrange

Tusche und blauer Stift auf Kästchenpapier, 13,5 x 20,8 cm
M.P.3590-II

Folgende Seite:

20 - 14

Italienischer Platz, 1913

Place d'Italie

Kohlestift auf Papier (Briefkopfpapier von »Gustave Dreyfus et Cie«, an »Madame la Baronne de Chirico« gerichtet, datiert vom 30. Juni 1913, 13,7 x 21,7 cm
M.P. 3590-III

20 - 15

Der große mysteriöse Platz, 1913-1914

La Grande Place mystérieuse

Tusche auf Kästchenpapier, 13,3 x 20,9 cm
Inschrift unten rechts: »La grande place mystérieuse«
M.P. 3590-IV

20 - 16

Italienischer Platz, von oben betrachtet, 1914

Place d'Italie, vued'en haut

Tusche auf Papier, 13,7 x 15,3 cm
M.P. 3590-V

20-12r

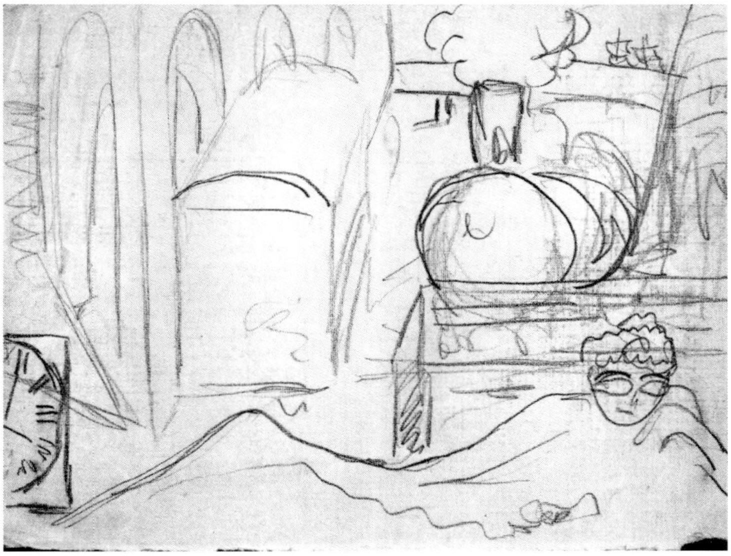

20-12v

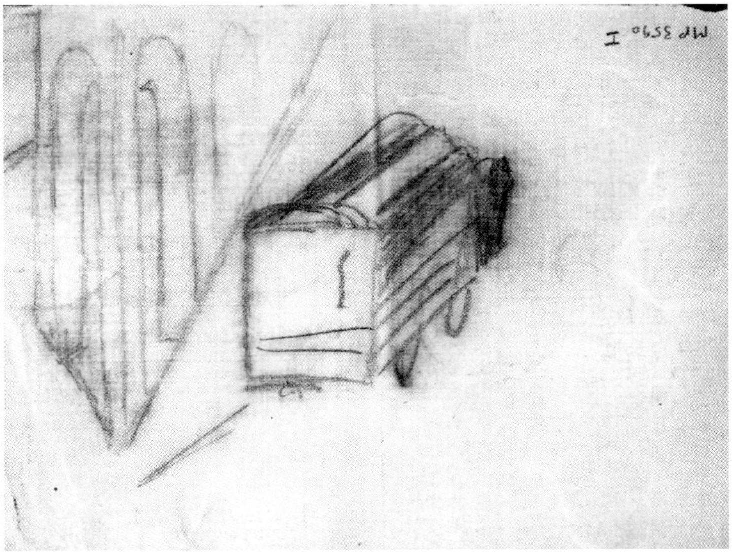

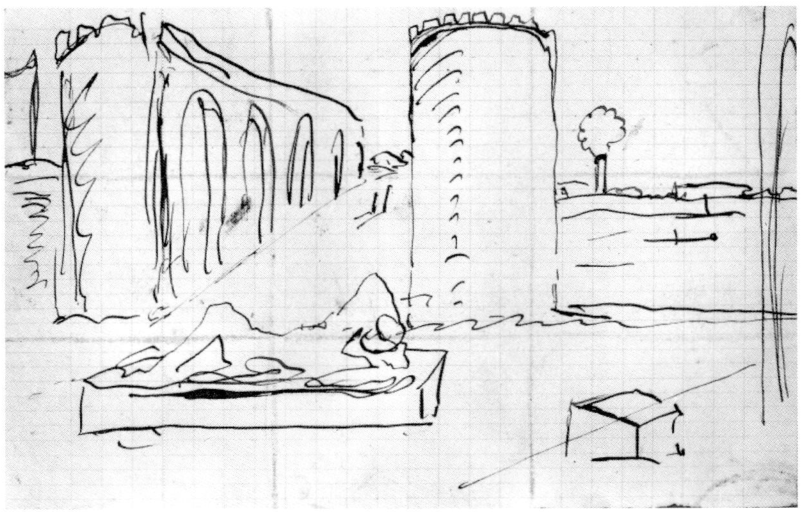

20-13

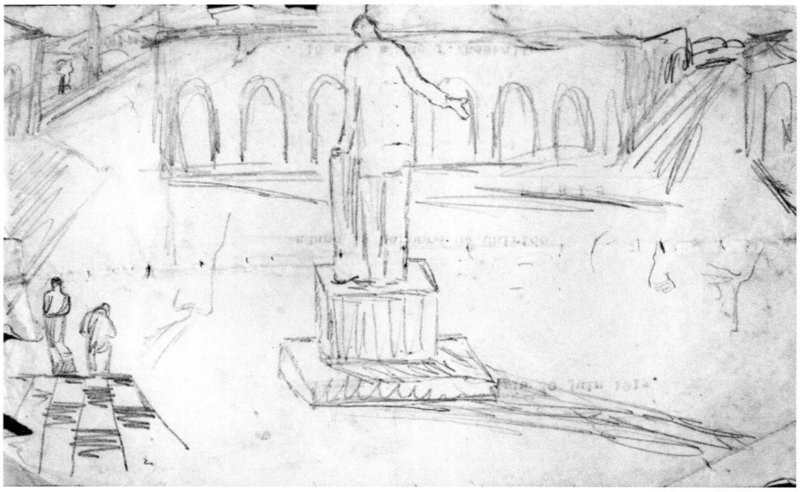

20-14

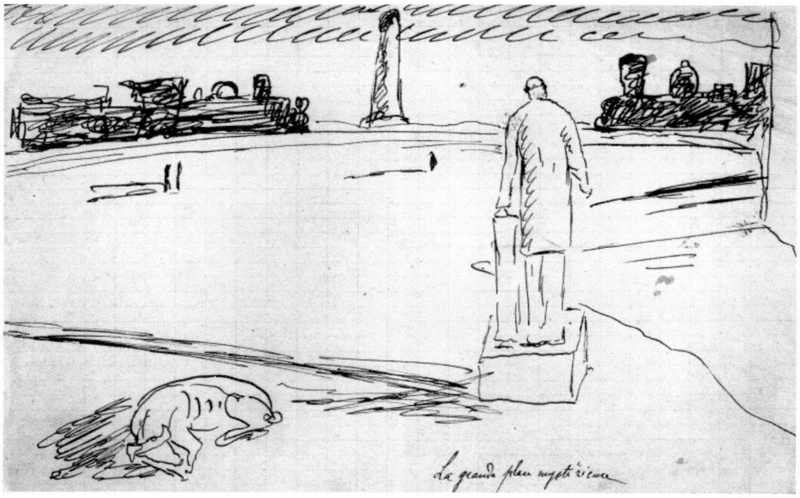

20-15

20-16

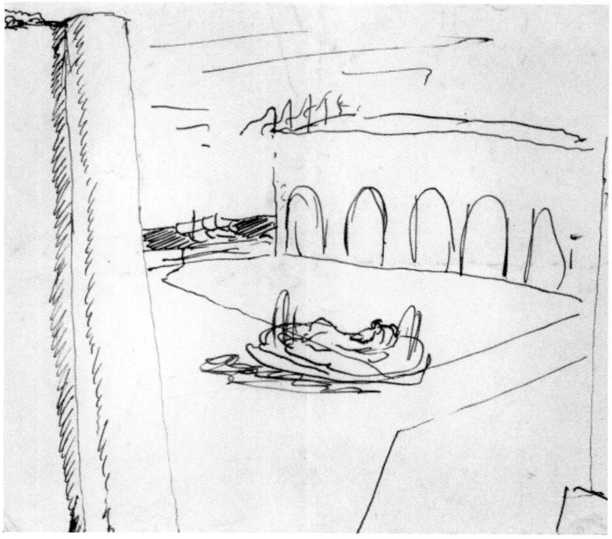

Rechte Seite:

20-17

Studie zu Arianes Nachmittag, 1913
Etude pour L'Après-midi d'Ariane

Tusche und Stift auf Papier, 18x14,1 cm
M.P. 3590-VI

20-18

Metaphysische Komposition mit Buch, Ei, Hand und Pfeil, 1914
Composition métaphysique avec livre, œuf, main et flèche

Tusche auf liniertem Papier, 22x17 cm
M.P. 3590-VII

20-19

Statue zwischen zwei Arkaden, 1914
Statue entre deux arcades

Kohlestift auf Kästchenpapier, 21,2x13,7 cm
auf der Rückseite: Auszug aus einem Brief
M.P. 3590-VIII

20-20

Studie zu einem Stilleben: Turin im Frühjahr, 1914
Etude pour Nature morte: Turin au printemps

Tusche auf Kästchenpapier, 18,3x13,4 cm
M.P. 3590-IX

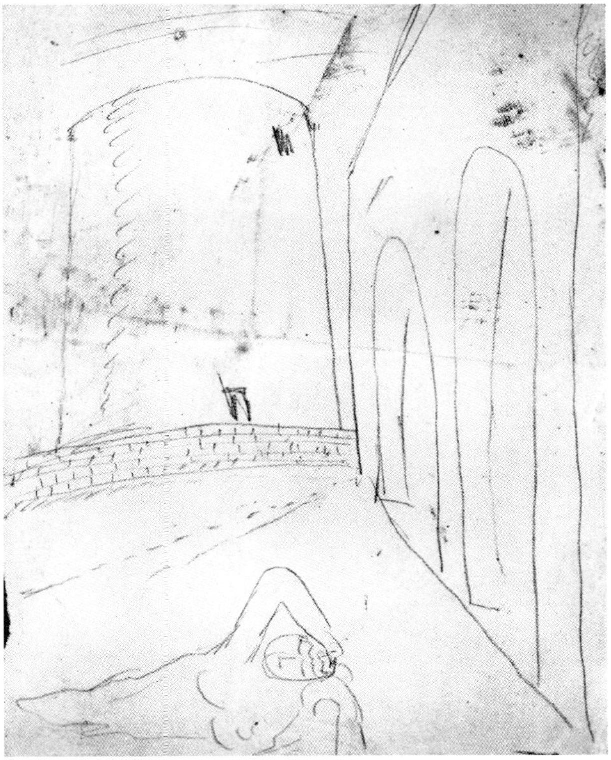

20-17

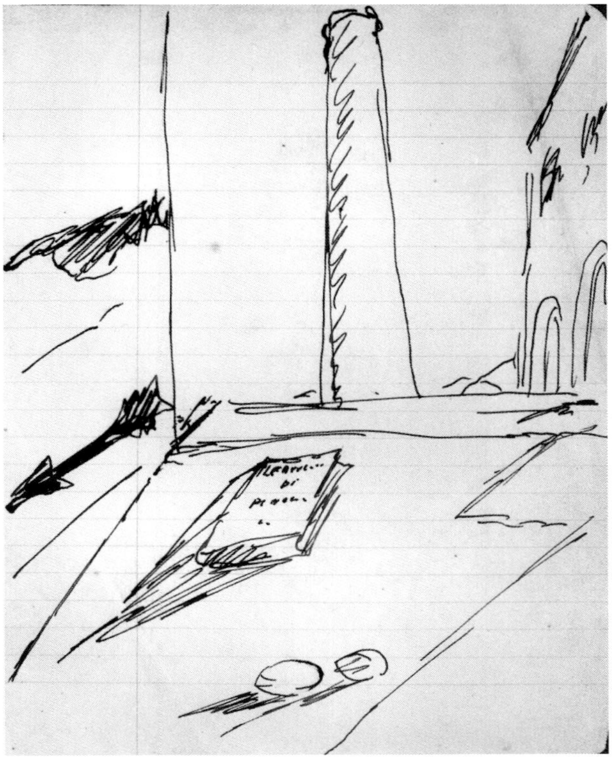

20-18

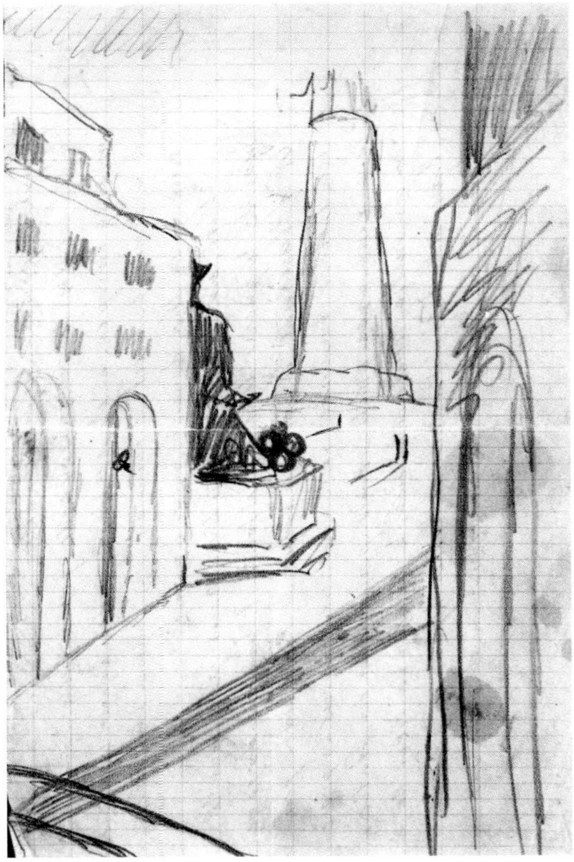

20-19

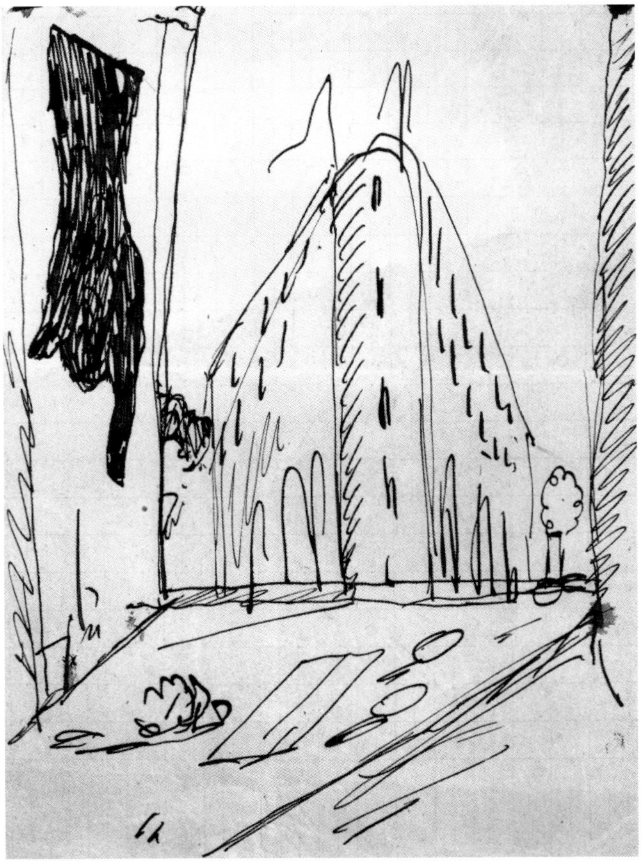

20-20

Maler, Dichter, Literaten, alle vorgeblich ›jung‹, ›intelligent‹, alle Anhänger der sogenannten ›neuen Ideen‹. [...] Apollinaire saß an seinem Arbeitstisch und leitete die Zeremonie; wortkarge und entschieden nachdenkliche Menschen saßen auf den Sofas und Sesseln [...]. An den Wänden hingen Bilder von Marie Laurencin, von Picasso und einigen unbekannten kubistischen Malern, deren Namen ich vergessen habe.«[7] Der Dichter und Kritiker wiederum hebt in seinen Schriften die Besonderheit De Chiricos, dieses »ungeschickten und sehr begabten Malers«[8], hervor: »Die Kunst dieses jungen Künstlers ist eine nach innen gekehrte, feierliche, die kaum einen Bezug hat zu der jener Maler, die sich in den vergangenen Jahren hervorgetan haben. Sein Ursprung liegt weder bei Matisse noch bei Picasso.«[9] Im Gefolge von Apollinaire und durch die Beziehung zu Picasso kommt De Chirico mit dem Kreis um die Zeitschrift *Les Soirées de Paris* in Berührung (die er 1913 subskribiert)[10], und wiederum ist es Apollinaire, der ihn bei Paul Guillaume einführt. Dieser richtet gleich 1914 die erste Ausstellung für ihn aus.

Bei der genaueren Analyse des Werkes von Picasso und De Chirico finden sich mehrfach Gemeinsamkeiten, zumindest in der Zeit zwischen 1914 und 1915, als sie sich besonders nahestanden.[11] Sehr viel später zählte der strenge Kritiker De Chirico Picasso zu den »wenigen talentierten Malern«, denen er in seinem Leben begegnet sei.[12]

20-21

Komposition mit gotischen Türmen, Hand und Kanonenkugeln, 1914-1915

Composition avec tours gothiques, main et boulets de canon

Kohlestift auf Papier (Ausschnitt aus dem Programm eines Mussorgski-Konzerts), 16,3 x 9,9 cm
M.P. 3590-X

20-22

Studie zu Mysterium und Melancholie einer Straße, 1914

Etude pour Mystère et mélancholie d'une rue

Kohlestift auf malvenfarbenem Papier, 14,2 x 18,5 cm
M.P. 3590-XI

20-23

Studie zu Arkaden, 1913-1914

Etude d'arcades

Tusche auf liniertem Papier, 19,8 x 15 cm
auf der Rückseite: *Etudes d'arcades*
Tusche auf liniertem Papier
M.P. 3590-XII

7 Giorgio De Chirico, 1965, *a. a. O.*, S. 75-76.

8 Apollinaire *OPC* II 1991, S. 610.

9 Ders., *ibid.*, S. 603.

10 Auf einer eher schonungslosen Zeichnung De Chiricos von 1915 sitzen unter dem Selbstporträt des Zöllners Rousseau, *Ich selbst* [*Moi-même*], die »Sponsoren« der Revue, Serge Férat und seine Schwester, die Baronin von Œttingen, neben Survage und Picasso um einen Tisch; letzterer hat schwarze Augen und pechschwarzes Haar (abgebildet in Marie-Laure Bernadac, 1984, *a. a. O.*, S. 45).

11 William Rubin hat sich in »De Chirico et la modernité« intensiv mit der Frage beschäftigt (Beitrag zu dem Katalog *Giorgio De Chirico*, Paris, Centre Georges Pompidou, Musée national d'art moderne, S. 9-37; die Ausstellung fand vom 24. Februar bis 25. April 1983 im Musée national d'art moderne statt).

12 Giorgio De Chirico, 1965, *a. a. O.*, S. 151. Das erste Projekt für *Calligrammes* von Apollinaire, das unter dem Titel *Moi aussi je suis peintre* [Auch ich bin Maler] vor dem Krieg hätte erscheinen sollen, in einer Radierung von Pierre Roy nach De Chirico (jenes berühmte Bildnis von »l'homme-cible« aus dem Besitz des Dichters, das von 1914 und somit aus der Zeit vor seiner Verletzung durch einen Granatsplitter stammte). Veröffentlicht wurde es schließlich mit dem Porträt des verletzten Apollinaire von Picasso aus dem Jahr 1916, wodurch De Chirico sich nicht zurückgesetzt fühlte. »Ich kann nicht behaupten, daß ich übermäßig traurig darüber wäre, denn Picasso ist einer meiner Freunde und ein sehr wertvoller Mensch; dennoch beobachte ich, daß diese Pariser ein wenig jenen französischen Frauen gleichen, deren Devise lautet: Aus den Augen, aus dem Sinn.« So schrieb er an Francesco Meriano (zitiert bei Maurizio

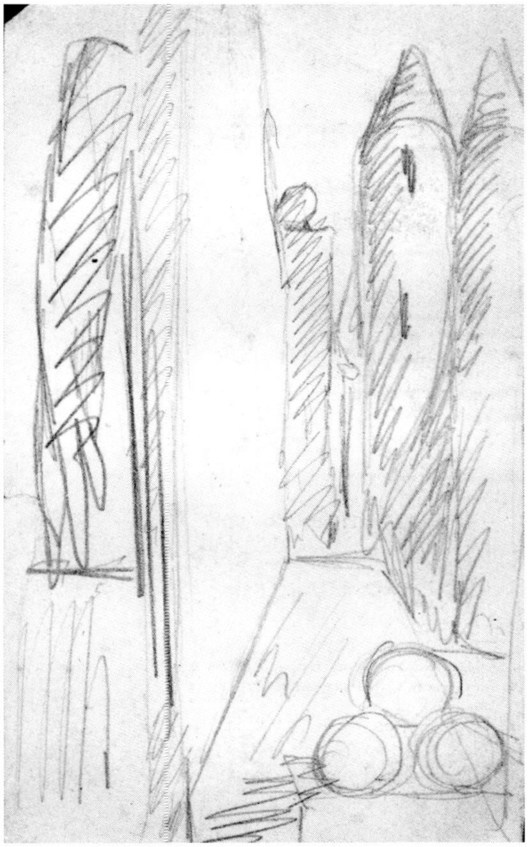

20-21

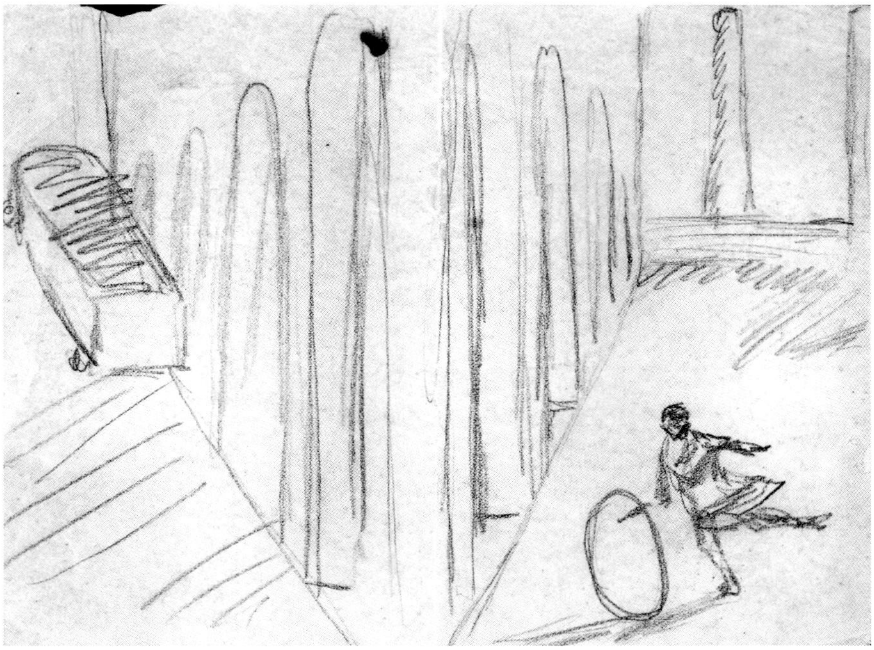

20-22

20-23r

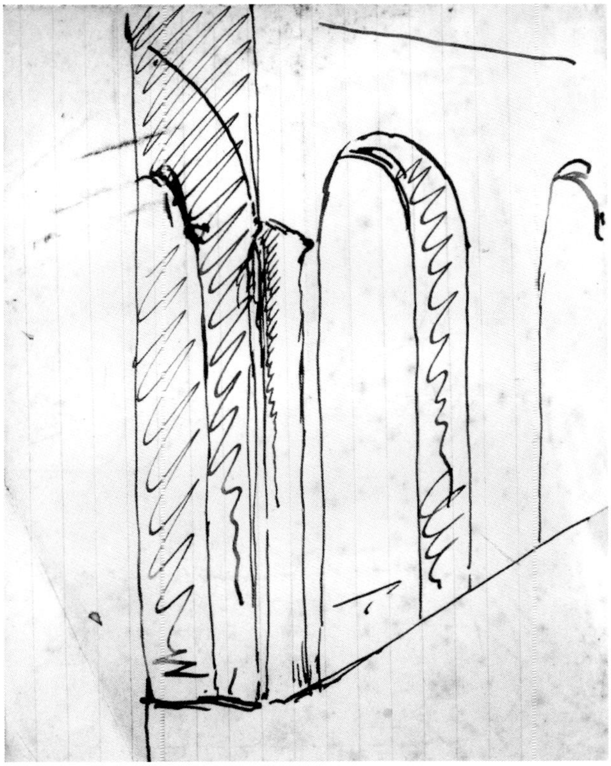

20-23v

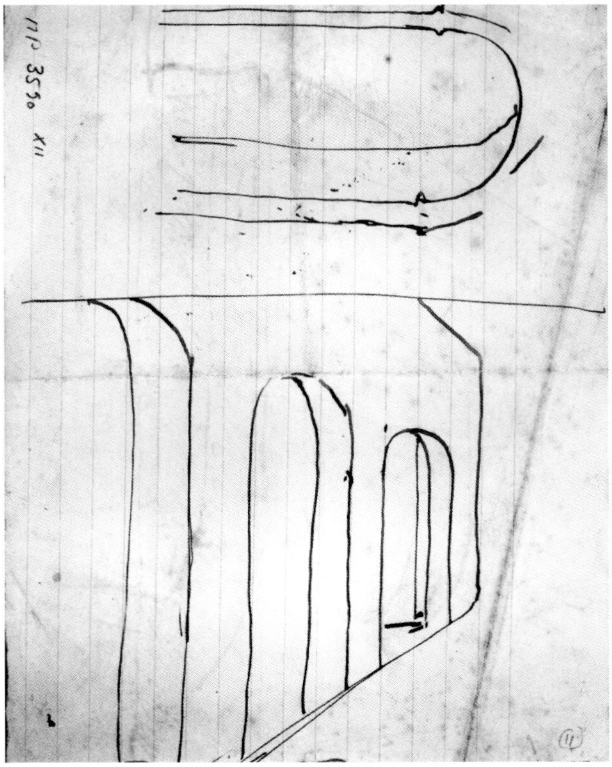

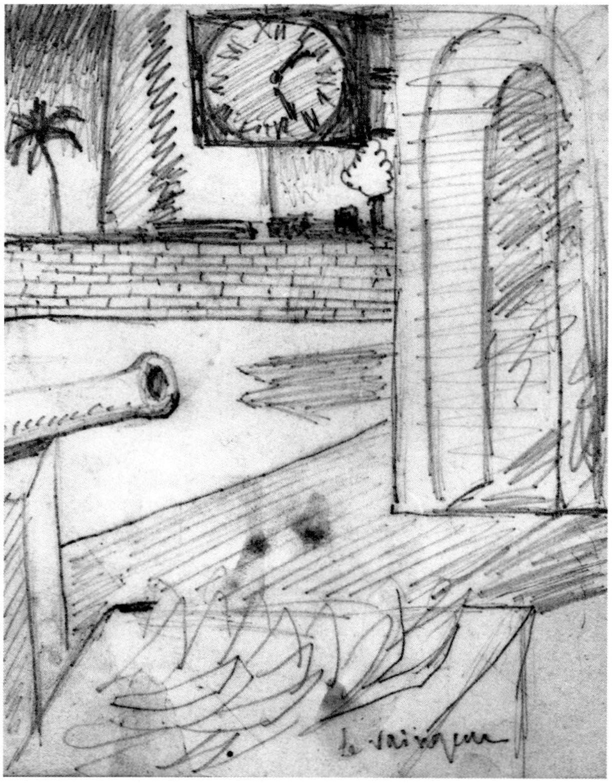

20-24

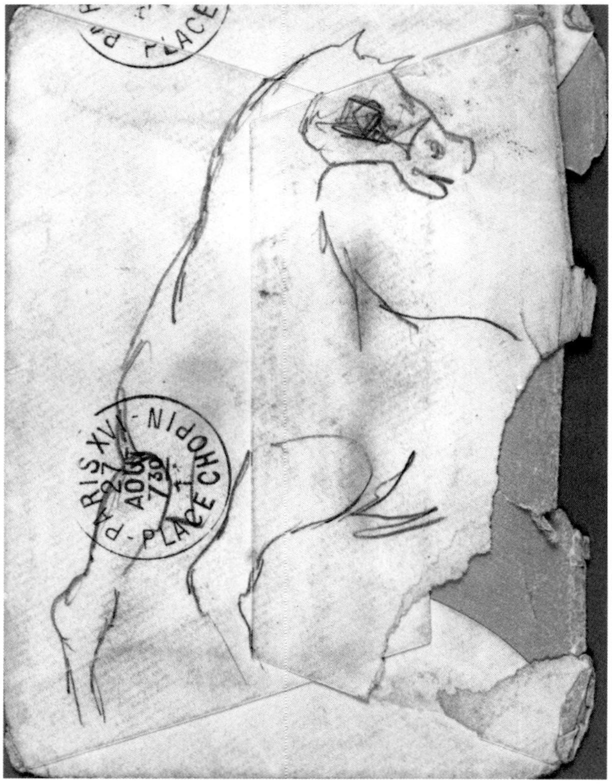

20-25

20 - 24

Der Sieger (Studie zu Die Eroberung des Philosophen), 1913 - 1914

Le Vainqueur (Etude pour La Conquête du philosophe)

Kohlestift auf Pappe (Einladung zu der Jahresversammung von »The Ladies' benevolent association«), 13,7 x 10,5 cm
Inschrift unten rechts: »Le vainqueur«
M.P. 3590-XIII

20 - 25

Studie eines Pferdes für Das Rätsel des Pferdes, August 1913

Etude de cheval pour L'Enigme du cheval

Kohlestift auf der Rückseite eines Umschlags, 12,5 x 9 cm
M.P. 35990-XIV

Fagiolo in »De Chirico à Paris 1911 - 1915«, Girogio De Chirico, 1983, *a. a. O.*, S. 79). Picassos Achtung für De Chirico läßt sich an einem Gerücht ermessen, das er in Umlauf brachte: Danach handelte es sich bei dem Urheber von *Die schlafende Zigeunerin* vom Zöllner Rousseau entweder um ihn selbst oder aber um De Chirico (William Rubin, Giorgio De Chirico, 1983, *a. a. O.*, S. 36, Anm. 29). Auch ihre Bewunderung für Rousseau, die von Apollinaire geteilt wurde, verband sie. Pierre Daix erläutert, Picasso habe »nie Apollinaires Bewunderung für Chirico geteilt«, und fügt hinzu: »Ich habe Picasso nie Gutes über De Chirico sagen hören. Aber das war in den sechziger Jahren.« (1977, S. 198 - 199 u. S. 202, Anm. 26). Françoise Gilot relativiert diese Aussage und behauptet, Picasso habe den De Chirico der metaphysischen Epoche sehr gemocht und ihm sein Buch *Hebdomeros, le peintre et son génie chez l'écrivain* zu lesen gegeben, das 1929 in Paris erschien (Gespräch mit der Autorin vom 8. Dezember 1997).

Edgar Degas
1834-1917

Mit einem Besuch Picassos bei seinen Freunden Douglas Cooper und John Richardson fing alles an. Cooper hatte auf dem Pariser Markt bei Paul Brame soeben die Monotypie *Auf dem Bett* von Degas erstanden[1]; sie stammte aus der hervorragenden Sammlung des Kunstverlegers Maurice Exsteens, der sich gerade von seinen Schätzen trennen wollte. Picasso war auf Anhieb begeistert: »Degas' Gemälde haben mich nie sonderlich interessiert«, sagte er zu Richardson, »aber die Monotypien – das ist etwas anderes, das ist das Beste von ihm.« Laut Richardson schätzte der Maler an diesen Monotypien »das Unmittelbare einer Schwarzweißfotografie und den Glanz, die Wirkung einer Zeichnung von Rembrandt. Picasso sagte, er habe schon immer eine [Monotypie] besitzen wollen, Vollard aber habe ihm aus seinem Bestand nie eine abgetreten. Was sollte ich anderes tun,« fährt Richardson fort, »als ihm eine von meinen zu geben? Ein Geschenk, das er auf seine typische Art mit einer nicht minder beachtlichen Zeichnung erwiderte.«[2] In der Tat muß Picasso bei Vollard Monotypien von Degas mit Freudenhausszenen gesehen haben; der Kunsthändler hatte sie für seine 1934 und 1935 herausgegebenen Luxusausgaben von Maupassants *La Maison Tellier* und Pierre Louÿs' *Mimes des courtisanes de Lucien* als Illustrationen verwendet.[3] Auf der Stelle erkundigte sich Picasso bei seinen Freunden, wo er sich Monotypien aus der Sammlung Exsteens beschaffen könne, sofern es überhaupt noch welche auf dem Markt gebe, und betonte, er sei nur an Bordellszenen interessiert. Kurz zuvor hatte Douglas Cooper das Vorwort eines Katalogs zu einer Degas-Ausstellung in London in der Lefevre Gallery verfaßt.[4] Dort war ein Teil der Monotypien gelandet, die Exsteens an Paul Brame und an César de Hauke abgetreten hatte. Cooper verhandelte für Picasso über den Rückkauf einiger Exemplare. Am 5. August 1958 schreibt

1 Bei allen Monotypien, die wir anführen, beziehen wir uns auf die »Checkliste« von Eugenia Parry Janis (abgekürzt Janis), Teil des Katalogs zu der Ausstellung *Degas Monotypes*, die vom 25. April bis 14. Juni 1969 im Fogg Art Museum in Harvard stattfand; gegebenenfalls auch auf den Katalog *Edgar Degas, gravures et monotypes* von Jean Adhémar und Françoise Cachin, Paris, Arts et métiers graphiques, 1973 (abgekürzt Adhémar/Cachin), sowie den Katalog von P. A. Lemoisne, *Degas et son œuvre*, Paris, Arts et métiers graphiques, 1946 (abgekürzt Lemoisne), in dem die mit Pastell gehöhten Monotypien enthalten sind. Die Provenienz der jeweiligen Monotypien haben wir, sofern sie die Zeit vor ihrem Verbleib in der Sammlung von Maurice Exsteens betrifft, nicht systematisch übernommen; hierüber besteht in den Katalogen insgesamt auch bei weitem nicht immer Einigkeit. In die Sammlung von Exsteens gelangten die Graphiken entweder über dessen Schwiegervater, Gustave Pellet, den Exsteens beerbte, oder über Vollard. Pellet und Vollard hatten die Monotypien bei der Versteigerung des graphischen Werks von Degas in der Galerie Manzi-Joyant in Paris erworben, die am 22. und 23. November 1918 stattfand. In der Zeit danach kam es anscheinend vereinzelt zu Ankäufen von Pellet bei Vollard. Nur im Fall von *Drei sitzende Mädchen in Rückenansicht* enthalten die Kataloge keinerlei Hinweise darüber, ob auch sie bei der Versteigerung von 1918 angeboten wurde. (Lemoisne Nr. 548 gibt lediglich »Atelier Degas« vor Exsteens an; Janis Nr. 63 beginnt die Provenienz mit Exsteens). Die erste Monotypie, die John Richardson Picasso schenkte – *Aauf dem Bett* – (Janis Nr. 109; Adhémar/Cachin Nr. 119) war die einzige, die nicht zu der Picasso-Schenkung von 1973-1978 gehörte; sie wurde erst für die Schenkung von 1979 ausgewählt. Befand sie sich nur wegen der herrschenden Unordnung an einem anderen Ort? Oder war es die allzu deutliche Erotik der dargestellten Szene, weswegen Picasso sie gesondert aufbewahrte?

2 John Richardson, »The Catch in the late Picasso«, *The New York Review of Books*, Bd. XXXI, Nr. 12, 19. Juli 1984, S. 25. Malraux hatte vorschnell und fälschlicherweise eine Parallele gezogen, die auf eine direkte Herkunft von Vollard schließen läßt: »Monotypien von Degas aus der illustrierten Vollard-Ausgabe der *Maison Tellier*; Vollard hat Picasso etliche Bilder dieser Sammlung verkauft oder im Tausch abgegeben.«(Malraux 1975, S. 16).

3 Vollard präzisiert, daß diese Monotypien nur zum Teil aus seinem Besitz stammten. Alle übrigen seien ihm von Exsteens »geliehen« worden, und eine Zeitlang habe er befürchtet, ihr Besitzer werde sie zurückfordern, bevor die Arbeit an dem Buch beendet sei (*Souvenirs d'un marchand de tableaux*, Paris, Albin Michel, 1989, S. 291-292).

4 *Degas, monotypes, drawings, pastels, bronzes*, London, The Lefevre Gallery, April-Mai 1958; der Ausstellungskatalog wird nachstehend mit Reid/Lefevre abgekürzt.

Cooper an Picasso: »Ich habe heute morgen wegen der Monotypien von Degas nach London telefoniert. Man hat mir einen Nachlaß von einer Million Francs auf die Gesamtsumme gewährt, die ich gestern genannt habe. Ich gebe also den Gegenwert von 8 250 000 Francs in Pfund Sterling für Dich aus. Ich hoffe, Du wirst zufrieden sein. Ich bringe Dir auch einen Katalog von der Londoner Ausstellung mit, in der sie gezeigt wurden. Darin findest Du Angaben zur Herkunft usw. Ich habe einen Freund gebeten, sie mir Ende der Woche mitzubringen. Ich denke also, daß ich nächste Woche wieder einen Abstecher nach Cannes mache, um sie für Dich abzuholen.«[5]

Auf diesem Weg erwirbt Picasso sieben Monotypien: *Der Kunde*[6], *Das Warten* (zweite Fassung)[7], *Im Salon*[8], *Ruhepause auf dem Bett*[9], *Ruhepause*[10], *Warten*[11] und die ausgesprochen schöne, mit rotbraunem Pastell gehöhte Monotypie *Drei Mädchen in Rückenansicht.*[12] Drei weitere Monotypien aus der Sammlung Exsteens müssen Brame oder de Hauke direkt abgekauft worden sein; sie befanden sich in deren Beständen: *Pianistin und Sänger*[13] und *Im Omnibus*[14] zumindest gingen sie durch Brames Hände. Erstaunlich ist nach wie vor, daß um *Das Fest der Wirtin,* die berühmteste und vollendetste dieser Monotypien, prächtig durch Pastell gehöht, und von der sich Picasso zudem am meisten inspirieren ließ, auch das größte Mysterium herrscht.[15] Was die winzige Monotypie *La Bonne* betrifft, so hatte John Richardson sie seiner Erinnerung zufolge Picasso bei einem seiner Besuche geschenkt; wie er uns berichtete, war es üblich, stets eine Kleinigkeit mitzubringen.[16]

5 Douglas Cooper an Picasso am 5. August 1958. Gegen Ende des Briefes teilt Cooper mit: »Sobald die Monotypien hier sind, rufe ich Dich an.« Picasso muß sie vor dem 15. August erhalten haben, denn an diesem Tag dankt ihm Amulree, ein Freund Coopers, für ein Plakat mit einer Widmung von Picasso; er hatte es als Dankeschön dafür erhalten, daß er die Graphiken in seinem Auto bis nach La Californie transportiert hatte. Und am 23. August schickt Cooper Picasso eine Postkarte aus Würzburg, deren Motiv das *Urteil des Paris* von Cranach ist (damals in Frankfurt/Main): »Da sind noch andere Damen als Gesellschaft für die vorhergehenden!« (Alle Quellen: Picasso Archiv)

6 *Le Client,* Reid/Lefevre Nr 6. Der Aufkleber der Galerie befand sich auf der Rückseite der Montierung – ohne Katalogverweis; Janis Nr. 85; Adhémar/Cachin Nr. 95. Diese Monotypie diente als Illustration zu *La Maison Tellier.*

7 *L'Attente,* Reid/Lefevre Nr. 8 (Aufkleber auf der Rückseite der Montierung); Janis Nr. 65; Adhémar/Cachin Nr. 86. Diese Monotypie ist in *Mimes des courtisanes de Lucien* abgebildet.

8 *Au salon,* Reid/Lefevre Nr. 11 (Aufkleber auf der Rückseite der Montierung); Janis Nr. 82; Adhémar/Cachin Nr. 87. Abgebildet in *La Maison Tellier.*

9 *Repos sur le lit,* Reid/Lefevre Nr. 16 (Aufkleber auf der Rückseite der Montierung); Janis Nr. 91; Adhémar/Cachin Nr. 101. Abgebildet in *La Maison Tellier.*

10 *Repos,* Reid/Lefevre Nr. 23 (Aufkleber auf der Rückseite der Montierung); Janis Nr. 83; Adhémar/Cachin Nr. 113. Abgebildet in *La Maison Tellier.*

11 *Attente,* Reid/Lefevre Nr. 28 (Aufkleber auf der Rückseite der Montierung); Janis Nr. 67; Adhémar/Cachin Nr. 94. Abgebildet in *Mimes des courtisanes de Lucien.*

12 *Trois Filles de dos,* Reid/Lefevre Nr. 40 (ohne Aufkleber der Galerie). Unklar ist, warum Janis (Nr. 63) über den Wechsel dieser Graphik in den Besitz Picassos nichts erwähnt. Hat sie den gleichen Weg genommen wie die sechs zuvor genannten? Nach Ansicht von Lemoine befindet sie sich 1946 natürlich noch bei Exsteens (Nr. 548). Adhémar/Cachin haben pastellgehöhte Graphiken in ihrem Katalog nicht erfaßt. Die Monotypie ist abgebildet in *Mimes des courtisanes de Lucien.*

13 Janis Nr. 35. Der Verfasserin des Katalogs war bekannt, daß Maurice Exsteens diese Monotypie 1958 an Brame weiterverkauft hatte. Sie hat keine Angaben darüber, wo sich das Werk 1968 befand, als ihr Katalog entstand. Trotz der bereitwilligen Auskünfte von Philippe Brame auf unsere Fragen über den Verbleib des Werkes nach 1958 – seiner Ansicht nach gab es eine Zwischenstation – war es nicht möglich, die Provenienz dieser – wie auch der zwei folgenden – Monotypien zu vervollständigen (Lemoisne Nr. 437 gibt selbstverständlich weiterhin Exsteens an).

14 *Dans l'omnibus,* Janis 236; Janis gibt, ohne Daten zu nennen, als Provenienz Exsteens – Brame – Picasso an; Adhémar/Cachin Nr. 33.

15 *La Fête de la patronne,* Janis Nr. 89; Janis ist lediglich bekannt, daß die Monotypie Exsteens gehörte und 1958 verkauft wurde (Lemoisne Nr. 549 gibt als Besitzer natürlich Exsteens an). John Richardson äußerte die Vermutung, Hauke habe es für sich behalten und dann an Picasso abgetreten (telefonisches Gespräch mit der Autorin am 11. November 1997).

16 Telefonisches Gespräch mit der Autorin am 11. November 1997. In dem Katalog, der ihre »Checkliste« enthält, erwähnt Janis die Existenz dreier Abzüge dieser Mono-

21

Pianistin und Sänger, [1877]

Pianiste et chanteur

Monotypie mit schwarzer Tusche auf Papier, mit Aquarell und Pastell gehöht, 16,2 x 12 cm
R.F. 35789, Schenkung Picasso 1973-1978

22

Im Omnibus, [1877-1878]

Dans l'omnibus

Monotypie mit schwarzer Tusche auf Papier, 28 x 29,9 cm
R.F. 35792, Schenkung Picasso 1973-1978

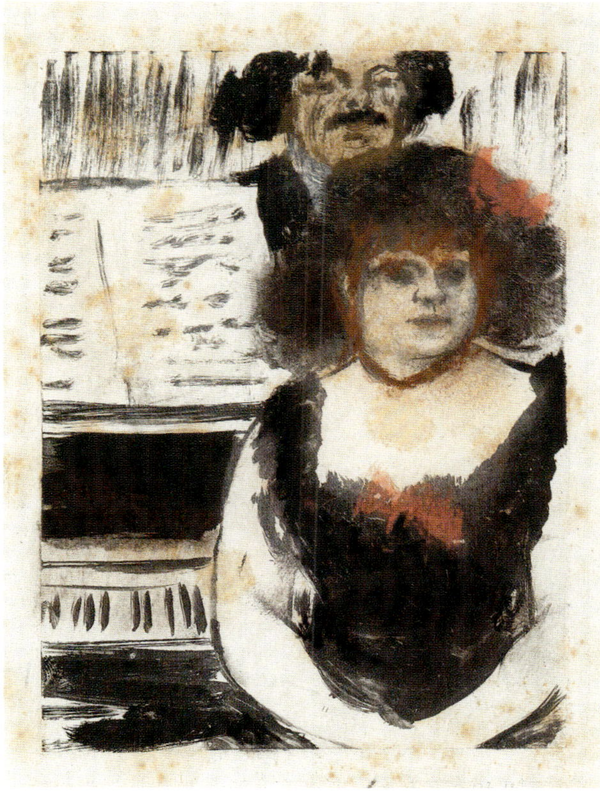

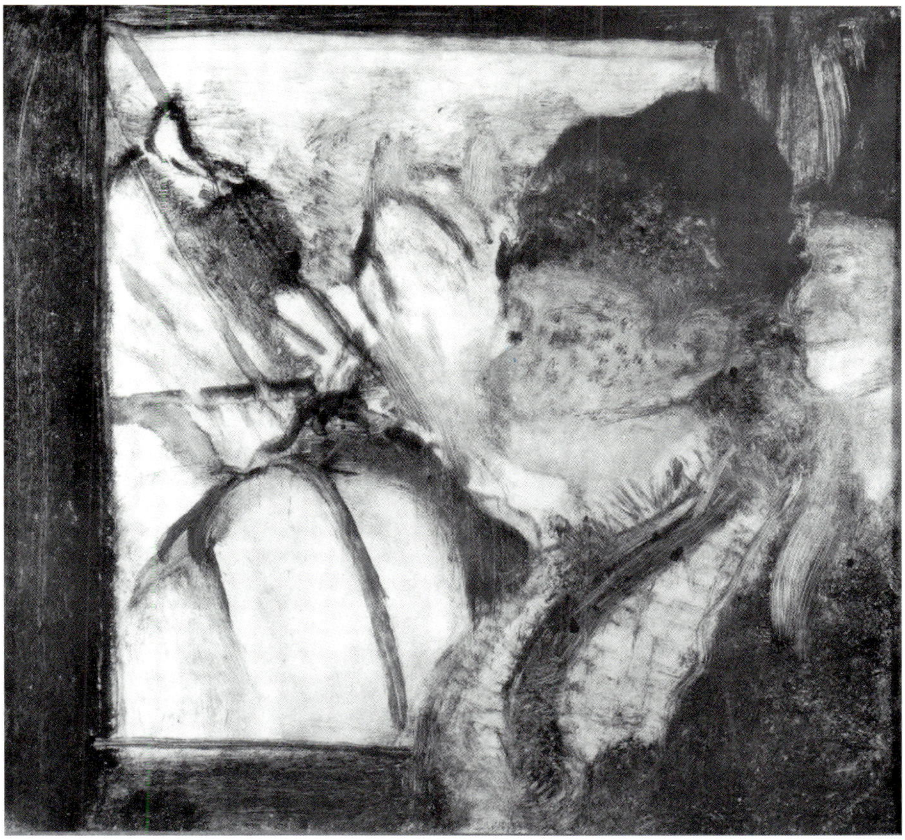

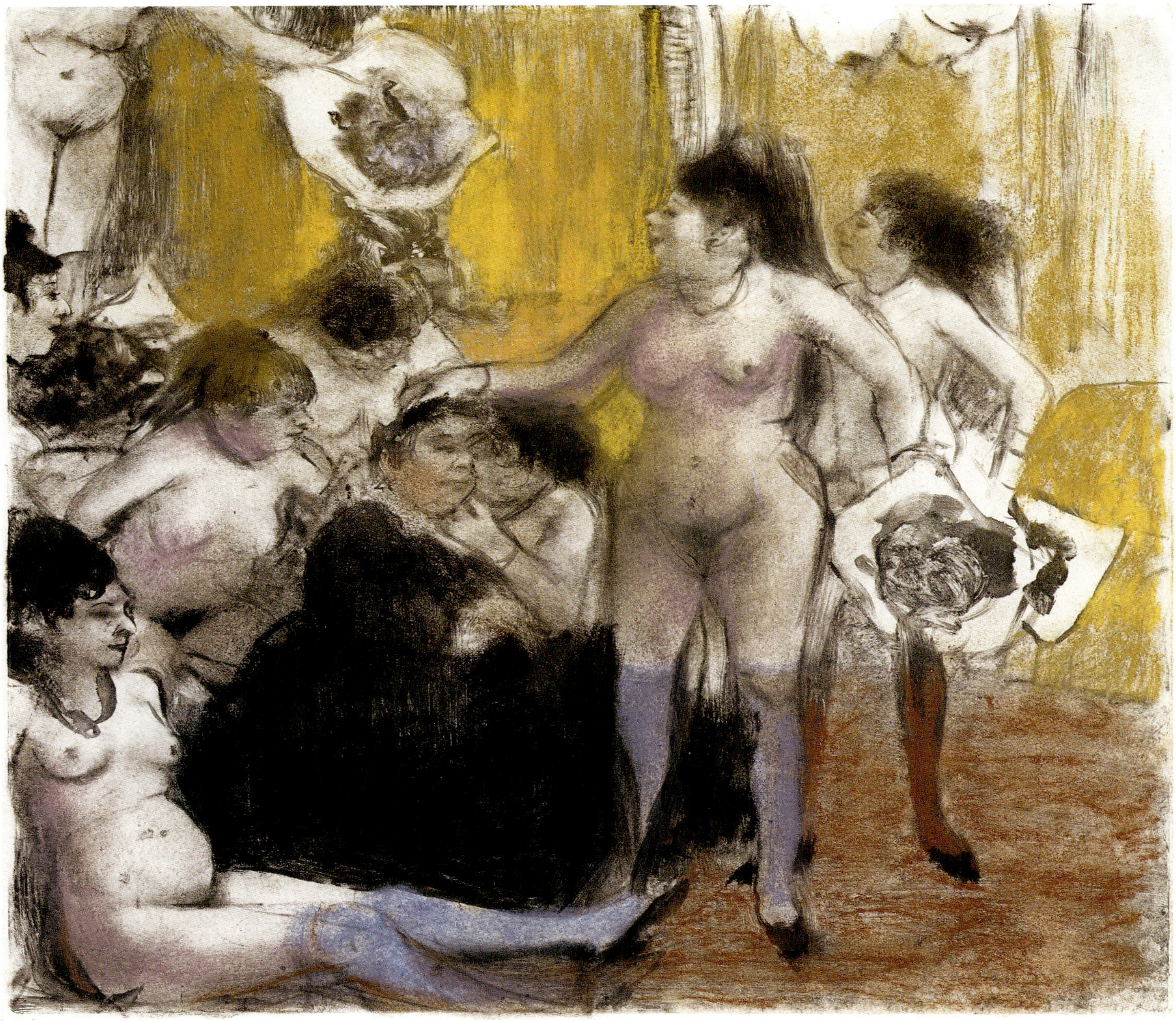

23

Das Fest der Wirtin, [1878-1879]

La Fête de la patronne

Monotypie mit schwarzer Tusche auf Papier, mit Pastell gehöht, 26,6 x 29,6 cm
R.F. 35791, Schenkung Picasso 1973-1978

24

Ruhepause auf dem Bett, [1876-1877]

Repos sur le lit

Monotypie mit schwarzer Tusche auf Papier
11,9 x 16,1 cm, Atelierstempel auf der alten Montierung
R.F. 35783, Schenkung Picasso 1973-1978

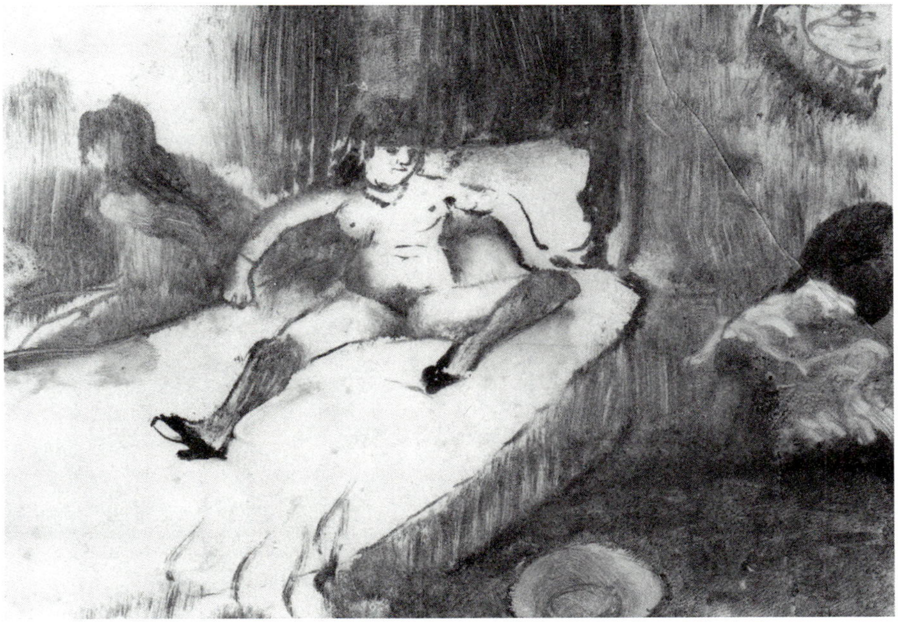

25

Drei sitzende Mädchen in Rückenansicht, [1879]

Trois Filles assises de dos

Monotypie mit schwarzer Tusche auf Papier, mit Pastell gehöht, 16,1 x 21,4 cm
signiert unten rechts: »Degas«
R.F. 35790, Schenkung Picasso 1973-1978

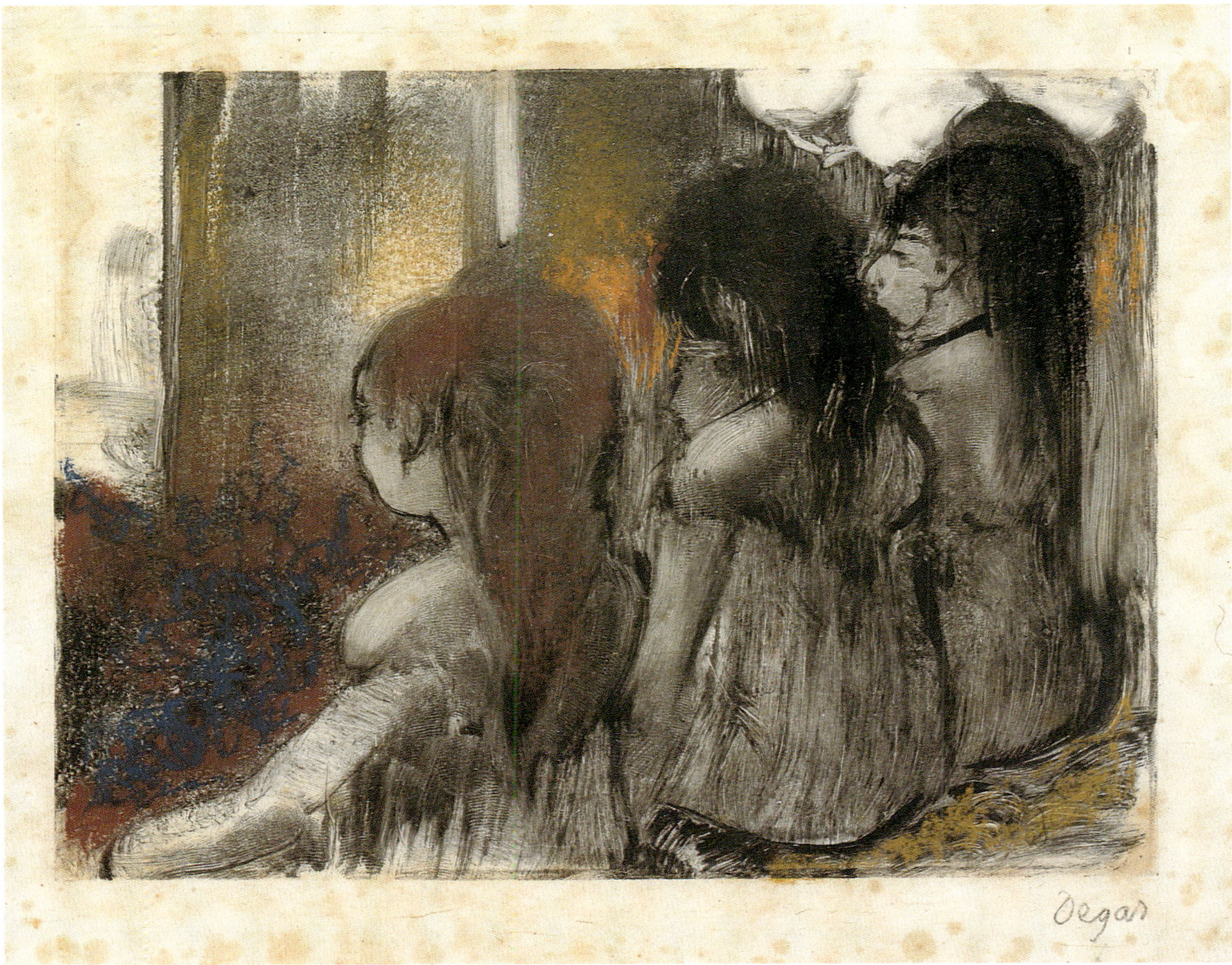

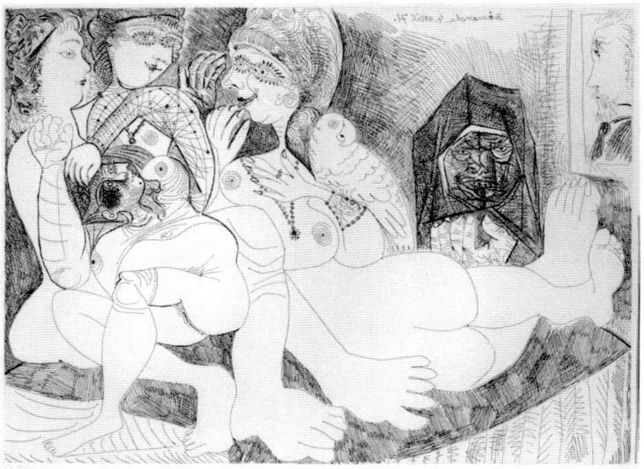

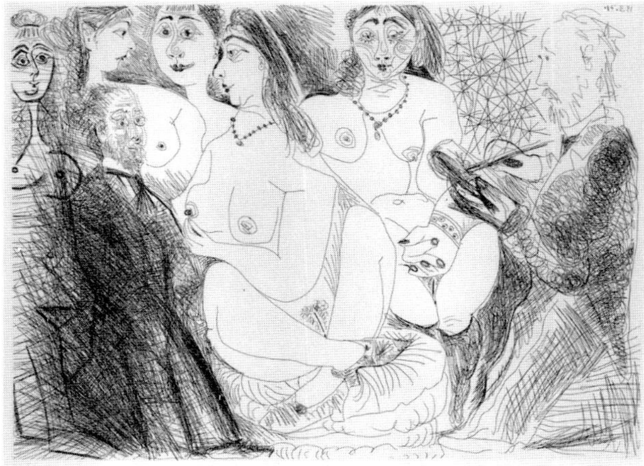

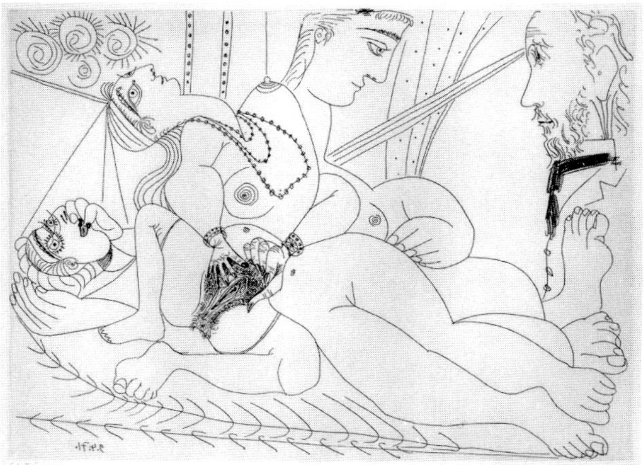

Pablo Picasso: Bordellszene, mit Degas beim Zeichnen, 13. März 1971.
Scène de maison close, avec Degas dessinant
Radierung auf Kupfer, 36,7 x 48,9 cm
Paris, Musée Picasso

Pablo Picasso: Bordellszene, mit Porträt Degas', 4. April 1971
Scène de maison close, avec portrait de Degas
Radierung auf Kupfer, 36,7 x 49,4 cm
Paris, Musée Picasso

Pablo Picasso: Das Haus Tellier, mit Degas, 9. April 1971
La Maison Tellier, avec Degas
Radierung auf Kupfer, 36,7 x 49,4 cm
Paris, Musée Picasso

Nur wenige Werke haben eine so eindeutige Reaktion bei Picasso hervorgerufen. Und man weiß, daß er für äußere Einflüsse sehr empfänglich war – ob es sich um die modellierten Köpfe alter iberischer

typie; davon sind ihr jene zwei bekannt, die von Exsteens stammten und die Richardson von Brame und de Hauke gekauft hat. Das Exemplar mit der Nr. 251 in ihrer »Checkliste« wird der Sammlung E. Powis Jones zugeordnet, die Nr. 252 Richardson. Letzterer aber glaubt, im Besitz aller drei Exemplare gewesen zu sein. Sollte das Exemplar, das Picasso gehörte und bei dem der Farbauftrag anders ausgefallen zu sein scheint (sofern man Original und Kopie überhaupt miteinander vergleichen will) der dritte sein? Wollte Picasso ferner noch weitere Werke erwerben? Am 16. März 1961 machte ihm die Galerie Hallsborough LTD in London ein Angebot für eine Monotypie, die ebenfalls zu den Illustrationen für die *Mimes des courtisanes de Lucien* gehörte und auch aus der Exsteens-Sammlung stammte: *Nackte Frauen* (*Femmes nues*, Janis Nr. 118). Allem Anschein nach reagierte Picasso nicht (Picasso Archiv).

26

Warten, [1879]
Attente

Monotypie mit schwarzer Tusche auf Papier, 11,8 x 16,1 cm
R.F. 35784, Schenkung Picasso 1973-1978

27

Im Salon, [1879]
Au salon

Monotypie mit schwarzer Tusche auf Papier, 16,2 x 21,3 cm
Atelierstempel auf der alten Montierung
R.F. 35785, Schenkung Picasso 1973-1978

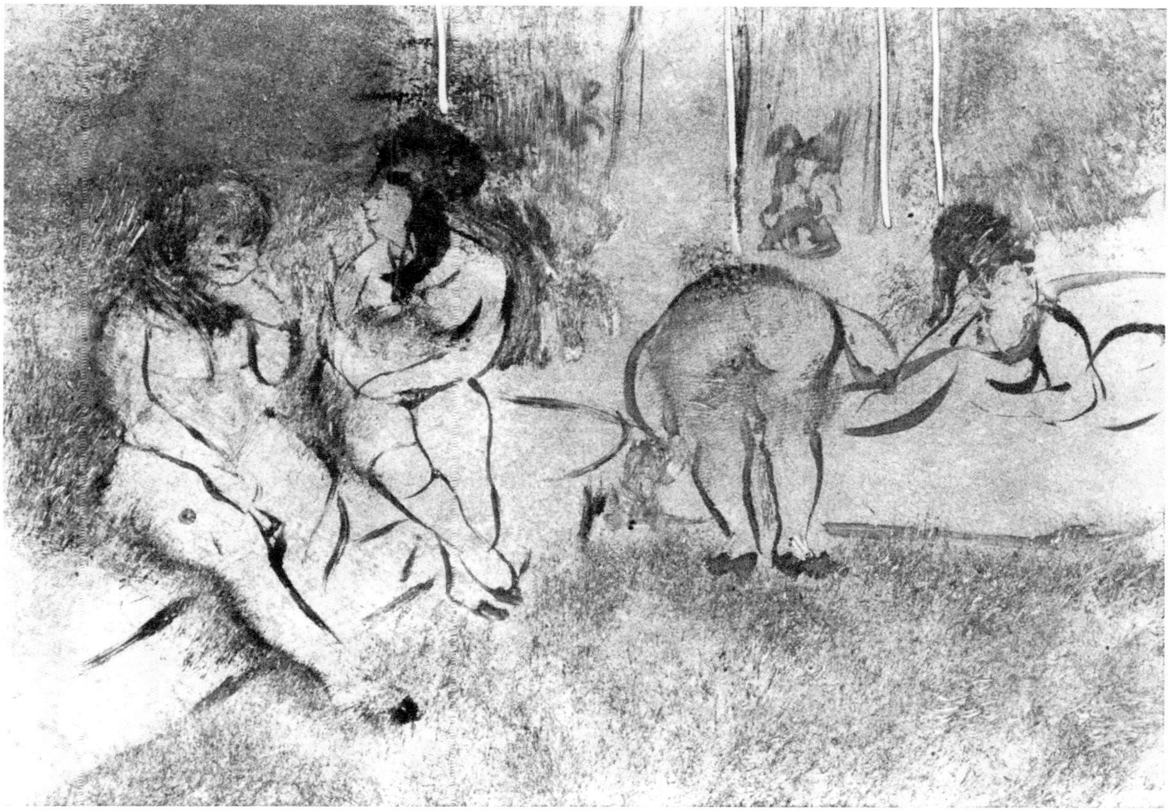

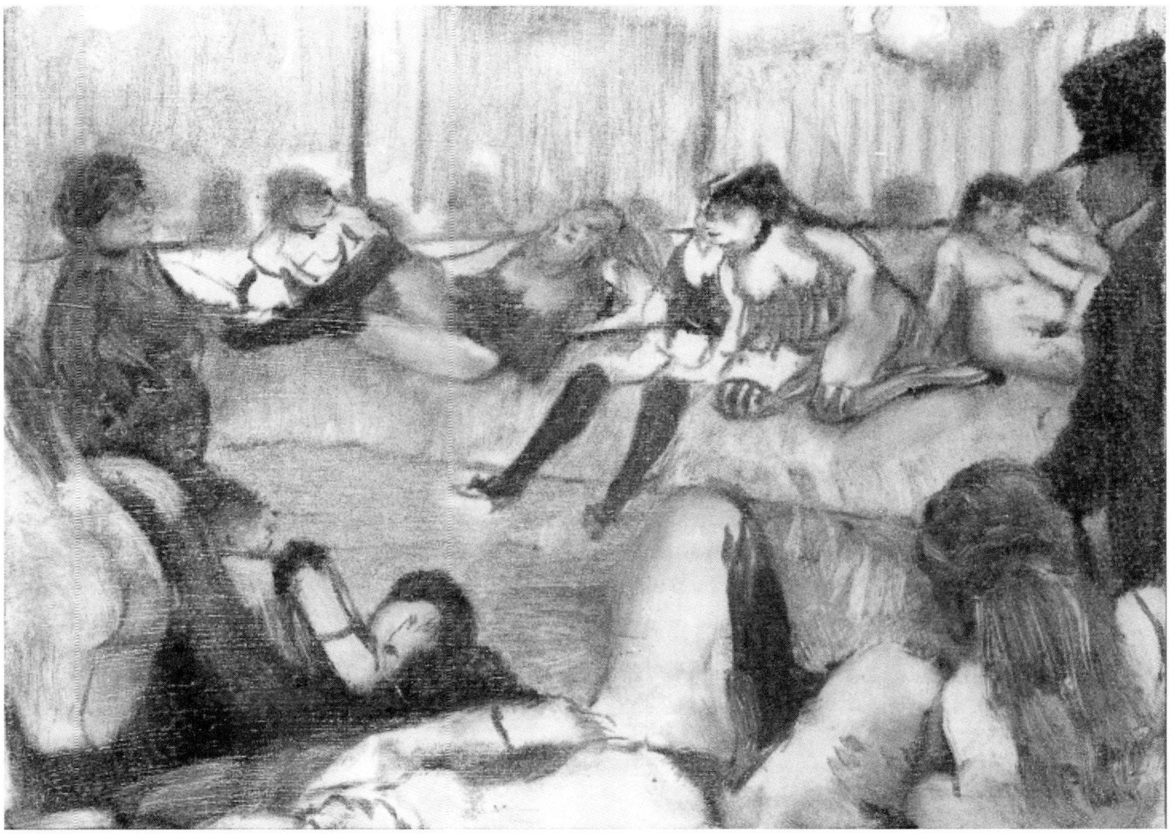

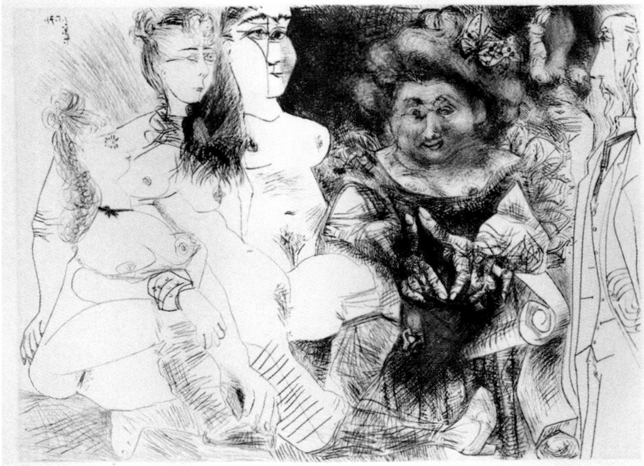

Pablo Picasso: Bordellszene, mit der Wirtin und Degas, 1. bis 4. Mai 1971
Scène de maison close, avec la patronne et Degas
Kaltnadelradierung und Radiermesser auf Kupfer, 36,8 x 49,5 cm
Paris, Musée Picasso

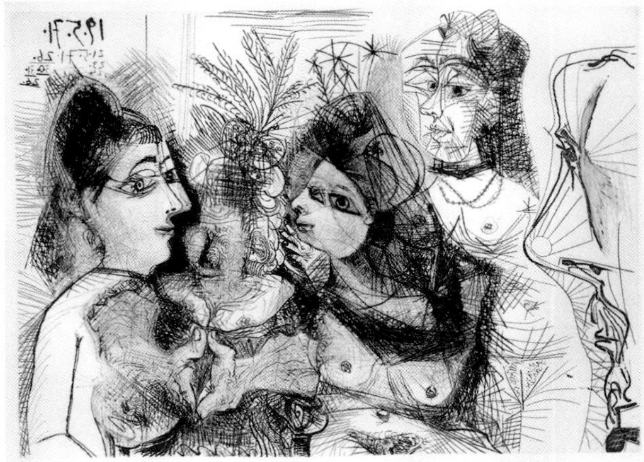

Pablo Picasso: Bordellszene mit Degas, 19. Mai bis 2. Juni 1971.
Scène de maison close, avec Degas
Aquatinta mit Zucker, Radiermesser und Kaltnadelradierung auf Kupfer, 36,7 x 49,6 cm
Paris, Musée Picasso

Kunst handelte, die er 1907 erwarb und die unmittelbar ihre Spuren in seinem Schaffensprozeß hinterließen, oder um ein Ereignis wie die Bombardierung von Guernica, das zum Entstehen des gleichnamigen Meisterwerks führte, ganz zu schweigen von den zahlreichen Paraphrasen und Variationen über Themen wie *Frauen aus Algier nach Delacroix* oder das *Frühstück im Freien nach Manet*. Aber dieses Mal läßt die Resonanz bis 1971 auf sich warten. Als William Rubin, damals Kurator der Gemälde- und Skulpturensammlungen im Museum of Modern Art in New York, Picasso in jenem Jahr Anfang März in Mougins besucht, und sie auf Degas zu sprechen kommen, holt der auf einmal ganz aufgeregte Maler sogleich aus dem Nebenzimmer seine Monotypien von Degas herbei, um sie ihm, was er anscheinend stets gerne tat, zu zeigen.[17] Kurz darauf, am 16. März 1971, taucht Degas zum ersten Mal in einer Druckgrafik von Picasso auf, gleichsam behütet durch den sorgfältig geknöpften Dreiteiler, leicht zurückgeneigt gegenüber den Frauen, die ohne Scham ihre Nacktheit zur Schau stellen.[18]

Schon dieses erste Bild enthält sämtliche Anhaltspunkte für die bemerkenswerte Beziehung zwischen den Monotypien von Degas und den Radierungen von Picasso: Diese sind nicht etwa Paraphrasen; vielmehr handelt es sich um eine Form der Aneignung dessen, was in Degas' Darstellung der Frauen wesentlich ist: ihrer Animalität. Nicht ohne Genuß war sich Picasso dessen bewußt geworden; er selbst sagte über diese Prostituierten: »Man riecht sie

17 Rubin 1973, S. 42. Auch Richardson berichtet, wie gern Picasso seine Monotypien vorzeigte, auf die er sehr stolz war. Scherzeshalber präsentierte er Degas bei diesen Anlässen wie einen Gleichaltrigen; tatsächlich war er 1917, bei Degas' Tod, sechsunddreißig Jahre alt (1984, *a. a. O.*, S. 25). In diesem Zusammenhang siehe auch die Schilderungen von Hélène Parmelin (*Picasso sur la place*, Paris, Julliard, 1959, S. 143). Richardson merkt an, daß sich Picasso und Degas möglicherweise am 25. April 1906 anläßlich eines Empfangs bei Zuloaga begegnet sind, worüber jedoch nichts Weiteres bekannt ist (Richardson I 1992, S. 431).

18 B. VII, 1942. Richardson merkt an, daß in Picassos Werk ab 1968 ein Bezug zu Degas erkennbar wird, und zwar in manchen Gravuren aus der Reihe 347. Damals erhielt der Maler höchstwahrscheinlich den Katalog von Eugenia Parry Janis zu der Ausstellung im Fogg Art Museum. Richardson erinnert sich an eine Begegnung mit Janis in Notre-Dame-de-Vie in Mougins nach Picassos Tod (1984, *a. a. O.*, S. 25). Der Vollständigkeit halber sei angeführt, daß sich im Werk Picassos schon lange vorher mögliche Verweise auf Degas finden; hier sei nur an das Pferderennen im Hintergrund der *Artistenfamilie* von 1905 erinnert (Z. I, 287).

28

Das Warten (zweite Fassung), [1879]

L'Attente

Monotypie mit schwarzer Tusche auf Papier, 21,6 x 16 cm
Atelierstempel auf der alten Montierung
R.F. 35786, Schenkung Picasso 1973-1978

29

Pause, [1879]

Repos

Monotypie mit schwarzer Tusche auf Papier, 16 x 21,4 cm
Atelierstempel auf der alten Montierung
R.F. 35787, Schenkung Picasso 1973-1978

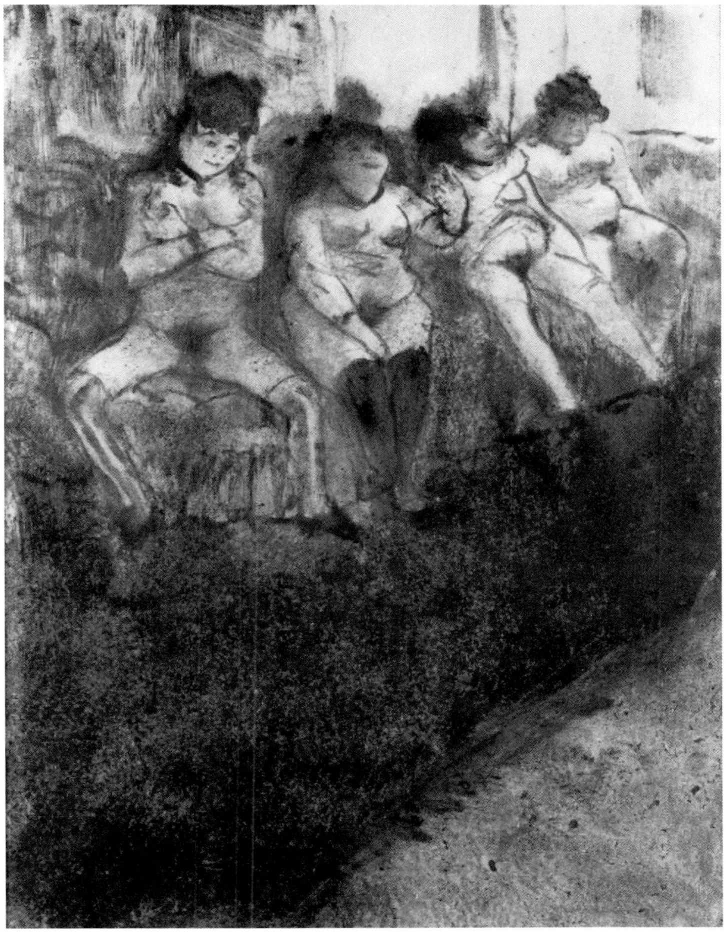

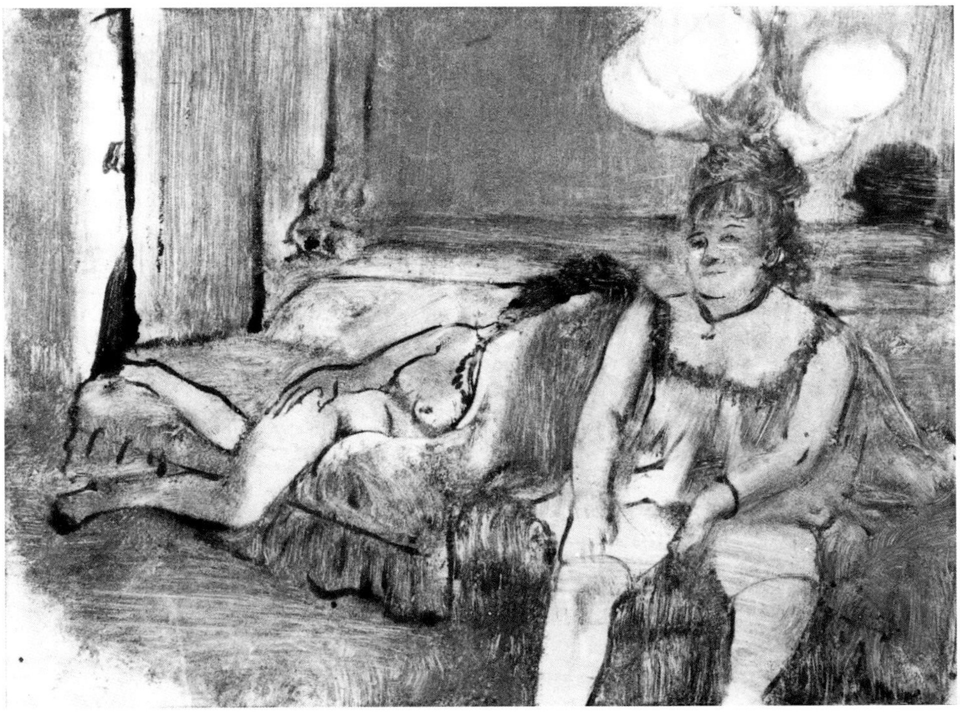

förmlich.«[19] Gleichzeitig ist Picassos Radierung eine Antwort auf die Frage, die er Rubin mit einem kleinen Seitenhieb beim Betrachten der Freudenhausszenen stellte: »Was, glauben Sie, hat Degas an solchen Orten gemacht?«[20] Picasso nahm eindeutig die Position des Voyeurs ein, genauso wie Degas selbst, der dazu einmal bemerkte: »Es ist wie ein Blick durch das Schlüsselloch.«[21] Zwischen dem 11. März und dem 16. Juni begibt sich Degas, stets korrekt gekleidet, manchmal mit Hut, auf über vierzig Abbildungen[22] verstohlen in die Begleitung käuflicher Frauen – ist als Gast sogar beim »Fest der Wirtin« zugegen[23]; doch ist er ausschließlich am Rande des Blattes zu finden und bisweilen nur im Profil oder im verkleinerten Porträt präsent. Die Darstellungen des bärtigen Mannes sind immer auch ein Verweis auf Picassos Vater. Zu Brassaï hatte der Maler einst gesagt: »Fast bei allen Männern, die ich zeichne, habe ich mehr oder weniger sein Gesicht vor Augen.«[24]

Der Voyeurismus, der Picasso so sehr beschäftigte, kommt auf einer der Platten unmißverständlich zum Ausdruck: den auf die Körper der Frauen gerichteten Blick des Malers zeigen Linien an; sie reichen indes nicht bis zu dem Geschlecht fast in der Mitte des Bildes, das eine der Frauen – mit lackierten Fingernägeln – geöffnet hält.[25] In einer Unterhaltung mit Pierre Daix, ebenfalls im Frühjahr 1971, fragt Picasso vor einer Platte, die Degas mit einem Blatt Papier in der Hand zeigt (auf anderen sieht man ihn beim Zeichnen, auch, wie er sich selbst inmitten der Prostituierten zeichnet)[26]: »Glaubst du, er ist nur da, um sich Notizen zu machen?« Die Antwort auf seine Frage gibt er selbst, wenn er anmerkt, daß die Radierung – eine Technik, bei der Zurückhaltung und Nuancierung gefragt sind und deren Ergebnis auf sich warten läßt – den Künstler in die Position des Voyeurs versetzt: an jenen Punkt, von dem aus man in der Malerei zum Liebesakt übergehen kann: »Die Radierung ist der wahre Voyeur … Wenn du vor dem Kupfer sitzst, bist du immer der Voyeur … Darum habe ich auch so viele Liebesszenen in Metall geritzt.«[27]

19 Richardson, 1984, *a. a. O.*, S. 26. Hélène Parmelin gibt die berühmte Episode wieder, als Picasso und Braque gemeinsam ein Bild betrachteten: »Ist das eine Frau oder ein Gemälde? […] Riecht man was unter den Armen? Ich will, daß man unter den Armen etwas riecht.« (*Voyage en Picasso*, Paris, Christian Bourgois, 1994, S. 83).
20 Rubin 1973, S. 42.
21 Zitiert bei Brigitte Baer in dem Katalog zu der Ausstellung *Pablo Picasso, gli ultimi anni*, Académie de France à Rome, Villa Medici, 1987, S. 266-267.
22 Siehe B. VII *passim* zwischen den Nummern 1942 u. 2017.
23 Im Mai 1971 präsentierte Picasso die mit Pastell gehöhte Monotypie Brassaï: »Das ist das Fest von Madame. Ein Meisterwerk, findest du nicht? Tja, du siehst, es hat mich zu einer Serie von Radierungen inspiriert, an denen ich gerade arbeite.« (Zitiert nach Pierre Cabanne, »Degas chez Picasso«, *Connaissance des arts*, Nr. 262, Dezember 1973, S. 147).
24 Brassaï 1964, S. 71.
25 B. VII, 1975.
26 B. VII. 1945.
27 Daix 1987, S. 375.

30

Der Kunde, [1879]
Le Client

Monotypie mit schwarzer Tusche auf Papier, 21,5 x 15,9 cm
Atelierstempel auf der alten Montierung
R.F. 35788, Schenkung Picasso 1973-1978

31

Auf dem Bett, [1878-1880]
Sur le lit

Monotypie mit schwarzer Tusche auf Papier, 16,1 x 11,9 cm
M.P. 3592, Schenkung 1979

32

Das Dienstmädchen, [1880]
La Bonne

Monotypie mit schwarzer Tusche auf Papier, 8,1 x 7,2 cm
Atelierstempel unten rechts
R.F. 35782, Schenkung Picasso 1973-1978

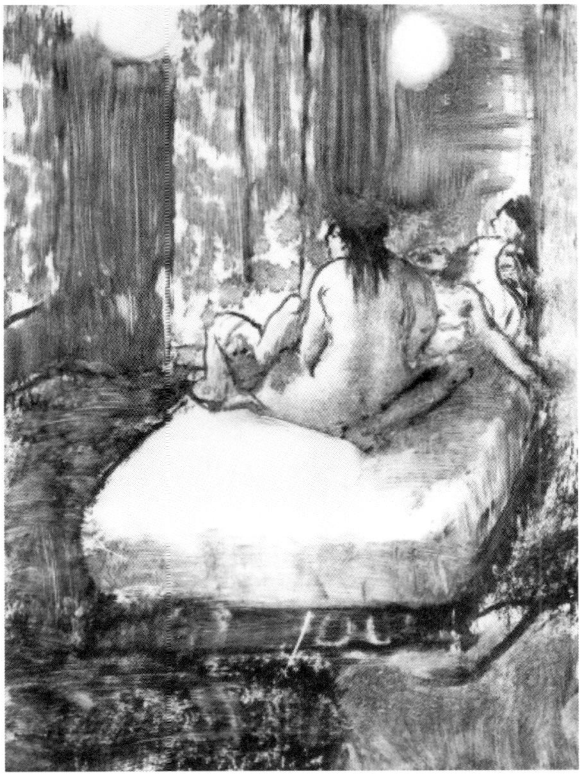

31

32

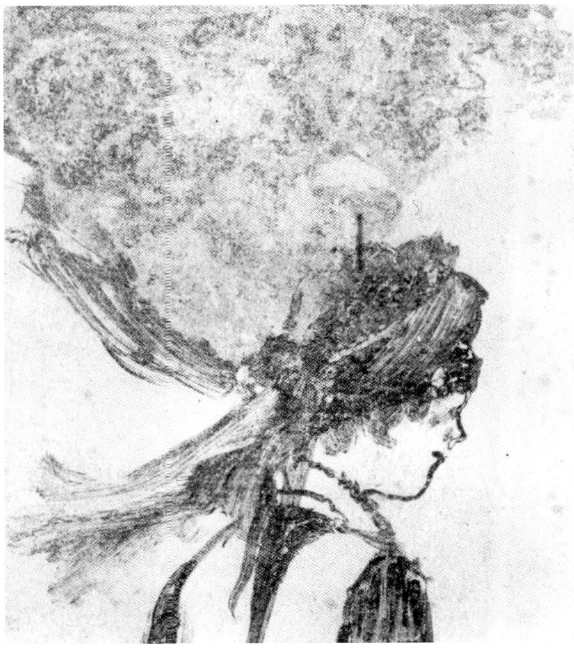

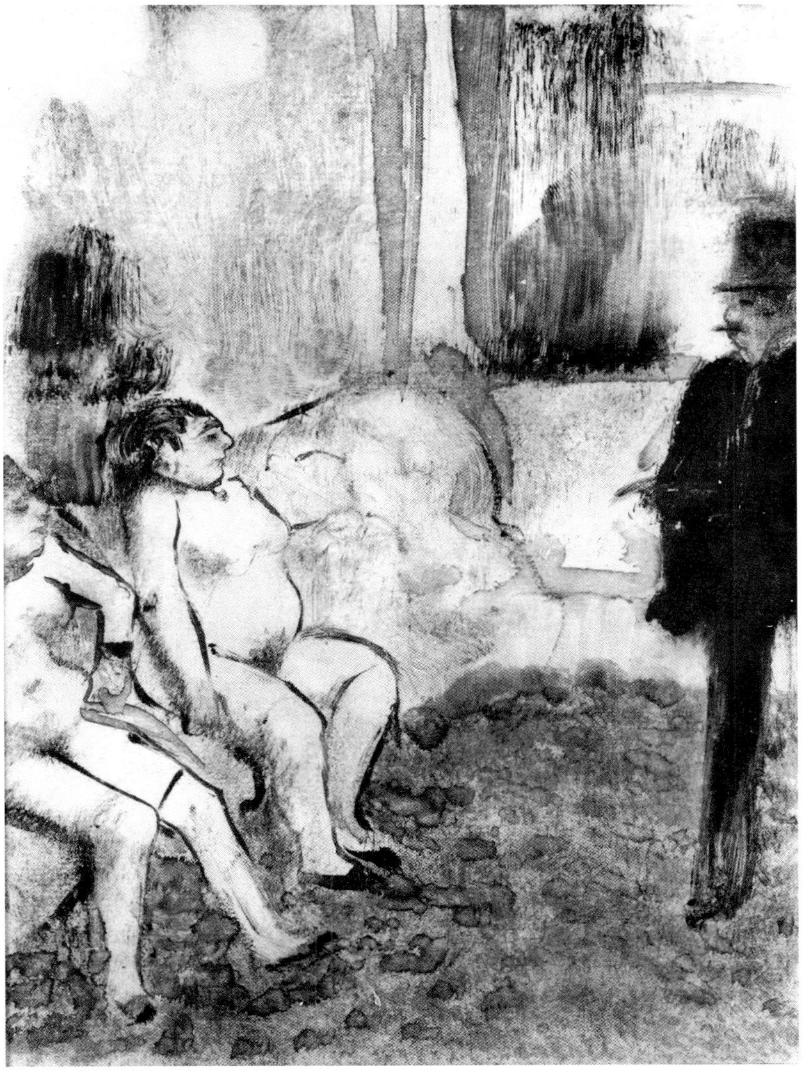

30

André Derain
1880 - 1954

«Meinem Bruder in Sachen Ästhetik«: Mit dem Satz schließt Derain eine Botschaft, die er Picasso wahrscheinlich Anfang Juli 1910 auf der Rückseite einer Fotografie zukommen läßt; auf der Vorderseite ist eine afrikanische Maske abgebildet, die er soeben erstanden hat.[1] Wenige Worte und ein Bild, die viel über die damalige Beziehung zwischen den beiden Männern aussagen. Zum einen über ihre gemeinsame Begeisterung für ›primitive‹ Kunst, einem Gebiet, auf dem Derain eine wirkliche Vorreiterrolle zukam, denn er sammelte bereits 1906 »Negerkunst« und ermunterte Picasso ein Jahr später, als dieser gerade an *Les Demoiselles d'Avignon* arbeitete, die Sammlungen im Völkerkundemuseum am Trocadéro anzuschauen.[2] Und zum anderen über ihre ganz ähnlich gearteten Untersuchungen der plastischen Form, die sie seit ihrer Begegnung – vermutlich Ende 1906 auf Vermittlung von Apollinaire[3] – in der Malerei wie der Bildhauerei unternahmen. Apollinaire hob oft Derains tragende Rolle bei den Anfängen des Kubismus hervor, als Braque und Picasso sich noch nicht kannten: »Er freundete sich mit Picasso an, und diese Verbindung zeitigte als fast unmittelbare Folge den Kubismus. Es war die Kunst, neue Gebilde zu malen, mit Elementen, die nicht der Realität der Vision, sondern der Realität der Konzeption entnommen waren.«[4] Nicht unerwähnt seien indes auch die Vorbehalte, die sehr wahrscheinlich beide gegenüber den Vormärschen des jeweils anderen hegten; so soll Derain, als er 1907 *Les Demoiselles d'Avignon* zum ersten Mal sah, sehr beunruhigt gewesen sein; er bemerkte dazu, daß »ein solches Bild eine Sackgasse sei, an deren Ende der Selbstmord stehe. Daß man Picasso eines Morgens aufgehängt hinter seinem riesigen Bild finden werde.«[5] Auch muß man der Tatsache Beachtung schenken, daß Derain im Winter 1907-1908 einen Teil seiner kurz zuvor entstandenen Werke vernichtete.[6]

Im Sommer 1908 verbrachte Picasso den Monat August in einem ländlichen Waldgebiet unweit von Paris, La Rue-des-Bois im Département Oise. Zu den Freunden, die sich einige Tage zu ihm gesellten, gehörten auch Derain und dessen Gefährtin Alice.[7] Möglicherweise griff Derain bei der Gelegenheit zum Pinsel und zur lilafarbenen Tusche, um kurzerhand seinen Gastgeber zu porträtieren, eine Urlaubsskizze, auf der Picasso selbst – zur besseren Erinnerung? – vermerkte: »Mein Porträt von André Derain«.[8] Arbeitete Derain damals an einer Skizze der *Baigneuses*? Schon im Jahr zuvor hatte er dieses überaus Cézannesche Motiv in Angriff genommen, das zur selben Zeit auch im Werk Picassos häufig auftaucht, und präsentiert im Salon des Indépendants von 1907 großformatige *Badende*.[9]

1 Die Nachricht ist nicht datiert. Derain ist in Cagnes, er fragt sich, ob Picasso schon fort ist und läßt Fernande Olivier grüßen (Picasso Archiv).

2 Picasso soll »gemeinsam mit Derain« (Übersetzung des Wortlauts der französischen Ausgabe von Gilot/Lake 1965, S. 248) beziehungsweise »auf Drängen von Derain« (deutsche Übersetzung bei Gilot/Lake 1980, S. 221, »at Derain's urging« nach der amerikanischen Ausgabe, New York, McGraw-Hill Book Company, 1964, S. 266) zum Trocadéro gegangen sein. Derain war ein äußerst gebildeter Mensch, der sich in sämtlichen Bereichen des Wissens schlau machte – für Picasso gewiß eine »Fundgrube«.

3 Apollinaire kannte Derain seit 1904. 1906, gegen Ende des Sommers, verläßt Derain Chatou und bezieht ein Atelier in der Rue Tourlaque auf dem Montmartre, unweit des Bateau-Lavoir. In der Zeittafel des Katalogs *André Derain*, Musée d'art moderne de la Ville de Paris, 18. November 1994 bis 19. März 1995, wird die Begegnung – unter Hinweis auf fehlende Quellen – Ende 1905 vermutet (S. 437); eine intensivere Beziehung kommt jedoch erst zustande, als Derain Picassos Nachbar ist.

4 Guillaume Apollinaire, »Art et curiosité. Les Commencements du cubisme«, *Le Temps*, 14. Oktober 1912, S. 5 (wiederabgedruckt in *OPC* II 1991, S. 1515). Siehe auch die *Méditations esthétiques. Les Peintres cubistes*, Paris, Hermann, 1980, S. 66 (wiederabgedruckt in *OPC* II 1991, S. 14), dt. Ausgabe *Die Maler des Kubismus, Ästhetische Betrachtungen*, Frankfurt, Luchterhand, 1989, S. 22.

5 Wiedergegeben von Daniel Henry [Kahnweiler], in »Der Kubismus«, *Die Weissen Blätter*, Zürich/Leipzig, Bd. 3, Nr. 9, September 1916, S. 214.

6 Siehe Richardson II 1996, S. 76. Kahnweiler spricht in seiner Monographie über Derain von dieser ungeheuren Bildervernichtung (Daniel Henry, *André Derain*, Leipzig,

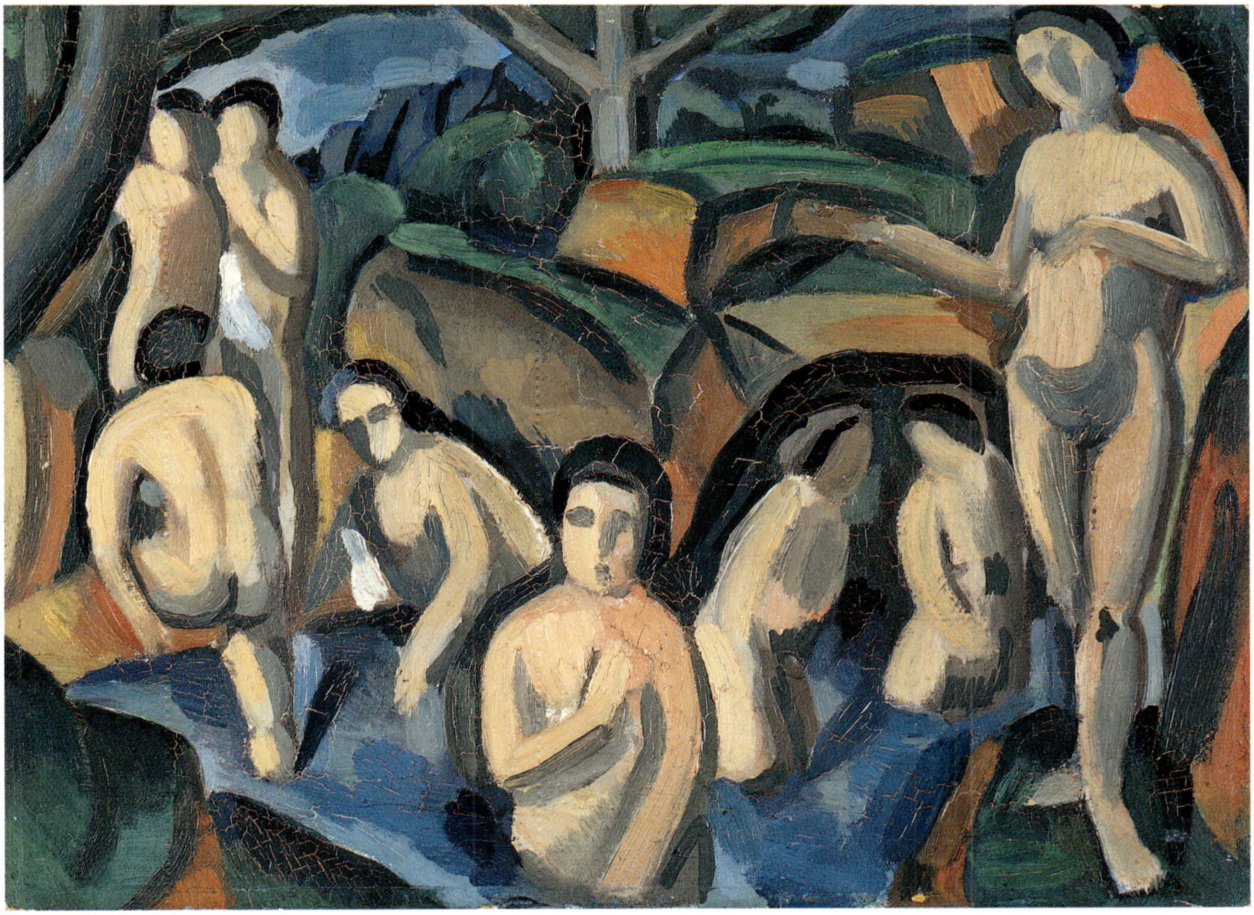

Klinkhardt und Biermann, 1920, wiederabgedruckt in André Derain, 1994-1995, *a. a. O.*, S. 422).

7 Bei Fernande Olivier ist zweimal von dem Besuch Derains in La Rue-des-Bois die Rede: in ihrem Buch *Picasso et ses amis* (Olivier 1933, S. 149) und in einem unveröffentlichten Text, der bei Richardson zitiert ist (II 1996, S. 98).

8 Die Zeichnung wird von Roland Penrose auf 1908 datiert (1957, S. 32).

9 Dieses Gemälde, das sich im Museum of Modern Art in New York befindet, war, wie der *Blaue Akt* von Matisse auch, nicht ohne Einfluß auf die Entstehung der *Demoiselles d'Avignon*. In seiner Derain-Monographie merkt Kahnweiler an, daß es »vor allem [er] war, der die plastische und theoretische Lektion Cézannes an die anderen weitergab. Im großen Unterschied zu Cézanne ist Derain ein Maler der Körper.« (Wiederabgedruckt in *André Derain*, 1994-1995, *a. a. O.*, S. 423).

33

Studie zu Badenden, [1908]

Etude pour Baigneuses

Öl auf Pappe, 24x32,5cm
M.P. 3593, Schenkung von 1979*

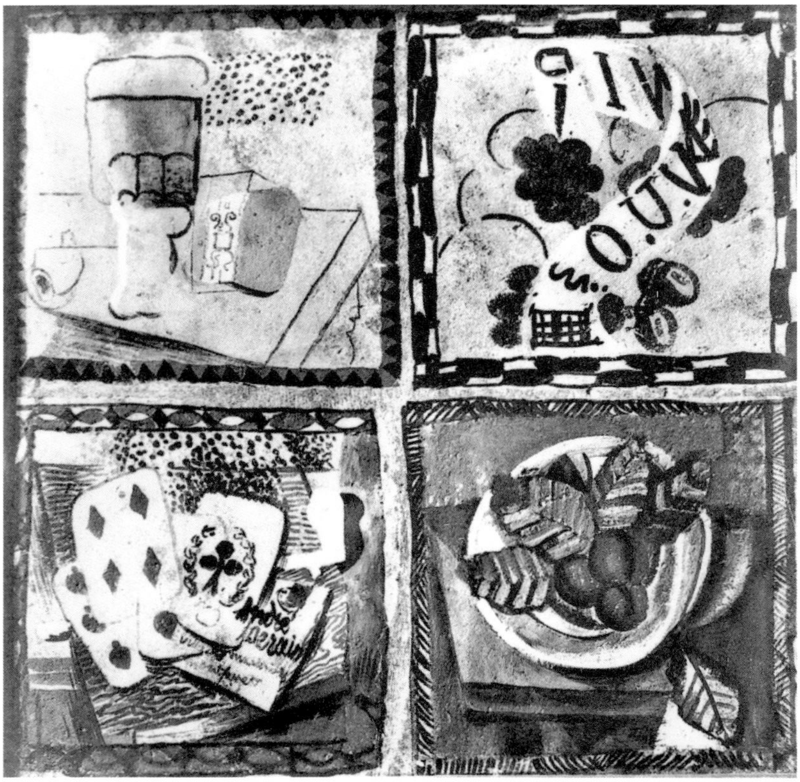

Pablo Picasso und André Derain: Stilleben, Sommer 1914
Natures mortes
Öl auf Terrakottafliesen, 54 x 54 cm
New Haven, Yale University Art Gallery

Aus ihnen geht später eine zweite Monumentalversion hervor[10], die in ihrer Anordnung und der farblichen Gestaltung exakt der kleinen Studie folgt, die er möglicherweise Picasso schenkte, nachdem das große Gemälde fertiggestellt war.

Den Sommer des Jahres 1910 verbringen die Nachbarn von Montmartre[11] in Cadaqués. Sie kehren mit sehr unterschiedlichen Werken zurück, aus denen deutlich hervorgeht, daß Picasso gegenüber seinem Gefährten erhebliche Fortschritte gemacht hat. Bei ihm hat die Zergliederung der Form bereits eingesetzt[12], während Derain am Geometrischen festhält. Soffici erwähnt eine Zeichnung, die er bei Picasso im Atelier am Boulevard Clichy gesehen habe, »eine alte Zeichnung von Derain, die eine geometrisierte Landschaft mit eckigen Formen zeigt und beileibe so aussah, als handele es sich um einen der allerersten kubistischen Versuche.«[13]

Im Sommer 1914 kommt es zum letzten Mal zu einem Moment großer Nähe zwischen den beiden Männern, auch wenn Apollinaire mit einiger Verlegenheit schon damals feststellt, daß ihre Wege sich trennen; bei ihm heißt es über Derain: »...man begegnet ihm in den Anfängen der Bewegung der ›Fauves‹, einer Art Vorspiel zum Kubismus, und auch in den Anfängen dieser großen subjektiven Bewegung; aber es wäre heute zu schwierig, gut über jemanden zu schreiben, der sich freiwillig von allem und allen fernhält.«[14] Die Derains halten sich in Montfavet auf, die Picassos in Avignon[15], die Braques sind in Sorgues, und da sie es nicht weit zueinander haben, besuchen sie sich regelmäßig.[16] Jahre später verriet Picasso Kahnweiler: »Am 2. August 1914 fuhr ich Braque und Derain zum

10 Nr. 71 im Katalog *André Derain*, 1994-1995, *a. a. O.*, S. 170-171 u. 473.

11 Im Atelier von Derain entsteht eine *Sitzende Bäuerin* von Picasso, eine Italienerin, die für Derain Modell stand. Das Gemälde verweist deutlich auf Corot, den beide sehr schätzten (ist 1909 als Entstehungsjahr zutreffend, kann das Bild nicht in der Rue Bonaparte gemalt worden sein, wie bei Z. XXVI, 390 angegeben. Siehe auch S. 82, Anm. 2).

12 In jenem Sommer in Cadaqués arbeitete Picasso an den Radierungen zu Max Jacobs Buch *Saint Matorel*; entstanden sind wahrhafte Inkunabeln der kubistischen Radierkunst. Zuvor hatte Kahnweiler wegen der Illustration des Buches bei Derain vorgefühlt, der jedoch ablehnte.

13 Unseres Wissens ist diese Zeichnung nicht wieder aufgetaucht. Für den Besuch von Soffici, welcher zwischen Italien und Frankreich hin und her reiste, kommen drei verschiedene Zeiträume in Frage: die Zeit zwischen dem 18. Februar und dem 11. April 1910, dem 11. März und dem 31. Mai 1911 oder dem 18. März und Mitte Juni 1912 (Ardengo Soffici, »Fatti personali«, *Gazetta del Popolo*, Turin, 9. Februar 1939, S. 3).

14 Das Zitat stammt aus seinem theoretischen Werk von 1913, *Méditations esthétiques. Les Peintres cubistes*, in dem Derain – im Gegensatz etwa zu Marie Laurencin – nicht einmal in den Genuß eines eigenen Kapitels kommt (siehe *OPC* II 1991, S. 17), dt. Ausgabe *Die Maler des Kubismus*, *a. a. O.*, S. 26.

15 Derain hat Picassos Haus in Avignon in der Rue Saint-Bernard gemalt (Richardson II 1996, S. 329).

16 Bei einem dieser Treffen entstand möglicherweise eine Platte aus vier Keramikfliesen, die Derain und Picasso jeder mit zwei Stilleben bemalten (laut Z. II2, 493 handelt es sich um nur eine Fliese, während Richardson II 1996, S. 341 von vieren spricht).

Bahnhof von Avignon. Ich sah sie nie wieder.«[17] Der Krieg und die Mobilisierung von Picassos Freunden setzte einem begnadeten Zustand ein Ende. Derains *Porträt eines Mädchens*, das unter nicht geklärten Umständen in Picassos Besitz gelangte, stammt aus dem Jahr 1913 oder 1914.[18] Was Picasso an diesem Gemälde gefiel, das an Courbet[19], aber auch an sein eigenes *Porträt von Gertrude Stein* von 1906 erinnert, läßt sich erahnen. Apollinaire äußerte sich 1916 folgendermaßen über die hieratischen und widersprüchlichen Werke dieser Art: »Derain hat eine Wendung hin zu Schlichtheit und Mäßigung vollzogen. Aus seinen Bemühungen sind Werke

17 Daniel-Henry Kahnweiler, *Mes galeries et mes peintres. Entretiens avec Francis Crémieux*, Paris, Gallimard, 1961, S. 59. Natürlich ist die Äußerung im übertragenen Sinne zu verstehen.

18 In Kahnweilers Fotoalben taucht dieses Gemälde unter der Nr. 2192 mit dem Titel *Büste eines kleinen Mädchens* auf und ist auf 1913 datiert. Welche Schlüsse lassen sich daraus ziehen? Quentin Laurens geht – freilich unter dem Vorbehalt eines »hypothetischen Konjunktivs« – davon aus, daß es keinen Anlaß gibt, das angegebene Datum von 1913 in Zweifel zu ziehen; legt man die aus dem Album ersichtliche Kontinuität zugrunde, harmonisiert das Werk durchaus mit der restlichen Produktion in besagtem Jahr (Gespräch mit der Autorin vom 29. November 1997). Ferner weist Laurens darauf hin, daß Kahnweiler meistens nur diejenigen Werke fotografierte, die in die Galerie gelangten. Daraus kann man folgern, daß der Weg von Derain zu Picasso über Kahnweiler führte und ein Kontakt möglicherweise noch vor dem Krieg zustande kam. Demgegenüber steht die Tatsache, daß das *Porträt eines Mädchens* von Anfang an in sämtlichen Publikationen auf 1914 datiert ist, leider stets ohne Angabe einer Sammlung; das gilt insbesondere für Kahnweilers Monographie von 1920 (*André Derain, a. a. O.*, o. p.) und seinen im selben Jahr erschienenen Artikel »André Derain« (Daniel Henry, *Der Cicerone*, Bd. XII, Heft 8, 1920, S. 329) sowie die Monographie von André Salmon aus dem Jahr 1923 (*André Derain*, Paris, Editions de la Nouvelle Revue Française, S. 41). Françoise Gilot erinnert sich, das Gemälde in der Bank gesehen zu haben, als Picasso ihr im Winter 1946-1947 den Inhalt seines Tresors zeigt (Gespräch mit der Autorin vom 8. Dezember 1997).

19 »…Courbet ist der Vater der neuen Maler, und André Derain, auf den ich eines Tages noch zurückkommen werde, war der älteste seiner geliebten Söhne…« So schreibt Apollinaire in *Méditations esthétiques* (OPD II 1991, *a. a. O.*, S. 17), *Die Maler des Kubismus, a. a. O.*, S. 26. Er verfaßte ein ausführliches Vorwort für den Katalog zu der Ausstel-

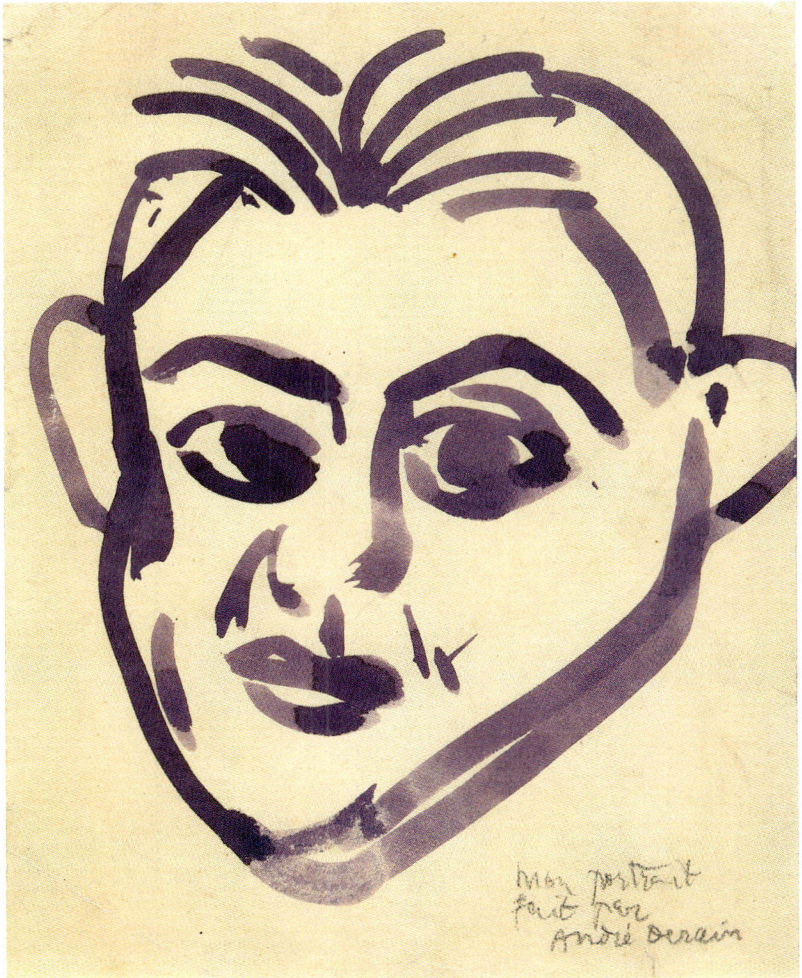

34

Porträt von Picasso, [1908]

violette Tusche auf Papier (Malblock), 21,5 x 16,7 cm
Handschriftlicher Vermerk von Picasso unten rechts:
»Mon portrait fait par André Derain«
M.P. 3594, Schenkung von 1979*

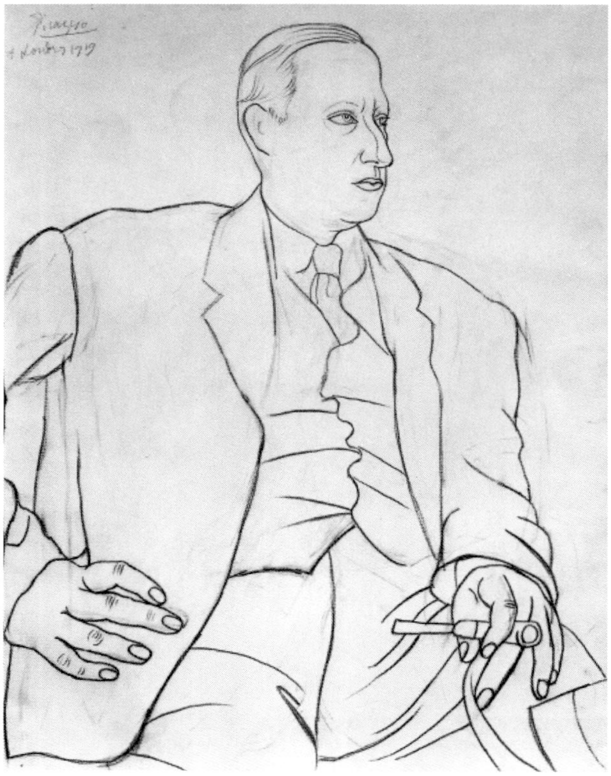

Pablo Picasso: Porträt von André Derain, Mai-Juli 1919
Graphitstift auf Papier, 39,9 x 30,8 cm
Paris, Musée Picasso

35

Portrait eines Mädchens, 1913-1914

Portrait de jeune fille

Öl auf Leinwand, 61 x 50 cm
Signiert auf der Rückseite oben rechts: »a. derain«
R.F. 1973-68, Schenkung Picasso 1973-1978

hervorgegangen, deren Größe bisweilen fast religiösen Charakter besitzt, und in denen manche, ich weiß nicht warum, Hinweise auf Archaismen zu erkennen glauben. Derains Kunst ist jetzt von dieser expressiven Größe durchdrungen, die man als antik bezeichnen könnte. Er hat sie von den Meistern, aber auch den alten französischen Schulen übernommen, namentlich der von Avignon; der Auftragsarchaismus ist jedoch vollständig aus seinem Werk gewichen.«[20]

Wie dem auch sei – als der dänische Maler Axel Salto im Frühjahr 1916 Picassos Atelier in der Rue Schœlcher aufsucht, fallen ihm »die Gemälde von Derain und Matisse« auf[21]; denkbar ist, daß sich unter ihnen auch das *Porträt eines Mädchens* befand.

Derain scheint sich nicht ohne Wut vom Kubismus distanziert zu haben; am 18. Juli 1917 schreibt er an Vlaminck: »Der Kubismus ist wirklich eine idiotische Angelegenheit, die mich mehr und mehr empört.«[22] Währenddessen orientiert sich Picasso hin zu einem wiedergefundenen Klassizismus – ein »retour à l'ordre«, wie es bei Cocteau heißt – der den Stil Derains der zwanziger Jahre beinahe vorwegnimmt; man denke nur an das *Porträt von Madame Paul Rosenberg und ihrer Tochter* von 1918.[23] Anläßlich der Londoner Uraufführung von *La Boutique fantasque* mit den »Ballets russes«, zu dem Derain Dekor und Kostüme schuf, sowie des *Tricorne*, mit dem Diaghilew Picasso betraute, kam es zu einem Wiedersehen der beiden Männer[24]: Davon zeugt ein Porträt, das Derain von Picasso zeichnete und das dieser auch behielt[25]; der an Ingres erinnernde Stil dürfte dem Modell gefallen haben. Jahre später – genauer 1945 – gab der Sammler Roger Dutilleul im Gespräch mit Brassaï eine Bemerkung Picassos wieder, die dessen Enttäuschung über Derain zum Ausdruck bringt: »In Picassos Augen fehlt es Derain ein wenig an Wagemut und an Freiheit.« Was Dutilleul zu folgender Bemerkung veranlaßte: »*Er* hat allerdings auch gut reden. Ganz gleich, was für einen Satz er tut, er fällt immer auf die Füße ...«[26]

lung *Derain*, die vom 15. bis 21. Oktober 1916 bei Paul Guillaume stattfand (ders., *ibid.*, S. 859-861).

20 Guillaume Apollinaire, *ibid.*, S. 860.

21 Axel Salto, »Pablo Picasso«, *Klingen*, Kopenhagen, Nr. 2, November 1917, o. p. Salto sagt jedoch auch, er habe »die Aquarelle von Cézanne« gesehen, was eher irritiert (siehe S. 76).

22 André Derain, *Lettres à Vlaminck*, Paris, Flammarion, 1994, S. 266.

23 Z. III, 242

24 Die Premiere von *La Boutique fantasque* fand am 5. Juni statt, die von *Tricorne* am 22. Juli 1919. Z. III, 300.

25 Diese Zeichnung befindet sich in der Sammlung des Musée Picasso (M.P. 838)

26 Brassaï 1964, S. 217-218.

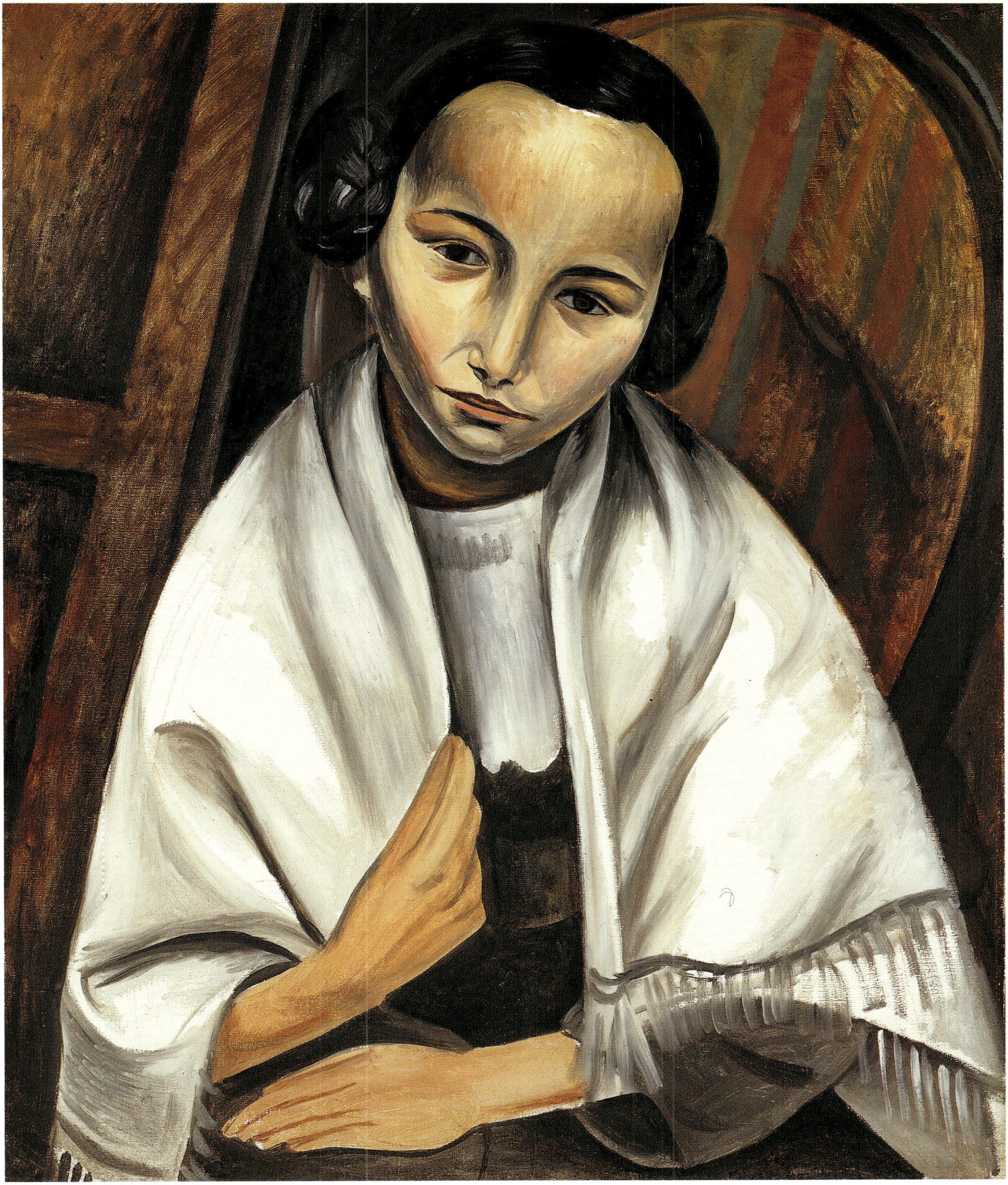

Max Ernst
1891 - 1976

36

Der Waldvogel, 1927 - 1928
L'Oiseau forestier

Öl auf Papier, auf Karton geklebt, und Grattage,
30,8 x 22,2 cm
Signiert unten rechts: »Max Ernst«
M.P. 3595 Schenkung von 1979*

Als Max Ernst 1922 nach Paris kam, war ihm das Werk Picassos bereits ein Begriff, und das nicht nur, weil das kubistische Porträt von Apollinaire auf dem Frontispiz von dessen 1913 erschienenem Gedichtband *Alcools*[1] einen nachhaltigen Eindruck auf ihn gemacht hatte. Und Picasso mag in der einzigartigen Galerie Au bereits die Ausstellung mit Collagen von Max Ernst gesehen haben, die André Breton im Mai 1921 organisiert hatte. Den Nachweis für die Beziehung zwischen Picasso und Max Ernst zu führen, ist nicht ganz einfach. Natürlich entstand sie im Umfeld des Surrealismus, und hier finden sich auch die Namen beider Künstler, so in der ersten Ausgabe von *La Révolution surréaliste* vom Dezember 1924, an den Wänden der Galerie Pierre bei der Ausstellung *La Peinture surréaliste* im November 1925 oder auch in der Galerie Goemans bei der Collagen-Ausstellung im März-April 1930, zu der Louis Aragon seinen berühmten Text »La Peinture au défi« veröffentlichte.[2] Wenn eine Verbindung zwischen den beiden zustande kam, so höchstwahrscheinlich in der zweiten Hälfte der dreißiger Jahre durch Vermittlung von Paul Eluard, mit dem Picasso damals erneut Freundschaft schloß, dieses Mal auf Dauer. Es ist durchaus denkbar, daß Ernst bis 1941, als er in die Vereinigten Staaten übersiedelte, wiederholt das Atelier in der Rue des Grands-Augustins aufsuchte. Ungeklärt bleibt, ob er Picasso schon damals oder erst bei ihrem Wiedersehen Anfang der fünfziger Jahre das kleine Gemälde überließ, das man zwischen alltäglichen Gegenständen inmitten der üblichen Unordnung auf einer Kommode der Villa La Californie in Cannes entdeckte, wo Picasso von 1955 bis 1961 lebte.[3]

1 Max Ernst, »Notes pour une biographie« in dem Ausstellungskatalog *Max Ernst*, Paris, Centre Georges Pompidou, Musée national d'art moderne, 28. November 1991 - 27. Januar 1992, S. 287.

2 [Die Malerei auf dem Prüfstand] Darin vergleicht Aragon die Technik des »papier collé« mit der Collage. Erstere sei von Braque und Picasso angewendet worden; sie hätten »aus reiner Verzweiflung« ein Element eingeführt, das aufgeklebt wurde und als einzige »*Gewißheit*« zum Ausgangspunkt für den Bildaufbau wurde. Nach dem Verständnis von Max Ernst hingegen bringe die Collage – »fotografische Collage« oder »Collage von Illustrationen« – das »Wunderbare« hervor, bei dem die entliehenen Elemente auf verschiedene Weise dienen, »je nachdem, ob sie darstellen sollen, was sie auch vorher schon darstellten oder in einer Art absolut neuer Metapher etwas ganz anderes zeigen«. In dem Zusammenhang erinnert Aragon an die Max Ernst-Ausstellung von 1921 in Paris (für die er das Jahr 1920 angibt), die »erste Veranstaltung, bei der die Mittel und die tausend Möglichkeiten einer vollkommen neuen Kunst erkennbar wurden. Und das in der Stadt, in der Picasso seine laufend fabrizierten Konstruktionen aus Draht, Pappe, Stoffresten usw. nie ausstellen konnte, weil sich niemand dafür interessierte. Er machte die Probe aufs Exempel und führte auf diese Weise die Idee fort, die ihren ersten Ausdruck im papier collé fand. »La Peinture au défi«, Vorwort zu *Exposition de collages*, Galerie Goemans, Paris, März 1930, wiederabgedruckt in Aragons *Ecrits sur l'art moderne*, Paris, Flammarion, 1981, S. 27 - 47. Deutsch in Karlheinz Barck (Hrsg.), *Surrealismus in Paris* 1919 - 1939, Leipzig, Reclam, S. 620 - 638.

3 Edward Quinn, *Picasso at work*, London, W. H. Allen & Company, 1965, o. p. Denkbar wäre es, zumal andere Hinweise bislang nicht aufgetaucht sind. Auf einer Fotografie sind Picasso und Max Ernst gemeinsam mit Françoise Gilot, Dorothea Tanning und anderen am Strand zu sehen (Max Ernst, *a. a. O.*, 1991 - 1992, S. 328). Françoise Gilot ordnet die Fotografie eher dem Jahr 1950 als 1952 zu (Gespräch mit der Autorin am 8. Dezember 1997).

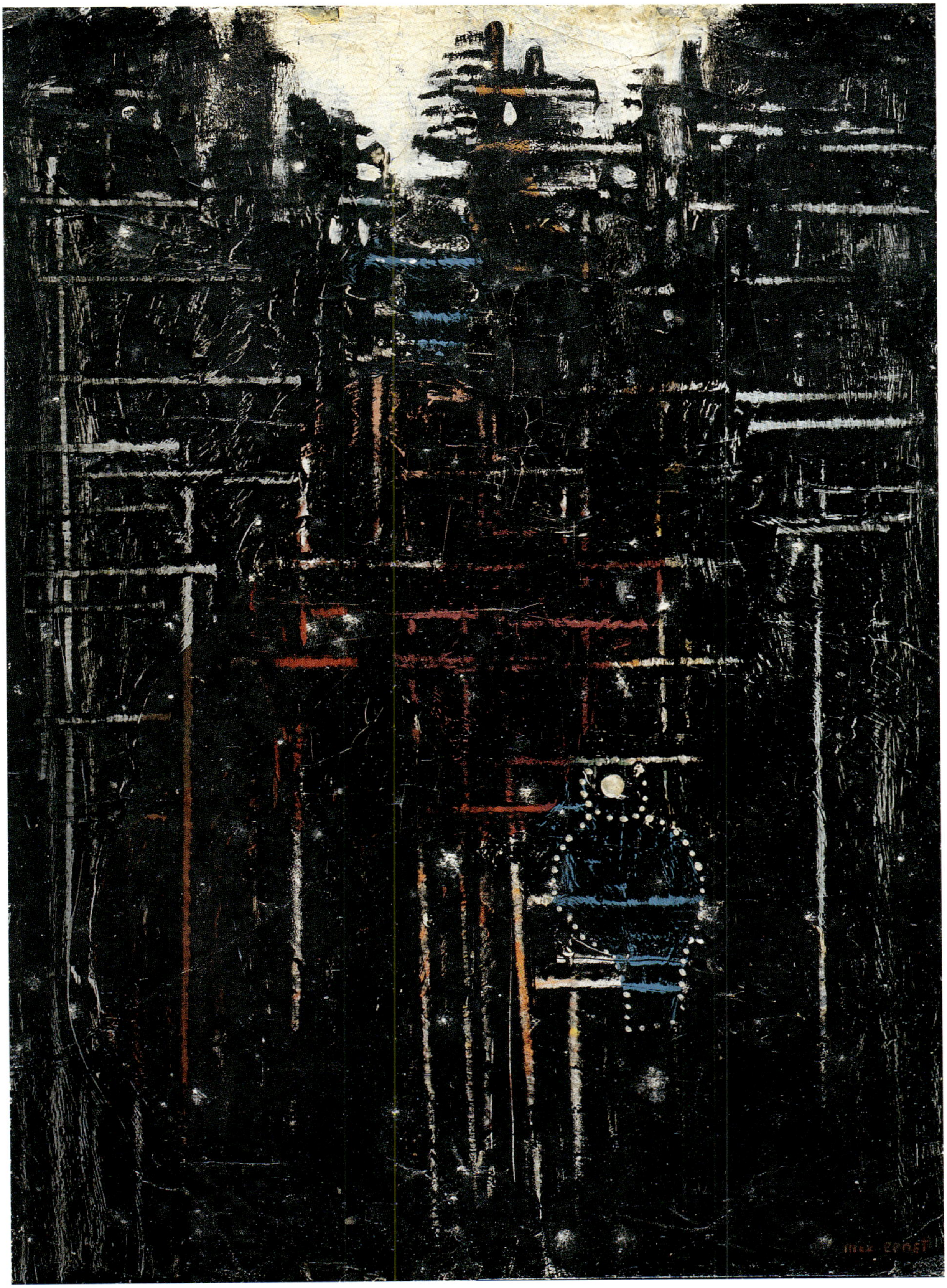

Luis Fernández
1900 - 1973

Luis Fernández, ein Kind der Jahrhundertwende, ist zweiundzwanzig Jahre alt, als er Barcelona verläßt, wo er etwa fünfzehn Jahre gelebt hat, und nach Paris geht. Damals ist er mit Torrès-Garcia und Hartung befreundet; er steht der Gruppe Abstraction-Création nahe und ist ein Vertrauter von Zervos. Erst zehn Jahre darauf lernt er Picasso kennen, was allerdings nicht ganz reibungslos vonstatten geht: Ein Empfehlungsschreiben, das ohne Wirkung bleibt – er wird nicht empfangen – und erfolglose Anrufe – der Meister ist nie anzutreffen – veranlassen ihn, ein paar deutliche – französische – Worte an Picasso zu richten und sein Mißfallen über dessen Verhalten zu äußern; er schließt mit einem ultimativen: »Au revoir, Monsieur Picasso«. Daraufhin wird er per Rohrpostbrief aufgefordert, sich unverzüglich in die Rue la Boétie zu begeben: Am Samstag, den 6. Januar 1934, kommt es zu einer Begegnung der beiden Männer.[1] Von da an stattet Fernández dem Atelier regelmäßig Besuche ab – allmorgendlich über zwanzig Jahre hinweg, wie er behauptet![2] Picasso kauft Fernández zwei großformatige erotische Zeichnungen ab[3], die wahrscheinlich aus der zweiten Hälfte der dreißiger Jahre stammen- sie ähneln in ihrem Stil einer Zeichnung, die Fernández auf der Grundlage einer Picasso-Zeichnung angefertigt haben soll, vermutlich Ende 1937.[4] Fernández berichtet, Picasso habe eines Tages zu ihm gesagt: »Wir wollen zu zweit eine Zeichnung machen: Ich fange an und du fährst fort, ganz wie du willst, als wenn es deine eigene Zeichnung wäre.«[5] Eine bemerkenswerte Ehre – sofern die Geschichte der Wahrheit entspricht –, die von dem großen Vertrauen Picassos in die Kunst seines Kollegen Fernández zeugen würde. Dieses Vertrauen hatte er allerdings schon einmal gezeigt, wenn es sich auch zum Teil um die großzügige Geste

Verso von 37

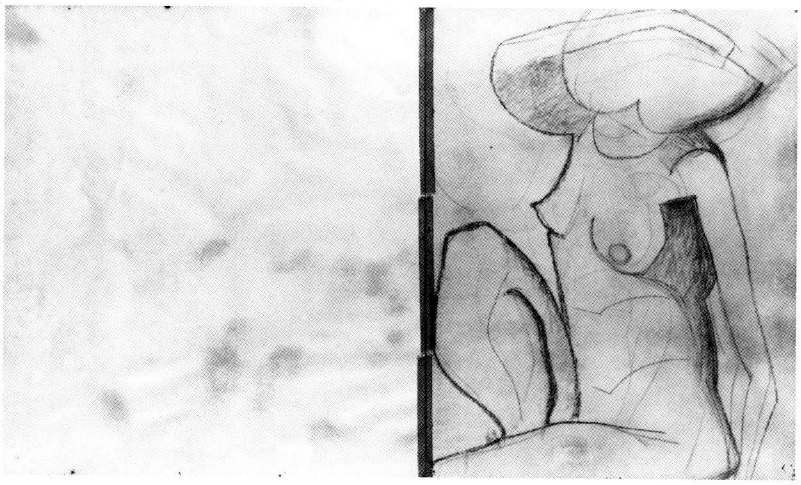

1 Fernández schildert diese Geschichte mit lebhaften Worten in einem Interview mit Ramon Chao, erschienen in *Triunfo*, Nr. 515, 12. August 1972, S. 35-37, »He sido un eremita de la pintura«. Das Gespräch wird auch in dem Katalog *Luis Fernández* zu der Ausstellung abgedruckt, die die Fundación Banco Exterior im Juni 1984 in Madrid veranstaltete (S. 167-170).

2 Der höfliche Respekt, mit dem Fernández in einem Brief vom 4. Juni 1935 – die erste Begegnung liegt bereits über ein Jahr zurück – um einen Termin nachsucht, legt allerdings den Schluß nahe, daß er die Realität ein wenig verklärt (Picasso Archiv).

3 *Luis Fernández*, 1984, *a. a. O.* Sollte es sich bei dem Betrag über 4000 Francs auf einem Scheckabschnitt vom Januar 1939, auf dem der Name Fernández auftaucht, um den entsprechenden Kaufpreis handeln? (Picasso Archiv.) Die beiden surrealistisch gefärbten Zeichnungen stehen im Gesamtwerk von Fernández relativ isoliert da. Die Aktzeichnung eines recht stämmigen Körpers auf der Rückseite einer dieser Zeichnungen erinnert an die Entwürfe des Bildhauers Julio González, mit dem Fernández befreundet war. Es ist bekannt, daß sich Fernández in seinen ersten Pariser Jahren bildhauerisches Arbeiten als Pflicht auferlegt hatte, um zeichnen zu lernen (Luce Hoctin, »Luis Fernández«, *L'Œil*, Nr. 27, März 1957, S. 38).

4 Die Zeichnung von Fernández ist in *L'Œil* abgebildet (1957, *a. a. O.*, S. 38). Picassos Zeichnung ähnelt zwei anderen Grafiken aus seinem Nachlaß (Nr. 3849 R und 3850, letztere datiert vom 20. Dezember 1937). Es stellt sich die Frage, ob es sich bei der Zeichnung von Fernández nicht eher um die Interpretation einer Picasso-Zeichnung handelt. Die beiden Abbildungen in *l'Œil* sind jedenfalls kaum als eine Gegenüberstellung von »vorher« und »nachher« zu deuten.

5 *Luis Fernández*, 1984, *a. a. O.*, S. 168. Fernández merkt an, Picasso habe die fertige Zeichnung behalten.

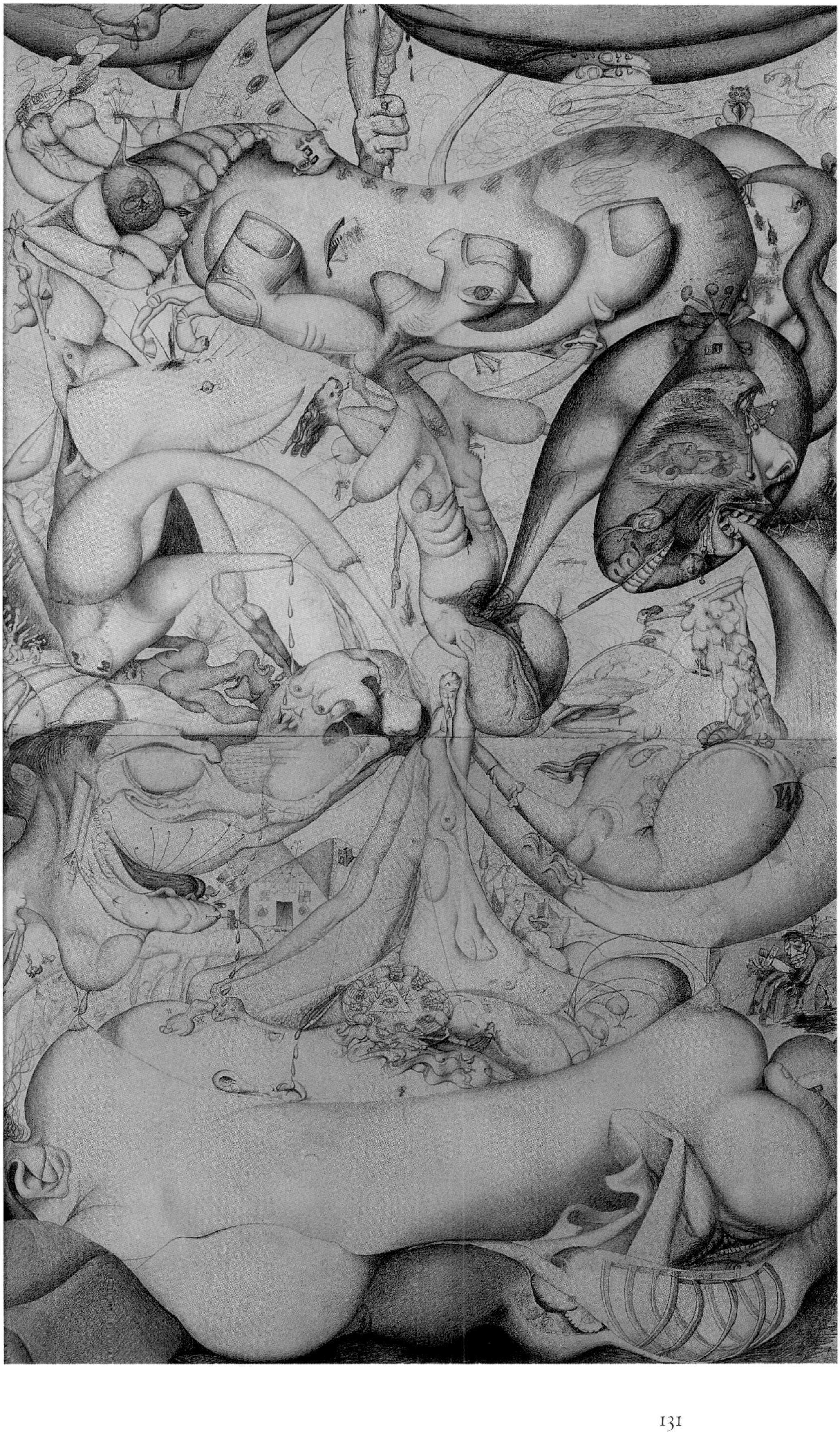

37

Erotische Komposition, [1936]

Composition érotique

Kohlestift und Lack auf zwei zusammengefügten Blättern Papier, 107 x 64 cm
auf der Rückseite des unteren Blattes mit Kohle: »Nu assis« («Sitzender Akt«)
M.P. 3596, Schenkung 1979*

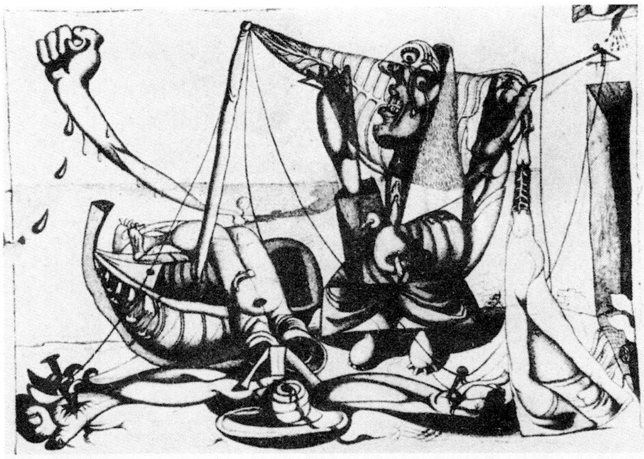

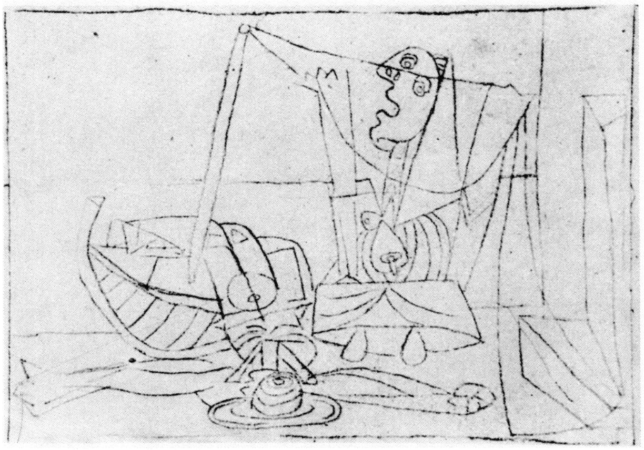

Oben: Zeichnung von Fernández, die nach einer Komposition Picassos aus der Bilderserie »Fischerfamilie bei der Rast«, Famille de pêcheurs au repos, *vom Dezember 1937 entstanden sein soll. Unten: eine Zeichnung Picassos aus dieser Serie. L'Œil, Nr. 27, März 1957, S. 38*

gegenüber einem Künstler gehandelt haben dürfte, der wenig malte und noch weniger ausstellte: 1936 war Picasso mit der Ausfertigung des Bühnenvorhangs für *Le 14 juillet, l'Iliade du peuple français* von Romain Rolland betraut gewesen und hatte Fernández wegen der Kürze der Zeit mit der Vergrößerung einer Gouache beauftragt, *La Dépouille du Minotaure en costume d'Arlequin.*[6]

38

Erotische Komposition, [1936]

Composition érotique

Kohlestift und Lack, gehöht mit weißer Tempera, auf Papier, 106 x 74 cm
M.P. 3597, Schenkung 1979*

Später erwarb Picasso noch ein drittes Werk von Fernández, ein Stilleben, an dem ihm viel gelegen haben muß, denn er kaufte es dem ursprünglichen Besitzer ab.[7] Anläßlich der ersten Einzelausstellung von Fernández in der Galerie Pierre im Jahr 1950 stellte Picasso es als Leihgabe zur Verfügung.[8]
Der große Einfluß Picassos auf sein Werk, der in den Stierkampf-Serien der vierziger Jahre oder den Stilleben mit Schafskopf oder Totenschädel überdeutlich wird, machte Fernández schwer zu schaffen. Artig beruhigte Picasso ihn: »Wir alle haben einen Vater und eine Mutter, wenn wir zur Welt kommen.«[9]

6 Zeichnung vom 28. Mai 1936 (Z. VIII, 287). Den Bühnenvorhang (10 auf 17 Meter), den Fernández im Juni-Juli 1936 fertigstellte, schenkte Picasso dem Musée des Augustins; er befindet sich heute im Espace d'art moderne et contemporain in Toulouse. Laut Fernández empfahl Picasso ihm, sich nicht zu verkünsteln, sondern lediglich die Farben aufzuhellen, weil sie auf großen Oberflächen von weitem betrachtet in der Regel dunkler wirken. Auch habe er einige Umrisse schwarz nachgezogen (Luis Fernández, 1984, *a. a. O.*, S. 168). Picasso, der gern scherzte, soll, so Fernández, eines Tages zu Zervos gesagt haben: »Was ich mache, ist keine Malerei, sondern etwas anderes als Malerei, wenn Sie Malerei sehen wollen, müssen Sie zu Fernández gehen.« (Daniel Abadie und Jean-Jacques Lévêque, *La Galerie*, Nr. 115, April 1972, S. 19).

7 *Luis Fernández*, 1984, *a. a. O.*, S. 168.

8 Vom 28. November bis 15. Dezember, Nr. 3 im Katalog mit dem Zusatz »collection Pablo Picasso«. Fernández hatte Picasso ein wenig unter Druck gesetzt und das Werk im Katalog abgedruckt, ohne das Einverständnis des Sammlers einzuholen (bei dem er sich am 26. November – zwei Tage vor Ausstellungsbeginn! – dafür entschuldigt. Der Brief ist im Picasso Archiv aufbewahrt.). Erst eineinhalb Jahre später bringt er ihm das Bild zurück (Brief vom 21. Juni 1952, *ibid.*). War Picasso darüber verärgert? Jedenfalls weigerte er sich, die beiden Zeichnungen und das Stilleben für die Fernández-Ausstellung vom 26. April bis 26. Mai 1972 im C.N.A.C. in Paris zur Verfügung zu stellen, was Fernández ihm nicht verzieh (*Luis Fernández*, 1984, *a. a. O.*, S. 168). Man kann davon ausgehen, daß es sich bei dem Stilleben um das Werk handelt, das im Nachlaßverzeichnis unter der Nummer T-50 aufgeführt ist.

9 *Luis Fernández*, 1984, *a. a. O.*, S. 168.

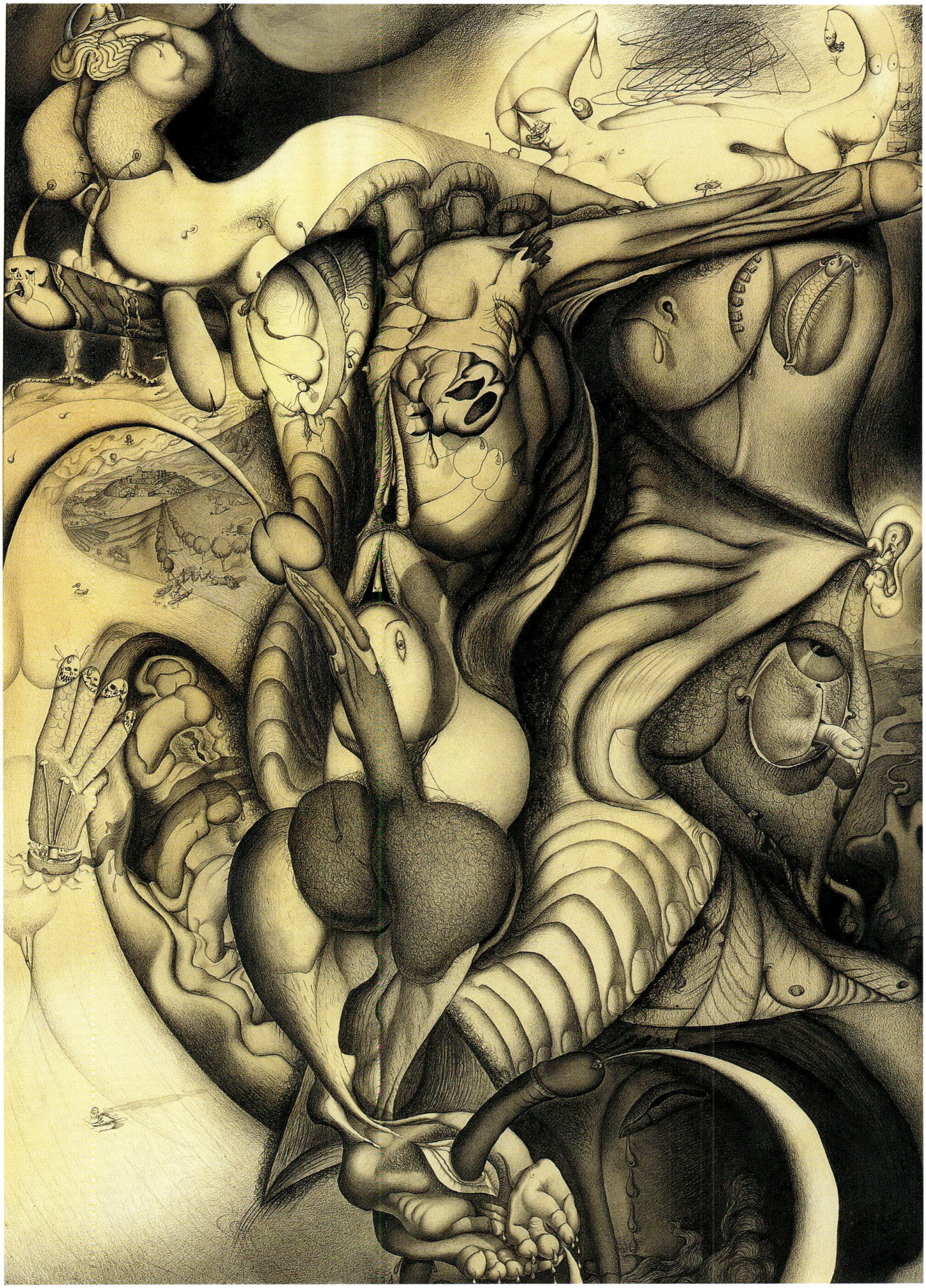

Paul Gauguin (?)
1848-1903

39
Landschaft, o.J.
Paysage

Öl auf Leinwand, 65 x 50 cm
R.F. 1973-69, Schenkung Picasso 1973-1978

Was für ein glücklicher Fund wäre jene Ausgabe des Buches *Noa-Noa* von Gauguin, die dessen Freund Charles Morice, vermutlich Ende 1902, Picasso schenkte! Damals zollte der Kunstkritiker in der Dezemberausgabe des *Mercure de France* dem jungen Spanier viel Lob für seine Werkausstellung in der Galerie Berthe Weill. Wahrscheinlich hatte Picasso von dem Buch bereits gehört, bevor er es in Händen hielt: 1901 nämlich traf er den mit ihm befreundeten Bildhauer und Keramikkünstler Paco Durrio, der Gauguin ebenfalls sehr nahestand, in Paris wieder. Sabartés erinnert sich an die Abende bei Durrio auf dem Montmartre: »Geredet wird über Gauguin, Tahiti, das Gedicht *Noa-Noa*, über Charles Morice und tausend derlei Dinge.«[1] Picasso muß das Buch von Gauguin und Charles Morice als eine Art Talisman entgegengenommen haben und verwandelte es sich durch eigene Randzeichnungen an. Françoise Gilot beschreibt dieses ehrfürchtig gehütete Exemplar ein halbes Jahrhundert später aus der Erinnerung: »Es war ein broschiertes Buch [...], und man sah ihm an, daß Picasso es wieder und wieder gelesen hatte, denn es war in eher schlechtem Zustand, doch versehen mit sehr schönen Zeichnungen von ihm, vor allem Tuschzeichnungen auf den Rändern mit der Darstellung von Liebesszenen. [...] Dieses stark abgegriffene, aber sehr bewegende Buch wurde zum Schutz in einer Schachtel mit einem dunkelblauen Lederbezug und einem Reißverschluß aus Gold und Koralle von Cartier aufbewahrt.«[2] Leider ist der Band mitsamt dem kostbaren Reliquienschrein, den der Maler eigens anfertigen ließ, heute unauffindbar.

Picasso beschäftigte sich also wiederholt mit diesem Buch, vor allem aber mit dem Werk Gauguins, das er vermutlich erstmals in der Sammlung von Paco Durrio oder bei Vollard sah und später in weitaus größerem Umfang in der beachtlichen Gauguin-Retrospektive im Salon d'automne 1906 mit 227 Werken – Gemälde, Zeichnungen, Skulpturen, Keramiken, Holzschnitte. Die Auseinandersetzung mit dem Werk des Malerkollegen prägte Picassos Arbeit[3], insbesondere wohl sein bildhauerisches Werk, von der *Femme assise* aus dem Jahr 1901

1 Jaime Sabartés, *Picasso: portraits et souvenirs*, Paris, Louis Carré und Maximilien Vox, 1946, S. 90. Charles Morice hatte auf Kosten des Autors die erste Ausgabe von *Noa-Noa* veröffentlicht: Es war der Bericht von der ersten Tahiti-Reise Gauguins, dem Morice eigene Passagen hinzugefügt hatte, und der 1901 bei La Plume erscheint. Das Interesse des Kunstkritikers an Picasso läßt auch nicht nach, als letzterer sich in Paris niederläßt: Im Februar 1905 kümmert er sich um dessen Ausstellung in der Galerie Serrurier (wie Briefe aus dem Picasso Archiv bestätigen), und schreibt das Vorwort zum Katalog.

2 Françoise Gilot, Brief an die Autorin vom 13. November 1997. Sie merkt an, daß die Zeichnungen Picassos in diesem Buch, in dem sie häufig blätterte, aus der blauen Periode stammten, dem Jahr 1903 oder 1904. Die Ausgabe – so sagenumwoben, daß oft nur im Konditional von ihr die Rede ist – wurde im Nachlaß des Künstlers nicht gefunden. Worauf aber spielt Martin Fabiani in seinen Erinnerungen an, wenn er erwähnt, wie Vollard das Buch *Noa-Noa* eines Tages Picasso zeigte? Dieser habe behauptet, es nicht zu kennen, es gelesen und mit lauter »pikanten« Zeichnungen versehen. Fabiani wiederum verkaufte es schließlich an Averell Harriman (*Quand j'étais marchand de tableaux*, Paris, Julliard, 1976, S. 124).

3 Ronald Johnson war der Frage 1975 in seinem Artikel »Primitivism in the early sculpture of Picasso«, *Arts magazine*, Bd. 49, Nr. 10, Juni 1975, S. 64-67, sowie in seiner Doktorarbeit nachgegangen: *The Early sculpture of Picasso: 1901-1914*, New York und London, Garland Publishing, Inc., 1976. Er kehrt die seither häufig gezogenen Parallelen hervor und zeigt beispielsweise Zeichnungen von Picasso aus dem Jahr 1901, die an Keramiken von Gauguin erinnern (Z. VI, 306 und 364). Gern wird in diesem Zusammenhang auch die Zeichnung vom Dezember 1903 herangezogen, ein

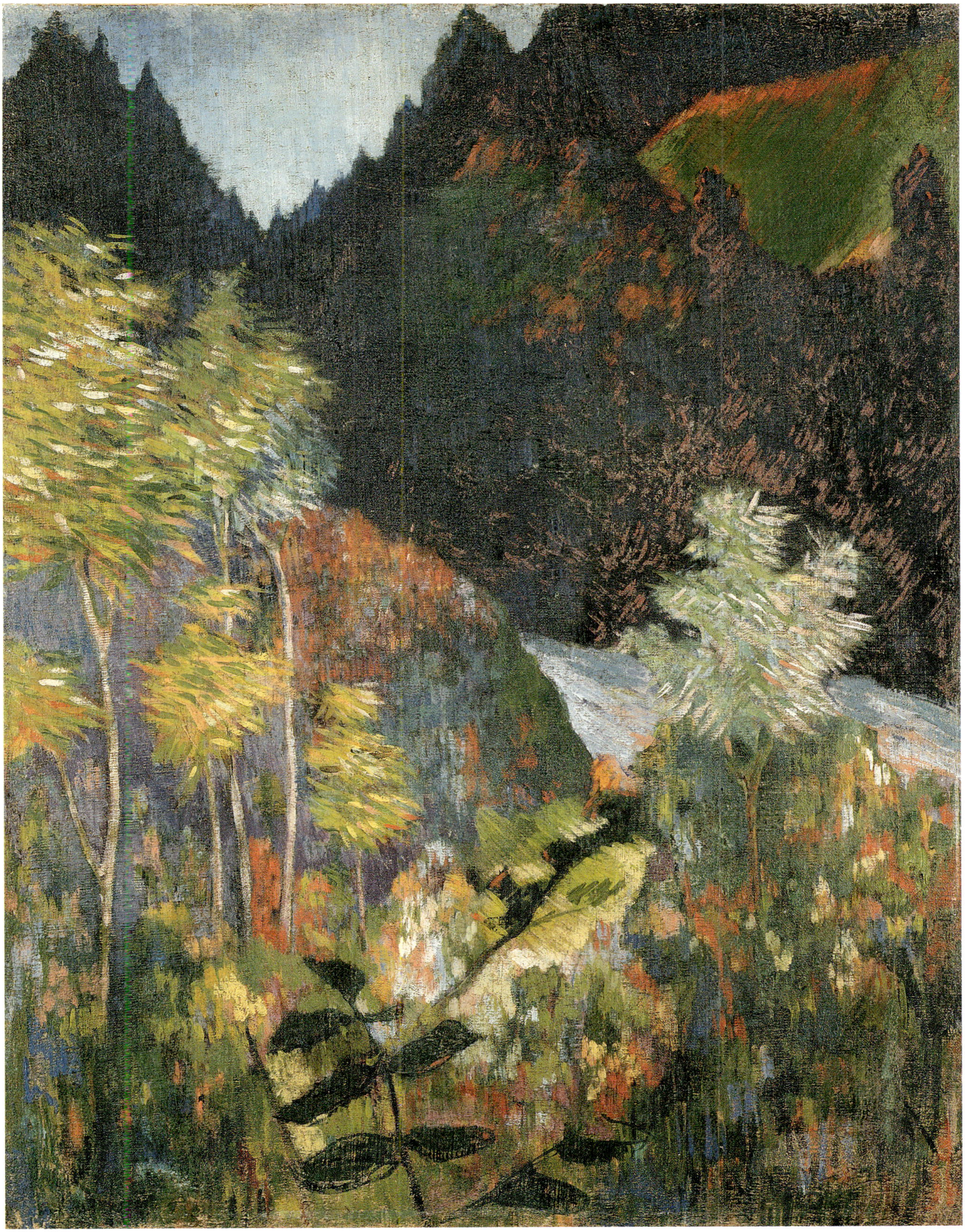

bis zu der erstaunlichen Tonfigur *Femme se coiffant* von 1906 und den Schnitzfiguren der Jahre 1907-1908, deren augenfällige formale Vereinfachung unmißverständlich auf Gauguin verweist.[4]
Zweifellos hat Picasso selbst die *Paysage* aus seiner Privatsammlung für einen echten Gauguin gehalten. Das gleiche gilt für seinen Freund Roland Penrose, der die 1956 entstandene Aufnahme von Lee Miller in der Rue des Grands-Augustins, auf der das Bild zu sehen ist, in sein *Portrait of Picasso* aufnimmt.[5] In dem *Catalogue illustré des peintures du musée du Louvre et du musée d'Orsay* werden dagegen leichte Vorbehalte geltend gemacht; dort folgt auf den Namen des Künstlers ein Fragezeichen sowie der Vermerk »Zuordnung ungewiß«.[6]

stehender Frauenakt im Profil, signiert: »Paul Picasso«, im Gedenken, wie es für gewöhnlich heißt, an »Paul« Gauguin, der im Frühjahr des Vorjahres gestorben war (Z. VI, 564); auch das Skizzenblatt, gemeinhin *La Parisienne* genannt, das neben einer eleganten Dame mit Hut und flattern dem Schleier vor dem Eiffelturm drei »exotische« Figuren zeigt, deren Bezug zu Gauguin unübersehbar ist (Z. XXII, 177), wird in dem Kontext häufig genannt. William Rubin hat die Frage der Beziehung zwischen Gauguin und Picasso in dem Katalog zu der von ihm organisierten Ausstellung *»Primitivism« in 20th Century Art* (Paris, Flammarion, 1987, S. 242-246 in der französischen Ausgabe behandelt; darin zeigt er die Rolle von Gauguins Werk für die primitive Kunst auf, über die Picasso zu den *Demoiselles d'Avignon* gelangte.

4 Die Tonfigur *Femme assise* (Spies 1), Picassos erste Skulptur, entstand 1901 im Atelier von Paco Durrio. Eine farbige Abbildung der gebrannten Originalfigur von *Femme se coiffant* aus dem Jahr 1906 (Spies 7) befindet sich im Katalog zu der Ausstellung *Picasso: the Early years* 1892-1906, Washington, National Gallery of Art, 30. März-27. Juli 1997, S. 339.

5 Penrose 1957, S. 87. Es ist das erste Mal, daß dieses Gemälde, von dem man nicht weiß, wann und unter welchen Umständen Picasso es erwarb, auf einer Atelieransicht auftaucht.

6 Foucart-Walter 1986, S. 260. Wie im Bericht von Madeleine Hours vom 26. Februar 1974 nachzulesen ist, ergab die Analyse im Forschungslabor der Musées de France bei der Untersuchung mit Röntgenstrahlen »eine leichte Leinwand ohne Übermalungen, mühelos ausgeführt«; die Infrarotaufnahme belegt die »schnelle Handschrift«.

Alberto Giacometti
1901-1966

»Der erste, der auftauchte, war Picasso.«[1] Dieses Ereignis muß Giacometti, dessen erste Einzelausstellung an jenem Tag im Mai des Jahres 1932 in der Galerie Pierre Colle in Paris eröffnet wurde, viel bedeutet haben. Picasso stand damals im Zenit seiner Karriere, bestätigt einen Monat später durch seine Ausstellung in der Galerie Georges Petit, während Giacometti gerade erst begann, sich einen Namen zu machen.[2] Aufgefallen war er 1928 bei Jeanne Bucher mit der Präsentation zweier Skulpturen, die er auch auf Anhieb verkauft hatte; im September 1929 hatte Michel Leiris ihm in *Documents* einen bebilderten Artikel gewidmet[3], und noch im selben Jahr hatte der Künstler einen Vertrag mit Pierre Loeb geschlossen, bei dem er 1930 gemeinsam mit Miró und Arp ausgestellt war. Damals lud Breton ihn ein, sich den Aktivitäten der surrealistischen Gruppe anzuschließen. Picasso registrierte das alles, und er war wohl verblüfft darüber, wie weit Giacomettis Arbeiten Parallelen zu seinen eigenen bildhauerischen Zielsetzungen aufwiesen: versteinerte Anatomien, gepeinigte Körper, die eine beunruhigende Geschlechtlichkeit zur Schau stellen.

Damals entstand die Beziehung zwischen den beiden Männern, die vor allem in den ersten Kriegsjahren intensiviert wurde – vor Giacomettis Rückkehr in die Schweiz Ende 1941, wo er bis Herbst 1945 blieb. Françoise Gilot erwähnt seine Besuche nach Kriegsende im Atelier in der Rue des Grands-Augustins – Besuche, die von Picasso im übrigen erwidert wurden; Giacometti, so Gilot, kommentierte Picassos bildhauerische Arbeiten, und dieser wiederum ließ sich auf die Debatte ein[4]: »Wenn Giacometti in die Rue des Grands-Augustins kam, um Pablo zu besuchen, pflegten sie jede Skulptur, an der Pablo gerade arbeitete, bis ins kleinste Detail zu diskutieren. [...] Von allen Besuchern in der Rue des Grands-Augustins war er derjenige, mit dem Pablo am ehesten solche Probleme diskutieren wollte, weil Giacometti niemals von bloß ästhetischen Standpunkten ausging. Pablo äußerte einmal, Giacometti versuche das Wesentliche an seinem Werk zu klären, indem er vor sich selbst grundsätzliche Fragestellungen aufwerfe.« Laut Françoise Gilot sagte Picasso, der Giacomettis Art bewunderte, das Wesentliche herauszustellen: »Skulptur ist für Giacometti das, was bleibt, wenn der Geist alle Details vergessen hat. Er schafft eine

1 Am 6. Mai 1932 schrieb Giacometti an seinen Vater und kommentierte die Eröffnung seiner Ausstellung bei Pierre Colle: »Der erste, der auftauchte, war Picasso; er kam um halb zwölf! Er schaut, er sagt ›sehr hübsch‹ wie ein junger Mann; er interessiert sich sehr für das Material, aber er gibt sich nie eine Blöße, wofür er ja auch bekannt ist.« [«Il primo ad arrivare fu Picasso che venne alle 12 1/2! Guarda, dice ›très joli‹ come un ragazzo, si occupa molto delle materie ma non si compromette mai è del resto conosciuto ció.«] Unser herzlicher Dank gilt Christian Klemm; er übermittelte uns den Auszug aus diesem Brief, der in der Alberto Giacometti-Stiftung im Kunsthaus Zürich aufbewahrt wird. Giovanni Giacometti wiederum informierte Bruno, Albertos jüngeren Bruder: »Ich habe heute von Alberto einen Brief erhalten, in dem er sagt, daß er mit seiner Ausstellung sehr zufrieden ist. Einer der ersten, die auftauchten, war Picasso.« Dieser Brief erschien im Faksimile in *Du*, Nr. 3, März 1958, S. 33.

2 1922 kommt Giacometti nach Paris, wo er sich zunächst nur zeitweise aufhält. Lange lebt er abseits der Avantgarde-Künstler: »Bis 1930, nein, bis 1928, habe ich keinen Franzosen gekannt ...« (zitiert nach Reinhold Hohl, Alberto Giacometti, Stuttgart, Hatje, 1971, S. 245).

3 *Documents*, Nr. 4, September 1929, S. 209-214.

4 In seiner Giacometti-Monografie analysiert James Lord das Verhältnis zwischen den beiden Männern unter psychologischen Gesichtspunkten. Es sei von Respekt und Bewunderung für den anderen ebenso geprägt gewesen wie von einer gewissen Rivalität und vielleicht auch gegenseitiger Provokation. Anscheinend trieb Picasso jedoch das Spiel ein wenig zu weit, was Anfang der fünfziger Jahre den Bruch herbeigeführt haben soll (*Giacometti*, Paris, 1997, Nil Editions, S. 179-180, 316-319, 471-472). Picasso gefiel Giacomettis Unabhängigkeit, und zugleich fürchtete er sie, während Giacometti angesichts der schöpferischen Unfehlbarkeit Picassos umso mehr die eigene Unsicherheit und das Unvermögen verspürte, seine Vorstellungen in die Tat umzusetzen: »Picasso sieht das fertige Bild vor sich, selbst

bestimmte Raumvorstellung, die zwar weit von meiner eigenen Auffassung entfernt ist, aber etwas ist, auf das – in dieser Weise – vor ihm niemand kam. Das ist wirklich neuer Geist in der Bildhauerei.«[5]

Im Januar 1948 möchte der Kunsthändler Pierre Matisse in seiner New Yorker Galerie eine Büste von Picasso ausstellen, die Giacometti gemacht hat. Dabei mögen die Gründe des Händlers nicht nur ästhetischer Natur gewesen sein; vermutlich gab der berühmte Name des Modells den Ausschlag für seine Entscheidung. »Dieser naheliegende Beweggrund blieb Giacometti nicht verborgen. Es wäre ihm sehr unangenehm, erklärte er, daß man [...] denken könne, er habe eine Büste von Picasso ausgestellt, um für sich selbst Werbung zu machen.« Die Büste wurde nicht ausgestellt, und ihre Spur hat sich allem Anschein nach verloren.[6]

Man weiß nicht, unter welchen Umständen genau die Zeichnung von Giacometti, die bei der Inventarisierung von Picassos Nachlaß wieder auftauchte, in dessen Besitz gelangt ist. Möglicherweise hatte Picasso sie nach 1967 Louis Broder abgekauft[7], nach Giacomettis Tod also, als er selbst bereits auf ein langes Leben zurückblickte – Ausdruck einer nicht nachlassenden Bewunderung und vielleicht auch der nostalgischen Erinnerung an eine ehemalige Freundschaft. Ohne Zweifel aber faszinierte ihn unter anderem die Tatsache, daß es sich um eine Zeichnung nach einem alten Meister handelte – ein Genre, mit dem er sich selbst immer wieder beschäftigte –, und dieser Meister kein Geringerer als Velázquez war.

40

Porträt von Innozenz X., nach Velázquez, 1942

Portrait d'Innocent X, d'après Velázquez

Kohle auf Papier, 26,2 x 21,3 cm
signiert unten rechts: »Alberto Giacometti«
M.P. 3599, Schenkung von 1979*

wenn er nach einem Modell malt. Von Anfang an abstrahiert er und nimmt nur das ins Bild, was er will. Bei mir ist es anders. Ich habe keine Wahl. Wenn es schwarz herauskommt, dann nicht, weil ich es schwarz haben will. Ich versuche, mit Farben zu malen, aber ich kann nicht Farben auftragen, wenn ich nicht zuerst ein Gerüst dazu habe. Und auf der Leinwand dieses Gerüst zu bauen, ist schon eine unendliche Aufgabe ... Von hier aus dann zum Kolorit zu kommen, scheint mir so gut wie unmöglich. Ich weiß nicht, wie man das macht, ich sehe es einfach nicht.« (Hohl, 1971, *op. cit.*, S. 281).

5 Gilot/Lake 1980, S. 175. Françoise Gilot berichtet von einer Diskussion um *La Femme en robe longue* (Spies 38). Giacometti lobt den Kopf, sorgt sich aber über die Heterogenität der Skulptur, die zusammengesetzt ist, und in die während des Modelliervorgangs verschiedene Strukturen geprägt werden. Es sei, so Giacometti, besser, sich des glücklichen Zufalls zu entledigen und so lange zu arbeiten, »bis sich das Werk in der Reinheit seiner Entstehungsbedingungen vollendet.« (dies., *ibid.*)

6 James Lord, 1997, *a. a. O.*, S. 282.

7 Folgt man den Angaben von Luigi Carluccio in *Alberto Giacometti: Begegnung mit der Vergangenheit*, Zürich, Scheidegger, [1968], S. 238-239 (italienische Erstausgabe 1967), befand sich die Zeichnung 1967 noch im Besitz von Louis Broder. Dort ist ferner zu lesen, daß sie auf 1942 datiert ist, was nicht zutrifft. Auf der Rückseite der Pappe, auf die die Zeichnung aufgeklebt ist, steht allerdings der Bleistiftvermerk: »M. Broder«. James Lord berichtet, Picasso seinerseits habe Giacometti kurz vor dem Krieg »eine große Zeichnung« geschenkt, die dessen Bruder Diego 1943 verkaufen mußte (*a. a. O.*, S. 203 u. 227). 1961, als die Zeitschrift *Du* Picasso anläßlich seines achtzigsten Geburtstags ehrte, fertigte Giacometti mindestens zwei Zeichnungen an, beide mit derselben Widmung: »Pour Picasso / Pourquoi ce dessin-ci je ne sais pas, Stampa, 28 juillet 1961«. Die Zeichnung, die im Oktober 1961 in *Du* erschien (Nr. 248, S. 9) wurde dem Musée Picasso von M. und Mme Jan Krugier vermacht (M.P. 1981-1). Die andere ist in dem Band *Disegni di Giacometti* von Giorgio Soavi abgebildet (Mailand u. Rom, Editoriale Domus, 1973, o. p.). Beide Zeichnungen sind in dem Register der Association Alberto und Annette Giacometti in Paris aufgeführt, wie uns deren Vorsitzende Mary Lisa Palmer mitteilte (Brief an die Autorin vom 11. Dezember 1997).

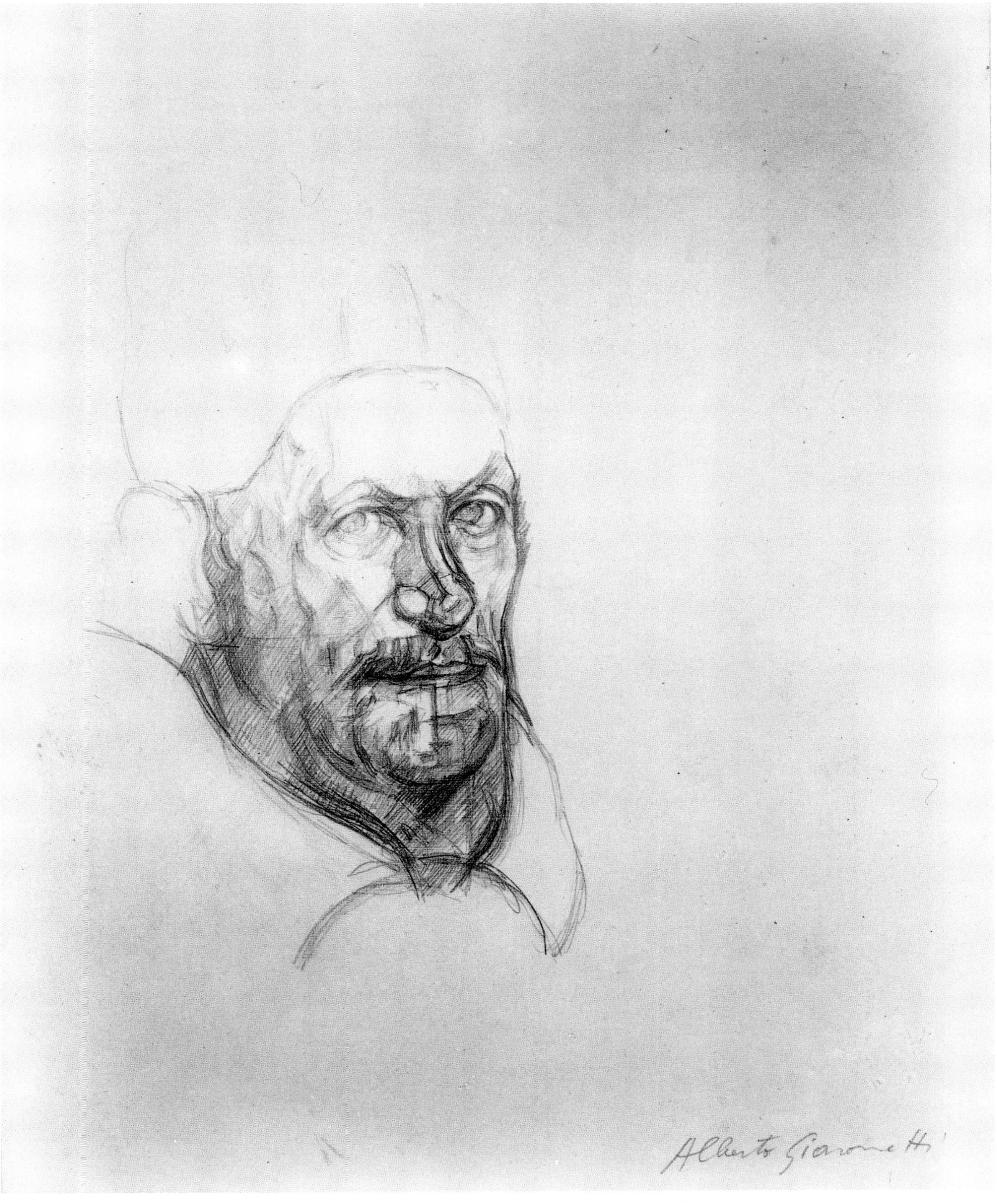
Alberto Giacometti

Hermann-Paul
1874 - 1950

41
Porträt von Alfred Jarry, [1901-1905]

lavierte Tusche, Conté-Stift, Farbstift, weiße Kreide, Aquarell und Gouache auf Papier, auf Pappe aufgezogen, 52,7 x 33 cm
oben links signiert und mit einer Widmung versehen: »à Alfred Jarry, Hermann-Paul«
M.P. 3598, Schenkung von 1979*

Auch wenn ihm die humoristischen Zeichnungen und vielleicht auch die Gemälde von Hermann-Paul ein Begriff gewesen sein mochten, war es Picasso hier gewiß um das Modell und nicht so sehr um den Maler zu tun. Am Porträt eines derjenigen Schriftsteller, die in seiner Jugend und sein ganzes Leben über eine große Rolle gespielt hatten, mußte ihm viel gelegen sein. Neben Apollinaire und Salmon, die zu Picassos Dichterfreunden zählten, war auch Max Jacob mit Alfred Jarry verbunden; als einziger berichtet er von einer – einmaligen – Begegnung zwischen Jarry und dem Maler, einem Trinkgelage bei Maurice Raynal: »Picasso und Jarry freundeten sich sofort an und bewahrten sich ihre freundschaftlichen Gefühle auch in der Folge, ohne sich oft zu sehen.« Am Ende ihres Treffens soll der Erfinder der Pataphysik Picasso seine Pistole überlassen haben.[1]

Möglicherweise hat Max Jacob jedoch nur eine in Wirklichkeit viel banalere Geschichte ausgeschmückt, nämlich die einer Begegnung, die nie stattgefunden hat, wie aus Picassos Äußerung gegenüber Hélène Parmelin hervorgeht: »An jenem Abend war Picasso zum Plaudern aufgelegt. Er bedauerte, nie die Bekanntschaft Jarrys gemacht zu haben; eines Tages habe er sich in Begleitung von Apollinaire zu ihm aufgemacht, doch war Jarry nicht zu Hause, und die Sache damit erledigt.«[2] Fest steht, daß Jarrys Ikonoklasmus Picasso in seinen ersten Pariser Jahren prägte; in dem literarischen Milieu, in dem er verkehrte, hatte er sich ein reiches Wissen über ihn angeeignet, in erster Linie bei den Veranstaltungen der Revue *Vers et Prose*, die in der Closerie des Lilas stattfanden. *Les Demoiselles d'Avignon*, die 1907 entstanden, verdanken Jarry, der sie nie zu Gesicht bekam, sehr viel.

Wie war Picasso in den Besitz dieses Porträts gekommen?[3] Es hatte Jarry gehört, dem es auch gewidmet ist, und im Anschluß Rachilde Vallette, der Frau des Direktors vom *Mercure de France*, Alfred

1 Siehe dazu den Ausstellungskatalog *Max Jacob et Picasso*, Paris, Musée Picasso, 4. Oktober bis 12. Dezember 1994, S. 50.

2 Hélène Parmelin, *Picasso sur la place*, Paris, Julliard, 1959, S. 242. John Richardson pflichtet ihrem Zeugnis uneingeschränkt bei und widerspricht einer Legende, der die meisten Historiker Glauben geschenkt haben; in seinem Buch über das Leben von Picasso widmet er der »Abwesenheit von Jarry« ein ganzes Kapitel. Er geht davon aus, Apollinaire habe in der Angst, von Jarry verdrängt zu werden, vielleicht unbewußt alles getan, um ein Treffen zu verhindern (Richardson I 1991, S. 359-367). Man darf nicht vergessen, daß Jarry im November 1907 starb und seine letzten Lebensjahre in einem Zustand des äußersten körperlichen Verfalls verbrachte. Gegenüber Françoise Gilot äußerte Picasso jedoch, er habe Jarry gekannt... Sie weist allerdings darauf hin, daß die Äußerungen des Malers je nach seinem Gesprächspartner bisweilen unterschiedlich ausfielen (Gespräch mit der Autorin vom 8. Dezember 1997).

3 Das Porträt gleicht seinem Vorbild durchaus. Salmon beschreibt Jarry wie folgt: »Lange, dunkle Haar fielen in schweren Strähnen bis fast auf die Schulter und waren gescheitelt wie bei Gogol – dem Jarry auch sonst ähnelte, dem Gogol der *Toten Seelen* und mehr noch der *Nase*, bei der eine starke Übereinstimmung nicht zu übersehen war. Ein Gesicht von makelloser ovaler Form, dem jedoch schon das Fett zuleibe rückte, welches sein Gift war. Ein schmaler und sehr roter Mund, eine wohlgeformte Nase und zwei unverblümt dreinschauende, glühende Augen. Die Lippen schmückt ein kleiner Schnauzbart.« (*Souvenirs sans fin*, Bd. I, Paris, Gallimard, 1955, S. 148). Das Porträt ist als Frontispiz in der Genfer Ausgabe von *Ubu Cocu* aus dem Jahr 1944 abgebildet, Trois Collines, ohne Angabe einer Sammlung.

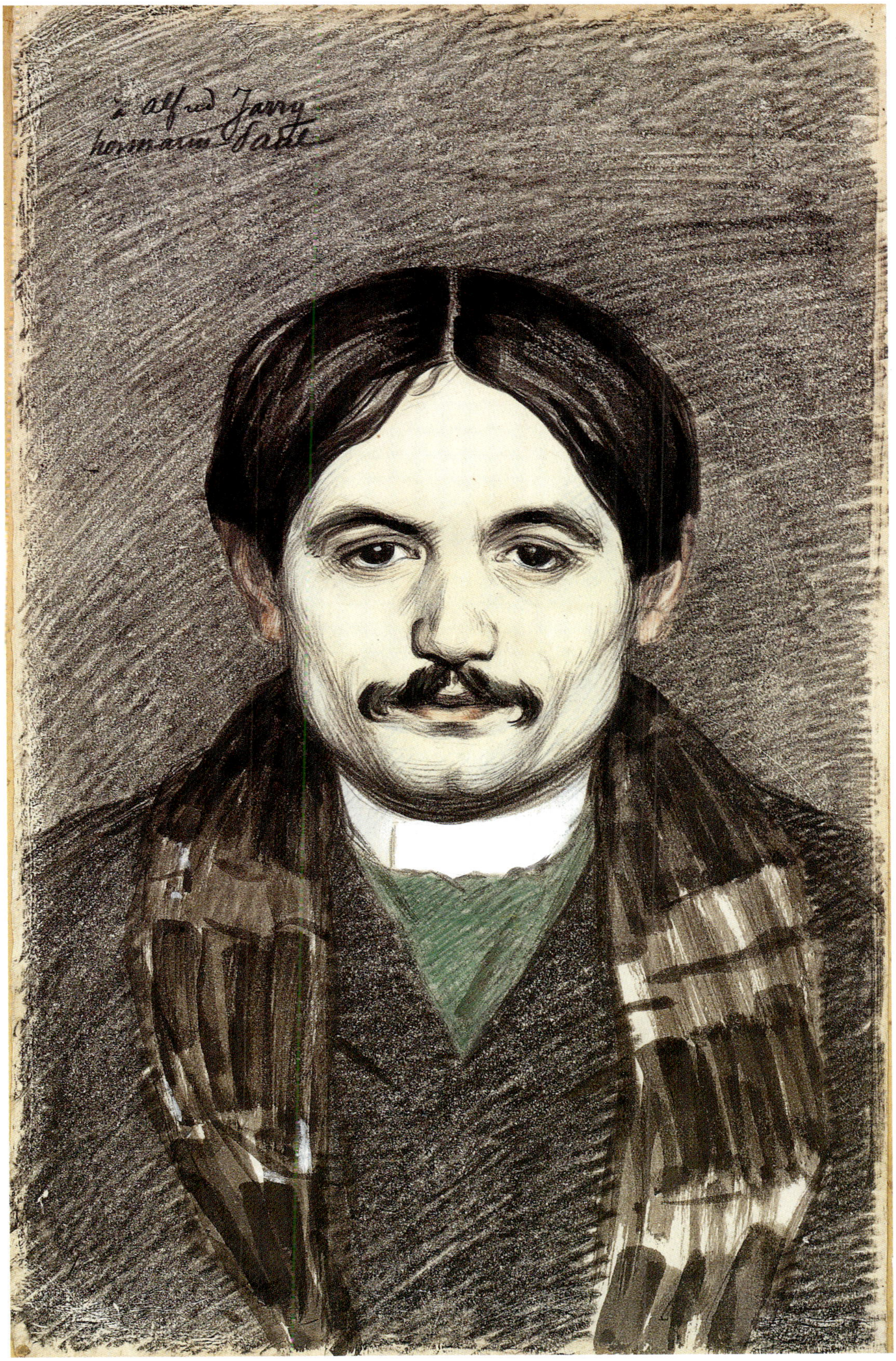
à Alfred Jarry
hermann Paul

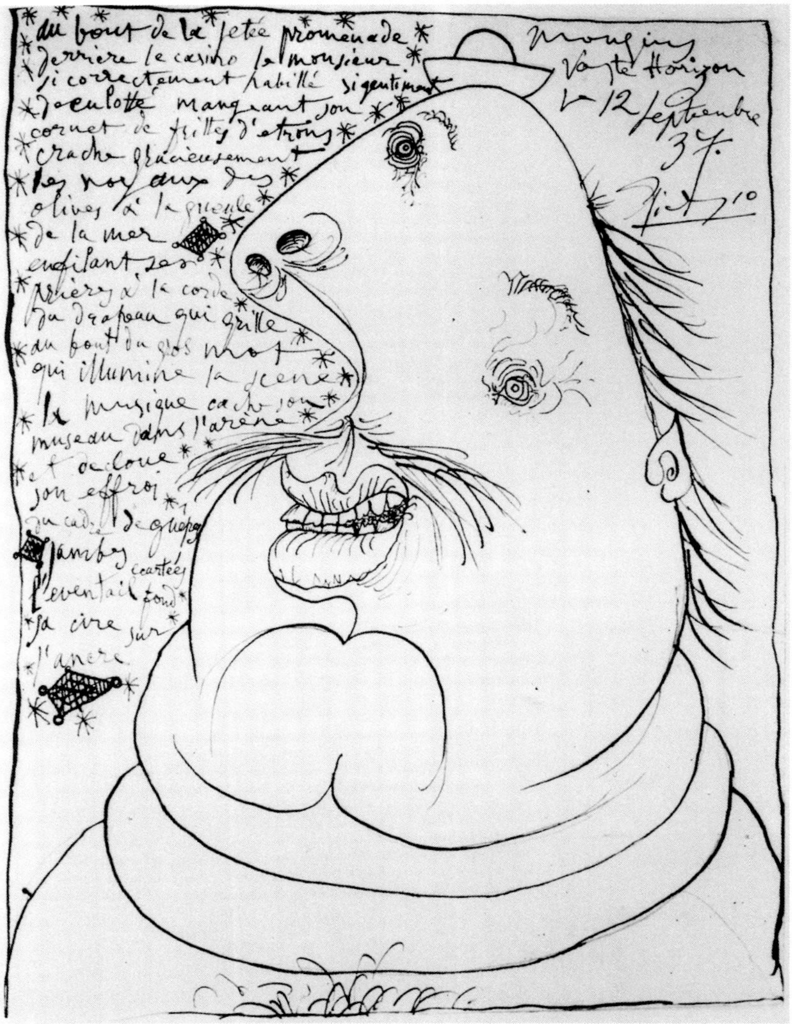

Pablo Picasso: Am Ende der Mole, 12. September 1937
Au bout de la jetée
Tusche auf Papier, 28,5 x 21 cm
New York, Sammlung Lee V. Eastman

Vallette. Die Eheleute hatten sich der Sache des Schriftstellers verschrieben und unterstützten ihn durch regelmäßige Zuwendungen.[4] Um 1946 oder 1947 befand sich das Bild im Atelier in der Rue des Grands-Augustins; dorthin war es kurz zuvor durch Vermittlung von Eluard gelangt, über den Picasso auch in den Besitz des Manuskripts von *Ubu cocu* gekommen war.[5] Gern zeigte er es seinen Besuchern gemeinsam mit anderen Schriften, die er sorgsam zusammengelegt in einem Schrank aufbewahrte. Am 16. Juni 1944 etwa lud er all jene, die drei Monate zuvor bei den Leiris' der Lesung seines Theaterstücks *Le Désir attrapé par la queue* – ein stark an Jarry erinnernder Text – beigewohnt hatten, in sein Atelier. Brassaï berichtet: »Picasso führte uns durch seine Skulpturen. Aber er hielt noch eine Überraschung für uns bereit. Aus seiner Schatztruhe holte er ein verblichenes Manuskript von Alfred Jarry hervor, aus dem Zyklus von *Ubu-roi.* Dieser Schrank quillt über vor seltenen Büchern und Manuskripten von Dichtern und Schriftstellern, und fast alle hat er mit Notizen und Illustrationen versehen. Er hätte auch Manuskripte von Eluard, Aragon oder André Breton hervorholen können, von Reverdy oder Max Jacob. Eines Tages zeigte er mir das Manuskript von Apollinaires *Bestaires,* das er über und über mit den verschiedensten Tierillustrationen versehen hatte. In diesem Schrank sind auch die meisten Briefe seiner Dichterfreunde aufbewahrt… Von Jarry zeigte er uns das Manuskript *Ubu cocu* oder *Ubu enchaîné*… Daraus zitiert er ein paar anschauliche Passagen; er kennt sie auswendig.«[6]

4 1929 veröffentlicht Rachilde die Studie *Alfred Jarry ou le Surmâle des Lettres.* Auf einem handgeschriebenen Aufkleber auf der Rückseite der Zeichnung steht zu lesen: »Portrait de l'auteur d'Ubu-roi [p]ar Jarry appartenant à Mme Vallette, Mme Rachilde, demeurant 26 rue de Condé Paris«. An Rachilde richtete sich auch ein Brief von Jarry – »Dies ist die Geschichte vom Schaum der Pirrouïte, Madame Rachilde«, ein fünfseitiges Manuskript, das Picasso besaß (Picasso Archiv) und das Noël Arnaud als Faksimile in der Nr. 4 von *Dragée Haute* veröffentlichte.

5 Françoise Gilot, Gespräch mit der Autorin vom 8. Dezember 1997. Eluard hatte Picasso auch die Manuskripte und Zeichnungen von De Chirico besorgt (s. S. 97ff.).

6 Brassaï 1964, S. 179. Hélène Parmelin spricht von »Manuskripten von Aragon, Jarry, André Breton« und von Apollinaires *Bestiaire,* die heute unauffindbar sind (1959, *a. a. O.,* S. 146).

7 Brassaï 1964, S. 246-247. Anscheinend wurde das Basrelief nicht gefunden.

8 Die Zeichnung illustrierte das Programm von *Ubu enchaîné,* der vom 22. bis 26. September 1937 in der Comédie

Von Jarry besaß Picasso ferner einen Holzschnitt – 1906-1907 ließ er sich von derlei Objekten sicherlich inspirieren; eines Tages zeigte er ihn Brassaï: »Jarry hat ein paar solcher Basreliefs hinterlassen … Was stellen sie dar? Das ist nicht immer ganz leicht zu sagen … Dieses hier ist ein Mann mit einer Eule vor seinen Füßen. Sie sollten einmal ein Foto davon machen. Wußten Sie, daß Jarry immer eine lebendige Eule bei sich zu Hause hatte? Seine Eulen sind die Vorfahren von meinen …«[7]
Die Verbundenheit mit Jarry blieb; den scharfen Geist des Vaters von Ubu hielt Picasso mit Worten und Bildern in der obszönen Figur des Tyrannen aus *Traum und Lüge Francos* fest oder auch in den Zügen der abscheulichen koprophagen Figur nach Ubu, der Picasso am 12. September 1937 in Mougins in seinem Gedicht »Au bout de la jetée« Gestalt verlieh.[8]

des Champs-Elysées gegeben wurde (so heißt es in Picasso, *Ecrits*, Paris, R.M.N./Gallimard, 1989, S. 410). Ubus Urheber ist bereits auf einem Karikaturenblatt von 1905 zu sehen, auf dem man auch Paco Durrio erkennt (M.P. 508 v). Ferner hatte Picasso für die Nummer 21 von *Soirées de Paris* vom 15. Februar 1914 eine schnell skizzierte Karikatur von Jarry angefertigt; die Ausgabe war ihm gewidmet. Und für Tristan Tzara brannte er 1958 ein Porträt des Autors auf den Pergamentumschlag des kostbaren Manuskripts von *Gestes et opinions du Docteur Faustroll* (das am 4. März 1989 bei der Versteigerung von Tzaras Bibliothek im Hôtel Drouot in Paris unter der Nr. 243 verkauft wurde). Hélène Parmelin war zugegen, als Tzara an Picasso mit seiner Bitte herantrat: »Tzara ist da. Als ich ihn das letzte Mal bei Picasso sah, brachte er ihm das Manuskript von Doktor Faustroll, damit Picasso ihm etwas für den Umschlag machte. Sofort hatte Picasso eine, wie er sagte, gefährliche Idee. Dann schloß er sich ein, nachdem er erklärt hatte, daß es ihm entweder gelingen werde oder aber er das ganze Haus und mit ihm Doktor Faustroll anzünden werde . Die Sache ging gut. Mit einem Eisen brannte er Jarrys Kopf in den Umschlag.« (1959, *a. a. O.*, S. 79).

Max Jacob
1876-1944

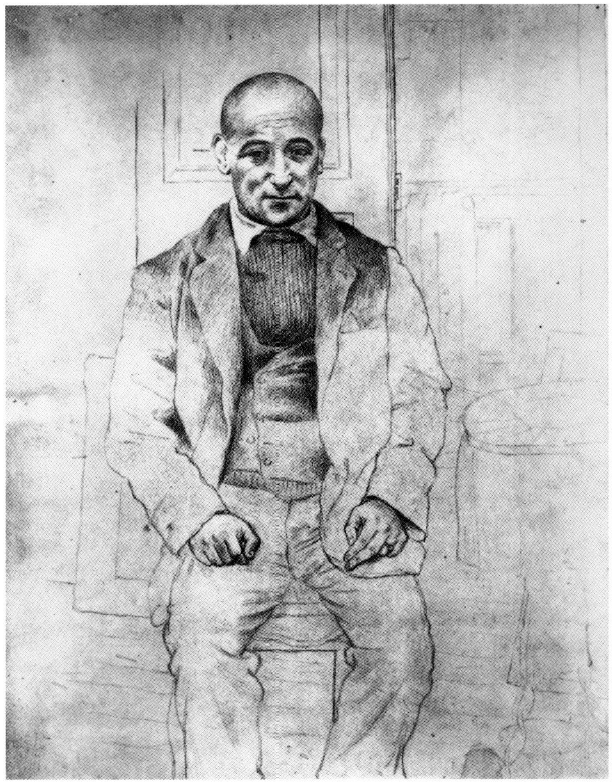

Pablo Picasso: Porträt von Max Jacob, 1915
Bleistift auf Papier, 33 x 24,8 cm
Privatsammlung

Als Picasso sich gegen Ende 1904 – zur gleichen Zeit wie sein Freund Ricardo Canals – seinen Schnurrbart abnahm, sorgte das im Bateau-Lavoir für Aufruhr: »Damals trugen Canals und Picasso, die unzertrennlich waren, noch ihren Schnurrbart. Eines Abends kamen beide rasiert und waren nicht wiederzuerkennen. Sie wurden mit Vorwürfen überschüttet und wußten nicht mehr, wohin sie sich retten sollten. [...] Aber sie blieben bartlos.«[1] Kurz darauf zog auch Max Jacob nach: »Wir folgten dem Beispiel des Hofes und rasierten uns (ich vorneweg! der Diener mit dem rosigen Antlitz hinter dem Trauerflor), wir setzten uns Mützen auf und ließen die Kragen weg; so gingen wir aus.«[2] Auf einer Zeichnung, die Picasso von sich gemacht hatte, war die Oberlippe leicht geschwärzt[3]; so porträtierte ihn auch Max Jacob (der sich in gleichem Maße als Dichter wie als Maler betrachtete): mit kleinem Schnurrbart und tiefschwarzem Auge, »den Rabenflügel seiner Haare über der kleinen Stirn, wie eine Mütze«.[4] Im Sommer 1901, anläßlich Picassos Ausstellung bei Vollard, hatten er und Max Jacob sich kennengelernt. Sie waren sofort voneinander angetan; begeistert vom Talent des anderen, ermutigten sie sich gegenseitig auf ihrem Weg, der für beide nicht unbeschwerlich war. Nie vergaß Max Jacob, daß Picasso ihm bestätigt habe, er sei Dichter, »die – nach der Erkenntnis der Existenz Gottes – wichtigste Offenbarung [seines] Lebens«[5]; umgekehrt war der Maler dem Dichter dankbar, daß er nicht an ihm verzweifelt war, als er den heiklen Weg einschlug, der ihn zum Kubismus führte. Wie bei Mentor und Telemach, so unterwies Max Jacob in der Rolle des Älteren (der jedoch kaum älter war) Picasso in den Pariser Gegebenheiten, in Sprache und Dichtung, und machte ihn mit seinen ersten Sammlern bekannt. Als der Maler sich 1904 endgültig in Paris niederließ, war Max Jacob täglich im Bateau-Lavoir: »Wir schreiben das Jahr 1904; Picasso ist zwar bereits durchaus eine Größe, seine Besucher aber

1 Olivier 1933, S. 31-32.
2 Brief von Max Jacob an Jean-Richard Bloch vom 9. Februar 1912, veröffentlicht in *Europe*, Nr. 662-663, Juni-Juli 1984, S. 144 (wiederabgedruckt in dem Ausstellungskatalog *Max Jacob et Picasso*, Paris, Musée Picasso, 4. Oktober bis 12. Dezember 1994, S. 31).
3 Z. XXII, 38.
4 Max Jacob, »Souvenirs sur Picasso contés par Max Jacob«, *Cahiers d'art*, Bd. II, Nr. 6, 1927, S. 199-202, wiederabgedruckt in *Max Jacob et Picasso*, 1994, *a. a. O.*, S. 206ff. Zu diesen Porträts siehe auch ders., *ibid.*, S. 28-31.
5 Max Jacob, »Je suis né à Quimper... », in René Edouard-Joseph, *Dictionnaire biographique des artistes contemporains* 1910-1930, Bd. II, Paris, Art et édition, 1931, S. 212 (wiederabgedruckt in *Max Jacob et Picasso*, 1994, *a. a. O.*, S. 4).

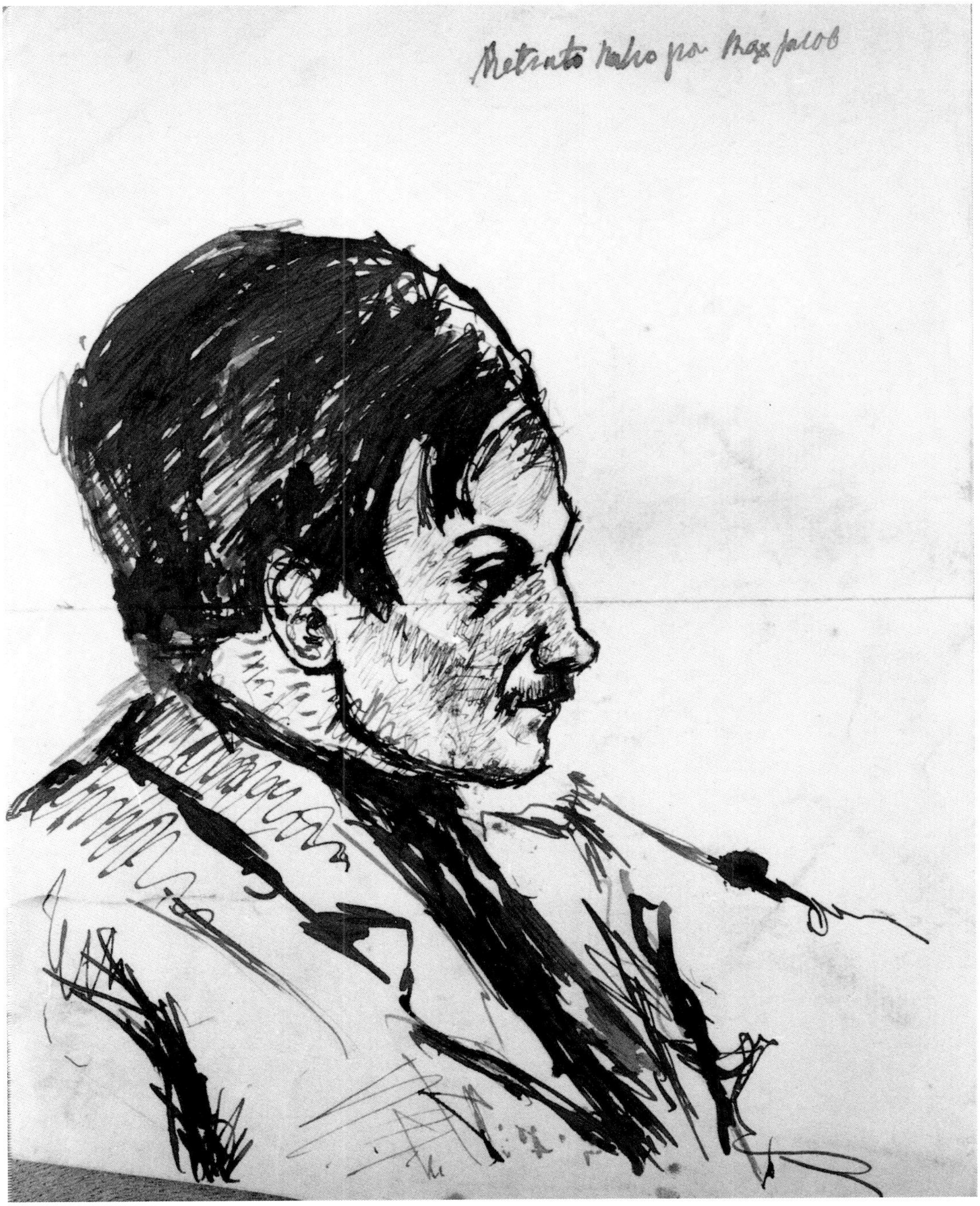

42

Porträt von Picasso, [1904]

braune Tusche auf Papier, 22,1x17,5cm
Inschrift Picassos oben rechts: »Retrato hecho por Max Jacob« [Porträt von der Hand Max Jacobs]
M.P. 3600, Schenkung von 1979*

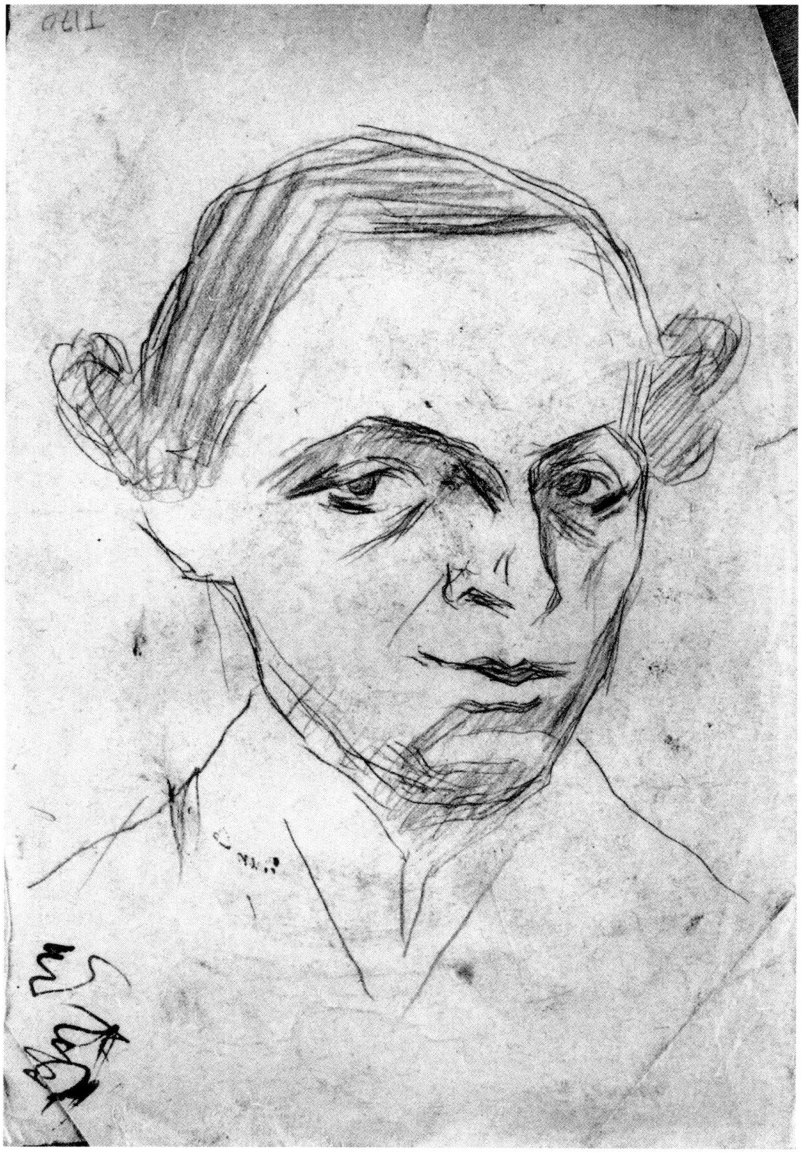

Verso von 43

43

Porträt von Manolo, [1904]

Bleistift, roter Stift und violette Tusche auf Papier,
23,1x15,8cm
Inschrift Picassos oben rechts: »De Manolo«
auf der Rückseite: *Porträt von Manolo*
Bleistift
M.P. 3601, Schenkung von 1979*

sind nach wie vor nur der sehr originelle Manolo und ein armer kleiner Jude (gemeint ist Vollard), der sich für einen gescheiterten Dichter hält.«[6] Bald stießen André Salmon und Guillaume Apollinaire dazu. Picassos Atelier – fortan »Treffpunkt der Dichter« genannt – ist auch der Ort, an dem sich Maler begegnen: Derain, Braque und natürlich Juan Gris. Wenn die Prosagedichte Max Jacobs (die dieser erst 1917 in einem Gedichtband veröffentlichte) auch unpassenderweise als »kubistische Poesie« bezeichnet wurden, so läßt sich doch nicht leugnen, daß den Maler und den Dichter die gemeinsame Suche verband. Symbolisch besiegelt wurde ihre Freundschaft durch zwei Unterschriften: der von Picasso auf dem Taufschein Max Jacobs vom Februar 1915 und umgekehrt der von Max Jacob auf der Hochzeitsurkunde der Mairie im 8. Arrondissement in Paris, wo Picasso am 12. Juli 1918 Olga Khoklova heiratete. Aus Freundschaft fertigte Picasso Radierungen zu fünf Werken von Max Jacob (unter seinen Dichterfreunden wurde einzig Eluard die gleiche Gunst zuteil): *Saint Matorel* (1911), *Die Belagerung von Jerusalem* (1914) – die Vollendung kubistischer Druckgrafik –, *Der Würfelbecher* (1917, in dem auch eine Reproduktion des wunderbaren Porträts abgebildet ist, das Picasso von Max Jacob anfertigte, und das seine Rückkehr zur klassischen Zeichenkunst einleitete); *Die Phanerogame* (1918) und *Die Verteidigung Tartuffes* (1919). Für die posthume Ausgabe der *Chronique des temps héroïques*, einem äußerst reizvollen, sehr persönlichen Zeugnis über die Jahre auf dem Montmartre, lieferte Picasso Lithographien; eigentlich hatte Max Jacob das Buch 1936 für Picasso geschrieben, den er, was er als Zurücksetzung empfand, so gut wie nicht mehr sah.

6 Max Jacob, »Fox«, *Les Lettres françaises*, Nr. 1051, 22.-28. Oktober 1964 (wiederabgedruckt in *Max Jacob et Picasso*, 1994, *a. a. O.*, S. 291). Es ist durchaus vorstellbar, daß das *Portrait de Manolo* aus jener Zeit stammt und Picasso gleichzeitig mit Jacobs Porträt von ihm übergeben wurde.

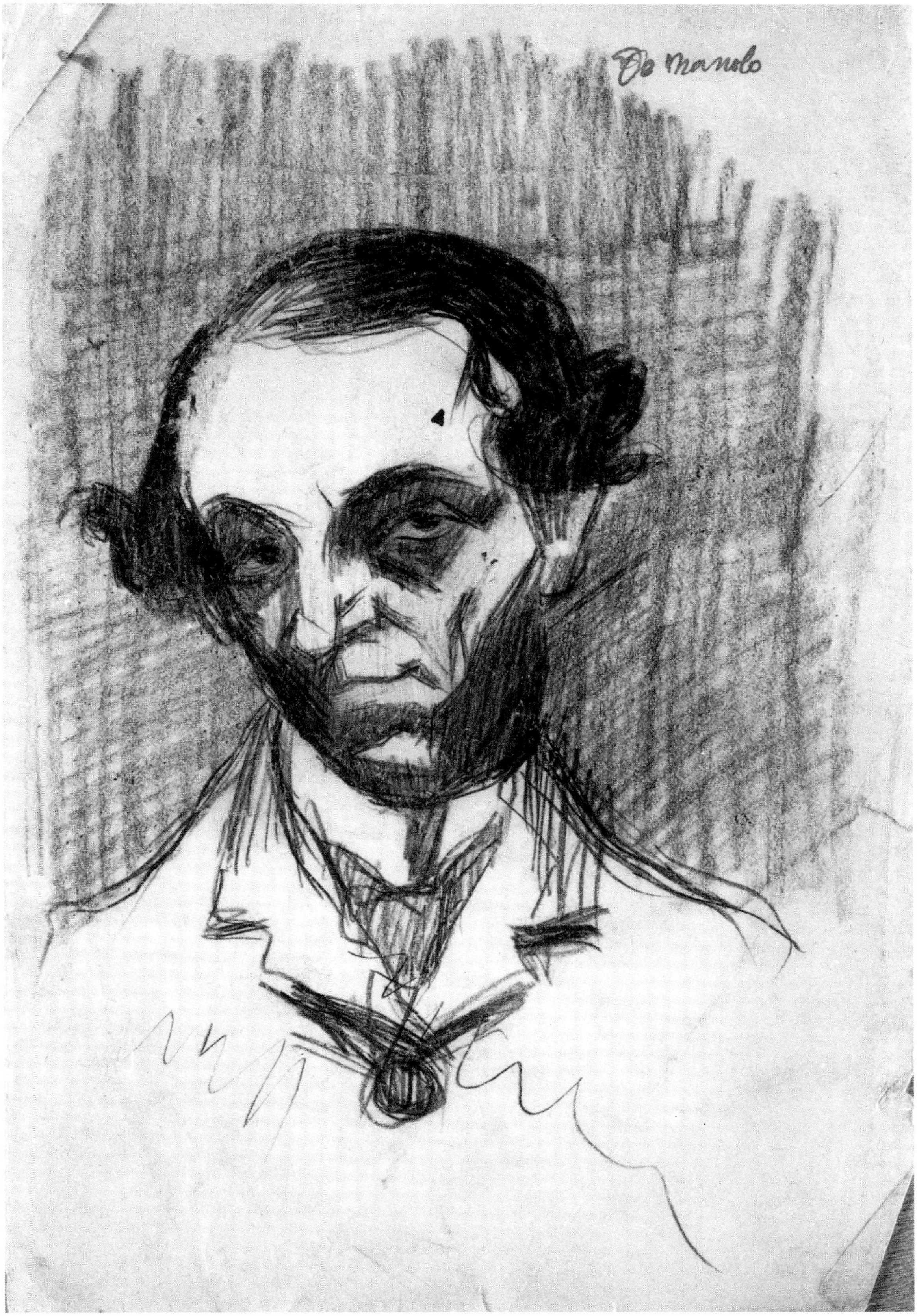
Manolo

Marie Laurencin
1883-1956

44
Die Träumerin, [1911]
La Songeuse

Öl auf Leinwand, 92 x 73 cm
signiert oben links: »Marie Laurencin«
M.P. 3602, Schenkung von 1979*

Irgendwann 1907, so heißt es, soll Picasso bei dem Kunsthändler Clovis Sagot einer jungen Malerin begegnet sein – einer Schülerin an der Académie Humbert –, in der er die ideale »Verlobte« für seinen Freund Guillaume Apollinaire sah.[1] Tatsächlich wurde Marie Laurencin die Gefährtin des Dichters und sie war für die Dauer ihrer Beziehung – sie währte bis Ende 1912 – eine schillernde Figur innerhalb der »Picasso-Bande«. Daran tut auch eine Äußerung von Fernande Olivier, die damals mit dem Maler zusammenlebte, keinen Abbruch: »Mit der Zeit gewöhnte man sich an ihre Allüren. Wenn Apollinaire sie mitnahm, beachtete man sie nicht weiter.«[2] Die Erinnerung an den »Schrei des Großen Lamas«, einen unartikulierten Laut, den sie manchmal mitten in einer Unterhaltung fallenließ, oder ihre Landung auf den Marmeladetörtchen anläßlich des Banketts zu Ehren des Zöllners Rousseau im Atelier des Bateau-Lavoir, das sie in leicht angeheitertem Zustand erlebte[3], gehören zu den Ereignissen, die schlechterdings nicht unerwähnt bleiben, wenn es um die wilden Jugendjahre Picassos auf dem Montmartre geht. Doch verkörperte Marie Laurencin auch »die weibliche Seite des Malens, die sich als zusätzliches Element zu der Bande gesellte«.[4] Sie nimmt sich Picasso als Modell und fertigt ein kleines Bildnis im Profil[5], vor allem aber jene beiden großen Gruppenporträts aus den Jahren 1908 und 1909, *Apollinaire und seine Freunde* (das später Gertrude Stein gehörte) sowie *Treffen auf dem Lande*, das in Apollinaires Wohnung am Boulevard Saint-Germain über dem Bett hing.[6] Letzterer versagte seiner Gefährtin übrigens nicht die Anerkennung als Malerin; in seinem 1913 erschienenen Buch *Méditations esthétiques. Les Peintres cubistes* nennt er sie namentlich neben Picasso, Braque, Gris und Léger unter den »neuen Malern«, für die er sich stark macht: »Als Malerin kann man Marie Laurencin zwischen Picasso und dem Zöllner Rousseau einordnen.«[7] Eine Einschätzung, die auf ein Bild wie *Die Träumerin* aus dem Besitz Picassos durchaus zutrifft.[8] Die Arabeske einer naiv gezeichneten Figur tritt in Beziehung zu Gegen-

1 Pierre-Marcel Adéma, *Guillaume Apollinaire*, Paris, La Table ronde, 1968, S. 128. Pierre Daix zufolge war möglicherweise Braque derjenige, der die beiden einander vorstellte – er kannte Marie Laurencin von der Académie Humbert her –, doch ist Adémas Version der Geschichte natürlich hübscher (*Dictionnaire Picasso*, Paris, Laffont, 1995, S. 517).

2 Olivier 1933, S. 106. In dem Buch geht Fernande Olivier nicht gerade behutsam mit Marie Laurencin um. Demgegenüber signalisiert beispielsweise der Briefwechsel zwischen Picasso und Apollinaire durchaus ihre Zuneigung für sie.

3 Ders., *ibid.*, S. 106 u. 79.

4 Ders., *ibid.*, S. 46.

5 Daniel Marchesseau, *Marie Laurencin*, 1883-1956. Systematischer Katalog zum gemalten Werk, Museum Marie Laurencin, Japan, 1986, Nr. 38, S. 65.

6 Daniel Marchesseau, 1986, *a. a. O.*, Nr. 48 u. Nr. 49, S. 69. Auf dem erstgenannten Bild erkennt man Marie Laurencin und Apollinaire, Fernande Olivier und Picasso. Auf dem zweiten sind neben diesen auch der Dichter Maurice Cremnitz und Gertrude Stein zu sehen.

7 Wiederabgedruckt in Apollinaire *OPC* II 1991, S. 35. Dt. in *Die Maler des Kubismus, Ästhetische Betrachtungen*, Frankfurt, 1989, S. 52. In ihren Erinnerungen schreibt Marie Laurencin: »Ich bin deshalb keine kubistische Malerin geworden, weil ich dazu nie imstande war. Ich konnte so nicht malen, aber ihre Suche faszinierte mich.« (*Le Carnet des nuits*, Genf, Pierre Cailler, 1956, S. 22).

8 Daniel Marchesseau, 1986, *a. a. O.*, Nr. 74.

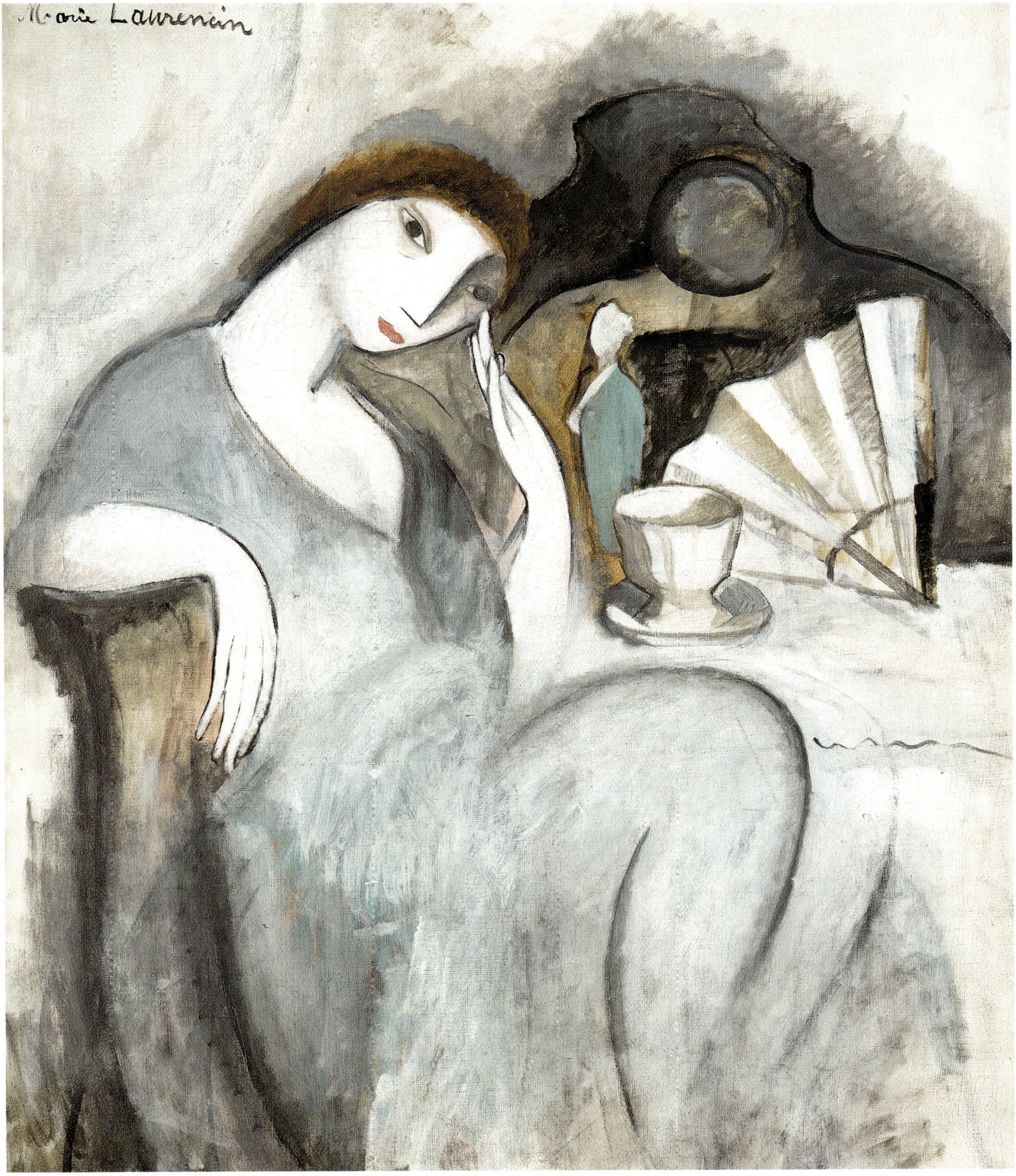
Marie Laurencin

ständen eines Stillebens auf einem benachbarten Tisch, deren Umrisse in ihrer klareren Strukturierung an den kubistischen Stil erinnern. Das Gemälde stammt von 1911, einer Zeit, da Picasso die Malerin mehrmals in seinem Atelier am Boulevard Clichy ablichtete; auf diese Weise hielt auch sie Einzug in die Ehrengalerie der berühmten Aufnahmen von Apollinaire, Max Jacob, Kahnweiler und Picasso selbst.[9]

1906 war Marie Laurencin Henri-Pierre Roché begegnet. Der Schriftsteller, ein begeisterter Anhänger ihres Werks, führte die junge Künstlerin in die Kreise der Kunsthändler und Sammler ein und trug wesentlich zu ihrem Erfolg in den darauffolgenden Jahren bei. An dem Briefwechsel mit ihm hält sie nach ihrer Heirat mit Otto von Wätjen im Juni 1914 und auch im Anschluß an die unvermeidliche Auswanderung nach Spanien infolge der Kriegserklärung fest; ihr Mann war Deutscher. Einer ihrer Briefe aus dieser Zeit, der vermutlich im November 1915 in Malaga aufgegeben wurde[10], ist – man weiß nicht, wie – in die Hände Picassos gelangt. Auch dieser kannte Roché bereits seit langem und traf ihn während des Kriegs in Montparnasse; eine ihrer Begegnungen ist auf Cocteaus Fotografien vom 12. August 1916 festgehalten.[11] Ausgesprochen wertvoll machen den Brief drei Aquarellzeichnungen, die Aufschluß über die Entwicklung dreier Bilder von Marie Laurencin geben: *Frau mit Hund und Katze*, *Mädchen mit Palme* und *Im Wald*. Ihre Bewunderung für die Freunde von früher hat im Exil, das sie spürbar als bedrückend empfunden hat, nicht nachgelassen: »Wirkliche Maler sind nur Picasso, Derain und Braque«, schreibt sie.[12] Erfuhr sie, daß Apollinaires Freunde dem verletzten Dichter Ende 1916 ein Bankett zu Ehren von *Der Gemordete Dichter* bereiteten, der soeben erschienen war? Es ist die tragische Geschichte von »Croniamantal«, dem »Vogel des Langmütigen« und »Tristouse Ballerinette« , glorreiche Namen, hinter denen sich das Schicksal Picassos, Apollinaires und Marie Laurencins verbirgt.[13]

9 Siehe den Katalog zu der Ausstellung *Picasso photographe, 1901-1916*, Paris, Musée Picasso, 1. Juni bis 17. Juli 1994, S. 116 ff., v.a. S. 136-137.

10 Mit Tusche ist das Datum »nov. 1915« eingetragen, das jedoch nicht dem tatsächlichen Briefdatum zu entsprechen scheint. Der rote Strich darunter stammt von einem anderen Stift als dem für den restlichen Brief verwendeten. Handelt es sich um einen Eintrag, der in letzter Minute vorgenommen wurde, oder stammt der Vermerk vom Empfänger?

11 Siehe Billy Klüver, *A Day with Picasso, Twenty-four photographs by Jean Cocteau*, Cambridge Mass., London MIT Press, 1997.

12 In *Le Carnet des nuits* heißt es: »Das Wenige, das ich gelernt habe, wurde mir von den Malern beigebracht, die ich als bedeutend bezeichne, meinen Zeitgenossen: Matisse, Derain, Picasso, Braque.« (1956, *a. a. O.*, S. 22). Matisse gegenüber fühlt sie sich in ihrem Brief an Roché allerdings zu deutlich weniger Dank verpflichtet …

13 Guillaume Apollinaire, *Le Poète assassiné*, in *OPC* I 1997, S. 227-319, dt. Ausgabe *Der gemordete Dichter*, Wiesbaden und München, 1980, S. 15-107.

Lieber alter Pierre
Was die Malerei angeht, habe ich alles in allem im vergangenen halben Jahr
2 Bilder mittlerer Größe gemacht
und eines, das noch nicht fertig ist.
[unterhalb der Zeichnung von der *Frau mit Hund und Katze*][1]
Das Unfertige, ein paar Tiere auf einem roten Sofa – die Frau in grau.
[unterhalb der Zeichnung von dem *Mädchen mit Palme*][2]
Eine Frau, allein.
[unterhalb und neben der Zeichnung *Im Wald*][3]
Das schönste, eine blonde Frau auf einem roten Sofa, im Grünen dahinter eine malende Frau; die lasse ich weg, sie sieht häßlich aus.
Den roten Diwan gibt es wirklich, er steht in meinem Schlafzimmer.
[Passim auf der restlichen Seite]
Monsieur Oude mag ich sehr.[4] Wenn ich seine Adresse hätte, würde ich ihm schreiben.
Alle Maler in Druet sind ein Witz. Matisse auch.
Wirkliche Maler sind nur Picasso, Derain und Braque.
Adieu alter Pierre. Sie werden verstehen, daß ich mich während des Kriegs überhaupt nicht um meine Händler gekümmert habe und mein Vertrag somit zwangsläufig hinfällig ist, da ich innerhalb von 1 Jahr vielleicht 6 Bilder gemalt habe und der Vertrag ausdrücklich zwei Bilder im Monat vorsah.[5] Es lebe Frankreich.
Die betuchten Leute in meinem Umfeld haben Vollards Cézanne nach Malaga geholt und ihn mir geschenkt.[6] Ich bade im Glück.
Ewers begegne ich nie.[7] Wenn der Krieg noch ein Jahr dauert, werde ich Frauen lieben.
Nov. 1915[8]

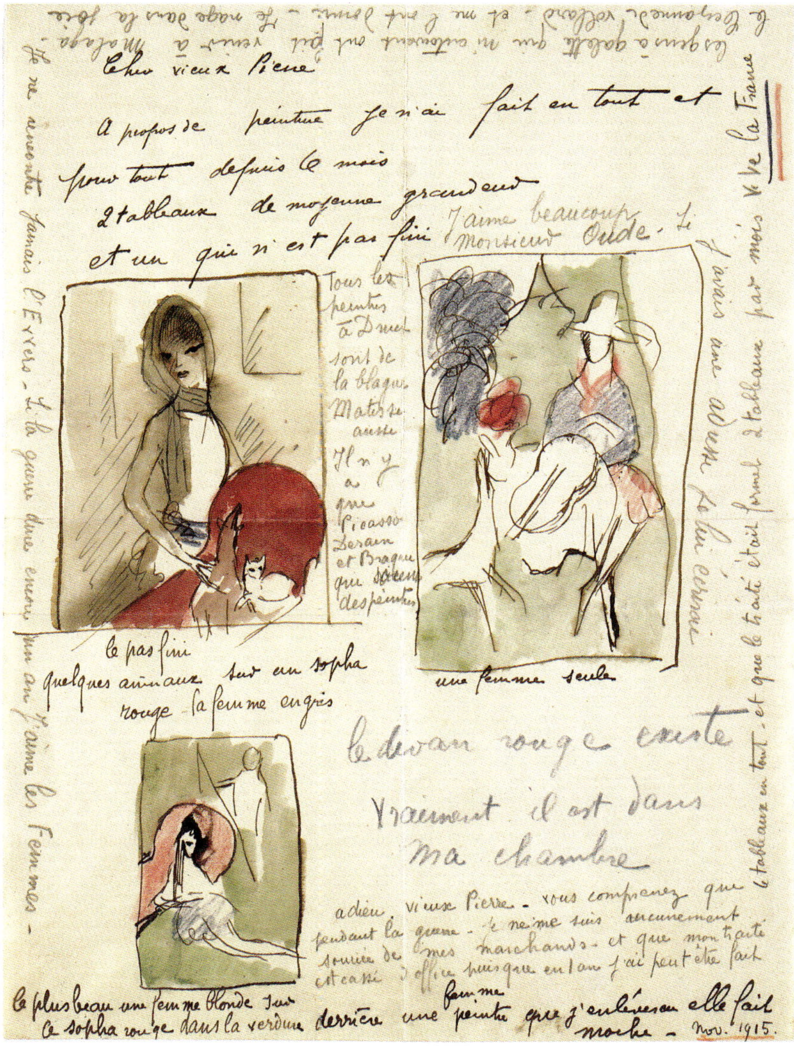
Les gens de Malaga qui m'entourent ont fait venir à Malaga le Cézanne de Vollard – et me l'ont donné – Je nage dans la joie
Cher vieux Pierre
A propos de peinture je n'ai fait en tout et pour tout depuis 6 mois 2 tableaux de moyenne grandeur et un qui n'est pas fini
J'aime beaucoup Monsieur Oude – si j'avais son adresse je lui écrirai
Tous les peintres à Druet sont de la blague Matisse aussi Il n'y a que Picasso Derain et Braque qui soient des peintres
le pas fini quelques animaux sur un sopha rouge la femme en gris
une femme seule
le divan rouge existe vraiment il est dans ma chambre
adieu vieux Pierre – vous comprenez que pendant la guerre je ne me suis aucunement souciée de mes marchands – et que mon traité est cassé d'office puisque en un an j'ai peut être fait 6 tableaux en tout. et que le traité était formel 2 tableaux par mois – Vive la France
le plus beau une femme blonde sur le sopha rouge dans la verdure derrière une femme peintre que j'enlèverai elle fait moche – Nov. 1915.
Je ne rencontre jamais H. Ewers – si la guerre dure encore un an j'aime les femmes –

1 Daniel Marchesseau, 1986, *a. a. O.*, Nr. 131, S. 98. Dieses Gemälde gehörte Jacques Doucet.
2 Ders., *ibid.* Nr. 121, S. 95. Roché erwarb das Gemälde und verkaufte es an den amerikanischen Sammler John Quinn.
3 Ders., *ibid.*, Nr. 126, S. 97. Auch dieses Gemälde soll John Quinn gehört haben. Die Frau im Hintergrund, die »häßlich aussieht«, taucht letztlich doch auf dem fertigen Bild auf.
4 Gemeint ist Wilhelm Uhde, der Marie Laurencin 1911 in seiner Galerie eine Ausstellung einrichtet.
5 Höchstwahrscheinlich spielt sie auf den Vertrag an, den sie teils auf Vermittlung von Roché Ende 1913 mit Paul Rosenberg abgeschlossen hatte (Daniel Marchesseau, *Marie Laurencin*, Paris, Hazan, 1981, S. 27 u. 38).
6 *Paul Cézanne* von Ambroise Vollard, erschienen 1914 bei Crès.
7 Hans Heinz Ewers war Schriftsteller und mit Roché befreundet. Marie Laurencin kannte ihn bereits vor dem Krieg; er hatte ihr sein Stück *La Berlinoise aux prodiges* gewidmet (Daniel Marchesseau, 1981, *a. a. O.*, S. 27).
8 Seit dem Frühjahr hielt sich Marie Laurencin in Malaga auf.

45
Brief an Henri-Pierre Roché, November 1915

Tusche, Aquarell und Farbstifte auf Papier, 28,7 x 21,2 cm
M.P. 3603, Schenkung von 1979*

Nach Louis Le Nain

(alte Kopie nach dem Original von 1640-1648)

Gerade das Unbeholfene, das er in den Kompositionen der Brüder Le Nain ausmachte, scheint Picasso verlockt zu haben. Das geht jedenfalls aus einem Gespräch mit Kahnweiler am 16. Februar 1935 in dessen Büro in der Rue Astorg 29bis hervor. Dort hing ein großes Gemälde, das *La Fête du vin* genannt wurde[1] – es gelangte später in den Besitz Picassos –, bei dem er Parallelen feststellte zu einem Bild, das ihm bereits gehörte, *La Halte du cavalier*. Kahnweiler berichtet von der Unterhaltung[2]: »Über ›La Fête du Vin‹ der Brüder Le Nain[3] und einen Bauern, der mit erhobenem Bein dasteht, kommt Picasso auf die ›Unbeholfenheiten‹ der Le Nains zu sprechen. ›Es sind Bauern. Sehen Sie sich zum Vergleich die Zurbaráns im Museum von Grenoble an. Dabei war Zurbarán nicht einmal sonderlich geschickt. Bei den Le Nains ist das Unbeholfene fast ein Beweis ihrer Echtheit. Sehen Sie sich nur mal den Bauch von meinem Pferd an.‹[4] Wir betrachten eine Aufnahme von *La Halte du cavalier*, und tatsächlich ist der Pferdebauch von einer unvorstellbaren, schier unmöglichen Magerkeit. Picasso: ›Diese Leute hatten durchaus ihre Vorstellungen von Komposition, aber sie hielten sich nie bis zuletzt daran, sie verloren sie unterwegs aus den Augen. Im übrigen ist es vielleicht gerade diese Unbeholfenheit, die ihren Charme ausmacht. Und dann ist es französisch. Sehen Sie sich die französischen Maler an, es ist bei allen so. Selbst der allergrößte, Poussin, der immerhin den Italienern etwas beigebracht hat und über sie hinausgegangen ist – auch bei ihm gibt es Unbeholfenheiten. Bei den Spaniern nicht und bei den Italienern natürlich auch nicht; bei den Italienern ist es auf Dauer abstoßend. Die Franzosen sind im Grunde Bauern.‹«
Picassos Vorliebe für Le Nain fand auch in seinem eigenen Werk ihren Niederschlag: Im Herbst 1917 malt er im Stil des Pointillismus mit klassizistischen Anklängen *Le Retour du baptême, d'après Le Nain,*[5]

1 Es handelt sich um *La Procession du bœuf gras*, das einst den Brüdern Le Nain zugeschrieben wurde, heute dagegen dem Meister der Festzüge, siehe S. 158f.
2 Daniel-Henry Kahnweiler, »Huit entretiens avec Picasso«, *Le Point*, XLII, Oktober 1952, S. 26.
3 In der Anmerkung präzisiert Kahnweiler, daß es sich um ein Gemälde handelt, das »in meinem Büro hängt« (die Anmerkung ist von 1952, aber es ist offensichtlich, daß die beiden Männer bei ihrem Gespräch das Gemälde vor Augen haben).
4 An dieser Stelle merkt Kahnweiler an, daß es sich um »ein Gemälde von Le Nain handelt, das sich im Besitz von Picasso befindet«. Picasso legt hier besonderen Wert auf den Zusammenhang zwischen »Unbeholfenheit« und »Echtheit«. Das Gemälde aber, das sich in seinem Besitz befindet und bei der Versteigerung der Sedelmeyer-Sammlung vom 16.-18. Mai 1907 unter der Nr. 222 (*Scènes de paysans*, den Brüdern Le Nain zugeschrieben), verkauft worden war, war erst 1934 in der Ausstellung *Le Nain. Peintures, dessins* im Petit Palais gezeigt worden (im Katalog unter der Nr. 14, wo als Besitzer Picasso angegeben ist) und als »Replik« eines zweifelsfrei Louis Le Nain zugeschriebenen Originals aus dem Victoria and Albert Museum in London eingestuft worden. Malraux hegte keinen Zweifel hinsichtlich seiner Echtheit: »Braun auch ein herrlicher kleiner Le Nain: Neben einer Menschengruppe steht eine Bäuerin, ganz unwirklich und dabei gewichtig wie eine Karyatide« (Malraux 1975, S. 15). Später betonte Malraux noch einmal, daß es gerade nicht der Realismus gewesen wäre, was Picasso an dem Bild geschätzt hätte. Der Gemäldekatalog des Louvre führt das Werk aus Picassos Sammlung »nach Louis Le Nain« als »Kopie« des Londoner Bildes (Foucart-Walter, S. 294). Es existiert noch eine dritte Version, die sich in der Pariser Sammlung von Oberst Clerc befand; diese wurde am 9. Mai 1952 an die Galerie Charpentier verkauft (Nr. 70 im Katalog, »Louis Le Nain zugeschrieben«) und als »Variante« des Bildes im Victoria and Albert Museum in London bezeichnet (in der Tat fehlen die Schafe und der Hund). Im Katalog heißt es dazu, ein weiteres Exemplar aus der Sedelmeyer-Versteigerung befinde sich in der Picasso-Sammlung.
5 Christian Zervos betitelt es *Le Repas des paysans, d'après Le Nain* (Z. III, 96). Im Jahr 1917 kannte Picasso das Bild vermutlich nur aus Abbildungen. André Level schickte es ihm im Juni 1919 in Form einer Postkarte, wahrscheinlich als Zeichen der Übereinstimmung, denn Picassos Darstellung war ihm bekannt (Picasso Archiv). Im Jahr 1923 (über die frühere Geschichte weiß man nichts) gelangte das Bild in den Besitz von Paul Jamot, der es *Le Retour du baptême* nannte. Heute trägt es den Titel *La Famille heureuse* (R.F. 1941-20).

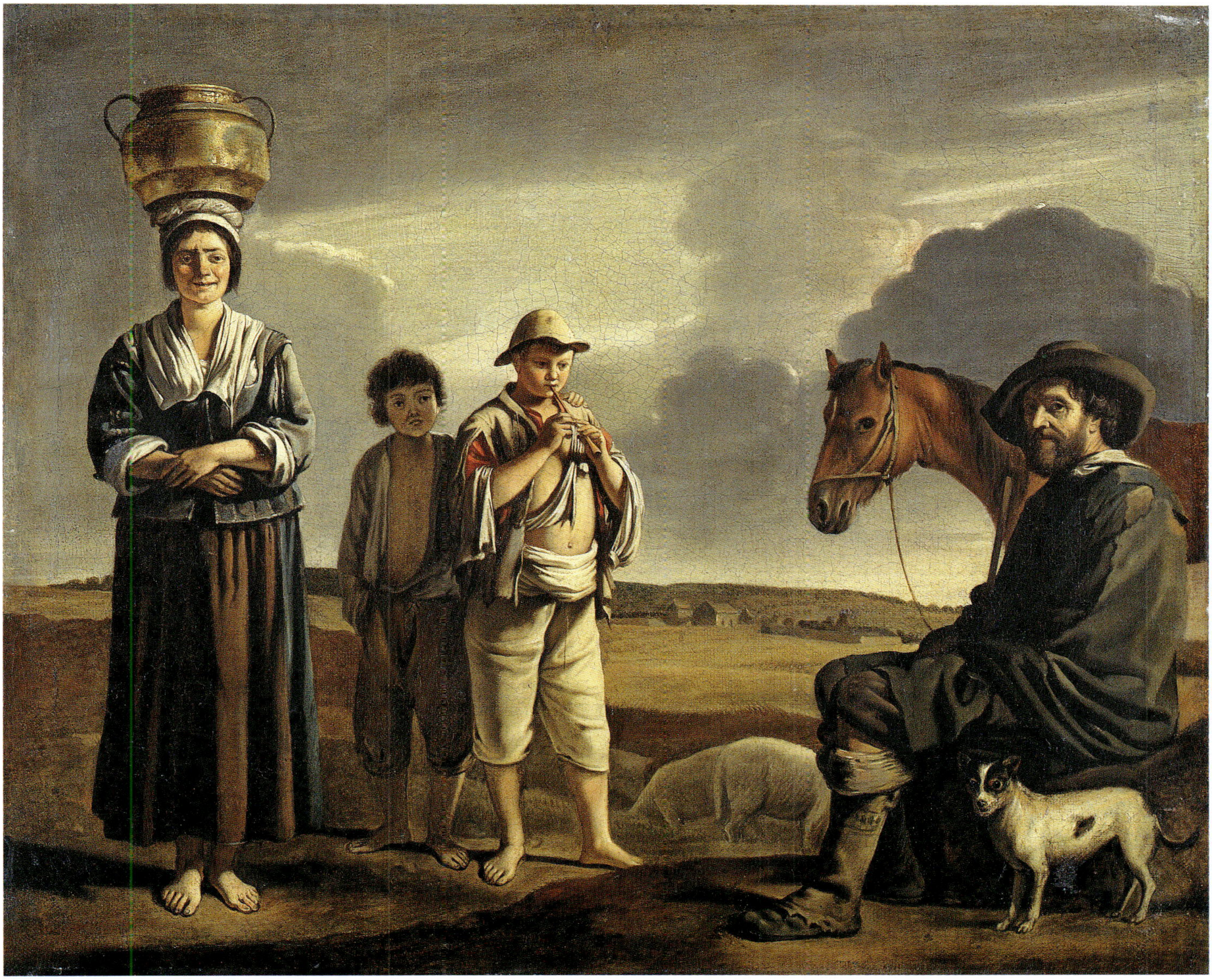

46

Die Rast des Reiters
La Halte du cavalier

Öl auf Leinwand, 57 x 67,5 cm
R.F. 1973-70, Schenkung Picasso 1973-1978

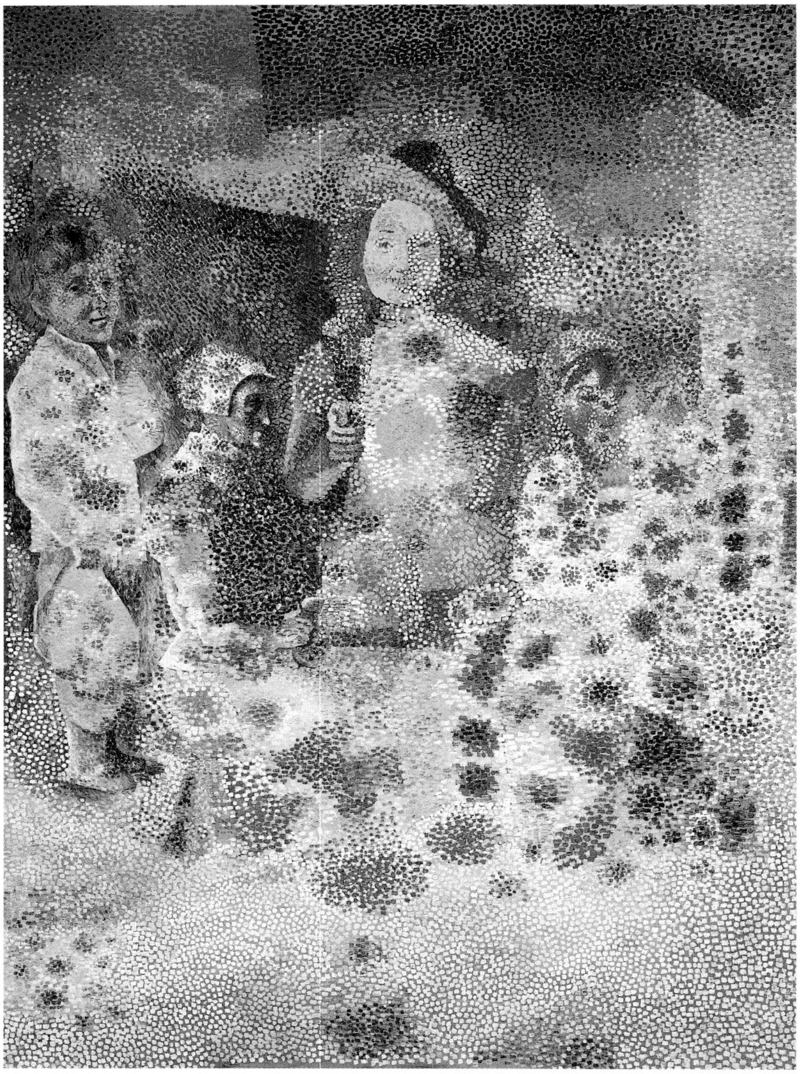

Pablo Picasso: Die Wiederkehr der Taufe, nach Le Nain, Herbst 1917
Le Retour du baptême, d'après Le Nain
Öl auf Leinwand, 162 x 118 cm
Paris, Musée Picasso

eine stark interpretierende Kopie von Teilen eines Gemäldes von Louis Le Nain, zu der Apollinaire ihn lebhaft beglückwünscht: »Der Anblick Deiner herrlichen Kopie dieses Gemäldes aus dem 17. Jahrhundert hat mir große Freude bereitet.«[6]
Allem Anschein nach hat Picasso sich »seinen« Le Nain fast gleich im Anschluß, 1919 oder 1920, im Rahmen einer Tauschaktion bei seinem Händler Paul Rosenberg besorgt[7], für 6000 Francs, wie man zu wissen glaubt.[8]

6 Apollinaire an Picasso [20. März 1918], Correspondance Picasso-Apollinaire, Paris, Gallimard/R.M.N., 1991, S. 163-164. Am 22. August 1918 schrieb Apollinaire ihm: »Ich würde Dich gern große Bilder machen sehen wie den Poussin, etwas Stimmungsvolles wie Deine Kopie von Le Nain.« (Ders., *ibid.*, S. 180.)
7 Was über den Kauf dieses Bildes durch Picasso bekannt ist, ist einem Schreiben von Alexandre Rosenberg entnommen, dem Sohn von Paul Rosenberg, der ab 1918 Picassos Händler war (unmittelbar zuvor erwähnt er die *Eurydike* von Renoir, siehe S. 206): »Die ›Halte du cavalier‹ von Le Nain befindet sich auch unter den Fotografien meines Vaters, unter der Nummer 353, ohne Herkunftsangaben. Auch ihn soll mein Vater 1919 erworben haben, und es wäre gut möglich, daß Picasso dieses Bild gemeinsam mit dem Renoir ausgesucht hat, denn in eben diesem Jahr erwarb mein Vater besonders viele Werke von Picasso. Der Künstler verfügte also über ein erhebliches Guthaben.« (Brief an Mademoiselle Marie-Thérèse de Forges, siehe S. 86, Anm. 13).
8 Das entnehmen wir dem Artikel von André Lhote, »Les Frères Le Nain (Galerie Sambon)«, *La Nouvelle Revue Française*, Nr. 114, 1. März 1923, S. 589. Über das Gemälde aus Picassos Besitz, das nicht im Katalog zu der Le Nain-Ausstellung in der Galerie Louis Sambon (15.-30. Januar 1923) aufgeführt ist, den Angaben in diesem Artikel zufolge jedoch dennoch ausgestellt war, schreibt Lhote: »Dieses Bild, das Picasso gehört, wurde vor drei Monaten *bei einem Gemäldehändler* für genau 6.000 Fr. erworben, was ein gleich großes Bild eines unserer modernen Meister auch kosten würde!«

Dora Maar (?)
1907-1997

»[Ich] weiß […], daß ihr Leben produktiver geworden ist […], nachdem sie mich kennengelernt hat. Die Fotografie befriedigte sie nicht. Sie begann, mehr und mehr zu malen und machte wirklich Fortschritte. Ich habe etwas aus ihr gemacht.« Mit diesen Worten verteidigte sich Picasso, als Eluard ihm bei der Trennung von Dora Maar vorwarf, er habe sie unglücklich gemacht.[1] Offenbar konnte er sie, die ihr Künstlerleben als Studentin an der Académie André Lhote begonnen hatte, jedenfalls dazu bewegen, zur Malerei zurückzukehren. Umso bedauernswerter ist es, daß unter den vielen Werken Dora Maars nur eines Eingang in die öffentlichen Sammlungen fand; dabei handelt es sich ausgerechnet um eine Zeichnung, die Picasso handschriftlich mit dem Vermerk »Zeichnung von Dora Maar« versah[2], die jedoch auf einer Reproduktion in der runden und entschlossenen Schrift der vermeintlichen Urheberin folgenden Vermerk von 1983 trägt: »Diese scheußliche Zeichnung ist nicht von Dora Maar«.[3]

Als Picasso ihr im Winter 1935-1936 begegnete, hatte Dora Maar sich auf dem Gebiet der Fotografie, für die sie sich letztlich entschieden hatte, bereits einen Namen gemacht und nach ihrer anfänglichen Zusammenarbeit mit Pierre Kéfer ein eigenes Atelier in der Rue d'Astorg Nr. 20 eingerichtet. Sie war mit verschiedenen Genres – ob Reportage, Mode- oder Werbefotografie – vertraut und hatte ihren Blick dann auf das Alltagsleben und die Straße gerichtet. Ihre Freundschaften im surrealistischen Milieu – sie stand Bataille, Breton und Eluard nahe – regten sie Mitte der dreißiger Jahre dazu an, in dieser Richtung weiterzuarbeiten: Fotomontagen wie *Le Simulateur, Portrait d'Ubu* oder *29 rue d'Astorg*, beunruhigende Traumbilder, gehören zu den ausdrucksstärksten, die der Surrealismus hervorgebracht hat.

Als Eluard ihm Dora Maar vorstellte, war Picasso hingerissen von dem »Mädchen mit den schwarzen Haaren und den schönen dunklen Augen«, deren »forscher und entschiedener Ton […] und tiefe Stimme von Charakter und Intelligenz zeugten«.[4] Ihre Begegnung stand im Zeichen eines »amour fou«; das Spiel gegenseitiger Verführung trug grausame Züge und ging einher mit der Vorahnung einer heraufziehenden Gefahr. So berichtet Françoise Gilot: »Pablo erzählte mir, daß er Dora zu Anfang ihrer Bekanntschaft einmal im *Deux Magots* sitzen sah. Sie trug schwarze Handschuhe mit applizierten rosa Blümchen. Plötzlich streifte sie ihre Handschuhe ab, nahm ein langes spitzes Messer und begann, es zwischen ihren gespreizten Fingern in den Tisch zu bohren […]. Hin und wieder irrte sie sich um einige Millimeter. Als das Spiel mit dem Messer zu Ende war, troff ihre Hand von Blut. […] Pablo war fasziniert.«[5] Von da an war Dora Maar das Modell des Malers, die schöne und starke Frau, die jedoch unter Tränen hinnahm, wie er ihr Bild entstellte: Aus der strahlend schönen jungen Frau, in einem Sessel sitzend – ein Bild von 1937 –, wird das grauenerregende und schamlos zur Schau gestellte Gerippe der *Femme se coiffant* von 1940.[6] Roland Penrose, der den beiden als Freund wie als Maler nahestand, hebt

1 Picassos Äußerung wird von Françoise Gilot wiedergegeben, wegen der Picasso Dora Maar verließ (Gilot/Lake 1980, S. 73). Brassaï (1964, S. 56) bestätigt diese Hinwendung zur Malerei; mit ihr war auch die Rivalität zwischen Brassaï und Maar – beides Fotografen im Umfeld Picassos – aufgehoben.

2 Es fällt auf, daß Picasso in seinem Besitz befindliche Porträts, die Max Jacob, Derain oder Salmon von ihm gemacht hatten, in genau derselben Weise beschriftet hat. Sollte es sich auch hier um ein Portät von Picasso handeln?

3 Antwort an Marie-Laure Bernadac, Konservatorin im Musée Picasso, die Dora Maar 1983 geschrieben hatte, um von ihr Auskünfte über die Zeichnung einzuholen.

4 Penrose 1982, S. 341.

5 Gilot/Lake 1980, S. 69/70. Picasso bat Dora Maar um diese Handschuhe und bewahrte sie neben anderen Andenken in einer Vitrine auf.

6 Z. VIII, 331 und Z. X, 302. Verwiesen sei auf den Text

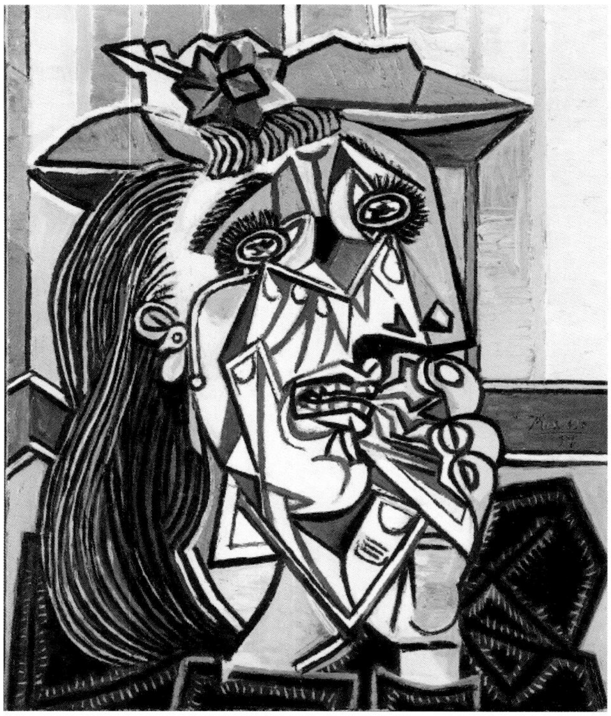

Pablo Picasso: Weinende Frau, 26. Oktober 1937
La Femme qui pleure
Öl auf Leinwand, 60 x 49 cm
London, Tate Gallery

hervor, wie sehr »die Gegenwart und die Intelligenz von Dora Maar Picasso inspirierten«.[7] Sie war nicht nur diejenige, die Anfang 1937 in der Rue des Grands-Augustins das riesige Atelier entdeckte, das Picasso so dringend benötigte. Ihre ausgeprägte Sensibilität, aber auch ihr linkspolitisches Engagement machten sie sicherlich zu der Gefährtin, die der Maler an seiner Seite brauchte, als er unter dem Schock der Tragödie des verbrecherischen deutschen Luftangriffs auf eine kleine baskische Stadt das große Gemälde in Angriff nahm, das die Republikaner für den spanischen Pavillon der Weltausstellung von 1937 bei ihm in Auftrag gegeben hatten: *Guernica*.[8] Gleichsam als Hinweis auf ihre wache Präsenz hinterläßt Dora Maar aus einer der stärksten Schaffensperioden des Malers die unschätzbar wertvolle und außerordentlich gelungene Serie von Fotografien, die die Entstehung des Gemäldes dokumentieren und darüber hinaus ein eindringliches Bild des Künstlers bei der Arbeit vermitteln.[9] Im selben Jahr wird Dora Maar durch die Hand des Künstlers zu *La Femme qui pleure* – ein buchstäblich tränendurchfurchtes Gesicht, ein von Trauer überwältigter Blick – zweifellos die faszinierendste Verkörperung menschlichen Leids und des grenzenlosen Erbarmens, das es mit sich bringt.[10]

von Brigitte Léal, »›Per Dora Maar tan rebuffon‹: les portraits de Dora Maar«, in *Picasso et le portrait*, Paris, RMN/Flammarion, 1996, S. 385-407.

7 Penrose 1982, S. 401.

8 Z. IX, 65.

9 Aus acht verschiedenen Stadien; die Aufnahmen erschienen gleich nach ihrem Entstehen in den *Cahiers d'art* (Nr. 4/5, 1937), zusammen mit zahlreichen vorbereitenden Detailstudien (S. 105-153). In derselben Ausgabe ehrte Picasso umgekehrt Dora Maar mit einer Reihe von clichés-verre, die mit ihrer Hilfe entstanden waren und ihr Porträt zeigten. (S. 167-173). »Dora hatte die besten Ausgangsbedingungen, um Picasso und sein Werk zu fotografieren«, bemerkte Brassaï (1964, S. 56). Grundsätzlich hielt Picasso diese Art der begleitenden Dokumentation wie im Fall von *Guernica* für durchaus reizvoll: »Es wäre sehr interessant, [...] nicht die einzelnen Entstehungsphasen eines Bildes, sondern die jeweiligen Veränderungen fotografisch festzuhalten. Auf diese Weise könnte man vielleicht den gedanklichen Prozeß nachvollziehen, durch den der Traum des Künstlers Gestalt annimmt.« (Zitiert nach Penrose 1982, S. 355.)

10 Z. IX, 73. Die vielzitierte und in der Regel aus dem Zusammenhang gerissene Äußerung Picassos gegenüber Malraux, »Für mich ist Dora immer eine weinende Frau gewesen« (Malraux 1974, S. 128), hat Kommentatoren oftmals zu unangebrachten und überkommenen Betrachtungen über die weibliche Hysterie verleitet. Wäre es hier nicht angemessener, an die heiligen Tränen Magdalenas am Fuße des Kreuzes zu denken, wie überhaupt an die Tränen aller Frauen angesichts des Leids in der Welt?

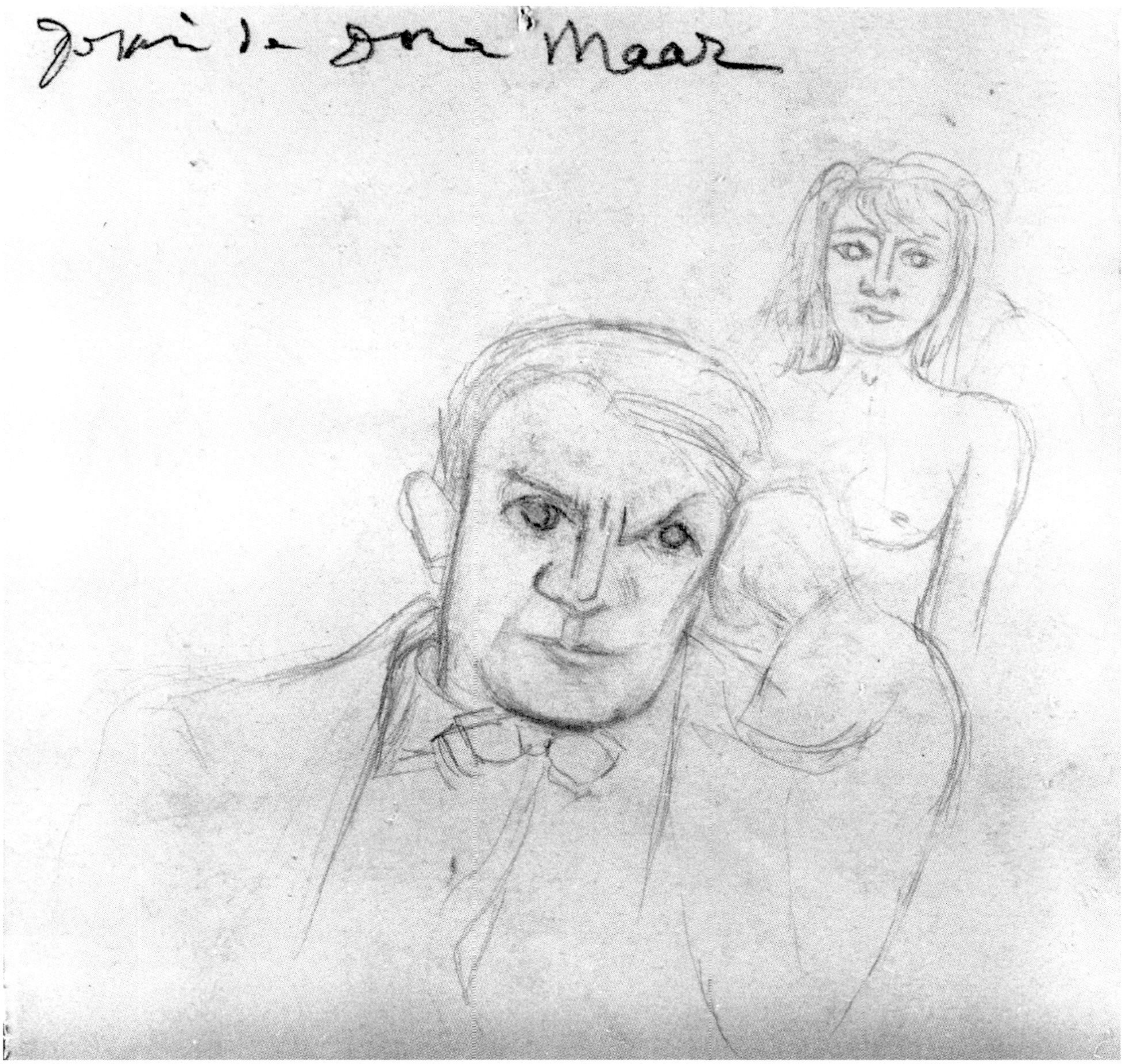

47

Porträt eines Mannes und Silhouette einer Frau, o. J.

Portrait d'homme et silhouette de femme

Kohle auf Papier, 19,6 x 20,1 cm
handschriftlicher Vermerk von Picasso oben links:
»Dessin de Dora Maar«
M.P. 3604, Schenkung von 1979*

Meister der Festzüge etwa Mitte des 17. Jahrhunderts

War Picasso, nachdem er *Die Rast des Reiters* erworben hatte, auf der Suche nach einem weiteren Le Nain? Ist so die kurze Nachricht aufzufassen, die ihm der Kunsthändler Louis Carré am 8. Juli 1939 zukommen läßt, der ihn bei der Gelegenheit auch wenige Tage später einlädt: »Möchten Sie einen neuen Le Nain sehen?«[1] Wie dem auch sei, etwa Ende 1957 erwirbt Picasso den großen »Le Nain«, den er 1935 in Kahnweilers Büro gesehen und bei dessen Anblick er sich über die von ihm hochgeschätzte »Unbeholfenheit« der Maler von Laon geäußert hatte.[2] Am 27. Dezember erkundigt sich Kahnweiler: »Ist der Le Nain gut angekommen? Sie haben es mir nie gesagt.«[3] Man darf annehmen, daß die Sendung erst kurz zuvor erfolgte.

Malraux ist höchst erstaunt, als er das Gemälde 1973 bei Picasso in Mougins entdeckt: »Der große Le Nain. Das schwarze Rind darauf erkenne ich, kaum daß Moumours das Bild herumgedreht hat: Es hing im Eßzimmer meines Vaters in Bois-Dormant. Es gehörte einer angeheirateten Tante; sie hat es durch meine Vermittlung an Kahnweiler verkauft, und der wiederum an Picasso. Die Welt ist klein.«[4] Paul Jamot äußerte 1922 die Überzeugung, daß über die Urheberschaft von Le Nain kein Zweifel bestehe.[5]

Die Verfasser des Katalogs zur Le Nain-Ausstellung 1978 in Paris stellen diese seit langem übliche Zuschreibung – sie geht mindestens auf das 18. Jahrhundert zurück – allerdings in Frage, bezeichnen das Bild aber gleichzeitig als »das einzig wertvolle alte Stück« der Picasso-Sammlung.[6] Jetzt hat das Gemälde den Namen gewechselt: Es heißt nicht länger *Das Weinfest*, sondern *Der Ochsenumzug*, zu dem sich auch ein Gegenstück findet, *Der Umzug des Widders*; beide Gemälde werden fortan – bis eines Tages der Name ihrer Urheber entdeckt sein wird – einem anonymen Meister der Festzüge zugeordnet.[7]

1 Louis Carré an Picasso, 8. Juli 1939 (Picasso Archiv). Louis Carré hatte die Ausstellung *Georges de la Tour and the Brothers Le Nain* organisiert, die vom 23. November bis 12. Dezember 1936 in der Galerie Knœdler in New York stattfand. Möglicherweise hatte er ins Auge gefaßt, dafür *La Halte du cavalier* von Picasso auszuleihen. In den Unterlagen zur Vorbereitung dieser Ausstellung, die in den Louis Carré-Beständen der Archives Nationales in Paris aufbewahrt werden (Box 389 AP 22), ist das Gemälde erwähnt.

2 Siehe S. 152.

3 Daniel-Henry Kahnweiler an Picasso am 27. Dezember 1957 (Picasso Archiv). Am 26. April 1958 setzte Kahnweiler Picasso davon in Kenntnis, daß man bei ihm für eine Ausstellung französischer Kunst in Stockholm um seinen »kleinen Le Nain (den mit dem Pferd)« nachsuchen werde. Kahnweiler weiter: »Ich habe nicht gesagt, daß Sie auch den großen Le Nain haben, da ich nicht wußte, ob Ihnen das recht ist.« (Ders., *ibid.*). Damals wurde das Bild noch Mathieu Le Nain zugeschrieben.

4 Malraux 1975, S. 21. Diese Chronologie scheint zwar plausibel zu sein, doch sind die einzelnen Stationen zeitlich schwer festzumachen: Das Gemälde wird 1911 – nachdem es 1907 auf einer Auktion bei Christie's in London auftaucht – im *Illustrated Catalogue of pictures by the Brothers Le Nain* abgebildet (Tafel XVIII); Robert C. Witt schreibt das Vorwort zu dem vom Burlington Fine Arts Club in London herausgegebenen Werk. Zu dem Zeitpunkt gehört das Bild den Herren Bernheim-Jeune (in der Ausstellung des Fine Arts Club von 1910 taucht es nicht auf). In seinem Artikel »Sur les frères Le Nain. Vénus dans la forge de Vulcain«, der 1922 in der Februar-Ausgabe der *Gazette des Beaux-Arts* erscheint (S. 133), macht Paul Jamot darauf aufmerksam, daß das Bild von Bernheim-Jeune in eine Privatsammlung übergewechselt sei. Handelt es sich um die Sammlung der Familie Malraux? Gleichwohl ist in späteren Veröffentlichungen nach wie vor die Sammlung Josse und Gaston Bernheim-Jeune angegeben (zum Beispiel in dem Katalog zu der Le Nain-Ausstellung in der Galerie Louis Sambon vom 15. bis 30. Januar 1923 oder in dem Artikel von C. H. Collins Baker, »The Le Nain Brothers« in *Apollo*, Bd. VIII, Nr. 44, August 1928, Abb. S. 71; möglicherweise handelt es sich hier allerdings um einen Fotonachweis und nicht um die Angabe der Sammlung). 1933 jedoch weist Paul Fierens in seinem Werk *Les Le Nain* darauf hin, daß das Bild der Galerie Simon, also Kahnweiler gehört (Paris, Floury, S. 43. In den Fotoalben der Galerie Simon ist das Bild unter der Nr. 25.500 registriert; auf der Rückseite des Fotos findet sich laut Auskunft von Quentin Laurens der Vermerk »1923« von Louise Leiris. Gespräch mit der Autorin am 29. November 1997.).

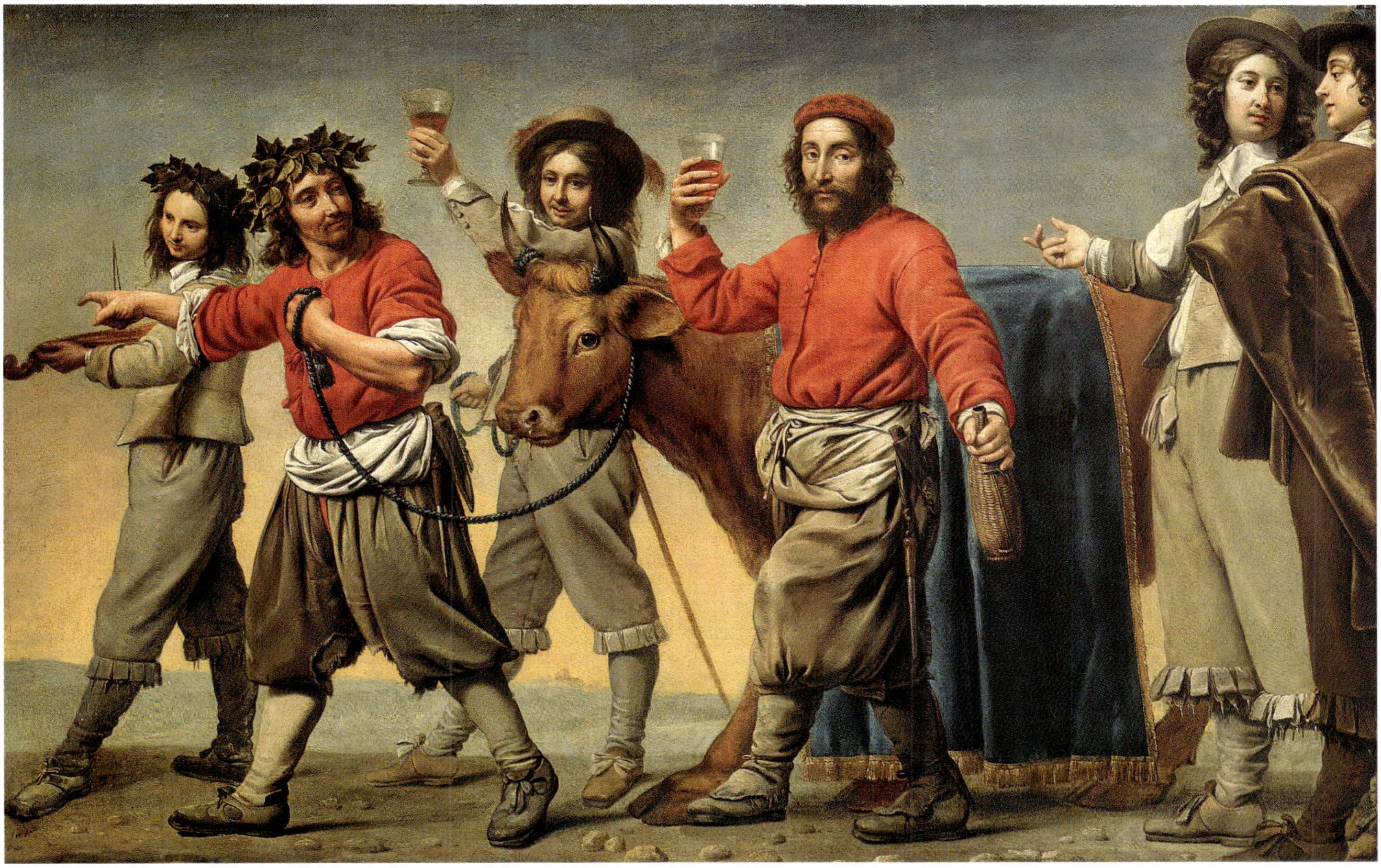

5 Paul Jamot, 1922, *a. a. O.*, S. 134.
6 Ausstellung *Les frères Le Nain*, Paris, Galeries nationales im Grand Palais, 3. Oktober 1978-8. Januar 1979, S. 330.
7 *Der Umzug des Widders*, das Gegenstück zu dem Bild von Picasso, befindet sich heute im Museum von Philadelphia (1936, als es in der Galerie Knoedler in New York ausgestellt wurde, gehörte es Paul Rosenberg). Kam es Jahre später zwischen Picasso, der höchstwahrscheinlich von dem Bild erfuhr und es unbedingt besitzen wollte, und seinem früheren Händler Kahnweiler, dem es gehörte, zu Rivalitäten? Auf Picassos Bild – häufig auch *Bacchanale, La Fête du vin* oder *La Fête des vendanges* genannt – sind Mitglieder der Fleischerzunft, ärmlich gekleidete Tagelöhner und wohlhabende, elegante Kommanditisten dargestellt. Auf der äußersten linken Seite befand sich eine Figur in Rückenansicht – die die Röntgenanalyse zutage fördert und auch auf zwei bekannten Repliken des Bildes auftaucht (siehe Pierre Rosenberg, *Tout l'œuvre peint des Le Nain*, Paris, Flammarion, 1993, S. 101) –, eine symmetrische Entsprechung zu der gleichfalls in Rückenansicht dargestellten Figur auf der äußersten rechten Seite von *Der Umzug des Widders*.

48

Der Ochsenumzug, *auch* Die Prozession des Mastochsen *oder* Das Weinfest *genannt*
Le Cortège du bœuf (La Procession du bœuf gras, La Fête du vin)

Öl auf Leinwand, 107,2 x 165,2 cm
R.F. 1973-71, Schenkung Picasso 1973-1978

Henri Matisse
1869-1954

49
Marguerite, Winter 1906-1907

Öl auf Leinwand, 65x54 cm
Inschrift oben links: »MARGUERITE«
R.F. 1973-1977, Schenkung Picasso 1973-1978

Die enge freundschaftliche und künstlerische Beziehung zwischen Matisse und Picasso belegen unzählige – und viel zitierte – Zeugnisse. Mit diesem Thema haben sich bereits einige Bücher auseinandergesetzt[1], und nun soll der gemeinsame Lebensweg dieser beiden wohl größten Künstler des 20. Jahrhunderts nachgezeichnet werden.[2] Erstmals begegneten sie sich, soviel weiß man, während des Salon des Indépendants, wo Matisse *Lebensfreude* ausstellte.[3] Leo und Gertrude Stein, die als leidenschaftliche Kunstsammler große Bewunderer beider Maler waren, stellten die Künstler einander vor.[4]
Matisse, der um zwölf Jahre älter war als Picasso, war sehr selbstsicher, er war brillant und eine eindrucksvolle Persönlichkeit: »Er hatte etwas von einem großen Meister. Mit seinen ebenmäßigen Zügen und dem dichten goldenen Bart wirkte Matisse sympathisch. Allerdings schien er sich hinter den dicken Brillengläsern den Blicken zu entziehen, den Ausdruck seines Blickes zu verweigern, hatte aber viel zu sagen, wenn man die Malerei zur Sprache brachte. Er diskutierte, bekräftigte seinen Standpunkt, wollte überzeugen. Er hatte einen klaren Verstand und bewies erstaunlichen Scharfblick, war präzise, prägnant und intelligent. Bei weitem nicht so einfach, wie es wohl den Anschein haben sollte.«[5] Picasso war befangener, defensiv und durchaus bereit, den anderen als Rivalen zu betrachten, denn er wußte, daß dieser ihm ebenbürtig war: »›Nordpol‹ und ›Südpol‹ sagte er, wenn er auf sie beide zu sprechen kam«, erzählt Fernande Olivier.[6] Und Gertrude Stein meint: »Die beiden Maler begeisterten sich für einander, ohne sich besonders zu mögen.«[7] Matisse war es bekanntlich

1 Pierre Daix' Buch *Picasso/Matisse*, Neuchâtel, Ides et Calendes, 1996, ist der Versuch einer solchen Synthese. *Matisse et Picasso* von Françoise Gilot, die Matisse in der Zeit kennenlernte, als sie mit Picasso zusammenlebte, gibt einen einfühlsamen Einblick in verschiedene Aspekte der Beziehung zwischen den beiden Malern Ende der Vierziger, Anfang der Fünfziger Jahre (Robert Laffont, 1991). Und Monographien und Kataloge, die einem der beiden Künstler gewidmet sind, – wie im übrigen auch alle Zeugnisse von Zeitgenossen – setzten sich in der Regel auch mit dem anderen auseinander.

2 An dieser Stelle möchten wir auf die Ausstellung *Picasso and Matisse: A gentle rivalry* hinweisen, die Yve-Alain Bois für das Kimbell Art Museum in Fort Worth für das Jahr 1999 vorbereitet.

3 Die Bedeutung dieses Werks für die Entstehung von *Demoiselles d'Avignon* ist wohlbekannt.

4 Fernande Olivier zufolge könnte die Begegnung bei den Steins stattgefunden haben: »Picasso wurde wie Matisse, dem er hier begegnete, ein regelmäßiger Gast des Hauses« (Olivier 1933, S. 102). Oder aber sie begegneten einander im Bateau-Lavoir, als die Steins Matisse dorthin mitnahmen: »Ich erinnere mich noch genau an den Tag,« so die Tochter des Malers, »als die Steins meinen Vater und mich in die Rue Ravignon mitnahmen. Dort sind wir ihm zum ersten Mal begegnet. Ich kann mich noch an seinen großen Bernhardiner erinnern…« Ein knapper Einwand (Marguerite Duthuit an Brassaï, in Brassaï 1964, S. 299), der ganzen Generationen von Kunsthistorikern Kopfzerbrechen bereiten dürfte. In jedem Fall kannten beide bereits vor ihrer Begegnung das Werk des anderen (beide hatten bei Vollard und Berthe Weill ausgestellt, und Picasso hatte sich *Frau mit Hut* von Matisse im Salon d'automne von 1905 – der mit der »cage aux fauves« (siehe Richardson I 1992, S. 411-419) – nicht entgehen lassen.

5 Olivier 1933, S. 107. »Picasso erinnerte sich, daß sein provozierendes Äußeres und sein extravagantes Auftreten an dem Tag, da sie einander zum ersten Mal begegneten, Matisse, der zwölf Jahre älter war als er, gar nicht gefiel.« (Gilot 1991, S. 27)

6 Olivier 1933, S. 103.

7 Gertrude Stein, *Autobiographie d'Alice B. Toklas*, Paris, Gallimard, 1980, S. 61.

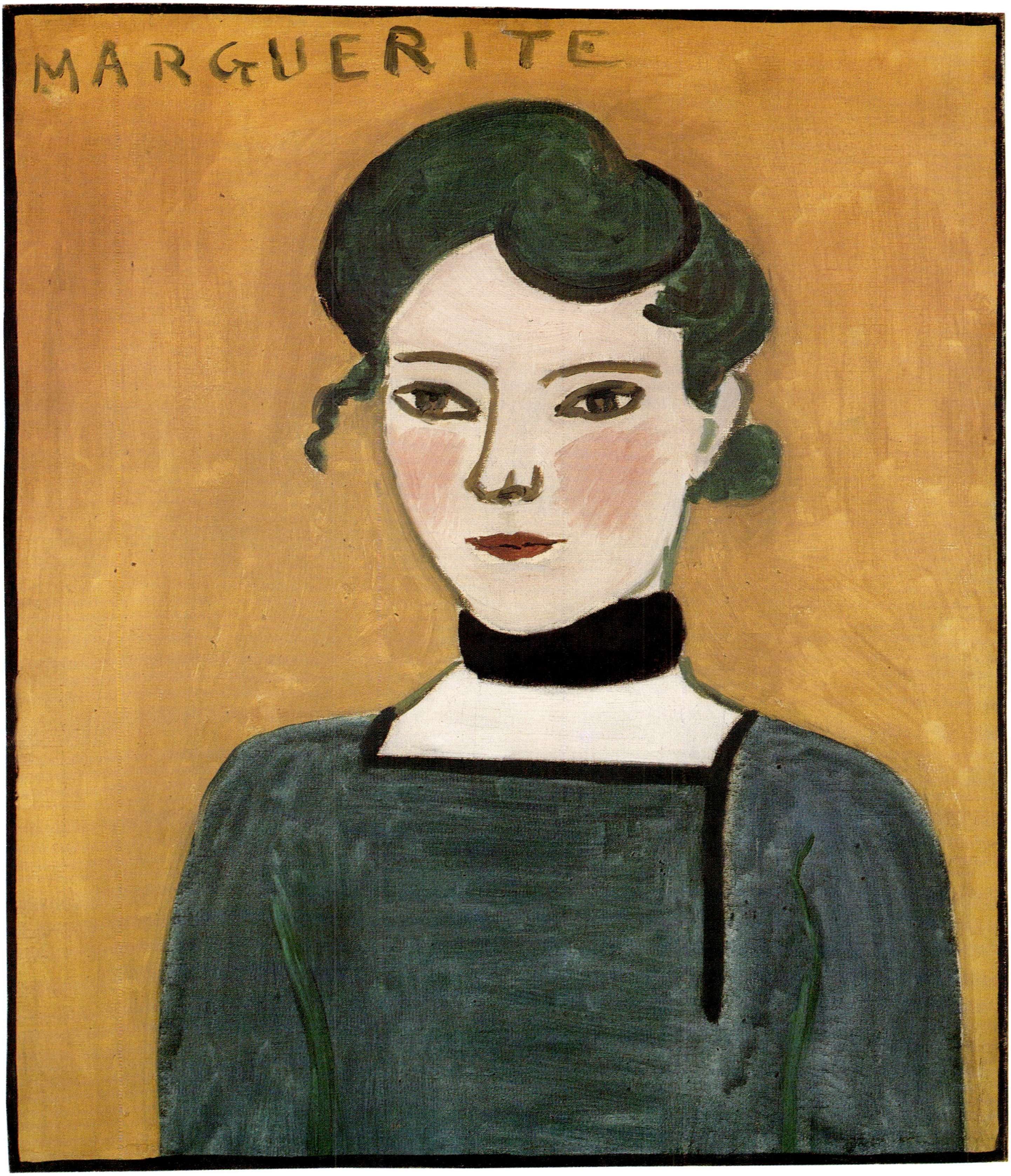
MARGUERITE

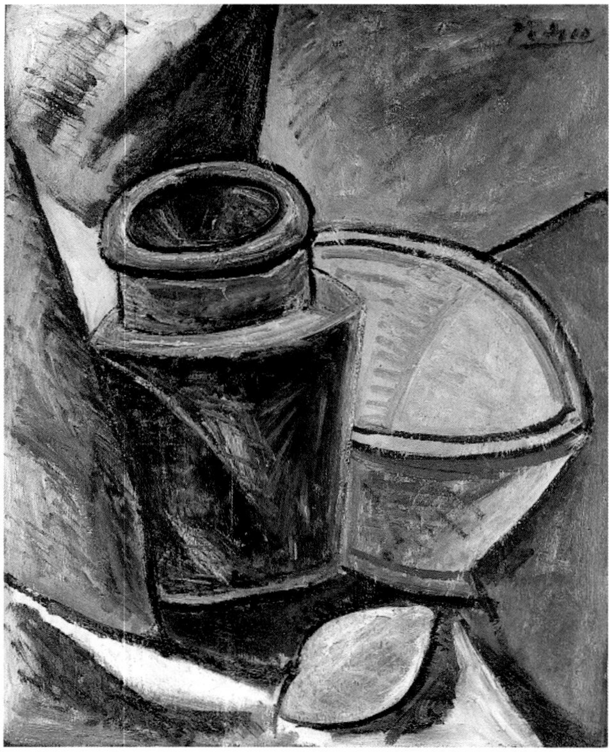

Pablo Picasso: Krug, Schale und Zitrone, 1907
Cruche, bol et citron
Öl auf Leinwand, 42 x 48 cm
Basel/Riehen, Stiftung Beyeler

50

Blumenstrauß in der Kakaokanne, [1902]
Bouquet de fleurs dans la chocolatière

Öl auf Leinwand, 63x45,5cm
Signatur unten links: »Matisse H.«
R.F. 1973-73, Schenkung Picasso 1973-78

auch, der – wie ihr gemeinsamer Freund Derain – Picasso in die Kunst der Primitiven einführte.[8]
1907: Matisse stellt im Salon des Indépendants seinen *Blauen Akt* aus. *Erinnerung an Biskra*, im Sommer Vollendung der *Demoiselles d'Avignon*. Im Herbst, so heißt es[9], tauschten die beiden Künstler Bilder aus: *Marguerite*, ein Porträt, das Matisse im Winter 1906-1907 von seiner Tochter malte, wurde gegen ein Stilleben Picassos eingetauscht, *Krug, Schale und Zitrone*[10], das zur selben Zeit entstand wie die *Demoiselles d'Avignon*. Sieht man von dem oberflächlich Dahingesagten ab, so läßt sich aus folgender Äußerung Gertrude Steins herauslesen, daß beide, vermutlich ohne es sich einzugestehen, die schwierige Wahl eines Werkes mit Pioniercharakter trafen: »Sie tauschten Bilder, wie es damals unter Malern üblich war. Jeder wählte dasjenige Gemälde des anderen, das ihn vom Prinzip her am meisten interessierte. Matisse und Picasso suchten sich beide das Gemälde aus, das von allem, was der andere produziert hatte, zweifelsohne das schwächste war. Später hat es dann jeder als Beweis für die Mittelmäßigkeit des anderen verwendet. Natürlich spiegelte keines der beiden Bilder die tiefreichenden Qualitäten der beiden Maler wider.«[11] Und auch André Salmons Stellungnahme zeugt von dieser Spannung: »Matisse schenkte Picasso, der ihm keine Ruhe ließ, ein Porträt seiner Tochter Marguerite, eines seiner weniger guten Bilder. War er sich dessen bewußt und schenkte er es ihm deshalb? Gleich darauf besuchten wir den Basar in der

8 In diesem Zusammenhang wird häufig auf eine kleine hölzerne Vili-Figur verwiesen, die Matisse eines Tages auf dem Weg zu den Steins bei einem Händler in der Rue de Rennes erwarb, sowie auf die anschließende Diskussion mit Picasso, »der sich sehr beeindruckt zeigte«. («Matisse parle«, Gespräch mit Tériade, erschienen 1952 auf englisch, wieder abgedruckt in Matisse, *Ecrits et propos sur l'art*, Paris, Hermann, 1972, S. 121. Siehe auch Gertrude Stein 1980, *a. a.* O. S. 71)

9 Siehe den Katalog der Ausstellung *Henri Matisse* im New Yorker Museum of Modern Art vom 24. September 1992 bis zum 12. Januar 1993, S. 137, sowie den Katalog der vom Musée national d'art moderne im Centre Pompidou in Paris organisierten Ausstellung *Henri Matisse* 1904-1917 vom 25. Januar bis 21. Juni 1993, S. 81.

10 Z. XXVI, 267. Es scheint, als sei Pierre Daix der erste, der diese genauen Angaben bezüglich des Picassos machen kann, den Matisse im Gegenzug zum Porträt seiner Tochter Marguerite erhält (*Le Cubisme de Picasso*, Neuchâtel, Ides et Calendes, 1979, Nr. 66). Zu klären bleibt, weshalb auf dem Blendrahmen auf der Rückseite mit blauem Stift der Name »Kahnweiler« vermerkt wurde.

11 Stein 1980, *a. a.* O., S. 72.

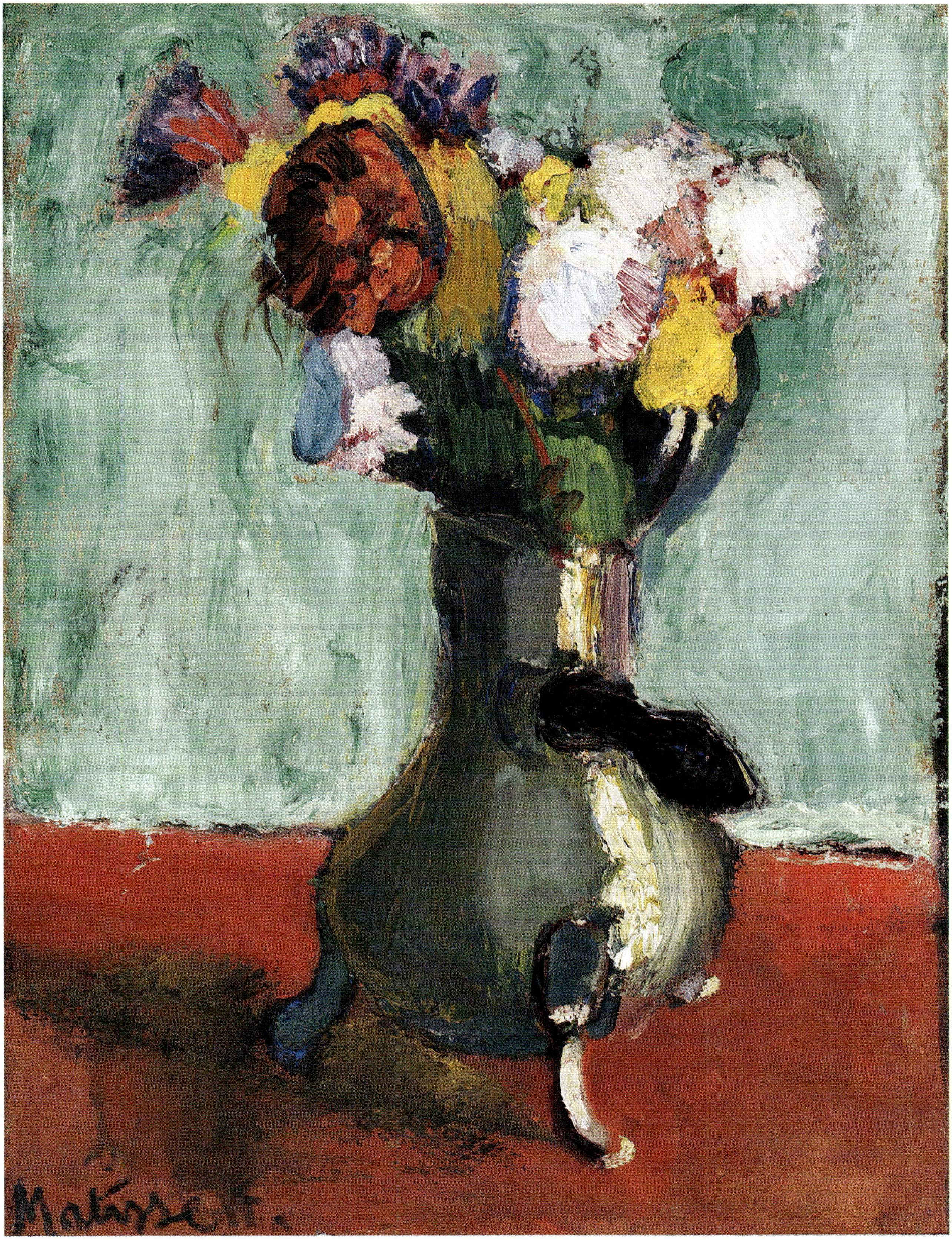
Matisse

Rue des Abbesses, wo wir – wir waren zwar arm, doch war uns für ein wenig Freude kein Opfer zu groß – einen Satz Wurfpfeile erstanden. Und im Atelier zielten wir mit den mit Saugnäpfen versehenen Pfeilen auf das Gemälde – zugegeben, ohne es zu beschädigen. ›Peng! Ins Auge von Marguerite!‹«[12] Der eine oder andere mag das Unbehagen, das Salmon hier anführt, geteilt haben, und es war wohl auch ausschlaggebend für diese mehr oder weniger unterschwellige Heftigkeit. »Wie warst du zu anderen Malern, als du jung warst?«, fragte Pignon Picasso ein halbes Jahrhundert später. »Scheußlich«, antwortete Picasso. Und er fügte hinzu: »Die waren das übrigens auch. Matisse hat doch auch zusammen mit Fénéon die *Demoiselles d'Avignon* ausgelacht.«[13] Dies ist der Hintergrund, vor dem der Bildertausch zu sehen ist.[14] Zeitgenossen dürfte entgangen sein, daß sich hinter diesen unverblümten Rivalitätsbekundungen beiderseits ein echtes Interesse für das Werk des anderen und der verhaltene Ausdruck gegenseitiger Bewunderung verbarg. Schließlich knüpfte das Bild, dem Matisse sein Augenmerk schenkte, direkt an das Werk Cézannes an, den er so bewunderte. Und in der unentschiedenen Wiedergabe der Volumina zeigte sich bereits, daß Picasso drauf und dran war, eine neue Form des malerischen Raums zu erobern. Picasso seinerseits hatte aus dem Werk von Matisse ein Bild gewählt, dessen extreme formale Nüchternheit eigenen Experimenten ähnelte, die er im Sommer 1906 in Gosol in starker Anlehnung an die alte iberische Kunst begonnen hatte, und die teilweise in *Les Demoiselles d'Avignon* Anwendung fanden.[15] »Erinnert dich das an etwas?«, fragte Picasso Pierre Daix, als er ihm sechzig Jahre später das Porträt von Marguerite zeigte. Sein Gesprächspartner antwortete: »Ihre Nase sitzt schief wie bei den *Demoiselles d'Avignon*, ist es das?« Picasso lachte zufrieden und meinte: »Man müßte alles, was Matisse und ich in dieser Zeit gemacht haben, gegenüberstellen. Niemand hat je die Malerei von Matisse so genau angesehen wie ich. Oder wie er die meine ...«[16] 1962 bezog er endgültig Stellung zu diesem Porträt: »Ich habe es damals für ein sehr wichtiges Bild gehalten, und ich bin auch heute noch dieser Ansicht.«[17] Wieviel dieses Bild Picasso tatsächlich bedeutete, belegen die Fotografien, die er von seinem Atelier am Boulevard de Clichy 1910 machte, auf denen das Porträt von Marguerite, das über einer Mukuyi-Maske aus dem Gabun hängt,

12 André Salmon, *Souvenirs sans fin*, Band 1, Paris, Gallimard, 1955, S. 187-188. »Wir hatten Spaß«, fügt er hinzu und erzählt, daß sie »Matisse macht wahnsinnig« auf die Wände und Lattenzäune in Montmartre schrieben. Picasso hat Françoise Gilot anvertraut, daß er und seine Freunde das im Bateau-Lavoir »ausgestellte« Bild mit Zigaretten und Streichholzschachteln bewarfen. »Bei dieser Gelegenheit stellte Picasso einmal mehr seine Schwäche gegenüber Schmeichlern unter Beweis. Er schätzte dieses Bild – ein persönliches Geschenk von Matisse –, da wäre es doch ein leichtes gewesen, einzugreifen und diesem lächerlichen Überschwang ein Ende zu setzen. Aber er tat nichts dergleichen, passiv oder wie gelähmt stand er daneben, unfähig, für seine Überzeugungen einzutreten.« (Gilot 1991, S. 52).
Max Raphael erinnert sich, dieses Bildnis von Marguerite, das er armselig fand, auf dem Boulevard de Clichy gesehen zu haben. Er war erstaunt: »Mögen Sie dieses Bild?«, fragte er Picasso, der folgende Antwort gegeben haben soll: »Was soll ich machen, Matisse ist mein Freund.« (»Erinnerungen um Picasso«, wieder abgedruckt in *Aufbruch in die Gegenwart*, Editions Qumran im Campus Verlag, 1985, S. 18).

13 Hélène Parmelin, *Voyage en Picasso*, Paris, Christian Bourgeois, 1994, S. 69.

14 Penrose zufolge soll Matisse in Begleitung von Leo Stein gewesen sein, als er vor den *Demoiselles d'Avignon* »losplatzte« (1982, S. 158-159). Fernande Olivier wiederum erinnert sich, daß »Picasso und Matisse, die recht gut befreundet waren, mit dem Aufkommen des Kubismus aneinander gerieten, da dieser den sonst so ruhigen Matisse aus der Fassung brachte. Er wurde wütend. Er sprach davon, Picasso ›fertigzumachen‹, ihn zu vernichten« (1933, S. 108). Es ist jedoch nicht klar, ob diese Äußerungen sich auf die *Demoiselles d'Avignon* oder auf unmittelbar danach entstandene Werke beziehen oder auf die Situation des Kubismus im Jahr 1908 im allgemeinen (siehe Pierre Daix, *Dictionnaire Picasso*, Paris, Laffont, 1995, S. 575).

15 Siehe W. Rubin, in *Le Primitivisme dans l'art du 20e siècle*, Paris, Flammarion, 1987, S. 338, Anm. 129.

16 Daix 1987, S. 74.

17 Diese Äußerung wurde in »Le trésor de Picasso«, *Paris-Match*, Nr. 12577, 9. Juni 1973, S. 80, wiedergegeben. Picasso äußert sich weiter: »Als Matisse dieses Porträt malte, hat er sich von seine Kindern beeinflussen lassen: ihre naiven

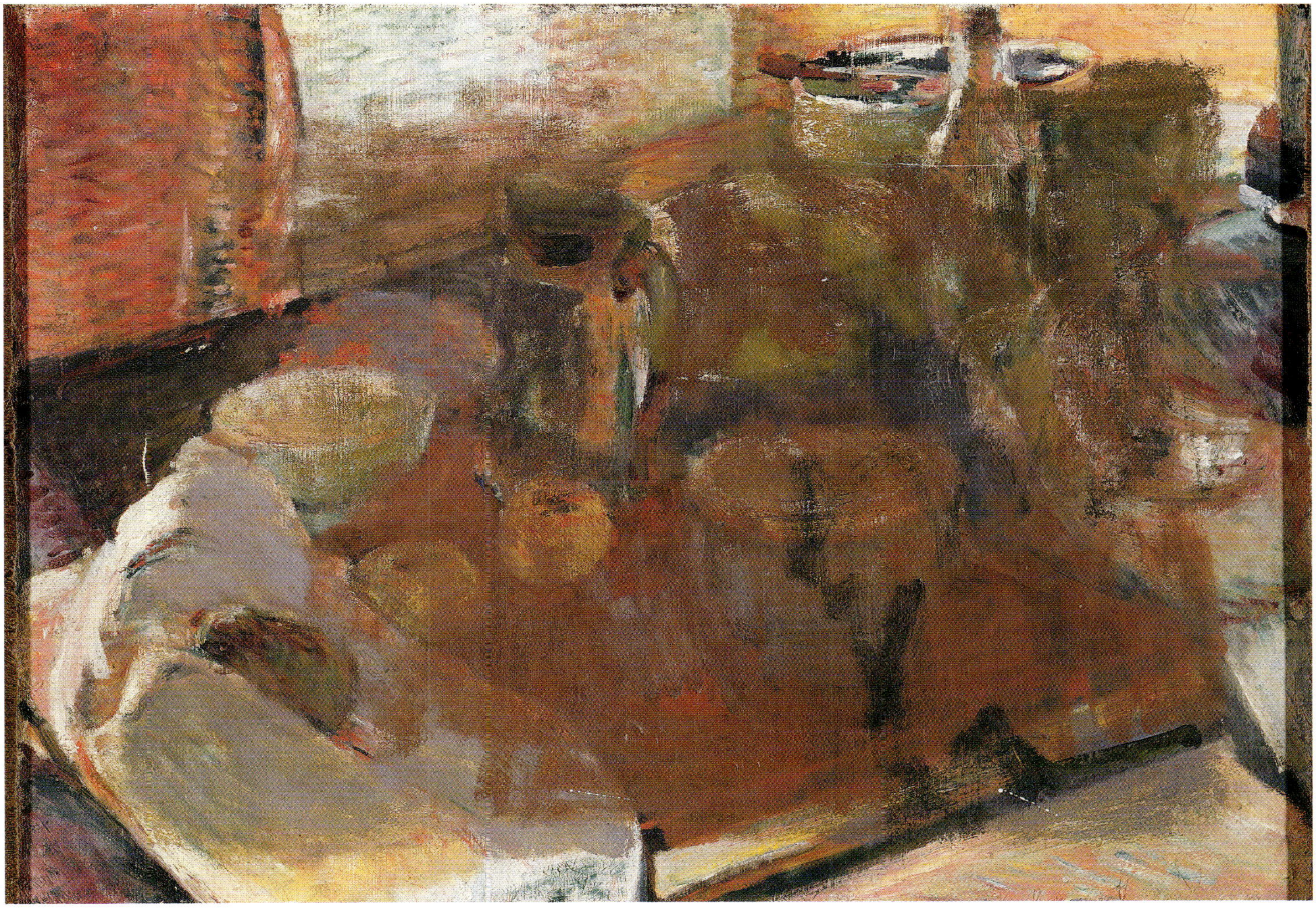

Zeichnungen faszinierten ihn, sie haben seinen Stil radikal verändert.« Diese Aussagen waren Anlaß zu heftigen Auseinandersetzungen – einer der Söhne von Matisse, Pierre, lehnt diesen Gedanken entschieden ab (siehe Richardson I 1992, S. 419 und Anm. 61, S. 517). Françoise Gilot schreibt: »... auffallend an diesem Werk ist die nahezu kindliche Einfachheit der Komposition [...]. Diese Spontaneität faszinierte Picasso. Er bewunderte den Meister des Fauvismus für seinen Mut, sich auf so naive Weise auszudrücken. Noch Jahre später bereute er es, daß er seine Freunde dieses Werk verspotten ließ, obwohl er wußte, welche Bedeutung es hatte.« (Gilot 1991, S. 69-70).

18 Siehe den Katalog zur Ausstellung *Picasso photographe 1901-1916, Paris, Musée Picasso,* 1. Juni bis 17. Juli 1994, S. 121-

50 verso

Stilleben

Nature morte

Rückseite von: *Bouquet de fleurs dans la chocolatière*
R.F. 1973-73, Schenkung Picasso 1973-78

Freunden – wie Ramon Pichot oder Frank Burty Haviland – Gesellschaft leistet, die er in dieser Zeit porträtiert.[18] Und als der Sonderbund in Köln, dem er 1912 das Bild lieh, es versäumte, ihn im Katalog als Eigentümer zu erwähnen[19], hätte er wohl kaum derart verstimmt reagiert, wenn er nicht stolz gewesen wäre, es zu besitzen.
Lassen Sie mich die nächsten dreißig Jahre bis kurz vor Ausbruch des Zweiten Weltkrieges überspringen, ohne weiter auf das Auf und Ab der Spannungen, die aufmerksame Bewunderung und die Distanz zwischen den beiden Malern einzugehen.[20]
In dieser Zeit erwirbt Picasso den *Blumenstrauß in der Kakaokanne*, ein farbenfrohes Jugendwerk von Matisse. Am 14. Juli 1940 schreibt Matisse von Saint-Gaudens in der Haute-Garonne aus, wo er auf eine Möglichkeit zur Weiterfahrt nach Nizza wartet, an Picasso, der sich nach Royen zurückgezogen hat: »Neben anderen Erinnerungen fällt mir hier ein,

51

Korb mit Orangen, Anfang 1912
Corbeille d'oranges

Öl auf Leinwand, 95x85cm
Signatur unten links: »Henri Matisse«
R.F. 1973-72, Schenkung Picasso 1973-1978

daß ich, als Sie mir neulich erzählten, daß Sie eines meiner Stilleben bei Vollard gekauft haben, es mit einem Bild verwechselt habe, das sich in Moskau befindet. [...] Da dieses Bild Ihr Interesse geweckt hat, wüßte ich gerne, um welches es sich handelt. Wäre es zuviel verlangt, wenn ich Sie bäte, mir im nächsten Brief eine Skizze davon anzufertigen?«[21]
In einem Brief an seinen Sohn Pierre vom 28. November beschreibt Matisse Picassos Reaktion: »Ich habe über Max Pellequer von Pablo

122. Françoise Gilot erzählt, daß Picasso »ihr zuliebe«, nachdem sie 1946 zu ihm zog, das Porträt von Marguerite aus dem Banktresor, in dem es aufbewahrt wurde, holen, es nach Les Grands-Augustins kommen ließ (Gilot 1991, S. 35) und es im Schlafzimmer aufhängte, wo Alexander Liberman es neben der kleinen Landschaft von Corot und den Studien mythologischer Figuren von Renoir fotografierte (Musée Picasso, M.P. Ph 2400). Das Bildnis blieb dort hängen (siehe auch die Fotografie, die Lee Miller 1956 machte, in Penrose 1957, S. 87), bis Picasso seine Sammlung im Frühjahr 1959 nach Vauvenargues verlegte (man sieht es auf einer Fotografie von David Douglas Duncan, die in *Paris-Match*, 1973, *a.a.O*, S. 80, abgebildet wurde).

19 In Sorgues, wo er die Ferien verbringt, schreibt er am 15. Juli 1912 (die *Sonderbund Internationale Kunstausstellung* findet zwischen 25. Mai und 30. September statt) an Kahnweiler: »Man hätte im Katalog neben dem Gemälde von Matisse (Marguerite) ›im Besitz von Herrn Picasso‹ vermerken können.« (*Henri Matisse* 1904-1917, 1993, *a.a.O*, S. 102). Im Katalog zur Ausstellung *Henri Matisse* bei Bernheim-Jeune, 14. Februar bis 5. März 1910, ist das Bild übrigens ohne Angabe der Sammlung abgebildet und ohne Vermerk erscheint es in der Liste der Exponate.

20 Siehe diesbezüglich die Matisse gewidmete Anmerkung in Pierre Daix, 1995, *a.a.O*, S. 567-581. Beispielhalber möchte ich hier, weil er den Umgangston zwischen den beiden Männern sehr schön wiedergibt, einen Brief von Léonce Rosenberg an Picasso zitieren, in dem er beschreibt, wie Matisse den *Harlekin* (Z. II2, 555) entdeckt, den Picasso kurz zuvor, am 25. November 1915, vollendete: »Der Meister der ›Roten Fische‹ war auf den ersten Blick – wie ich – ein wenig fassungslos. [...] Nachdem er Ihr Bild immer und immer wieder betrachtet hatte, hat er offen zugegeben, daß es alles übertrifft, was Sie geschaffen haben, und daß es unter all Ihren Werken sein Lieblingsbild ist.« Als Matisse den Vergleich zu einem Stilleben Picassos ziehen sollte, das Rosenberg neben den *Harlekin* aufstellte, meinte er, im *Harlekin* »verdichteten sich die Mittel zur Aktion«, während es im Stilleben »lediglich *Mittel* gäbe, erstklassige zwar, doch ohne Gegenstand. Schließlich sagte er, er habe den Eindruck ›seine roten Fische‹ hätten den Anstoß für den *Harlekin* gegeben.« Weiter schreibt Rosenberg: »Kurz gesagt, bei aller Verwunderung konnte er nicht verhehlen, daß er Ihr Bild sehr schön fand, ja es bewundern mußte. Ich meine, daß dieses Werk sein nächstes Bild sehr beeinflussen wird.« (Picasso Archiv) Das ganze entbehrt nicht eines gewissen Prickelns. Picasso äußert 1932 Tériade gegenüber folgende berühmten Worte: »Im Grunde genommen liegt es nur an einem selbst. Es ist, als hätte man eine Sonne mit tausend Strahlen im Bauch. Alles andere ist nichtig. Nur deshalb ist Matisse beispielsweise Matisse. Er hat diese Sonne im Bauch. Und nur deshalb kann es von Zeit zu Zeit überhaupt etwas geben.« (wieder abgedruckt in *Verve*, Nr. 19-20, 15. April 1948, o. p.).

21 Auf dem am 15. abgestempelten Umschlag vermerkt Matisse knapp: »Monsieur Pablo Picasso artiste peintre à Royen Charente Inf^{re}« (Herrn Pablo Picasso, Kunstmaler in Royen Charente Inf^{re}). Will man erfahren, bei welcher

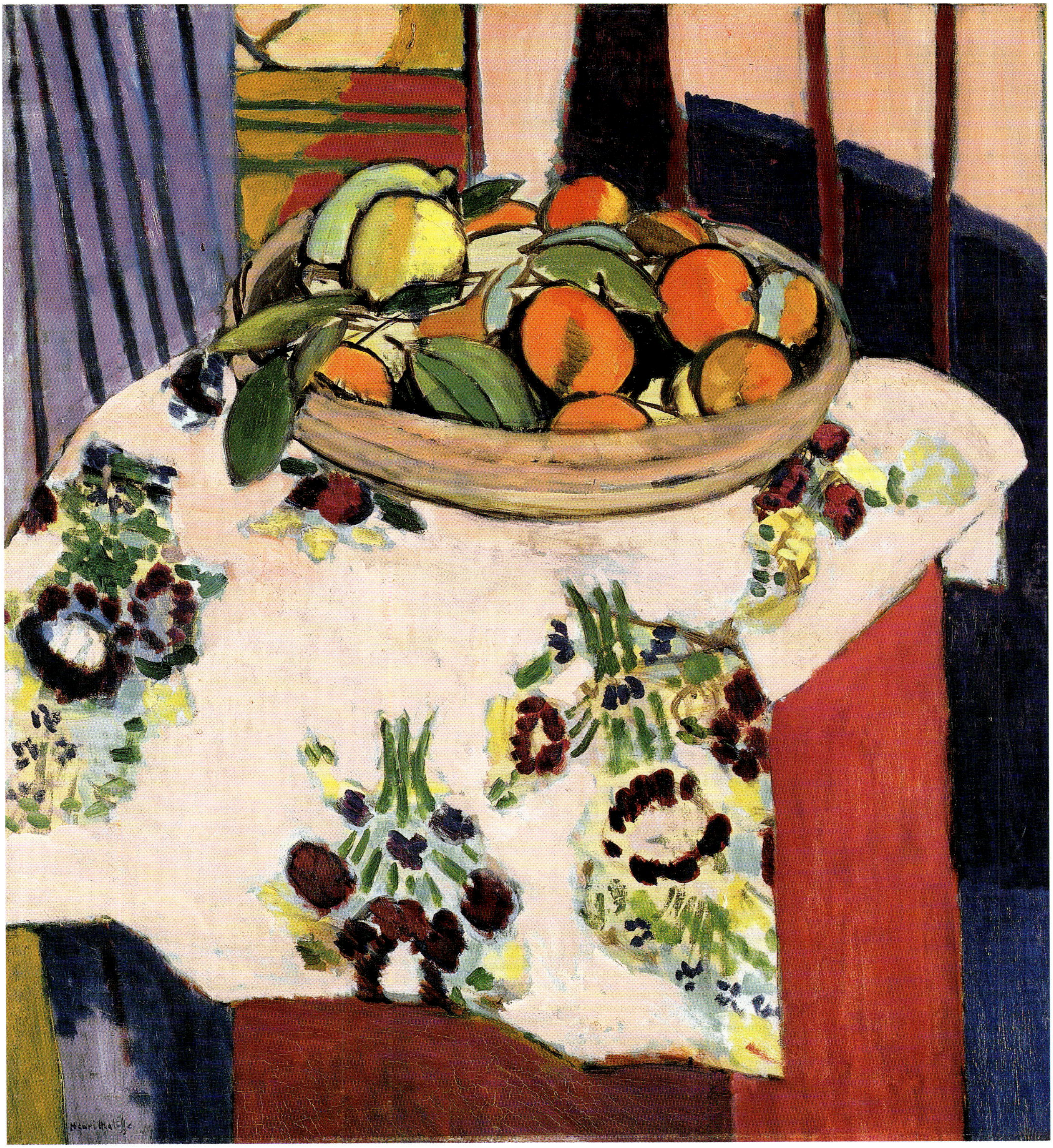

gehört. […] Pablo hat ihm für mich ein Foto eines Gemäldes mitgegeben, das er vor einigen Monaten oder bereits vor einem Jahr bei Vollard gekauft hat. Er hat sogar eine Skizze mit Farbangaben angefertigt. Er hat ihn ausdrücklich gebeten, sie mir zu geben.«[22] Diese Fotografie, die von Picasso, der Paris hatte verlassen müssen, in Royen aufgenommen wurde[23] und das Gemälde von Matisse neben Picassos jüngsten Werken zeigt, beweist einmal mehr das Bedürfnis des Künstlers, sich täglich an einem Werk ergötzen zu können, das sein Interesse derart weckte, daß er es kaufte.

Im November 1942 hält der üppige *Korb mit Orangen*, den Matisse Anfang 1912 in Tanger malte, seinen Einzug in das Atelier in Les Grands-Augustins, das er in den darauffolgenden Jahren – wie verschiedene Zeugnisse und Fotografien belegen – durch seine Pracht dominieren sollte. Damals aber war das Gemälde, das zuvor Teil der Sammlung Carl und Thea Sternheim[24] gewesen war, in der Auslage eines Pariser Händlers, Martin Fabiani, ausgestellt. Picasso kam daran vorbei: »Eines Tages sah er bei mir einen Matisse beachtlichen Formats, der Orangen auf einem weißen Tischtuch zeigte. ›Ich kaufe es dir ab‹, schlug er vor. ›Ich tausche es lieber gegen eines deiner Bilder ein‹. Er schlug in den Handel ein, und wir gingen in seine Wohnung. Meine Wahl fiel auf ein großes Bild der Rosa Periode, auf dem kleine Häuser am Fuße eines Berges zu sehen waren – ein Dorf, dessen Name mir entfallen ist.«[25] Am 15. November 1942 schreibt Matisse seiner Tochter von diesem Ereignis: »Pablo hat bei Fabiani das S[tilleben] aus Marokko (das einmal Frau Sterner [sic] geh[örte] und für das Fabiani ungeheure Angebote ausgeschlagen hat) gegen ein großes Bild der Blauen oder Rosa Periode getauscht.»[26] Picasso versammelte sofort diejenigen seiner Freunde, die noch in Paris verweilten,

Begegnung die beiden über das Bild gesprochen haben, das Picasso erwarb, müßte man Picassos Fahrten zwischen Paris und Royen chronologisch genau verfolgen und mit Besuchen von Matisse im selben Zeitraum vergleichen. Der Kauf muß spätestens zu Beginn des Sommers 1939 erfolgt sein, noch bevor Picasso Anfang Juli nach Antibes aufbrach und vor dem Tod Vollards am 22. Juli.

22 New York, Pierre Matisse Foundation (wir zitieren die von Yve-Alain Bois übermittelte Abschrift). Die Pierre Matisse Foundation besitzt zudem den Abzug eines Fotos, das sich ebenfalls im Musée Picasso befindet (Musée Picasso, Penrose-Bestände, FP Ph 231) und das Picasso vermutlich in der Villa Les Voiliers in Royan aufgenommen hat. Dieses Foto zeigt den *Blumenstrauß in der Kakaokanne* im Atelier Picassos neben zwei seiner Bilder hängend – eines ist auf den 27. Oktober 1939 datiert (Z. IX, 363), das andere auf den 24. Mai 1940 (Hinterlassenschaft Nr. 12973). Yve-Alain Bois, der uns großzügig am Ergebnis seiner Nachforschungen teilhaben ließ, teilte uns mit, daß dieses Foto im Archiv Pierre Matisse dem von Matisse am 28. November verfaßten Brief »entspricht«, wenn auch »nicht erwiesen ist, ob es sich jemals im selben Umschlag befunden hat« (Brief an die Autorin vom 30. Oktober 1997). Es handelt sich hierbei wohlgemerkt nicht um eine Abbildung des Gemäldes, sondern um ein Foto, auf welchem das Bild zu sehen ist. Leider konnte die von Picasso für Matisse angefertigte Skizze mit Farbangaben bis dato nicht gefunden werden. Übrigens schreibt Matisse am Ende seines Briefes vom 28. November 1940 an seinen Sohn: »Ich habe ganz vergessen, dir mitzuteilen, daß Picasso Frankreich um keinen Preis verlassen möchte. Das hat mich gefreut.«

23 Siehe vorherige Anm. Wo befindet sich das Gemälde nach dem Krieg? Françoise Gilot beschreibt es erstmals in Picassos Wohnung in der Rue La Boétie, als sie sich mit ihm im Winter 1946/47 – Picasso wohnt bereits nicht mehr dort – dorthin begibt: »Blumen in einem Zinnkrug, in leuchtenden Farben« (Gilot/Lake 1965, S. 144). In ihrem Buch über Matisse und Picasso erwähnt sie das Bild in Les Grands-Augustins (Gilot 1991, *a.a.O*, S. 35).

24 Siehe *Henri Matisse 1904-1917*, 1993, *a.a.O*, S. 314. Das Gemälde war »von Mai 1912 an mindestens bis 1937« Eigentum der Sternheims. Dem Katalog von 1933 zufolge soll dann Vollard und nach dessen Tod Fabiani in den Besitz des Gemäldes gekommen sein.

25 Martin Fabiani, *Quand j'étais marchand de tableaux*, Paris, Julliard, 1976, S. 127. Bei dem mit Fabiani getauschten Bild handelt es sich vermutlich – wie im Katalog *Henri Matisse 1904-1917*, 1993, *a.a.O*, S. 314 angegeben – um die 1906 entstandene *Landschaft von Gosol* (Z. VI, 732). Jaqueline Picasso erzählte Malraux: »Matisse liebte sein Stilleben sehr. Er wollte es vom Händler wiederhaben, aber es war verkauft. Als er hörte, daß Pablo es erworben hatte, hat er geweint.«(Malraux 1975, S.15)

26 Matisse Archiv. Laut John Richardson soll Picasso das Gemälde der Tochter der Sternheims kurz vor ihrer Deportation durch die Nazis – die sie überlebt hat – abgekauft haben (Richardson II 1996, S. 465, Anm. 45).

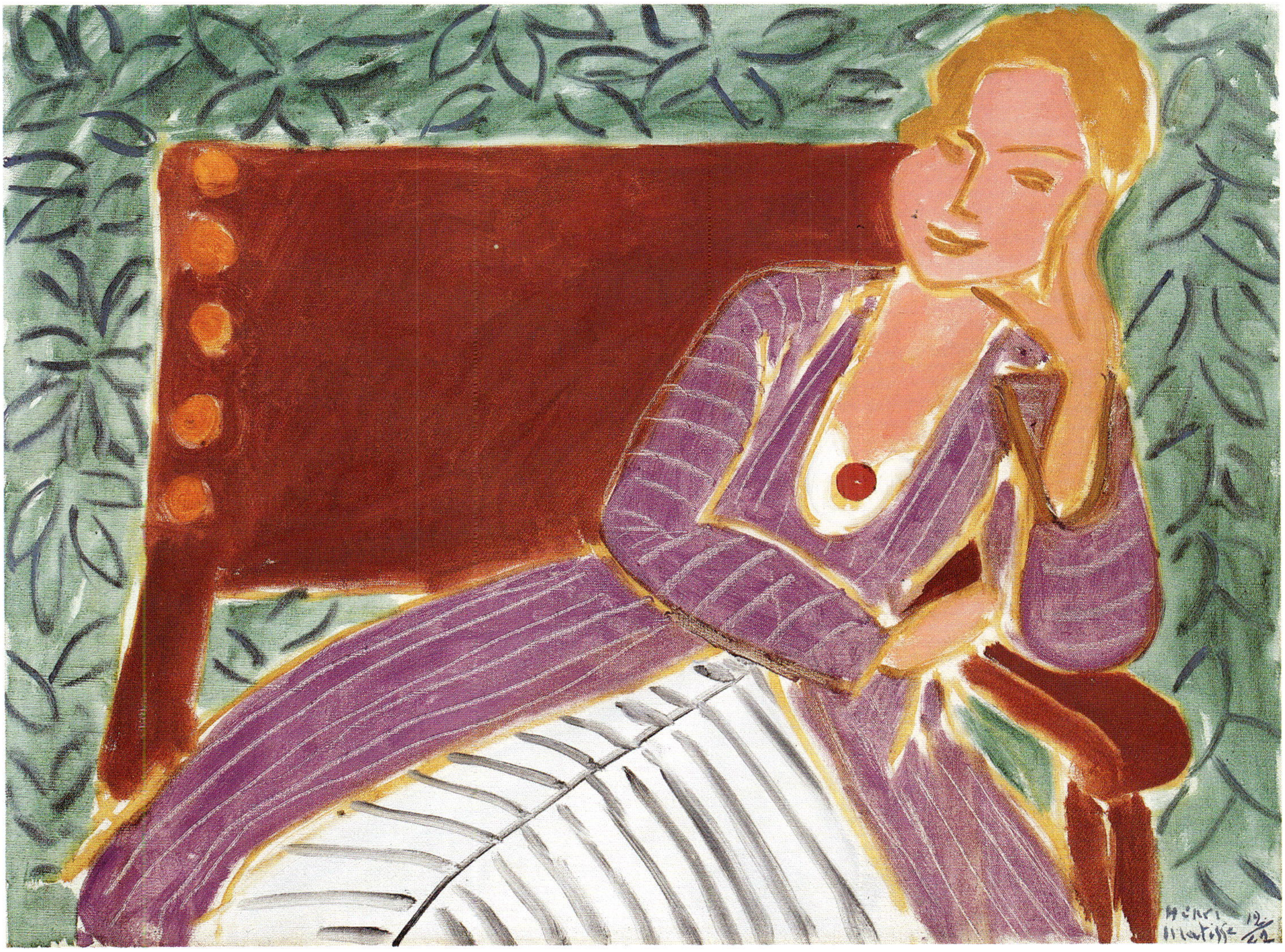

52

Sitzendes Mädchen in Persertracht, Dezember 1942

Jeune fille assise, robe persane

Öl auf Leinwand, 43,5x56,5cm
Signatur und Datum unten rechts:
»Henri Matisse 12/42«
R.F. 1973-78, Schenkung Picasso 1973-1978

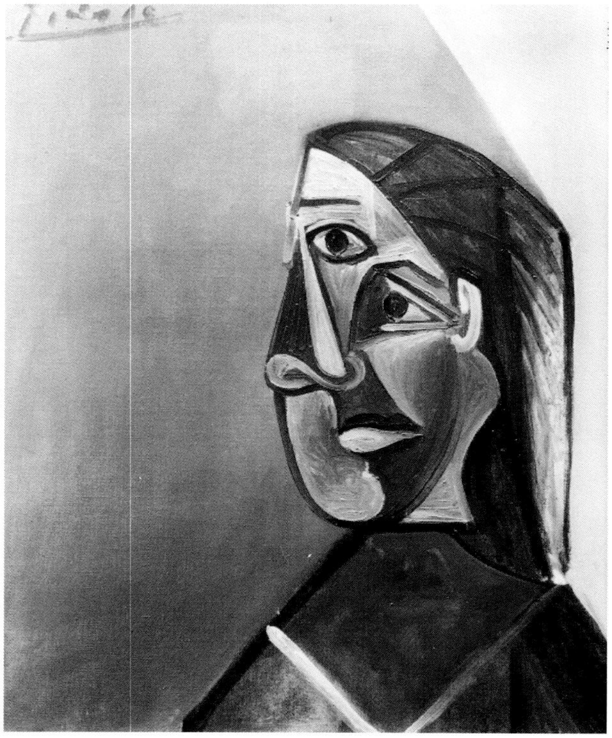

Pablo Picasso: Porträt von Dora Maar, 1942
Öl auf Leinwand, 61,5 x 50,5 cm
New York, The Elkon Gallery, Inc.

um ihnen sein neuestes Prachtstück vorzuführen. Einer von ihnen war Léonce Rosenberg. Am 23. November 1942 schrieb er Picasso: »Was mir vor allen anderen Dingen an diesem wunderbaren Stilleben von Henri Matisse, das Sie mir gestern freundlicherweise in Ihrem Atelier gezeigt haben, aufgefallen ist, ist neben seiner Pracht und Fülle die erstaunliche Jugend, die es ausstrahlt.«[27]

Als Françoise Gilot zum ersten Mal das Atelier in Les Grands-Augustins besucht – Picassos Sekretär und Freund Sabartés führte sie zum Maler – entfuhr ihr vor diesem Bild folgender Ausruf: »›Oh! was für ein schöner Matisse!‹ Sabartés drehte sich zu ihr um und entgegnete trocken: ›Hier gibt es nur Picasso‹«.[28] Und Brassaï nimmt eine berühmte Fotografie des Bildes auf, das er auf dem Weg vom Vorraum in das Bildhaueratelier entdeckt: »Das erste, was man sieht, wenn man in der Tür zum Atelier steht, ist ein Matisse: ein großes Stilleben mit Orangen und Bananen, das vor dem Ersten Weltkrieg entstanden ist.«[29] Immer wieder trat man an Picasso heran, damit er dieses Schmuckstück seiner Sammlung für diverse Veranstaltungen als Leihgabe zur Verfügung stelle: Brassaï zufolge bereits 1943 für den Salon d'automne.[30] Und erneut im Salon des Jahres 1944, der in diesem Jahr Salon de la Libération getauft wird. Picasso legte Wert darauf, daß unter seinen eigenen Werken, die ihm zu Ehren in diesem Salon zusammengestellt wurden, auch der *Korb mit Orangen* ausgestellt wurde. Einige Monate später schreibt Matisse an seinen Sohn Pierre: »Picasso hat ein bedeutendes Stillleben aus Tanger gekauft, das Frau Sternheim gehört hat. Er ist sehr stolz darauf und hat es einfach so mit seinen eigenen Werken im Salon d'automne ausgestellt.«[31]

27 Léonce Rosenberg an Picasso, 24. November 1942 (Picasso Archiv).
28 Gilot/Lake 1965, S. 15. Siehe auch Gilot 1991, insbesondere S. 15-16 u. 35.
29 Brassaï, 1964, S. 63. Neben dem Matisse befindet sich das Bild des »Zöllners« Rousseau, welches Picasso nach dem Krieg seinem Eigentümer zurückgab. (Siehe S. 220). Brassaï berichtet, wie Picasso, als man ihn um seine Meinung bezüglich eines Greco bat, diesen im Vergleich mit dem *Korb mit Orangen* mit der Bemerkung »Dieser Matisse hier ist schon etwas ganz anderes als dieser Greco!« vernichtete (ders., *ibid.*, S. 175).
30 Brassaï 1964, S. 115. Am Dienstag, den 30. November schreibt er: »Die Ausstellung Henri Matisse im Salon d'automne ist das Gesprächsthema schlechthin. Irgend jemand meinte, das Stilleben mit den Orangen, das Picasso gehört, sei das schönste aller ausgestellten Gemälde.« Das Bild ist im Katalog des Salon, der am 31. Oktober endete, nicht aufgeführt. Hat Brassaï sich geirrt, oder hat Picasso sein Bild (oder »mehrere« seiner Bilder, wie Brassaï es formuliert) in letzter Minute zur Verfügung gestellt?
31 Brief vom Februar 1945, wieder abgedruckt in *Henri Matisse* 1904-1917, 1993 *a.a.O*, S. 485 (bezüglich der Leihgabe des *Korb mit Orangen* für Ausstellungen siehe Einführung). Das Bild blieb bis zum Umzug nach Vauvenargues im Frühjahr 1959 in Les Grands-Augustins (wo Lee Miller es 1956 fotografierte). Es sollte bis zuletzt ein Alltagsgefährte Picassos bleiben, wie Jaqueline Picasso Malraux versichert (1975, S. 14) und Hélène Parmelin in *Voyage en Picasso* schreibt (Paris, Christian Bourgois, 1994, S. 189).

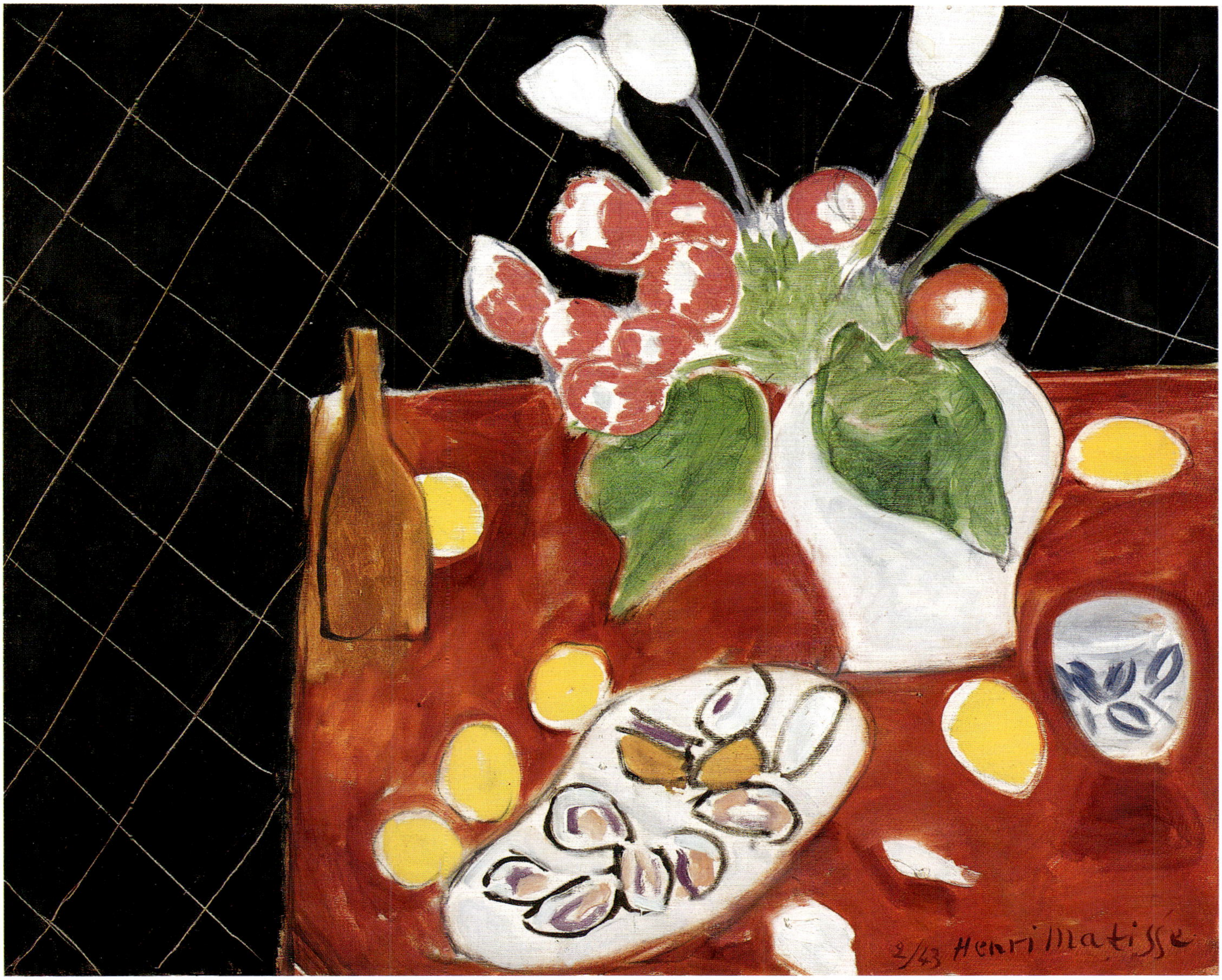

53

Tulpen und Austern vor schwarzem Hintergrund, Februar 1943

Tulipes et huîtres sur fond noir

Öl auf Leinwand, 60,5x73cm
Signatur und Datum unten rechts: »2/43 Henri Matisse«
R.F. 1973-74, Schenkung Picasso 1973-1978

Man weiß, daß Picasso zu Beginn des Sommers 1942 Matisse, der gerade von einer schweren Krankheit genesen war, ein Bild zukommen ließ, das er ihm schenkte.[32] Es war, wie sich Marguerite Duthuit 1960 erinnert, ein »ziemlich grauenhaftes Porträt von Dora Maar«, und sie fügt hinzu: »Und doch bewunderte mein Vater dieses Bild ohne es wirklich zu mögen…«[33] Françoise Gilot beschreibt es folgendermaßen: »Die Ebenen des Kopfes von Dora Maar waren gleichzeitig in Vorder- und Seitenansicht zu sehen, in Schwarz-grauweiß-Tönen und mit Ocker und Blau untermalt.«[34]
Als Gegenleistung wohl für diese Freundschaftsgeste ließ Matisse Picasso über Max Pellequer eines seiner Bilder zukommen. In einem Brief vom 24. Juni 1943 teilt Pellequer Matisse die Erfüllung seines Auftrags mit: »Ich habe Picasso das für ihn bestimmte Bild überreicht. Er war begeistert, da ich ihn aber gleichzeitig, Ihrem Brief gemäß, darauf hinwies, daß er sich, wenn er wolle, bei Lejard ein anderes aussuchen könne, sind wir gemeinsam in die Werkstatt gegangen, wo die Reproduktionen angefertigt werden, und Picasso hat sich ein anderes Bild ausgesucht, eine Frau in einem Sessel mit einem malvenfarbenen Kleid.«[35] Vor diesem Bild, *Sitzendes Mädchen in Persertracht* vom Dezember 1942, »fragte sich Picasso, ob es ihm je gelingen würde, einen solchen Mauve-Ton mit einem solchen Grün zu verbinden.«[36] Diese Art der Farbgebung war eines der Dinge, die er bei Matisse schätzte: »Er trifft die Wahl seiner Farben immer von einem intellektuellen Standpunkt aus. Ob er sich damit an die Wirklichkeit hält oder nicht, er versteht es, eine Fläche ganz mit einem Farbton zu füllen, weil sie zu den anderen Farben des Bildes paßt, und nicht weil er für die Wirklichkeit mehr oder weniger empfänglich ist.«[37] In seinem Brief vom Juni 1943 kündigt Pellequer Matisse im übrigen an, daß Picasso sich für diese großzügige Geste von Matisse erkenntlich zeigen wolle: »Picasso ist ganz hingerissen von seinem Bild und bei meiner nächsten Reise wird er mir mit Freuden ein Bild von ganz anderer Machart mit kräftigeren Farben mitgeben. Er hat im übrigen noch weitere Projekte vor, die Ihnen gefallen werden: Er hat vor, für Sie einen Hahn anzufertigen.«[38]
Am 13. November 1943, kurz nach dem Ende des Salon d'automne also, schreibt Matisse von Vence aus an Picasso: »Ich habe bei Fabiani das Bild hinterlegt, das Ihnen gefallen hat (*Austern vor schwarzem Hintergrund*). Es kommt direkt aus dem Salon d'a[utomne]. Gefällt es Ihnen immer noch? *Wenn ja, gehört es Ihnen,* und Fabiani kann es Ihnen geben. Ich warte aber immer noch auf das, *was Fabiani mir* bei

32 Alfred Barr, *Matisse, his art and his public,* New York, M.o.M.A., 1974, S. 1974, S. 257 u. 547, liefert den Quellennachweis für diese Information: ein Brief, den Matisse am 7. Juni 1942 an seinen Sohn Pierre schreibt.
33 Brassaï 1964, S. 301. Sie betont, daß Matisse sich das Bild nicht ausgesucht hat – was ihm von Nizza aus und angesichts seiner Krankheit wohl auch kaum möglich gewesen wäre.
34 Gilot/Lake 1965, S. 250. Sie sagt, daß Matisse das Bild ausgesucht hat – was aber nicht möglich ist. Wir möchten Frau Elkon von der Galerie Elkon in New York danken, die uns eine Reproduktion des *Porträts von Dora Maar* zur Verfügung gestellt hat.
35 Brief von Max Pellequer – Bankier und Freund Picassos – an Matisse vom 24. Juni 1943 (Matisse Archiv). André Lejard war zu dieser Zeit Direktor der Editions du Chêne, wo 1943 unter seinem Namen *Matisse: seize peintures 1939-1943* erscheint. Pellequer schreibt, daß Picasso den Tausch einlösen werde, sobald die Arbeiten für diesen Band abgeschlossen seien.
36 Gilot 1991, S. 35. Dies klingt stimmiger als jener Bericht von Salacrou, dem Picasso 1948 oder 1949 »einen violetten Matisse zeigt, den er seit kurzem besaß« und der Salacrou, wie er ihn wissen ließ, nicht gefiel. Picasso soll damals geantwortet haben: »Nicht wahr? Man möchte es am liebsten neu malen.« (*Dans la salle des pas perdus. C'était écrit*, Paris, Gallimard, 1974, S. 141).
37 Gilot/Lake 1965, S. 255. Umgekehrt sagte Picasso von Bonnard: »Was er betreibt, ist keine Malerei. Er geht nie über seine eigene Empfindung hinaus. Er versteht es nicht, zu wählen.« (*ibid.*, S.254).
38 Siehe Anm. 35. Pellequer bezieht sich hier auf den Wunsch von Matisse, ein farbenfroheres Bild haben zu wollen, als das Portrait von Dora Maar, das Picasso ihm geschenkt hat.
39 Picasso Archiv. Es ist hier nicht ganz klar, ob Matisse den von Pellequer angekündigten »Hahn« als Gegengeschenk für die »Persertracht« erwartete, oder ob Picasso Matisse zwei Bilder schenken wollte. Matisse hat vermut-

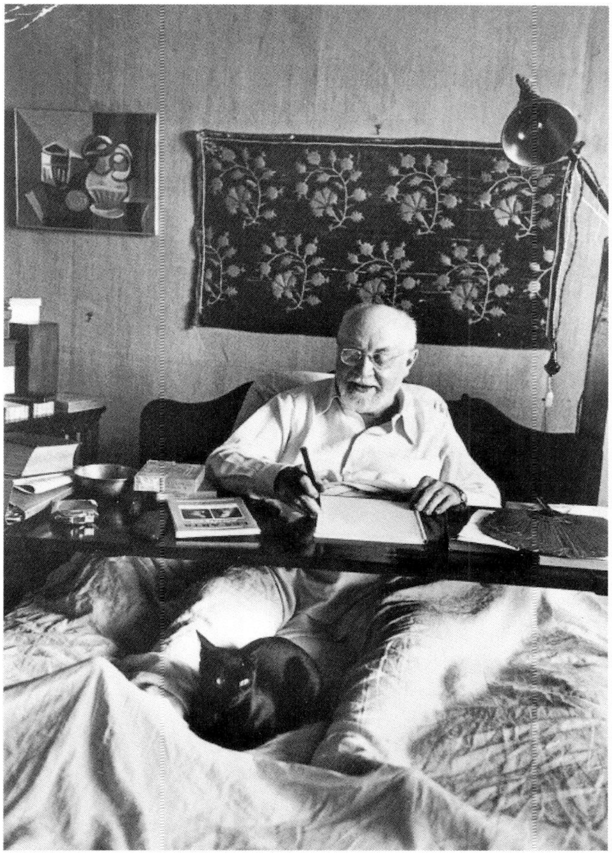

Robert Capa: Matisse zu Hause in Nizza, um 1948. An der Wand hängt das Stilleben Picassos vom 20. Juli 1944. Paris, Musée Picasso, Picasso Archiv, A.P. Ph 314
© Agence Magnum

seinem ersten Besuch in Nizza *angekündigt hat.* [...] Ich bin dabei gar nicht auf einen Hahn fixiert. Ich bin darauf zu sprechen gekommen, weil ich diese Tiere gesehen habe, die Sie erfunden haben, und ich dachte, es sei im Augenblick Ihr wichtigstes Sujet. Ich möchte einen schönen Picasso.«[39] Die Dinge zogen sich in die Länge. Am 12. Juni 1944 wird Matisse ein wenig ungeduldig: »Wissen Sie eigentlich, daß im Tresor von Martin Fabiani ein Stilleben für Sie bereit liegt? Es wurde im letzten Salon d'automne ausgestellt und bei Lejard, bei dem (oder dessen Druckern) Sie es ausgesucht haben, reproduziert. Es stellt Austern dar, eine [?] Blume auf einem braunen Tisch [?], das ganze vor einem schwarzen gewürfelten Hintergrund [...]. Es sollte gegen eines Ihrer Werke eingetauscht werden. Ich hatte Pellequer gesagt, daß ich mich sehr über einen schönen Hahn freuen würde, aber ich habe mir schon gedacht, daß Sie ihn, wenn er nicht bereits fertig ist, nicht für mich machen werden können. Ich würde mich mit einem Bild Ihrer Wahl zufrieden geben. Ich besitze bereits ein strenges Bild, das mich nach wie vor interessiert. Diesmal wäre mir ein farbenreiches Bild recht, das *Ihnen gut gefällt*. In jedem Fall können Sie sich mein Bild holen.«[40] Matisse zeigt sich hier mehr als entgegenkommend. Einige Jahre später meinte Picasso bezüglich dieses Stillebens zu Françoise Gilot, »ihm sei schleierhaft, welche Existenzberechtigung dieses Werk habe. Ohne zu wissen, warum, möge er es sehr.«[41] Soweit wir wissen, war es nicht der erwartete Hahn, sondern ein auf den 20. Juli 1944 datiertes Stilleben, das Picasso Matisse im Gegenzug schenkte.[42] Es war vielleicht nicht das »farbenreiche« Bild, das er sich erhofft hatte: »Das Stilleben war sehr streng, und das von nüchterner Harmonie geprägte reduzierte Farbenspektrum unterstrich den Aufbau der Gegenstände innerhalb der Komposition.«[43]

lich den von Fabiani 1942 herausgegebenen Band *Histoire naturelle* von Buffon gesehen, der Radierungen von Picasso enthielt.

40 Picasso Archiv. Matisse schließt seinen Brief, den er von Vence aus verfaßt, mit den Worten »Herzlichst und in Freundschaft«. Picasso hatte *Austern vor schwarzem Hintergrund* bereits bei Lejard gesehen, als er sich *Sitzendes Mädchen in Persertracht* aussuchte (der hier zitierte Brief von Pellequer an Matisse spielt darauf an). Das Bild, das in Lejards Buch ohne Angabe einer Sammlung abgedruckt ist, erscheint in der Ausgabe von *Cahiers d'art*, 1940-44, Band XVI-XIX, S. 144 unter dem Vermerk »Besitz Picasso«.

41 Gilot 1991, S. 37. Sie sagt, Picasso habe das Bild gekauft – was, wie wir wissen, nicht der Fall war. Siehe auch Gilot/Lake 1965, S. 249-250.

42 Alfred Barr reproduzierte das Stilleben unter der Angabe, es sei Matisse 1944 geschenkt worden (1974, *a.a.O*, S. 93). Dies würde eher die Aussagen von Marguerite Duthuit, der Tochter von Matisse, bestätigen, derzufolge Picasso »Matisse nicht wählen hat lassen« (Brassaï 1964, S. 301), als folgende von Françoise Gilot: »Beide Maler hatten das jeweils für den anderen Charakteristischste bewundert und ausgewählt.« (Gilot/Lake 1965, S. 251).

43 Gilot/Lake 1965, S. 250.

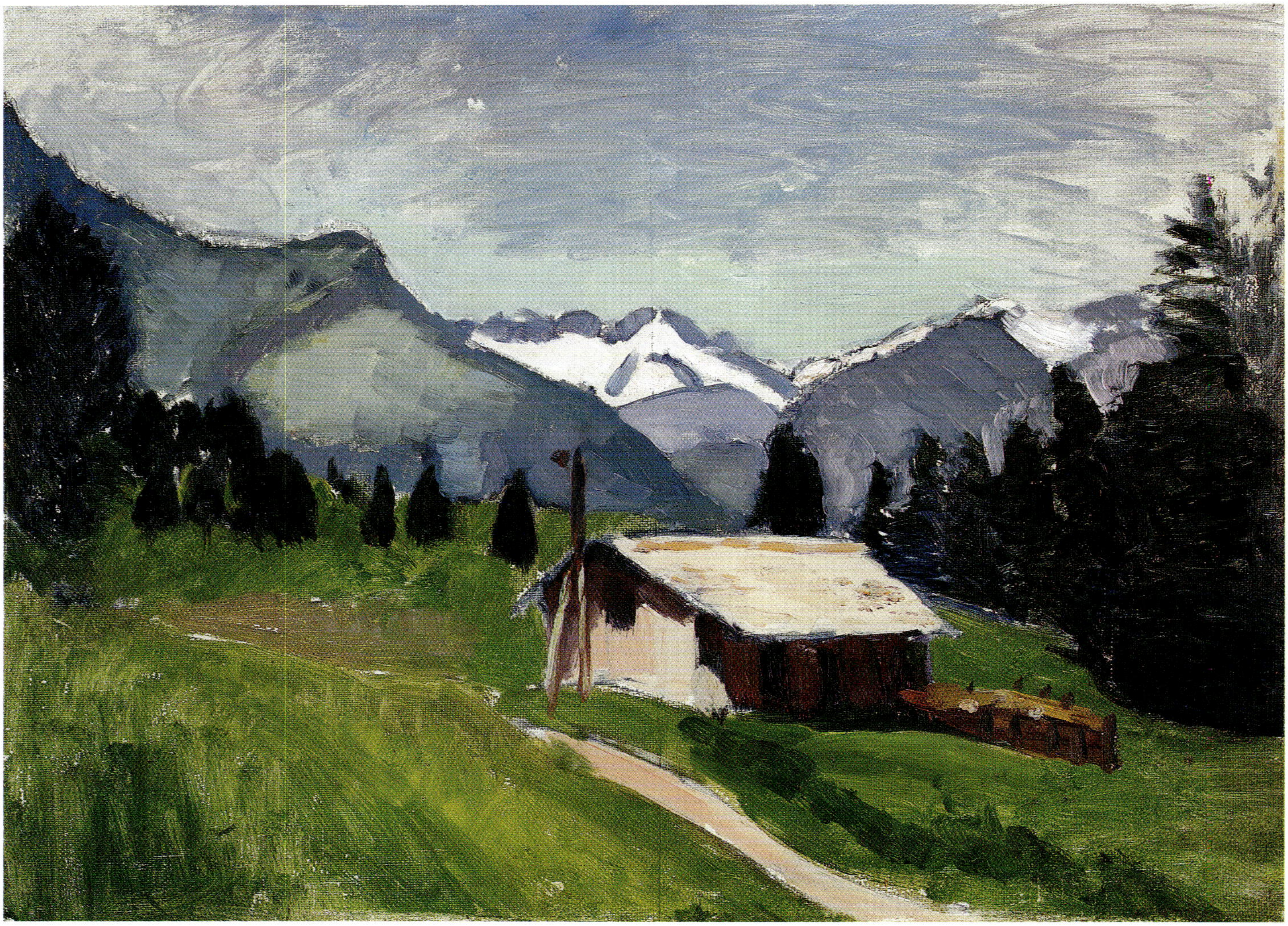

54

Die Aiguilles Vertes und das Kreuz von Javernaz, 1901

Les Aiguilles vertes et la Croix de Javernaz

Öl auf Leinwand auf Karton aufgezogen, 36x48 cm
R.F. 1973-75, Schenkung Picasso 1973-1978

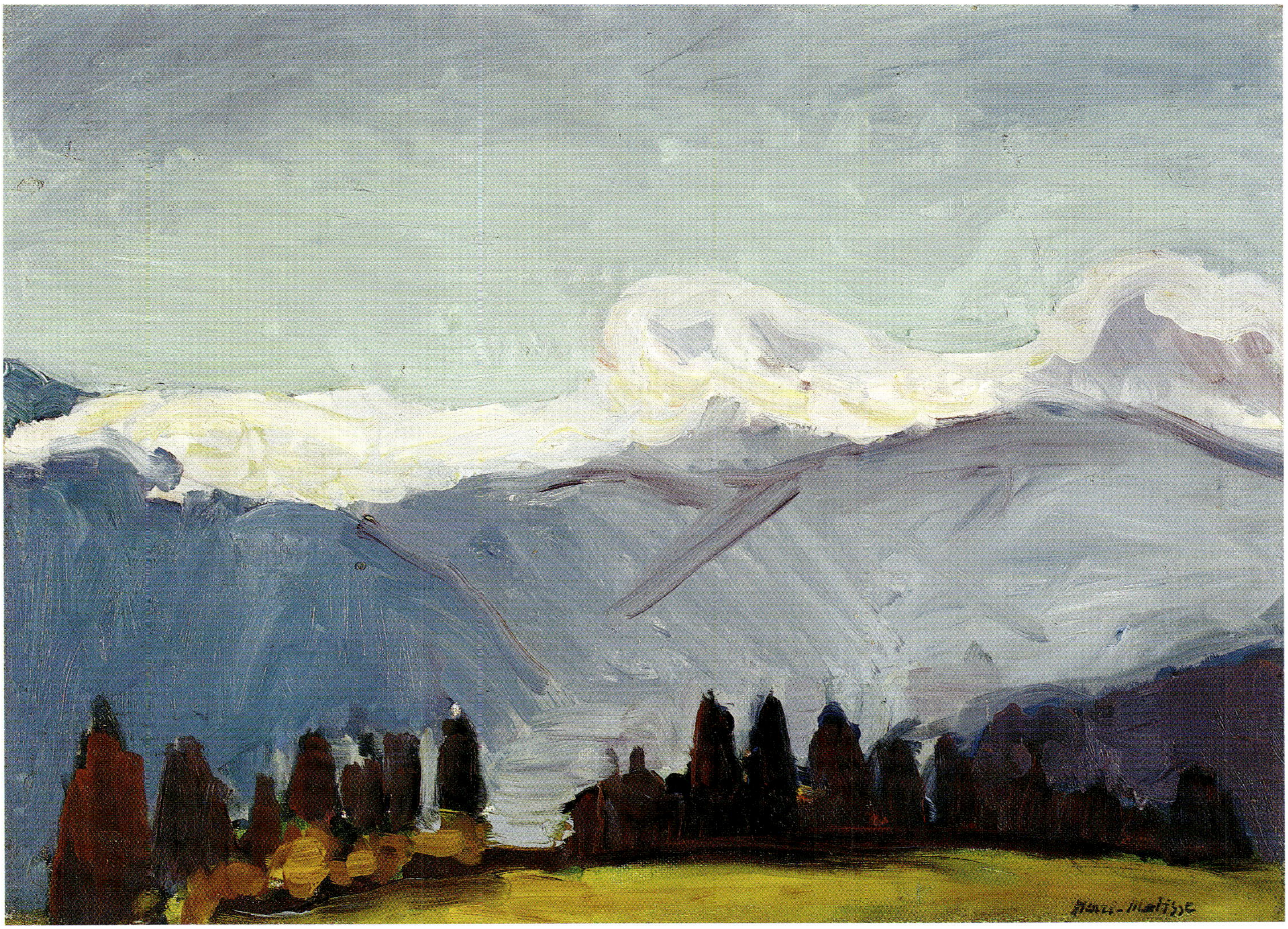

54

Die Alpen von Savoyen, 1901

Les Alpes de Savoie

Öl auf Leinwand, auf Karton aufgezogen, 36 x 48 cm
Signatur unten rechts: »Henri Matisse«
R.F. 1973-76, Schenkung Picasso 1973-78

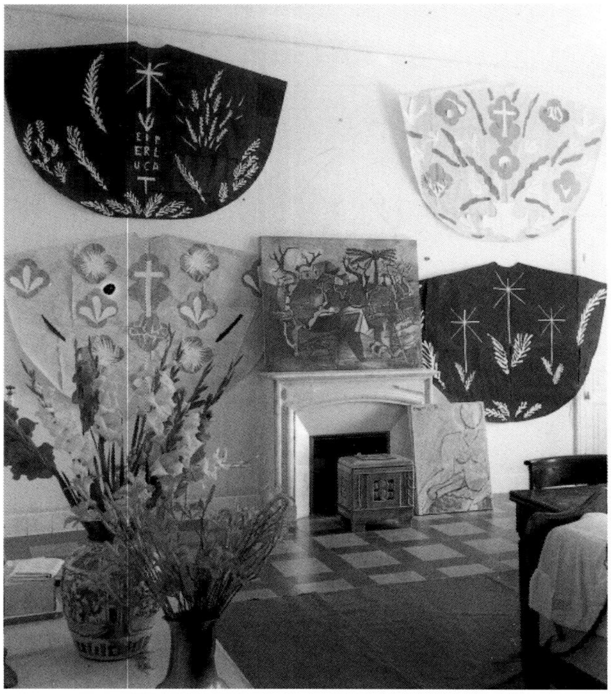

Hélène Adant: Das Schlafzimmer von Matisse im Hôtel Régina in Nizza, 1952. Über dem Kamin ist die Winterlandschaft Picassos zwischen den Entwürfen von Matisse zu Meßgewändern für die Kapelle von Vence zu sehen.
Paris, Documentation M.N.A.M.-C.C.I./Centre Georges-Pompidou
Bild: Documentation du Musée national d'art moderne, Centre Georges-Pompidou

56

Scherenschnitt, Dezember 1947

Papier découpé

Ausgeschnittenes Papier und Gouache auf Papier, 40,5 x 26 cm
Signatur, Datum und Widmung unten rechts: »A Picasso affectueusement H. Matisse Dec. 47«
M.P. 3605, Schenkung von 1979*

Als Picasso Françoise Gilot in die Rue La Boétie führt, läßt er sie raten: »Von wem ist das?« Nach eingehender Betrachtung einer »Berglandschaft« folgert sie siegessicher: »Ich glaube, es ist ein Matisse [...] dem Farbverhältnis zwischen diesem Rosa und diesem Grün nach.«[44] Picasso liebte dieses kleine Ratespiel. Auch Hélène Parmelin stellte er diese Frage, doch sie wehrte ab: »Eine Landschaft. Picasso fragt mich, was ich darüber denke. Ich? Nichts.«[45] Es ist nicht bekannt, wann und wie Picasso in den Besitz der beiden Landschaften kam, die Matisse im Frühjahr 1901 malte, als er sich zur Genesung in Villars-sur-Ollon in den Waadtländer Alpen aufhielt.[46] Es wäre denkbar, daß er sie bei Vollard erworben hat.[47] Jedenfalls wurden sie 1956 von Lee Miller in Les Grands-Augustins fotografiert.[48]

Da Picasso und Françoise Gilot nach dem Krieg einen Großteil ihrer Zeit in Südfrankreich verbrachten – in Golfe-Juan hielten sie sich längere Zeit im Sommer 1946 und die zweite Hälfte des Jahres 1947 auf, bevor sie sich in Vallauris in der Villa La Galloise niederließen – sahen sie Matisse während seiner Aufenthalte in Vence, und nachdem er sich 1949 erneut im Hôtel Régina im oberhalb von Nizza gelegenen Cimiez niedergelassen hatte, wieder häufiger. Eine detaillierte Wiedergabe dieser innigen Begegnungen, die durch die Gegenwart der jungen Frau, der Matisse liebevolle Aufmerksamkeit zuteil werden läßt, gleichermaßen an Spannung und Ausgeglichenheit gewannen, würde an dieser Stelle zu weit führen.[49] Dasselbe gilt für den Dialog zwischen beiden Künstlern, den diese Wiederbegegnung neu entfachte und der gottlob leben-

44 Dies., *ibid.*, S. 144.
45 Hélène Parmelin, 1994, *a.a.O*, S. 68. »Es war ein sehr früher Matisse. Angeblich überragend. ›Sie versteht nichts von Malerei‹, sagte Picasso zu Pignon, ›Ein Jammer, wo sie doch unter Malern lebt...‹ Sie fanden es phantastisch. Sie sagten, wer einen Blick dafür habe, könne bereits Matisse in seiner ganzen Größe darin erkennen.«
46 Sylvie Béguin, die den Text für diese beiden Landschaften im Katalog der Schenkung Picasso 1978 (S. 48) verfaßt hat, forschte 1974 bei den Ämtern in Ollon nach weiteren in dieser Zeit von Matisse gemalten Orten. Wir haben uns nicht weiter bemüht, herauszufinden, was mehr als zwanzig Jahre später daraus geworden ist...
47 Sylvie Béguins Hinweis, daß Vollard Bilder derselben Herkunft besaß, legt dies nahe (siehe vorangehende Anm.).
48 Die Fotografie von Lee Miller ist in Penrose 1957, S. 87, abgebildet.
49 Ich kann hier nur eine Lektüre des gesamten Buches von Françoise Gilot empfehlen, *Matisse et Picasso, a. a. O.* Sie betont darin ausdrücklich die guten Beziehungen zwischen

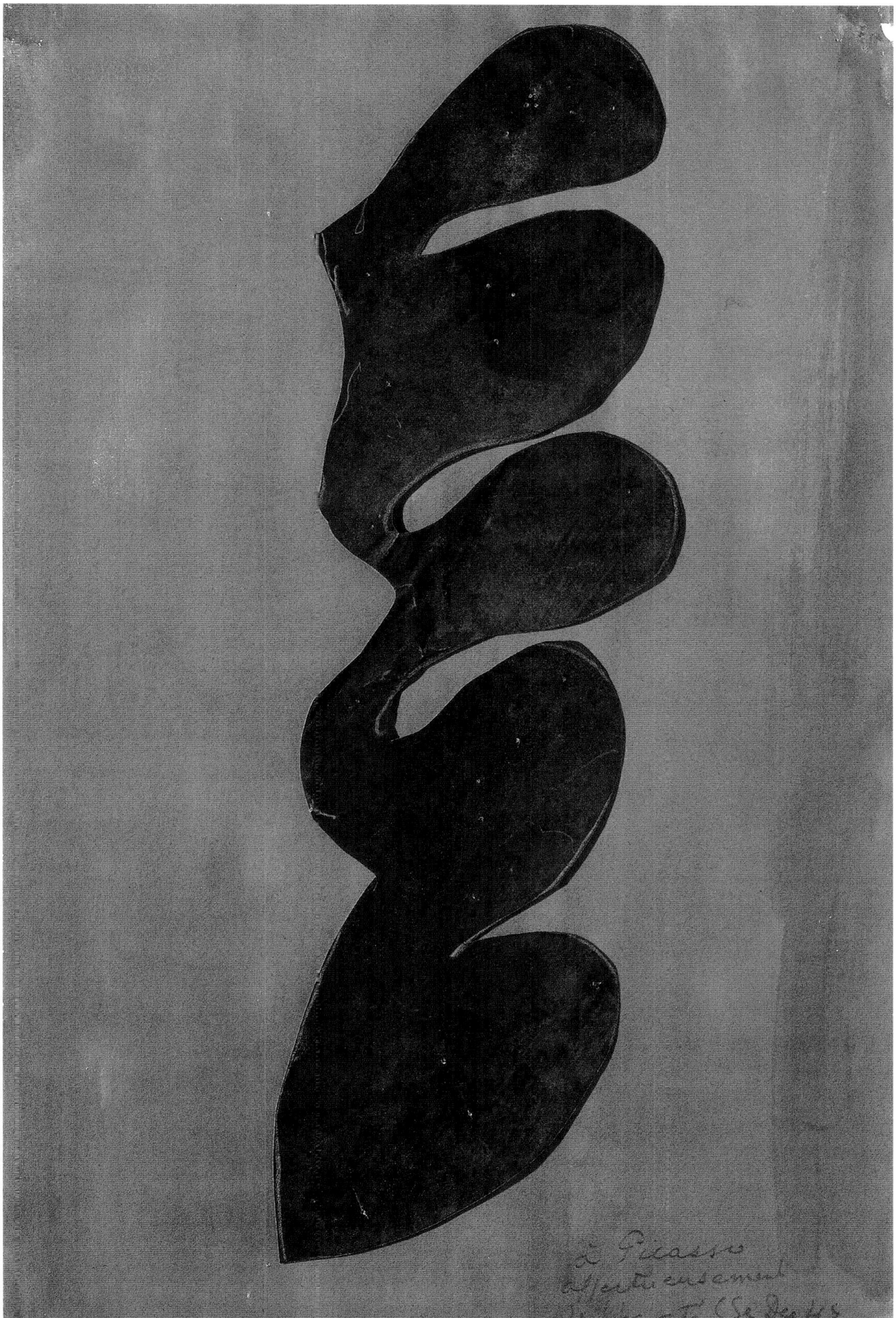
à Picasso
affectueusement

dig blieb – ein Besuch von Matisse in Antibes, Arbeiten in Ton, die er in guter Nachbarschaft mit Picasso bei Madoura anfertigt, Auseinandersetzungen bezüglich der Innengestaltung der Kapelle in Vence, die weißen Tauben, die Matisse Picasso zum Geschenk macht... Ein Scherenschnitt vom Dezember 1947 zeugt von diesem innigen Verhältnis: bei einer ihrer Zusammenkünfte fertigte Matisse vor den Augen seiner Gastgeber zwei solcher Arbeiten an, eine für Françoise Gilot, die andere für Picasso.[50]

Am 22. Dezember 1950 vollendete Picasso eine strenge und mächtige *Winterlandschaft*.[51] Als er im Februar 1952 den kranken Matisse in Cimiez besucht – wie üblich hat er den Kofferraum voller Bilder und Zeichnungen, die er ihm zeigen möchte –, ist Matisse »Wie vom Donner gerührt. Er verliebte sich sofort in dieses Bild. [...] Ganz verzaubert durch dieses Werk, bat er Pablo, es ihm ein paar Wochen dazulassen, damit er es nach Herzenslust betrachten könne.«[52] Picasso war gerührt und schlug ein, bereute aber sofort, sich von einem Werk getrennt zu haben, das er zur Orientierung für seine neuesten Arbeiten benötigte. Bei seinem nächsten Besuch stand das Bild auf dem Kaminsims im Zimmer von Matisse, der ihm seinen Wunsch kundtat, die Winterlandschaft gegen eines seiner Bilder einzutauschen. Picasso war erschüttert und versuchte, Zeit zu gewinnen. Man besprach, ohne Ergebnis, einen möglichen Tausch, und das Bild blieb in Cimiez, wo es Picasso schon bald umringt von Modellen zu Meßgewändern für die Kapelle von Vence wiederfindet. »Diese Konfrontation zwischen den vier Meßgewändern und der *Winterlandschaft* war sehenswert, es verschlug einem die Sprache.«[53] Letzten Endes kam das Bild eines Tages ohne Proteste seitens Matisse nach Vallauris zurück...

Picasso pflegte zu sagen: »Wenn einer von uns beiden stirbt, wird es für den anderen Dinge geben, die er keinem sonst erzählen kann«. Oder aber – mit einem feinen aber vielsagenden Unterschied: »Es gibt gewisse Dinge, über die ich nach dem Tod von Matisse mit niemandem mehr werde sprechen können.«[54] Picassos Reaktion auf den Tod dieses lebenslangen Weggefährten am 3. November 1954 verletzte die Tochter von Matisse: Er schwieg und wahrte Distanz.[55] Doch brachte er ihm auf bildnerischem Weg seine Huldigung dar – »Von jetzt an werde ich für zwei malen müssen«, soll er gesagt haben[56]; noch im Dezember beginnt er mit der Serie der *Frauen von Algier* in Anlehnung an Delacroix. »Im Tod hat mir Matisse seine Odalisken hinterlassen«, sagt er gegenüber Penrose.[57] Und häufig hörte man ihn sagen: »In Grunde gab es nur Matisse...«[58]

den beiden Künstlern – wahrscheinlich war ihnen bewußt, daß ihnen nicht viel Zeit blieb.

50 Gilot 1991, S. 80-84. Sie beschreibt, wie Matisse das Papier ausschneidet, das er Picasso schenkt: »Er entschied sich für einen phönizischroten Grund, dann wählte er ein nahezu schwarzes Schiefergrau, aus dem er eine eindrucksvolle Arabeske ausschnitt. Sie stach ins Auge, erhaben, magnetisch und harmonisch in ihrem sich wiederholenden Rhythmus, und doch war da nichts Überflüssiges. Bei aller scheinbaren Einfachheit war es etwas sehr Durchdachtes. Er ließ den Ausschnitt auf das rote Papier fallen und begann, damit zu spielen. Er überlegte ein paar Minuten, dann entschloß er sich, ihn vertikal in der Mitte zu plazieren. Dann klebte ihn Lydia [Delektorskaja] fest und gab ihn ihm zurück. Er nahm daraufhin einen Stift und signierte.« (Dies., *ibid.*, S. 84).

51 Das Gemälde ist nicht bei Zervos verzeichnet. Es gehörte Victor und Sally Ganz.

52 Gilot 1991, S. 237. Sie widmete dieser Anekdote ein ganzes Kapitel mit dem Titel »Un paysage d'hiver«, S. 233ff., und veröffentlichte ein Foto, S. 232, auf dem das Bild in Cimiez zu sehen ist. Siehe auch Gilot/Lake 1965, S. 251.

53 Gilot 1991, S. 243. Wir verweisen auf zwei Informationen des Matisse Archivs, die zu klären uns nicht möglich war. In einem Notizbuch schreibt Matisse unter dem 11. Oktober 1941: »Pellequer nach Ruhl eine Zeichnung für Picasso gebracht.« Und Matisse erhält am 18. Januar 1946 ein Telegramm von Aimé Maeght, das unter anderem folgendes beinhaltet: »Picasso will Bild haben rasch Angebot [...] Können Bild für Picasso Lieferwagen mitgeben, der in Nizza losfahren soll.« Um welche Zeichnung und welches Bild handelt es sich? Maeght fragt Matisse zudem: »Haben Sie Gabe von Bonnard für Picasso erhalten.«

54 Gilot 1991, S. 219 u. 330.

55 Verbittert erzählt sie Brassaï, daß Picasso, den sie mehrmals kontaktierte, nicht ans Telefon ging und keine

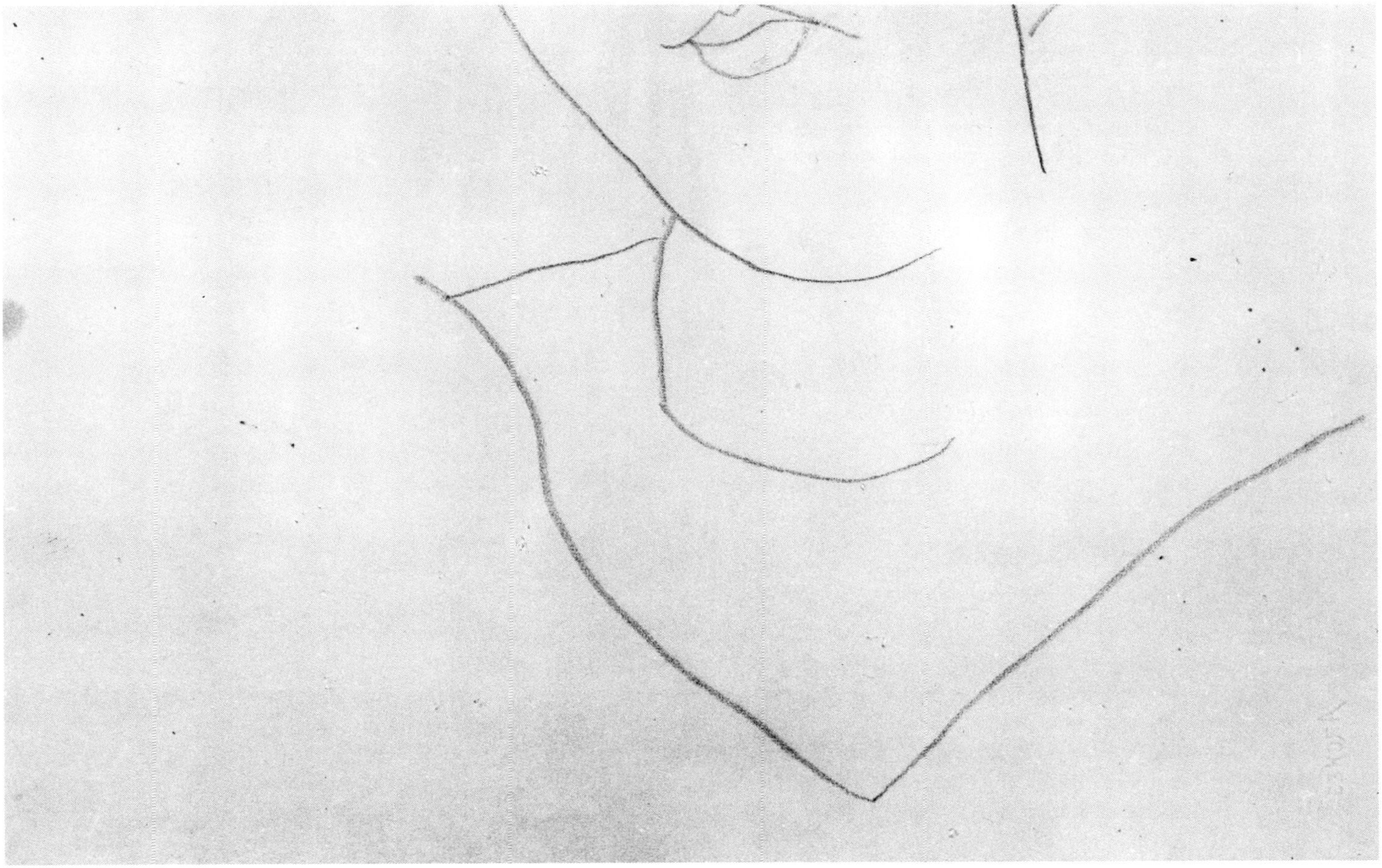

Zeile schrieb. Brassaï verteidigt ihn: »Picasso mag es nicht, wenn man den Tod zur Sprache bringt, und verabscheut Gefühlsäußerungen.« (Brassaï 1964, S. 300)

56 Rosamund Bernier, *Matisse, Picasso, Miró sous l'œil d'une amie*, Paris, Editions Plume, 1992, S. 26.

57 Penrose 1982, S. 467.

58 Daix 1987, S. 332 oder Gilot 1991, S. 330.

56 verso

Frauenkopf (Skizze)

Visage de femme

Kohlestift

M.P. 3605, Schenkung von 1979*

Joan Miró
1893 - 1983

56

Selbstporträt, 1919
Autoportrait

Öl auf Leinwand, 73 x 60 cm
signiert und datiert oben links: »Miró 1919«
R.F. 1973-79, Schenkung Picasso 1973-1978

»Nach Picassos Tod habe ich in Spanien seine Nachfolge angetreten.«[1] Diese Worte Mirós zeugen von seiner Bewunderung für den Malerkollegen, zugleich aber auch vom Bewußtsein des eigenen Stellenwerts, und sie sind überdies Ausdruck der starken Verbindung zwischen den beiden. Ihre Geschichte reicht weit zurück: Der junge Miró hat von Picasso durch dessen Mutter gehört; die beiden Familien sind befreundet. Im November 1917, als die »Ballets russes« in Barcelona auftreten, wohnt er der einzigen Vorstellung von »Parade« bei.[2] Natürlich kennt er, wie seine Briefe aus den Jahren 1918-1920 belegen, das Werk des älteren Kollegen. Er rühmt »den beflügelten Geist des Malers aus Málaga«.[3] Als Miró Ende Februar 1920 in Paris eintrifft, begibt er sich sogleich zu Picasso, dem er einen Kuchen von seiner Mutter zu überbringen hat ...[4] Damit ist zwar der erste Schritt getan; gleichwohl verspürt Miró beim Abschied eine »respektvolle Distanz«.[5] Wieder in Spanien, berichtet er Picasso am 27. Juni von seiner Enttäuschung über die intellektuellen Kreise in Barcelona, die in seinen Augen »einen Rückstand von 50 Jahren« haben – »nach Paris ist der Eindruck erschütternd« – und schließt mit den Worten: »Ich bin mit Ihnen einer Meinung, daß man, um Maler zu sein, in Paris bleiben muß.«[6] In demselben Brief

1 »Miró à *L'Express*: la violence libère« [Miró in *L'Express*: Gewalt befreit], *L'Express*, 4.-10. September 1978, wiederabgedruckt in Joan Miró, *Ecrits et entretiens*, ausgewählt und vorgestellt von Margit Rowell, mit Anmerkungen der Autorin, Paris, Daniel Lelong, 1995, S. 321. Zu der politischen Bedeutung seiner Äußerung bemerkt Miró: »Picasso und ich haben die unter dem Franco-Regime bestehende Ordnung immer abgelehnt.« (Ders., *ibid.*, S. 322.)

2 Bezüglich der biographischen Angaben folgen wir der Chronologie von Anne Umland im Katalog zu der Ausstellung *Joan Miró* im Museum of Modern Art, New York, 1993, S. 317 ff. Damals kam eine Begegnung zwischen Miró und Picasso nicht zustande. »Ich wagte nicht, an ihn heranzutreten.« (Joan Miró, *Ceci est la couleur de mes rêves*, Gespräche mit Georges Raillard, Paris, Seuil, 1977, S. 50). Er begnügte sich damit, in einem der Räume von Picassos Mutter eine Zeichnung an der Wand zu bestaunen, die dieser mit seiner Rasierseife gemacht hatte ... (Ders., *ibid.*, S. 51.)

3 Joan Miró an E. C. Ricart, 9. Juli 1919, in Joan Miró, 1995, *a. a. O.*, S. 72.

4 Anne Umland weist darauf hin, daß Miró in Begleitung seines Freundes Ricart erschien; oder ist es Dalmau, sein Händler aus Barcelona, der die beiden miteinander bekannt macht? («Une conversation avec Miró« von Francesc Trabal, *La Publicitat*, 14. Juli 1928, wiederabgedruckt in Joan Miró, 1995, *a. a. O.*, S. 104.)

5 Joan Miró, 1977, *a. a. O.*, S. 51. Das mondäne Umfeld Picassos – »Um ihn herum waren immer die größten Schwachköpfe der Welt« – stieß ihn ab. In einem Brief an J. F. Ràfols vom März 1920 berichtet er trocken von einem Besuch in Picassos Atelier: »Alles ist für den Händler gemacht. Für das Geld. Wenn man Picasso besucht, könnte man meinen, man besucht eine Tänzerin, die mehrere Liebhaber hat.« (Joan Miró, 1995, *a. a. O.*, S. 82.) Regelmäßig macht er Picasso seine »Virtuosität« zum Vorwurf (Joan Miró, 1977, *a. a. O.*, S. 73 u. 80). Gegenüber Georges Duthuit äußert er sich über Picasso jedoch auch folgendermaßen: »Seine möglichen Schwächen, seine Verletzbarkeiten sind nur dazu da, seine Persönlichkeit noch deutlicher zutage zu fördern. Sie ist uns im übrigen so ähnlich, daß wir gar nicht darüber zu reden bräuchten.« («Oú allez-vous Miró?«, *Cahiers d'art*, 1936, Bd. XI, Nr. 8-10, S. 262.)

6 Miró an Picasso, 27. Juni 1920 (Picasso Archiv). In französicher Übersetzung erschien der Brief in Joan Miró, 1995, *a. a. O.*, S. 85. Von da an ist in den Briefen, die Miró an seine Freunde richtet, häufig die Rede von Picasso. Ràfols erzählt er von den zwanglosen Unterhaltungen in Picassos Atelier, nachdem er Mirós Bilder gesehen habe; er sei »sehr herzlich« gewesen und habe ihm folgenden Rat erteilt: »Glauben Sie mir, wenn Sie Maler sein wollen, bleiben Sie in Paris.« (Ders., *ibid.*, S. 87.) An gleicher Stelle bringt Miró seine Bewunderung zum Ausdruck: »Gegenwärtig verehre ich in Frankreich nur Picasso, Derain, Matisse und Braque, auf alle anderen pfeif' ich.«

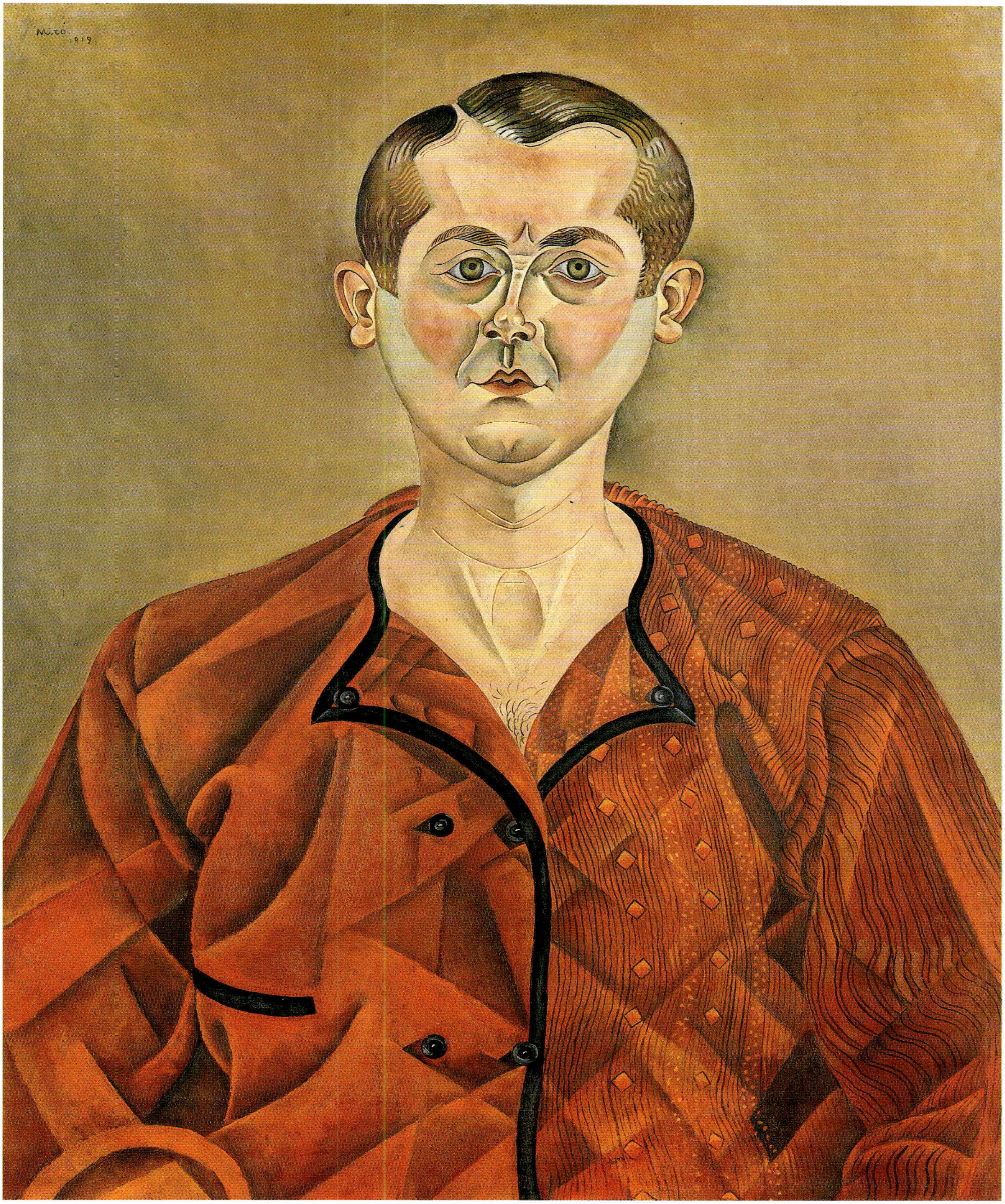

kündigt er vier Fotografien von Gemälden an, die er vor seinem Besuch in Paris gemacht habe: das *Porträt von Heriberto Casany (Der Chauffeur)*, *Blumen*, das *Haus an der Palme* (alle von 1918) sowie sein *Selbstporträt* von 1919[7]; dazu vermerkt er auf der Rückseite der Fotografie: »A Pablo Picasso. Sinceramente. Joan Miró Junio 1920« [An P.P.. Aufrichtig. J. M. Juni 1920].

Das Selbstporträt geht – was zu diesem Zeitpunkt weder Picasso noch Miró wissen – kurz darauf in Picassos Besitz über. Miró hat es im Juli 1919 fertiggestellt und seinem Händler Dalmau anvertraut, der es nach Paris schicken sollte.[8] Es war eines jener Werke, in denen Miró seine Beherrschung der »kubistischen Disziplin« offenbart; nach eigener Aussage sieht er darin nur ein »Muskeltraining«.[9] Im Februar 1921 kehrt Miró nach Frankreich zurück; er trifft sich mit Picasso, der seine Händler Daniel-Henry Kahnweiler und Paul Rosenberg auf das Werk des Landsmannes aufmerksam zu machen versucht. Ende April trifft Dalmau in Paris ein, vermutlich kurz vor der am 29. April beginnenden Miró-Ausstellung, die er in der Galerie La Licorne organisiert hat[10]: In dem dazugehörigen Katalog taucht das *Selbstporträt* unter der Nummer 22 mit dem Vermerk auf: »app. à M. Picasso« [im Besitz von Monsieur P.]. Picasso hat das Bild jedoch nicht, wie man annehmen könnte, aus Sympathie und Großzügigkeit gegenüber seinem jungen Freund erworben. Schelmisch berichtet Miró: »Picasso hat es nicht gekauft. Dalmau war Antiquitätenhändler und mußte sich deshalb Zutritt zu möglichst vielen Kreisen verschaffen. Er hielt Picasso für den Mann an der richtigen Stelle und schenkte ihm dieses Bild, um ihm eine Freude zu machen. Picasso hatte ihn darauf angesprochen; er hatte es ausgestellt gesehen, bei La Licorne oder im Salon d'automne. Das Geschenk gefiel ihm. Aber er hat das Bild nicht gekauft. Und wenn doch, dann habe ich jedenfalls keinen Sous dafür bekommen! ... »[11]

In der Galerie La Licorne hat Picasso sein Interesse an dem Bild nicht mehr bekundet, da er es bereits besaß; aber vielleicht hatte er es wenige Monate zuvor im Salon d'automne gesehen.[12] Für Miró war dieses Porträt wie sein eigen Fleisch und Blut, und er war beruhigt, es in Picassos Händen zu wissen. 1928 riet er ihm in einem Brief davon ab, es für die von Pierre Loeb organisierte Ausstellung bei Georges Bernheim auszuleihen.[13] Jahre später hingegen, 1954, bat er Picasso inständig, es zur Biennale in Venedig zur Verfügung zu stellen und erinnert in dem Zusammenhang an die Geschichte des Bildes: »Du warst der erste Künstler, dem ich bei meiner Ankunft in Paris 1919 begegnet bin, Dir habe ich dieses Bild gezeigt, das ich als ein Schlüsselwerk meines

7 Nr. 52, 56, 59 und 67 im Katalog von Jacques Dupin, *Miró*, Paris, Flammarion, 1961. Die Fotografien sind im Picasso Archiv aufbewahrt.

8 Brief von Miró an Ricart, 9. Juli 1919, in Joan Miró, 1995, *a. a. O.*, S. 73.

9 Gespräch mit Dora Vallier, erschienen 1960 in *Cahiers d'art*, wiederabgedruckt in *L'intérieur de l'art*, Paris, Seuil, 1982, S. 141. Am 21. August 1919 – also noch vor seinem Besuch in Paris – greift Miró in einem Brief an Ràfols die Worte von Togorès über den »Vorreiter« Picasso auf: »Erinnern Sie sich, daß ich Ihnen sagte, man müsse auf einen *Klassizismus* zusteuern, der *über den Kubismus* hin zu einer *reinen* Kunst führt« – wie bei Apollinaire (Joan Miró, 1995, *a. a. O.*, S. 75.).

10 *Exposition de peintures et dessins de Joan Miró*, Paris, Galerie La Licorne, 29. April-14. Mai 1921.

11 Joan Miró, 1977, *a. a. O.*, S. 52.

12 In der *Exposition des artistes catalans*, die das Komitee für Ausstellungswesen der Stadt Barcelona vom 11. Oktober bis 12. Dezember 1920 im Salon d'automne veranstaltete, tauchte das Bild unter der Nummer 2565 ohne Hinweis auf eine Sammlung auf. In einem Interview von 1928 in *La Publicitat* (s. Anm. 4) bemerkt Miró, daß Picasso das Bild besaß, als er Februar 1921 nach Paris zurückkehrte. Der Vergleich seiner einzelnen Aussagen läßt bezüglich der Chronologie leider keine eindeutigen Schlußfolgerungen zu.

13 Miró an Picasso, 15. April 1928 (Picasso Archiv). Die

Schaffens und meiner ersten Gemälde betrachte, die bis dahin niemand anderes gesehen hatte.«[14] Von da an pendelt Miró zwischen Spanien und Paris hin und her. Es sind die schwierigen Jahre in der Rue Blomet. Zu seinen Freunden zählen unter anderen André Masson und Michel Leiris. Bald begegnet er André Breton, und zwar kurz vor seiner ersten Einzelausstellung in der Galerie Pierre im Juni 1925, die von den Surrealisten mit Wohlwollen betrachtet wird. Zu diesem Zeitpupnkt steht er Picasso bereits sehr nahe. In einem Brief vom 10. Februar 1925 drückt Miró sein Vertrauen und seine Zuneigung zu dem Malerkollegen aus: »Sie haben mir gut getan heute morgen. Vor meinem Besuch bei Ihnen war ich in düstere Gedanken vertieft, die Sie vertrieben haben. Sie waren sehr ehrlich zu mir. Es ist mir vollkommen egal, ob ich mich irre. Lieber bewege ich mich mein Leben lang im Dunkeln, wenn ich nur am Ende meines Daseins irgendeinen Funken entdecke, ein Leuchten der *reinen Sonne*, als daß ich wie alle jungen Leute durch ein Licht laufe, das sich nur einer Leuchtstoffröhre verdankt. Jetzt verspüre ich wieder das unbedingte Verlangen zu arbeiten. Danke.«[15] Fünfzig Jahre später schreibt er: »Es muß um 1925 gewesen sein; [Picasso] zeigte mir ein Bild und ich sagte zu ihm: ›Eigenartig, ich mache gerade etwas ganz Ähnliches.‹ Da antwortete er mir in genau den Worten: ›Ja, weil wir im selben Viertel wohnen.‹ Dasselbe intellektuelle Viertel, das ist doch schön!«[16]

Es würde zu weit führen, hier den Berührungspunkten im Leben der Maler Picasso und Miró von der Ausstellung *La Peinture surréaliste* in der Galerie Pierre im November 1925 bis zu der Collagen-Ausstellung »La Peinture au défi« in der Galerie Goemans im März-April 1930 und der *Exposition surréaliste* bei Pierre Colle im Juni 1933 nachzugehen. Beide werden um ihre Mitwirkung bei der Gestaltung des spanischen Pavillons anläßlich der Weltausstellung von 1937 in Paris ersucht: Picasso macht *Guernica*, Miró *Der Mäher*, ein Monumentalwerk, das heute unauffindbar ist.[17] Kurz vor diesem Ereignis, bei dem sie mit ihren gigantischen Arbeiten ihr politisches Engagement festschreiben, findet in der Galerie Pierre eine Ausstellung mit Jugendwerken Mirós statt.[18] Unter den Exponaten befindet sich allem Anschein nach auch das *Porträt einer spanischen Tänzerin*[19], das in einer Besprechung mit dem Vermerk »collection Picasso« abgebildet wird.[20] Dieses Bild, das Miró im Frühjahr 1921 in Paris gemalt hat, ist nach vielen Umwegen schließlich bei Picasso gelandet. Von Dalmau, der Konkurs erlitten hatte, wechselte es in den Besitz des Arztes Girardin; dieser finanzierte die Galerie La Licorne, in der Miró 1921 ausgestellt hatte. Später kaufte Pierre Loeb »Girardins Keller« auf, und da er Picasso Geld schuldete, überließ er ihm das Bild.

Ausstellung bei Georges Bernheim fand vom 1. bis 15. Mai statt.

14 Miró an Picasso, 6. Mai 1954 (Picasso Archiv). Aus diesem Brief wird ersichtlich, daß Miró als Chronist seiner selbst nicht immer ganz firm ist ... Erwähnt sei eine von Rosamond Bernier festgehaltene Äußerung, derzufolge er das Bild bei seiner ersten Paris-Reise mitgenommen habe (dies., *Matisse, Picasso, Miró, sous l'œil d'une amie*, Paris, Editions Plume, 1992, S. 227).

15 Miró an Picasso, 10. Februar 1925 (Picasso Archiv). Abgedruckt in Joan Miró, 1995, *a. a. O.*, S. 100.

16 Joan Miró, 1977, *a. a. O.*, S. 79. Picasso hatte mehrfach zu Miró gesagt, er sei – nach ihm – der einzige, der die Malerei »einen Schritt voranbringt« (Joan Miró, 1995, *a. a. O.*, S. 106 u. S. 115).

17 *Le Faucheur*, Jacques Dupin, 1961, *a. a. O.*, S. 474.

18 Vom 28. Mai bis 15. Juni 1937, *Joan Miró: peintures 1915-1922*.

19 Jacques Dupin, 1961, *a. a. O.*, Nr. 73.

20 Wie uns Albert Loeb mitteilte, gab es keinen Katalog. Das Bild ist gemeinsam mit dem *Selbstporträt* von 1919 in dem Artikel »Joan Miró« von Louis Cheronnet mit dem Vermerk »collection Picasso« abgebildet (*Marianne*, Bd. 5, Nr. 242, 9. Juni 1937, S. 5). Kann man daraus schließen, daß beide Gemälde in der Galerie Pierre ausgestellt waren? Im Katalog *Joan Miró* wird die Frage bejaht (1993, *a. a. O.*, S. 368 u. 371).

Weder Dalmau noch Girardin hatten Miró bezahlt, und Pierre Loeb hat das Geld für den Erwerb Girardin und Picasso zukommen lassen.[21]
Es ist bemerkenswert, daß Picasso zwei Jugendwerke von Miró besaß. Wahrscheinlich entsprachen sie seinem ersten Eindruck vom Werk seines Landsmannes. Vielleicht hängt es aber auch damit zusammen, daß sie keine Gemeinsamkeiten mit seinem eigenen Werk aufwiesen. Trotz der engen, ihr ganzes Leben währenden Verbindung tauschten die beiden Künstler keine Werke aus. Miró, den man kaum als Sammler bezeichnen kann, besaß kein einziges Bild von Picasso: »Ich habe nichts mit ihm getauscht. Das war mir peinlich, es behagte mir nicht. Wenn ich ihn bat, mir ein Buch zu widmen, sagte er: ›Komm in drei Tagen wieder.‹ Und dann machte er mir eine sehr schöne Zeichnung. Aber das war etwas anderes.«[22]

21 Wie aus Mirós Schilderung gegenüber Georges Raillard hervorgeht (Joan Miró, 1977, *a. a. O.*, S. 51-52). Françoise Gilot erinnert sich, unmittelbar nach dem Krieg in Picassos Banktresor eine Landschaft von Miró gesehen zu haben, »eine Fassung der *Ferme* [Bauernhof] (von der Hemingway eine andere besaß)« (Gilot/Lake 1980, S. 165); anhand der mangelhaften Reproduktionen, die wir ihr vorlegten (8. Dezember 1997), konnte sie diese jedoch nicht identifizieren.
22 Joan Miró, 1977, *a. a. O.*, S. 131.

57
Porträt einer spanischen Tänzerin, 1921
Portrait d'une danseuse espagnole

Öl auf Leinwand, 66 x 56 cm
signiert und datiert oben rechts: »Miró 1921«
R.F. 1973-80, Schenkung Picasso 1973-1978

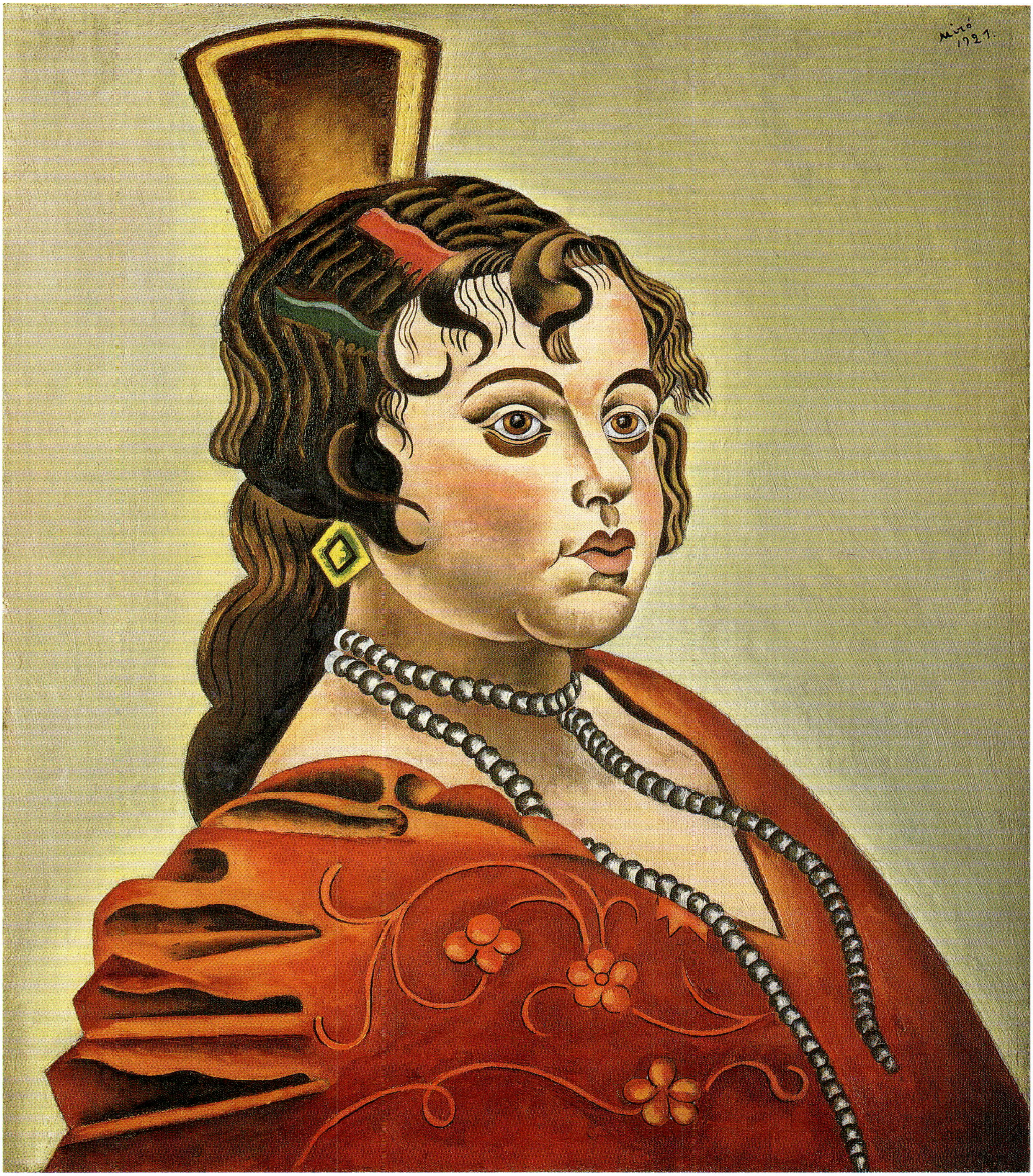
Miró
1927.

Amedeo Modigliani
1884-1920

58

Das schwarze Haar, *auch* Dunkelhaariges Mädchen, sitzend *genannt,* [1918]
La Chevelure noire dit aussi *Jeune Fille brune, assise*

Öl auf Leinwand, 92x59,5cm
signiert rechts oben: »Modigliani«
R.F. 1973-81, Schenkung Picasso 1973-1978

Taucht der Name Modiglianis neben dem von Picasso auf, denkt manch einer schnell an diverse, häufig nur phantasierte Episoden eines vermeintlich ungeregelten Lebens, wie man es zuweilen den Künstlern vor und während des Ersten Weltkriegs in Montmartre und Montparnasse vorbehalten glaubt. Da wird etwa den Wechselfällen ihrer gemeinsamen Geschichte nachgespürt, indem man die Opiumabende bei Doktor Alexandre in der Rue du Delta in Barbès beschwört, wo der damals schon als »ruchlos« bezeichnete Modigliani – so will es die Legende – in der Droge jene Kräfte suchte, die sein Genie freisetzen sollten.[1] Oder man erinnert die faszinierende »Reportage«, bestehend aus den fortan berühmten Aufnahmen Jean Cocteaus vom 12. August 1916 in der Rotonde, auf denen man Picasso, Max Jacob, Henri-Pierre Roché, Kisling, Ortiz de Zarate und Modigliani beisammen sieht (die beiden letztgenannten kannten sich seit 1904 von Italien her).[2] Auch wird immer das turbulente Bankett zu Ehren von Braque geschildert, das am 14. Januar 1917 im Atelier von Marie Vassilieff stattfand; dort nämlich ließ der ungeladen erschienene Modigliani seiner Wut darüber, die ehemalige Gefährtin Beatrice Hastings an der Seite eines neuen Liebhabers zu sehen, freien Lauf.[3] Doch sollte man über all dies nicht die Arbeit des Malers Modigliani vergessen sowie die Tatsache, daß dieser dem Werk Picassos große Aufmerksamkeit schenkte. Mit seinem anfänglich starken Interesse für die Bildhauerei dürften ihm die lebensgroßen Holzfiguren von Picasso aus den Jahren 1906-1908 nicht entgangen sein. Der Blick über die Schulter des Kollegen muß ihn im übrigen oft entmutigt haben; eines Tages rief Modigliani vor einem seiner eigenen Werke aus: »Das ist es nicht! Das ist schon wieder Picasso, nur verpfuscht. Er würde diese Ungeheuerlichkeit mit Füßen treten ...»[4] Später, im November 1916, fanden sich beide Maler neben Matisse, Ortiz de Zarate und Kisling an den Wänden des Ateliers von Emile Lejeune in der Rue Huyghens im Rahmen einer Ausstellung der Vereinigung »Lyre et Palette«, die während der Kriegsjahre in Montparnasse zahlreiche Veranstaltungen – Vorträge, Konzerte – auf die Beine gestellt hatte.[5] Sicherlich kam es durch den gemein-

1 Richardson I 1992, S. 320-321.

2 Siehe hierzu die neue, um eine bislang unveröffentlichte Aufnahme erweiterte Ausgabe der Untersuchung von Billy Klüver, *A Day with Picasso*, Cambridge Mass., MIT Press, 1997.

3 Marie Vassilieff berichtet in ihren noch unveröffentlichten Memoiren – aus denen uns Claude Bernés freundlicherweise ein paar Seiten zur Verfügung gestellt hat – von diesem Abend. Siehe auch der Ausstellungskatalog *Max Jacob et Picasso*, Paris, Musée Picasso, 4. Oktober bis 12. Dezember 1994, S. 142 u. 149, Anm. 14; sowie Billy Klüver/Julie Martin, *Kiki et Montparnasse: 1900-1930*, Paris, Flammarion, 1998, S. 71. Im Picasso Archiv befindet sich eine Notiz von Beatrice Hastings, die Picasso am 23. Dezember 1916 in Form eines Rohrpostbriefs erreichte. Darin wird er eingeladen, den Heiligen Abend gemeinsam mit »den Braques und anderen vom Montmartre« bei der Absenderin zu verbringen.

4 Diese Äußerung ist von Jeanne Modigliani überliefert, der Tochter von Modigliani und Jeanne Hébuterne. Nachzulesen ist sie in ihrem Text »Modigliani sans légende«, der 1958 in New York und Mailand und 1961 in Paris veröffentlicht wurde; wiederabgedruckt findet er sich in dem Katalog zu der Ausstellung *Amedeo Modigliani* im Musée d'art moderne de la Ville de Paris, 26. März bis 28. Juni 1981, S. 74.

5 Vgl. dazu *Max Jacob et Picasso*, 1994, *a. a. O.*, S. 132-134 sowie die beiden Artikel von Emile Lejeune, die am 8. bzw.

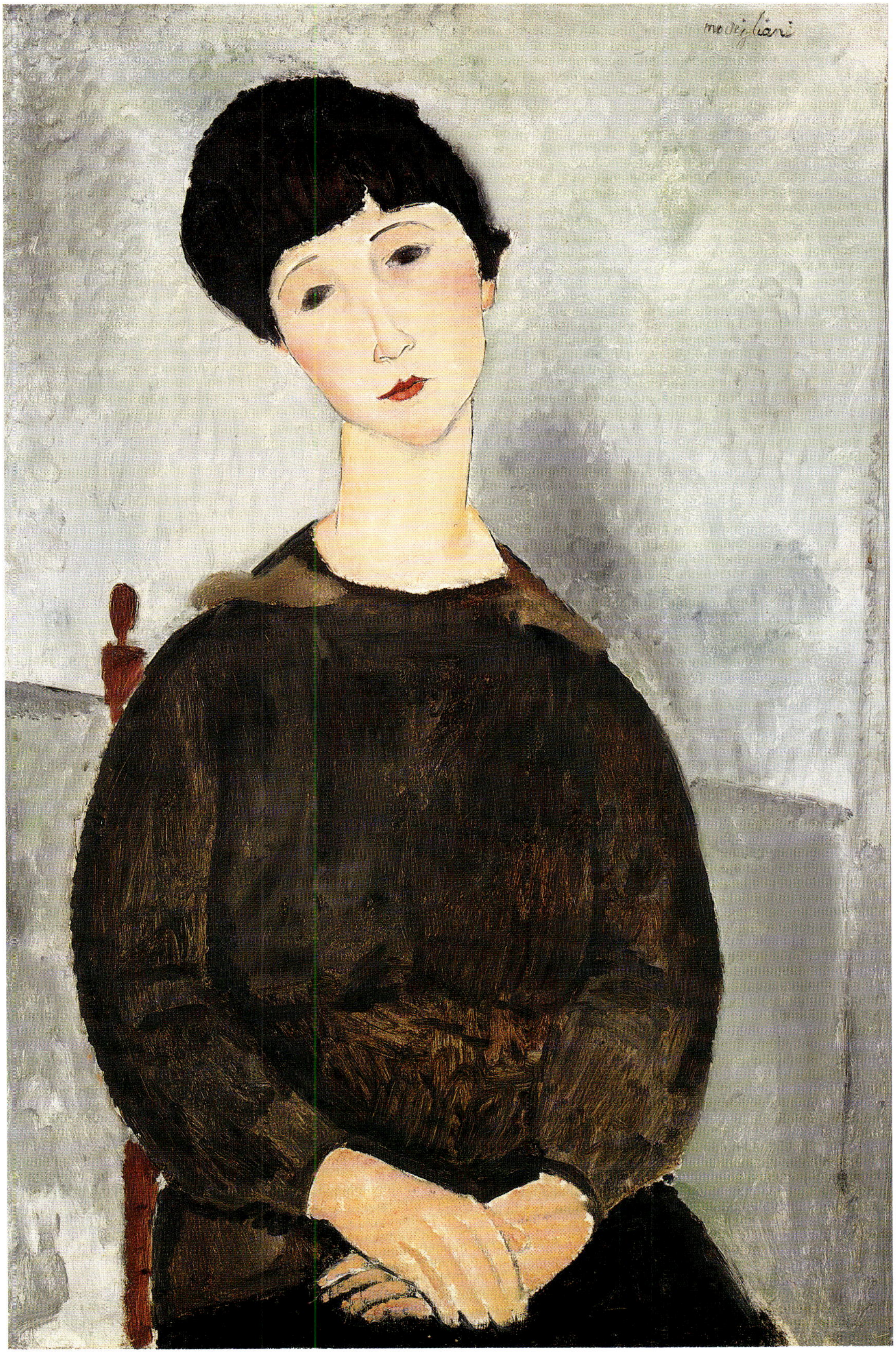
modigliani

samen Freund Max Jacob zu dem engen Kontakt zwischen Modigliani und Picasso, insbesondere in jenen Jahren, als die Künstler, die Paris trotz des Krieges nicht verlassen hatten, näher zusammenrückten. Aus dieser Zeit stammen drei Porträts, die Modigliani von Picasso machte, zwei mit Bleistift gezeichnet, das dritte wie auf die Schnelle gemalt, mit tanzenden Lettern, die rund um das abgebildete Haupt den Namen Picasso ergeben, während über seiner Schulter das Wort »Savoir« [Wissen, Können] zu lesen ist, gewiß eine Hommage an den Erfinder des Kubismus.[6]

Zervos zufolge besaß Picasso 1917 ein Gemälde von Modigliani, das er mit einem Stilleben übermalte. In seinem Katalog ist in einer Anmerkung zu dem Titel des Werks, *Partitur, Flasche Porto, Gitarre, Spielkarten,* zu lesen: »Eines Abends im Jahr 1917, während eines heftigen Bombardements, konnte Picasso nicht schlafen und wollte unbedingt arbeiten. Da er keine freie Leinwand mehr hatte, übermalte er ein Gemälde von Modigliani, das einen Jungen darstellte, mit diesem Stilleben.«[7] Die Aussage überrascht. Sollte Picasso wirklich das Werk eines ihm nahestehenden Malers übermalt haben?[8] Selbst wenn er dessen Grenzen gekannt haben mochte: Als er 1971 William Rubin seine Sammlung präsentiert und dieser hervorhebt, *Das dunkelhaarige Mädchen* von Modigliani besitze nicht die Qualität des zuvor Gesehenen – nämlich eines Degas, Cézanne oder des Zöllners Rousseau –, erwidert Picasso lakonisch: »Darüber besteht kein Zweifel.«[9] Das Gemälde hing im Atelier Grands-Augustins, als Françoise Gilot im Mai 1943 zum ersten Mal dort war – ein Modigliani in Braun- und Grautönen[10] –, doch ist nicht bekannt, seit wann Picasso ihn besaß.[11] Vermutlich aber noch nicht lange. In seinen Erinnerungen erzählt der Händler Martin Fabiani, wie er Picasso *Korb mit Orangen* in einem Tausch abtrat, und fügt hinzu: »Zuvor hatte ich bereits einen Modigliani mit einem Jungen, der einen blaugestreiften Matrosenanzug trug und auf einem Stuhl vor weißem Hintergrund saß, gegen eine

11. Februar 1964 unter dem Titel »Montparnasse à l'époque héroïque« in *La Tribune de Genève* veröffentlicht wurden (es handelt sich um eine größere Serie von insgesamt fünfzehn Beiträgen); sie befassen sich mit der Ausstellung, die vom 19. November bis 5. Dezember 1916 stattfand. Lejeune berichtet, Modigliani habe nichts gehabt, was er hätte ausstellen können; Kisling habe Gemälde von Paul Guillaume ausleihen müssen, der – durch die Vermittlung von Max Jacob – seit 1914 Modiglianis Händler war.

6 Dieses gemalte Porträt ist unter der Nr. 10/1915 bei Christian Parisot aufgeführt, *Modigliani: catalogue raisonné,* Bd. II, Livorno, Graphis Arte, 1991. Die Zeichnungen tragen die Nummer 19/[19]14 bzw. 72/[19]15 (ders., *ibid.,* Bd. I, 1990).

7 Z. III, 102. Zervos' Anmerkung findet sich bei der Liste der Abbildungen. Penrose bestätigt die Geschichte und erläutert, Picasso habe Modigliani das Bild erst kurz zuvor abgekauft und es »mit einer dicken Farbschicht [übermalt], durch die nichts mehr hindurchschimmerte« (Penrose 1982, S. 261). Das Gemälde wurde am 28. November 1989 als Posten Nr. 61 in London bei Sotheby's versteigert. Nur durch eine Röntgen- und Infrarotuntersuchung würde man mehr Aufschluß erhalten.

8 Man weiß, daß Picasso in seiner mittellosen Jugend des öfteren gezwungen war, bemalte Leinwände von sich wiederzuverwenden. Verschiedentlich übermalte er auch Bilder, die er auf Trödelmärkten erstanden hatte – hier sei nur die *Sitzende Frau* von 1920 erwähnt (Z. IV, 179) oder *Der Seeigelesser* von 1946 (Z. XIV, 335). James Lord erwähnt ein Porträt Dora Maars, das von Cocteau stammte und zu Picassos Porträt von Dora Maar vom 9. Oktober 1942 wurde, *Frau mit Seidenbluse,* Z. XII, 154 (*Picasso and Dora, a memoir,* London, Weidenfeld and Nicolson, 1993, S. 121-122).

9 Rubin 1973, S. 44.

10 Gilot/Lake 1965, S. 13.

11 In Katalogen ist regelmäßig folgende Provenienz angegeben: Léopold Zborowski – Paul Guillaume (u. a. Arthur Pfannstiel, *Modigliani,* Marcel Seheur, 1929), gefolgt von Picasso (Christian Parisot, 1991, *a. a. O.,* Bd. II, Nr. 26/1918). Eine Abbildung des Gemäldes, das wahrscheinlich zu den vom 27. Mai bis 7. Juni 1929 bei Bernheim-Jeune ausgestellten Exponaten der Sammlung Paul Guillaume zählte (den dazugehörigen Katalog konnten wir nicht auftreiben), findet sich auf Seite 150 des Buches von Waldemar George: *La Grande Peinture contemporaine à la collection* Paul Guillaume, Paris, Editions des »Arts à Paris« [1929]; dort trägt es den Titel *Das schwarze Haar.* In dem Artikel »Les Sources de l'art d'Amedeo Modigliani« von Fritz Neugass (*L'Art et les artistes,* Nr. 149, Juli 1934, S. 332) wird es unter demselben Titel ebenfalls der Sammlung P. Guillaume zugeordnet.

Reihe von Picassos aus der blauen und der rosa Periode eingetauscht.«[12] Damit wird die Sache schwierig, denn die Beschreibung ist eindeutig.[13] Was ist aus dem Bild geworden? Françoise Gilot, die wir dazu befragten, erinnert sich, daß Picasso in der Tat im Besitz eines Bildes von Modigliani war, das er bei Fabiani eingetauscht hatte; jedoch habe es sich dabei um das Mädchen gehandelt. Sie stützt ihre Erinnerung auf eine Aufnahme von Robert Capa, die vermutlich aus dem Jahr 1944 stammt. Auf ihr steht das Gemälde vor einem Stapel im hinteren Teil des Ateliers, während im Vordergrund der herrliche Gipsabdruck von *Der Mann mit dem Schaf*[14] zu sehen ist, der im Februar 1943 entstand.

12 Martin Fabiani, *Quand j'étais marchand de tableaux*, Paris, Juillard, 1976, S. 127-128. Er fügt hinzu: »Diese beiden Bilder [der Matisse und der Modigliani] gelten heutzutage als zwei ausgesuchte Schätze der Picasso-Sammlung.«

13 Der Beschreibung entspricht lediglich ein Bild, *Junger Mann mit gestreiftem Pullover* [1917-1918], das sich heute in der Sammlung Gelman befindet; Angaben über einen zwischenzeitlichen Verbleib bei Fabiani und Picasso gibt es nicht (Françoise Cachin / Ambrogio Ceroni, *Tout l'œuvre peint de Modigliani*, Paris, Flammarion, 1972, Nr. 215).

14 Diese Aufnahme ist abgebildet in Laszlo Glozer, *Westkunst: zeitgenössische Kunst seit* 1939, Köln, DuMont, 1981, S. 131. Man kann davon ausgehen, daß Fabiani irrt. Wie sonst sollte er 1976 von einem höchst wertvollen Modigliani in der Picasso-Sammlung sprechen, als das Schenkungsverfahren im Gange ist und lediglich das Mädchenporträt umfaßt? Wir danken Françoise Gilot für diese für uns äußerst wertvolle Richtigstellung (Briefwechsel mit der Autorin vom 13. November 1997). Die unseres Wissens älteste Aufnahme von dem Modigliani im Atelier ist die von Robert Capa – Picasso trägt noch seine Strähne, die er 1945 abschneidet. Henri Cartier-Bresson und Lee Miller halten das Bildnis der zerbrechlichen Frau im Atelier in der Rue Grands-Augustins 1951 bzw. 1956 fest (Paris, Musée Picasso, MP Ph 2588 u. Penrose 1957, S. 87); das eine Mal befindet es sich zwischen den großen Bronzefiguren aus Boisgeloup, das andere Mal neben dem Porträt von Marguerite Matisse.

Manuel Ortiz de Zarate
1886 - 1946

Wie schnell wird eine Geschichte zur Legende … Soll man dem Maler Emile Lejeune Glauben schenken, der seine Erinnerung über die »Pionierzeit von Montparnasse« zum besten gibt? Über Ortiz de Zarate, den »chilenischen Maler, der sehr ›parisianisiert‹ war«, weiß er zu berichten, er habe sich im Ersten Weltkrieg »dank der Arbeit über Wasser gehalten, die Picasso ihm vermittelte. Er gab ihm ein kleineres Aquarell oder eine Gouache, die bereits im Detail ausgearbeitet und auf Kästchenpapier vergrößert war. Daraus machte Ortiz ein deutlich größeres Gemälde, so sorgfältig, daß Picasso nur noch signieren mußte.«[1] Lejeune beschreibt ihn humorvoll und freundschaftlich – ihre Ateliers befanden sich in unmittelbarer Nachbarschaft: »Auch er führte gern, wie das Völkchen von Montparnasse überhaupt, lange Reden bei einem Gläschen auf der Terrasse vom Dôme, und wenn der Tag zur Neige ging – der Alkohol tat ein übriges – hatte er das Gefühl, einer neuen Schule vorzustehen.«[2]

Aus Lejeunes Erinnerungen geht hervor, daß Picasso und Ortiz damals befreundet waren. Das bezeugt auch Cocteau, der sich bisweilen als Fotograf betätigte und der Nachwelt Momentaufnahmen einer freundschaftlichen Runde hinterließ, die sich am 12. August 1916 in La Rotonde auf dem Montparnasse einfand: Picasso, Modigliani, Ortiz, Max Jacob[3] und Kisling.[4] Bekannt ist auch, daß Picasso und Ortiz gemeinsam mit Modigliani, Kisling und Matisse die erste Ausstellung im Atelier Lejeune bestritten, die dort im November 1916 vom Verein »Lyre et Palette« veranstaltet wurde. Ortiz hatte dort »ein halbes Dutzend kubistische Gemälde [ausgestellt], darunter das Porträt von Picasso«.[5] Sollte es sich dabei um das Bild handeln, das Picasso später besaß und das auf der Rückseite folgenden, höchstwahrscheinlich von Ortiz stammenden Vermerk trägt: »Retrato de Picasso por Ortiz de Zarate«?[6] Bei Lejeune heißt es auch, daß Ortiz »nur vorübergehend ein Anhänger des Kubismus war, obwohl es ihm an der nötigen Phantasie nicht mangelte. Doch war dies nicht sein Weg. Seine große Begabung äußerte sich gleichermaßen in den Gemälden wie den Zeichnungen. Als er später zu seiner frühen Liebe zurückkehrte – der gewöhnlichen Malerei –, komponierte er helle, üppige Bilder, die durchaus ihren Charme hatten.«[7] Die Freundschaft der beiden Maler währte zeit-

1 Emile Lejeune, »Montparnasse à l'époque héroïque«, *La Tribune de Genève*, 6. Februar 1964. Manuel Angel Ortiz de Zarate stammte aus einer sehr alten spanischen Familie, die sich Anfang des 16. Jahrhunderts in Lateinamerika niedergelassen hatte. Er selbst war 1886 in Como geboren. Schon bald nachdem seine Familie nach Chile zurückgekehrt war, hatte er das Land verlassen und war wieder nach Italien gegangen. Dort kopierte er alte Meister, bis er 1904 Modigliani kennenlernte. Kurze Zeit später sind beide in Paris. Siehe Billy Klüver, *A Day with Picasso*, Cambridge Mass., MIT Press, 1997, S. 46-47.

2 Emile Lejeune, 6. Februar 1964, *a. a. O.*

3 Max Jacobs Freundschaft zu Ortiz vertiefte sich aufgrund der Tatsache, daß auch er, wie Jacob selbst, in den Genuß einer »himmlischen Vision« gekommen war; gemeinsam hatten sie den »Verein der Pariser, die Gott gesehen haben« [Association des parisiens qui ont vu Dieu, A.P.V.D.] gegründet (Max Jacob, »La Vie artistique«, 291, *Nr.* 12, Februar 1916, o. p., wiederabgedruckt in dem Ausstellungskatalog *Max Jacob et Picasso*, Paris, Musée Picasso, 4. Oktober bis 12. Dezember 1994, S. 126).

4 Billy Klüver, 1997, *a. a. O.*

5 Emile Lejeune, »Montparnasse à l'époque héroïque«, *La Tribune de Genève*, 8. Februar 1964. Zu dieser Ausstellung siehe Max Jacob et Picasso, 1994, *a. a. O.*, S. 132-133.

6 Bekannt ist ein weiteres kubistisches Porträt von Picasso, das ihn mit Karomütze an einem Tisch in La Rotonde zeigt (Billy Klüver, 1997, *a. a. O.*, S. 68).

7 Emile Lejeune, 6. Februar 1964, *a. a. O.*

lebens[8]; kurz vor seinem Tod taucht Ortiz nochmals auf den Fotografien und in den Schilderungen Brassaïs auf: Am 27. April 1944 fotografiert dieser die Besucher im Atelier; an jenem Tag waren es Reverdy, Jean Marais, Cocteau, Fenosa und »der mimosenhafte katalanische Maler Ortiz de Zarate«.[9] Erst kurz zuvor hatte sich der Fotograf nach dem Urheber eines skizzenhaften Porträts von Picasso erkundigt, das hoch oben neben der Dachluke hing. Man antwortete ihm, es handele sich um Ortiz, »einen von Picassos ältesten spanischen Freunden«; und er habe dort selbst, im Atelier Grands-Augustins, mit dem Bildnis begonnen. Dann aber blieb er fort, nachdem das Modell nicht mehr für den Porträtisten posieren wollte und ihm jedesmal eine vorsichtige Absage erteilte, wenn er anbot, die Arbeit fortzusetzen. Am 14. Juni 1944 dann verlor Ortiz die Geduld: »An jenem Morgen […] explodierte dieser hochsensible Mensch. Er schrie und brüllte. Mit weitausholenden Gesten schlug er sich auf die Brust: ›Auch ich habe meinen Stolz! Wenn Picasso von Ortiz de Zarate porträtiert werden will, kann er ja zu mir kommen, er hat meine Adresse! Dieses Theater hat jetzt ein Ende.‹ Er verlangte Leinwand, Farben und Pinsel zurück. Er packte sie ein, schlug die Tür hinter sich zu und zog wie ein Rasender von dannen …«[10]

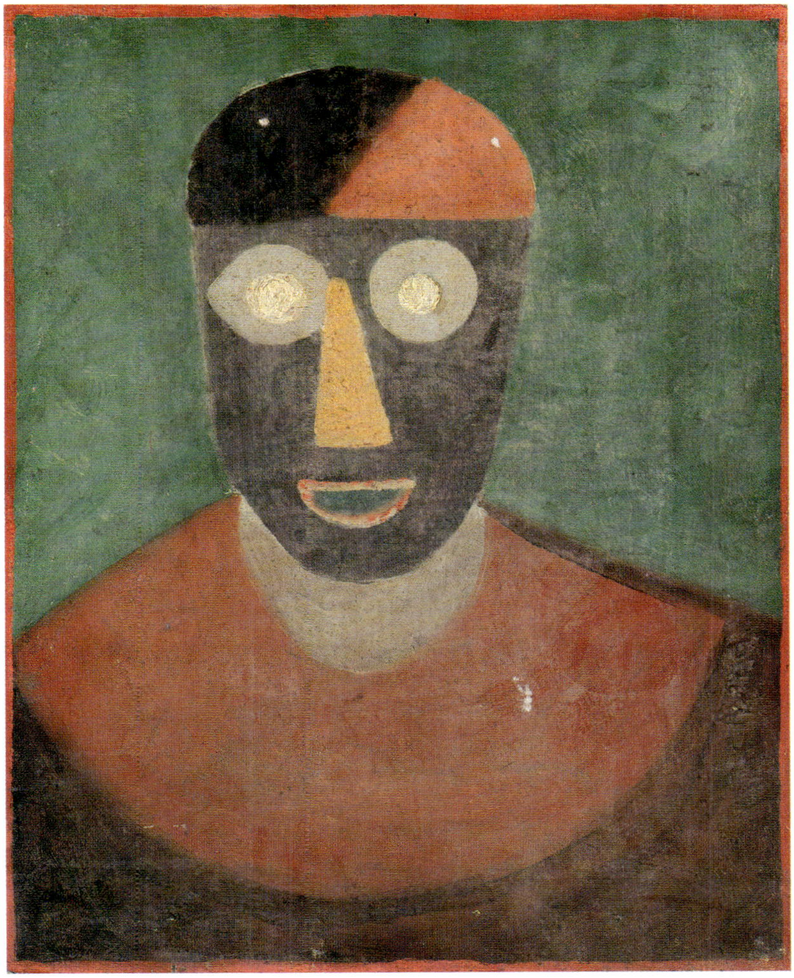

85

Porträt von Picasso

Öl auf Holz, 32,7 x 41,1 cm
Inschrift mit blauem Stift auf der Rückseite: »Retrato de Picasso por Ortiz de Zarate«
M.P. 3606, Schenkung von 1979*

8 Der Briefwechsel im Picasso Archiv reicht von 1918 bis 1944. Ortiz stirbt 1946.
9 Brassaï 1964, S. 152-153, zu der Beschreibung des geschäftigen Treibens bei der Entstehung dieser Bilder, Abb. von Foto Nr. 30.
10 Ders., *ibid.*, S. 152 u. 168.

Jacques Prévert
1900 - 1977

Man fragt sich, was wohl der Briefträger dachte, wenn er Picasso die großen, mit Fotomontagen versehenen Umschläge oder die Riesenpostkarten von Prévert nach La Californie in Cannes brachte ... Alles kam wohlbehalten an, ordnungsgemäß frankiert und mit Poststempel versehen. Heute sind es Museumsstücke, die man vor Licht geschützt in sorgfältig klimatisierten Magazinen aufbewahrt; nur selten werden sie, sorgsam gerahmt, ausgestellt. Ihren Charme haben sie nicht eingebüßt; der Humor, aus dem heraus sie enstanden, ist nach wie vor lebendig.

Jedes dieser zusammengesetzten Bilder – Fotocollagen oder Fotomontagen, wie Prévert sie von 1943 an anfertigt – ist eine nähere Betrachtung wert; nur so erschließt sich ihr ganzer Reiz und die vielen verborgenen Zeichen, die die Freundschaft von Picasso und Prévert prägten: der eine in der Hauptsache Maler, der andere Dichter, wobei der Maler Worte kombinierte und der Dichter gern Bilder schuf.

Anonym: Picasso und Prévert im Gespräch und Françoise Gilot im Atelier von Fournas in Vallauris, um 1949. Paris, Musée Picasso, Picasso Archiv, A.P. Ph 6315

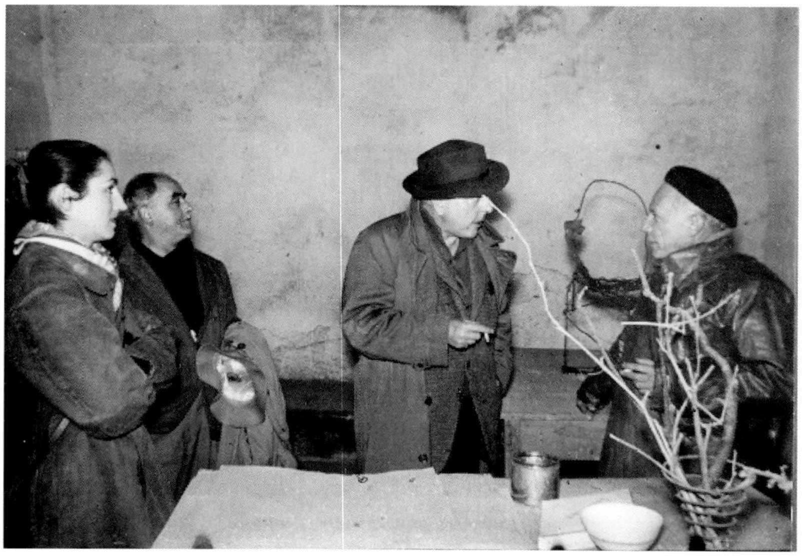

Eines Tages klebt Prévert eine Fotografie, die ihn und Picasso beim Gespräch im Atelier in Fournas in Vallauris zeigt, auf einen Umschlag.[1] Über den eigenen Kopf setzt er den eines gehörnten Stiers, den er aus einem anderen Foto ausgeschnitten hat – möglicherweise war es das Schild einer Fleischerei oder das Fliesenmotiv eines Schlachthofs –, und legt dem Tier eine kleine ausgeschnittene Rose ins Maul, wie sie in Poesiealben von Kindern zu finden sind. So macht er sich zur grotesken Verkörperung des Minotaurus, jener mythischen Figur aus Picassos Universum, die er 1944 in den *Cahiers d'art* mit so kraftvollen Worten beschrieben hat.[2] Beide Figuren halten in identischer, brüderlicher Pose eine glimmende Zigarette in der Hand. Vorsichtig, wie er ist, hat Prévert diesen wertvollen Umschlag per Einschreiben verschickt.[3]

Die Sendung vom 3. November 1956 ist regelrecht theatralisch: Der Bühnenkasten eines aus Pappe ausgeschnittenen und gaufrierten Theaters, ein Kinderspielzeug, gibt den Blick auf ein Foto frei, auf dem eine eindrucksvolle Anzahl doppelhenkliger Tonkrüge abgebildet ist. Zwei davon sind mit Papierkostümen »frisiert«, gleich denen, die Mädchen früher ihren Puppen aus Papier anhefteten; auf den Krügen steht lakonisch die Adresse: »Picasso. La Californie. Cannes. AM«.[4] Öffnet man die Umschlagklappe, erscheint der Giebel oberhalb der Bühne mit lauter kleinen ausgeschnittenen Figuren, die sich unschwer dem Märchen von Rotkäppchen zuordnen lassen.[5]

1 Dieses noch immer anonyme Foto, das sich in einem größeren Rahmen befindet – und auf dem auch Françoise Gilot abgebildet ist – wird im Picasso Archiv aufbewahrt (AP Ph 6315). Françoise Gilot zufolge stammt es etwa aus dem Jahr 1949 (Gespräch mit der Autorin am 8. Dezember 1997).

2 »Eaux-fortes de Picasso« [Radierungen von Picasso], *Cahiers d'art*, 1940-1944, Bd. XVI-XIX, S. 24.

3 Leider ist der »verbindliche« Poststempel größtenteils unleserlich. Entziffern läßt sich der Name der Versandstelle in der Rue Ballu; sie befindet sich in der Nähe von Préverts Domizil in der Cité Véron im 18. Arrondissement, wo er

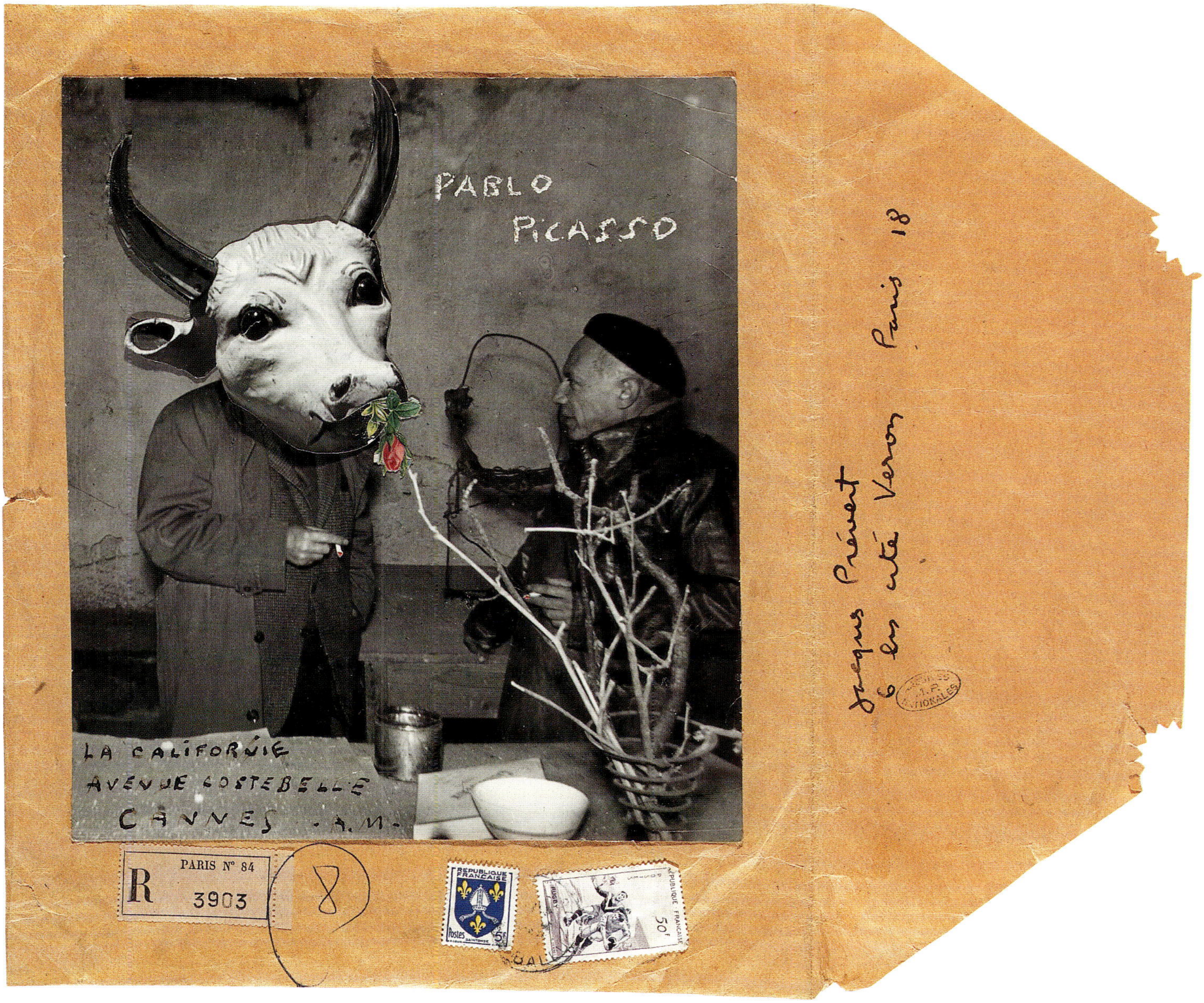

sich 1955 niederläßt. Im Picasso Archiv befinden sich etwa zehn Briefsendungen von Prévert an Picasso.

4 Diese Adresse – La Californie ist bekanntlich der Name von Picassos Villa in Cannes – ist auf wunderbare Weise exotisch. Als Poststempel liest man »3. 11. 1956«. Der Absender »Envoi de Jacques Prévert, 6bis cité Véron Paris 18e«. Prévert hat mit rotem Buntstift zwei Wachssiegel imitiert. Der so versiegelte Umschlag enthielt auf schönem Papier, das mit getrockneten Blumen verziert war, die prächtig vorgetragenen Geburtstagswünsche für Picasso.

5 Weswegen man den Umschlag zu Ausstellungszwecken gern in geöffnetem Zustand präsentiert.

60

»Pablo Picasso«, [nach 1955]

Papiercollage auf einer Fotografie, auf einen Umschlag geklebt, 28 x 22,3 cm (Fotografie: 21,7 x 18,5 cm)
Inschrift auf der Fotografie: »PABLO PICASSO. LA CALIFORNIE. AVENUE COSTEBELLE. CANNES.A.M.«
Musée Picasso, Picasso Archiv

Am 1. September 1958 schickt Prévert eine Postkarte unüblichen Formats nach La Californie. Bei der »Ansicht« handelt es sich um eine Fotocollage, die nicht leicht zu entschlüsseln ist, da die einzelnen dargestellten Gegenstände nur mühsam voneinander zu unterscheiden sind. Zumindest aber erkennt man – ein augenzwinkerndes Zitat – anstelle des Kopfes der männlichen Figur das grinsende Antlitz der Katze, die auf einem Bild Picassos vom April 1939 einen Vogel verspeist.[6]

Bei anderen Collagen handelt es sich nicht unbedingt um Briefsendungen: das *Porträt von Salvadi d'Alors* – das nicht ganz so grausame Gegenstück zu dem berühmten Anagramm »Avida Dollars« – erinnert möglicherweise an die einstige Freundschaft zwischen Picasso und Dali. Dabei ist durchaus auch Spott im Spiel: Bei dem Kitschbild, das als Grundlage dient – und das Prévert bis auf die leicht zurechtgestutzten Gewächse voller Blattläuse und ein paar Akzentuierungen mit Tusche unverändert ließ –, handelt es sich mit größter Wahrscheinlichkeit um eine Karikatur des Malers Ernest Meissonier; man erkennt ihn an seinem Knebelbart, für den Dali bekanntlich größte Bewunderung hegte.[7] Auf der rechten Staffelei entdeckt man, sorgfältig versteckt, die Reproduktion eines Details von Dalis Gemälde *Der Traum* (1931).[8] Auf eine der Figuren ist der fotografierte Kopf des Malers aufgeklebt; die Bartspitzen sind mit Tusche nachgezogen.

Eine andere Fotocollage – sie trägt die Widmung »A Picasso Jacques« und ein kleines gezeichnetes Herz im Stile Jean Cocteaus – zeigt eine beunruhigende Gestalt: Den Hintergrund bildet ein Foto von Megalithsteinen – vermutlich aus Carnac – und der erbarmungslos zugerichtete Kopf der Figur stammt von einem Gemälde von Petrus Christus, das eine ausgesucht schöne junge Frau zeigt[9]; er ist auf das prunkvolle Meßgewand eines Papstes mit Brille aufgeklebt – vermutlich hat Prévert es aus einem Heiligenbild ausgeschnitten –, aus dem das ausladende Hinterteil und das Bein einer unbekleideten Frau hervorragen.

Doch die bei weitem beziehungsreichste und geschichtsträchtigste Collage, die zugleich am meisten Aufschluß gibt über die freundschaftlichen und professionellen Bande zwischen Prévert und Picasso, ist sicherlich die von Prévert und dem Fotografen André Villers, von ihnen auch gewidmet und signiert. Es begann mit einer Aufnahme von Pierre Manciet, die 1949 während der Dreharbeiten zu dem Film von Nicole Védrès, *La Vie commence demain*, entstand. Darin sind in einer Sequenz Picasso und Prévert zu sehen, wie sie vor dem Atelier in Fournas in Vallauris gestenreich den Hanswurst spielen und sich Keramikteller von Picasso

61

»La Californie«, 1956«

Collage aus Pappe, Papier und Fotografie auf einem Umschlag, 29 x 35,8 cm (geöffneter Umschlag: 44 x 35,8 cm)
Inschrift auf der Vorderseite des Umschlags: »Picasso. LA CALIFORNIE. CANNES.A.M.«; auf der Umschlagklappe: »Envoi [Sendung] de Jacques Prévert. 6 Bis cité Véron PARIS 18e«
M. P. 3610, Schenkung von 1979*

6 Es handelt sich um *Katze mit Vogel (Chat à l'oiseau)*, Z. IX, 297.

7 Die Information verdanken wir Frédéric Lacaille vom Musée de l'Armée. Er weist auch darauf hin, daß hinter dem Künstler eines der berühmtesten Bilder von Meissonier, *1814. Frankreich auf dem Land* (Paris, Musée d'Orsay) mit der Inschrift »L'histoire de la Grande Armée« [Die Geschichte der Großen Armee] im Stile der volkstümlichen Malerei abgebildet ist. Meissonier war in den Augen der Avantgarde-Künstler der Inbegriff des rückständigen Malers.

8 Siehe Robert Descharnes/Gilles Néret, *Salvador Dali*, 1904-1989. L'Œuvre peint, Bd. I (1904-1946), Köln, Benedikt Taschen, 1994, Nr. 365.

9 Das Bild gehört dem Museum Dahlem in Berlin. Es sei darauf hingewiesen, daß es mehrere Collagen mit dem Titel *Carnac. Les Alignements* gibt. Dieses und das vorhergehende Bild ähneln den Collagen von Max Ernst, den Prévert nach dem Erscheinen von *La Femme 100 têtes* von 1929 zum »König der Collage« erklärte (vgl. dazu auch den Katalog der Ausstellung *A la rencontre de Jacques Prévert*, Saint-Paul-de-Vence, Fondation Maeght, 4. Juli bis 4. Oktober 1987, S. 23).

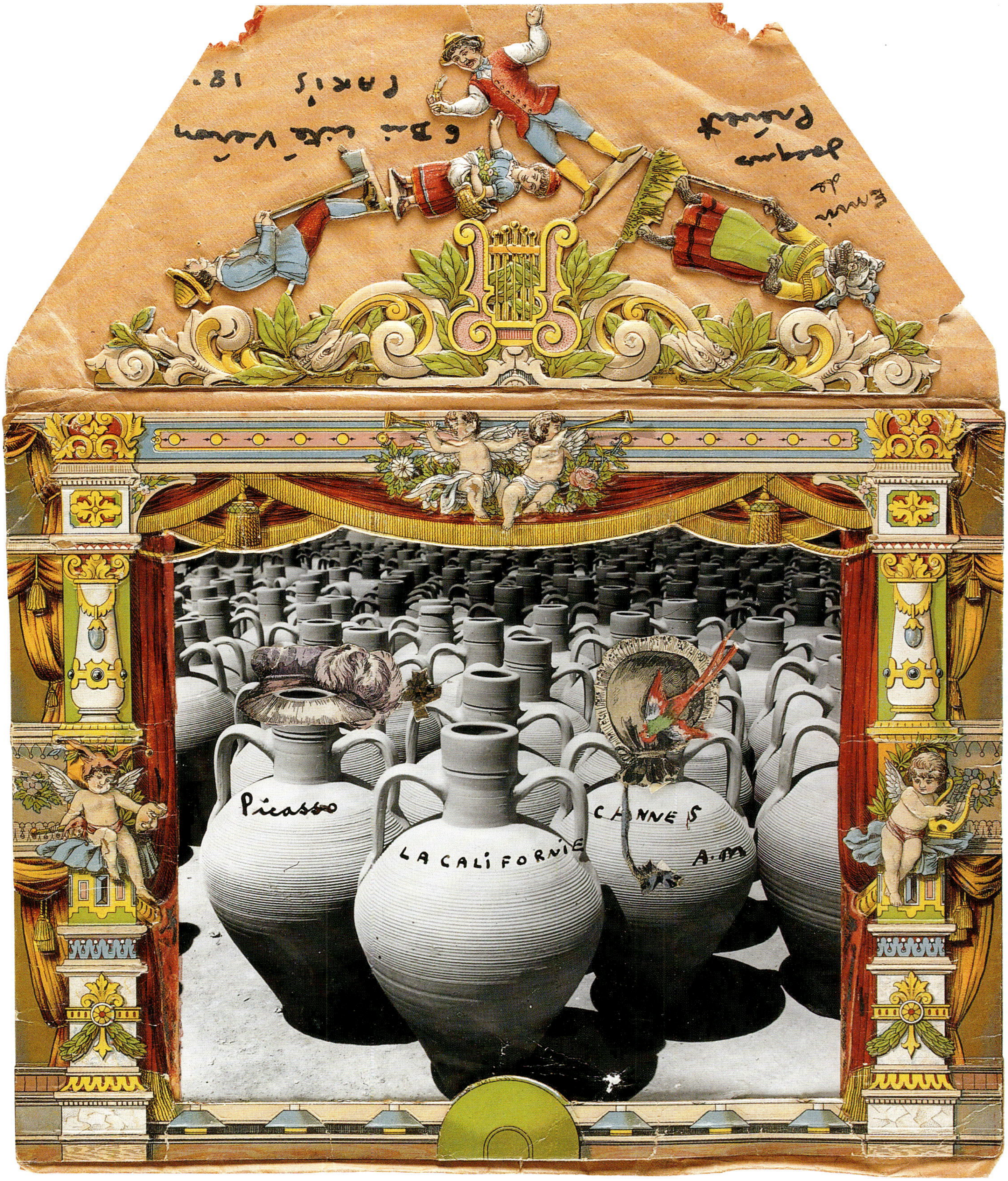
Picasso
LA CALIFORNIE
CANNES
A.M

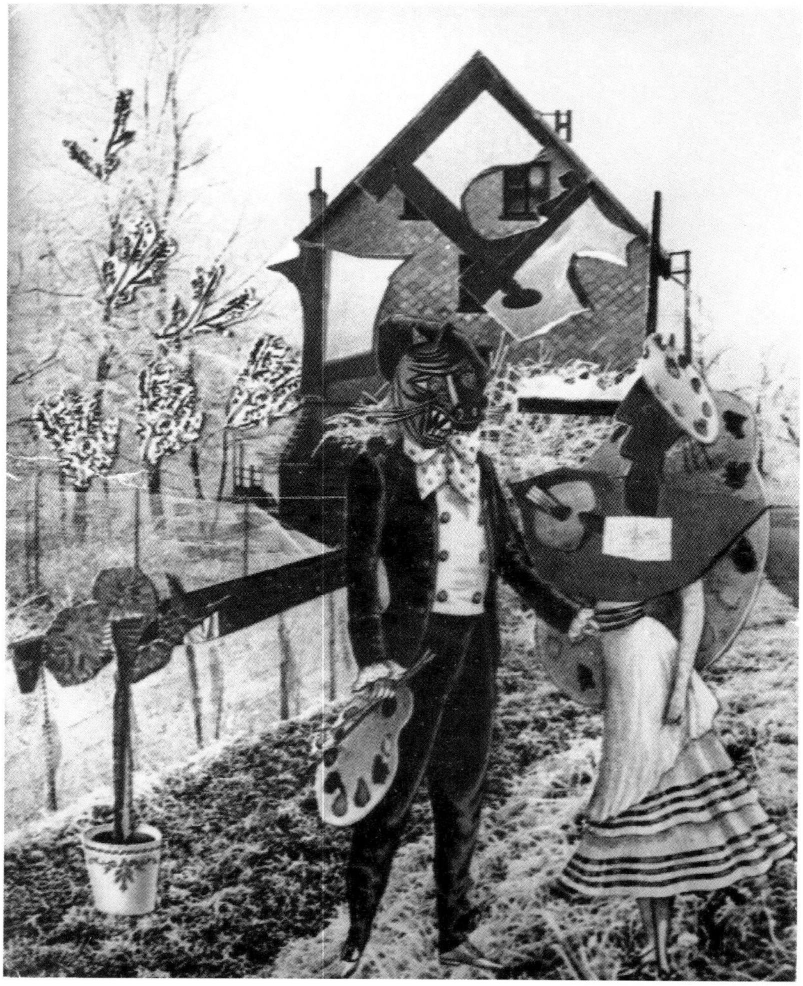

Verso von 62

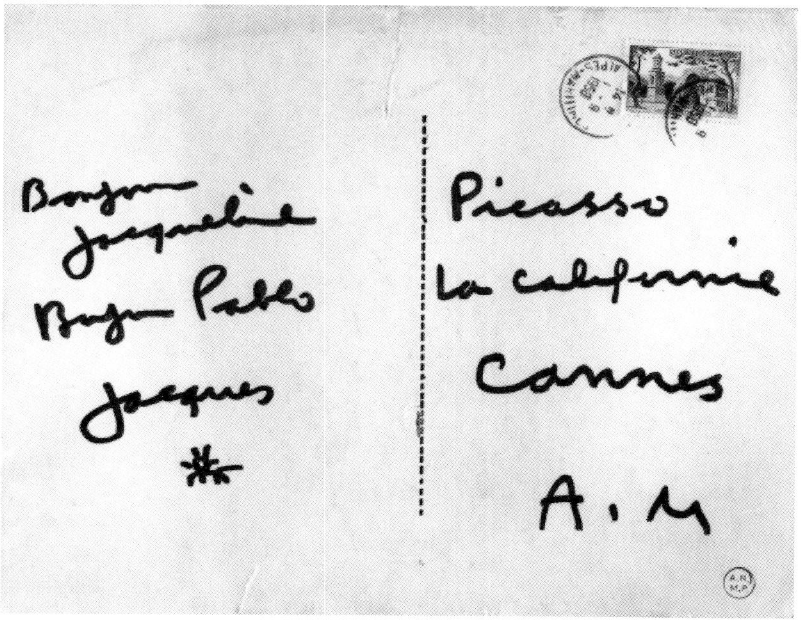

62

»Bonjour Jacqueline. Bonjour Pablo«, 1958

Fotomontage, 26 x 20,5 cm
Inschrift und Signatur auf der Rückseite links: »Bonjour Jacqueline. Bonjour Pablo. Jacques.«; rechts: »La Californie. Cannes A.M.«
Musée Picasso, Picasso Archiv

63

Porträt von Salvadi d'Alors, o. J.
Portrait de Salvadi d'Alors

Collage auf einer Farblithografie, mit Tusche gehöht, 32,3 x 23 cm
Inschrift oben links: »Portrait de Salvadi d'Alors«
M. P. 3607, Schenkung von 1979*

als Masken vor das Gesicht halten – ausgelassene Gesichter, gehörnte Köpfe.[10] André Villers erzählt, wie es weiterging: »Prévert gefiel das Foto sehr, und er bat mich [...] um einen Abzug. Ich machte einen mit einer Mauer im Hintergrund.«[11] Soviel zur zweiten Etappe. Daraufhin fertigte Prévert seine Collage an, die natürlich für Picasso gedacht war. »Hommage-Hommage« könnte man sie nennen, in Anlehnung an den Titel des ersten Textes, den er dem Maler 1930 in *Documents* widmete,[12] zitiert er doch weitestgehend das Werk seines Freundes: Er

10 Von Marie-Laure Bernadac, der damaligen Kuratorin am Musée Picasso, zur Genese dieser Collage befragt, bemerkte André Villers in einem Brief vom 3. Oktober 1983, die Fotografie, die als Ausgangspunkt diente, stamme von Lionel Prejger. Allem Anschein nach handelt es sich jedoch um eine Aufnahme von Pierre Manciet (von der im Picasso Archiv ein Abzug vorhanden ist, AP Ph 15210). André Villers, den wir daraufhin erneut befragten, kann sich dieser Vermutung ebenso anschließen (Brief an die Autorin vom 24. November 1997) wie Lionel Prejger, den wir ebenfalls konsultierten. Françoise Gilot erwähnt die Dreharbeiten zu dem Film von Nicole Védrès (Gilot/Lake 1980, S. 208 ff.).
11 Brief von André Villers vom 3. Oktober 1983, siehe a. Anm. 10.
12 *Documents*, Nr. 3, 2. Jahrgang, 1930, S. 147-151. Prévert schreibt: »Picasso, der Meister der Malerei, wie Fantomas

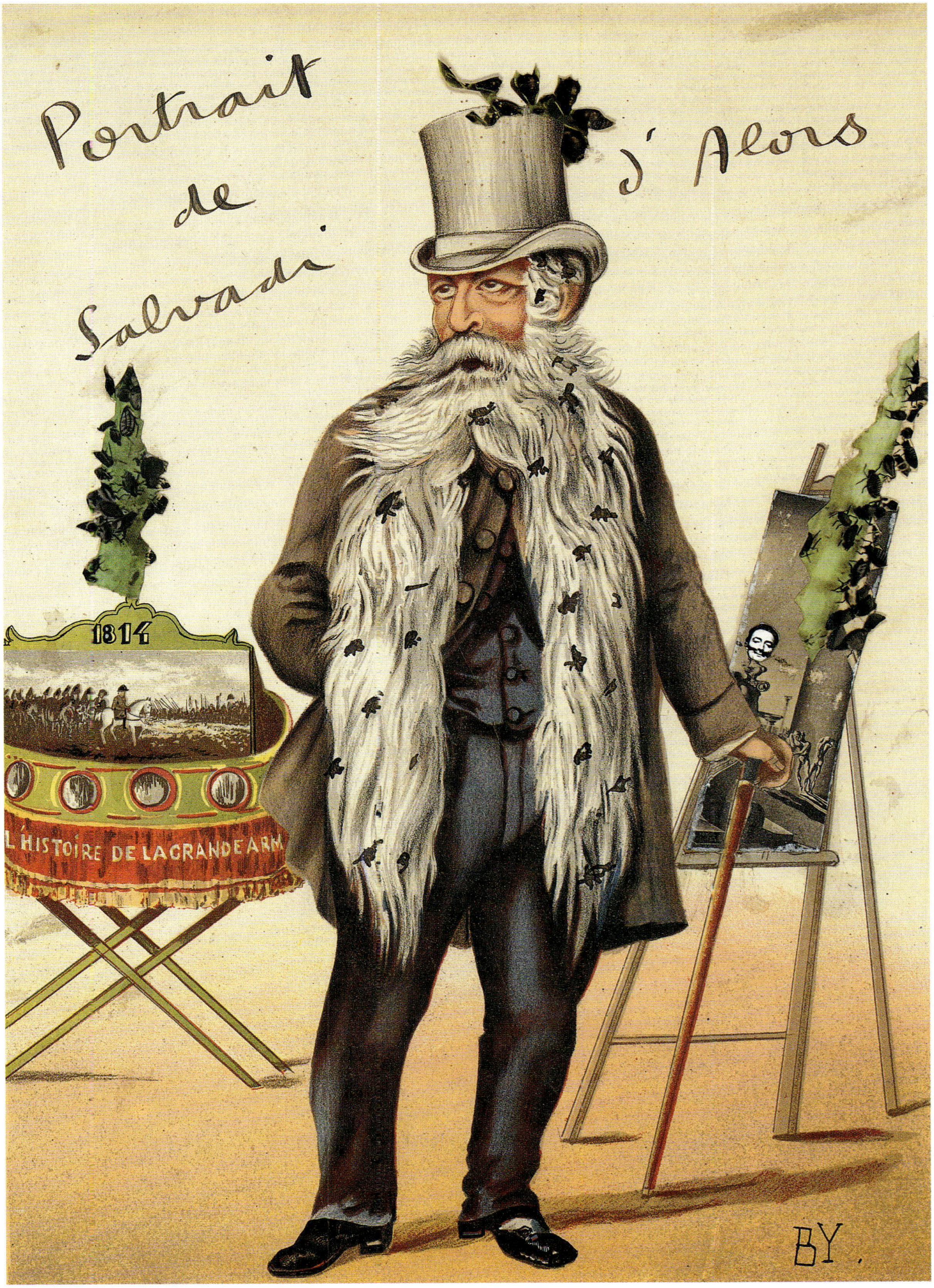
Portrait de Salvadi d' Alors
1814
L'HISTOIRE DE LA GRANDE ARM
BY.

hat *Pierrot und Harlekin,* eine Gouache von 1920,[13] aus ihrer Umarmung gelöst, indem er die Reproduktion des Bildes zerschnitten und zwei Paare daraus gemacht hat, Pierrot und Prévert, Picasso und Harlekin. Und unterhalb des Fotos hat er einzelne Elemente zweier Gemälde von 1945 zu einem neuen Stilleben kombiniert, *Krug, Kerzenhalter und emaillierter Topf* sowie *Lauch, Schädel, Krug* (daraus nur den Lauch).[14]

Während der Kriegsjahre wurde die Verbindung zwischen Prévert und Picasso noch enger.[15] Bei Kriegsende erschien eine umfangreiche Ausgabe der *Cahiers d'Art,* die unter anderem drei Texte von Prévert über den Maler Picasso enthielt.[16] Unmittelbar darauf arbeiteten sie gemeinsam an der Realisation eines von Boris Kochno inszenierten Balletts, *Le Rendez-vous,* mit einem Prolog von Prévert und der Musik von Joseph Kosma; der fotografische Dekor stammte von Brassaï. Picasso hatte man um die Gestaltung des Bühnenvorhangs gebeten. Da nur wenig Zeit blieb, schlug er Kochno vor, sich eines seiner Stilleben auszusuchen, das man vergrößern könnte: »Es gibt da ein paar mit Kerzenhaltern, Totenköpfen, Spiegeln … Sie bringen die Schicksalshaftigkeit gut zum Ausdruck.«[17] (Der Prolog handelte von einer tragischen, in einem Mord endenden Liebesgeschichte.) Die Wahl fällt auf *Kerze und Maske,* ein Gemälde vom 18. November 1943.[18] In den darauffolgenden Jahren sieht man Picasso und Prévert gemeinsam auf unzähligen Fotografien und nicht zuletzt in dem Film von Nicole Védrès, der 1950 herauskommt. Zwischen dem 26. September und dem 1. Oktober 1956 bringt Picasso auf einem großformatigen Malblock eine Serie Karikaturen von Prévert zu Papier, die ihn mit Zigarette im Mundwinkel und hängenden Wangen zeigen.[19] 1959 erscheint in Italien *Portraits de Picasso,* ein umfangreicher Text von André Villers, mit begleitenden Fotos, auf denen Picasso abgebildet ist.[20] 1962 bringt Lionel Prejger gemeinsam mit Heinz Berggruen ein Buch mit etwa dreißig Fotogrammen von André Villers heraus, zu denen Picasso die Silhouetten geliefert hat. Prévert

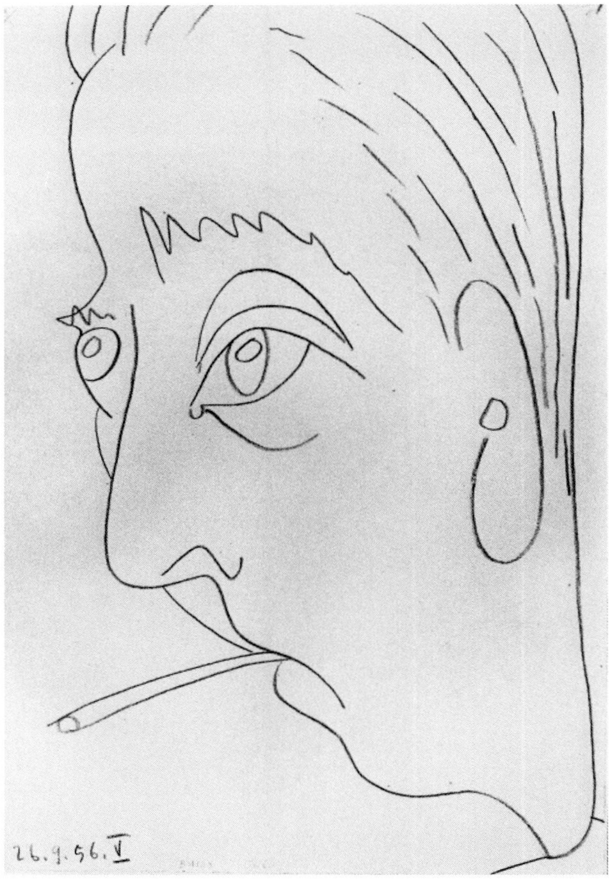

Pablo Picasso: Porträt von Jacques Prévert, 26. September 1956
Roter und blauer Stift auf Papier (Bogen aus einem Skizzenblock), 50,7 x 33 cm
Paris, Musée Picasso

Meister des Schreckens war, hat seine Melone tief ins Gesicht gezogen, einen Fuß auf der Rive droite, den anderen auf der Rive gauche und den dritten im Hintern der Dummköpfe; er betrachtet die Seine, die auf dem Berg Gerbier des Joncs entspringt, und in diesem Moment bekommt er Lust, sich die Loire-Schlösser anzusehen.«

13 Z. IV, 69.

14 Z. XIV, 71 u. Z XIV, 96.

15 Möglicherweise kannten sie sich seit Mitte der zwanziger Jahre. Prévert nimmt 1925 Kontakt zu den Surrealisten auf. Über die Kriegszeit siehe beispielsweise Gilot/Lake 1980, S. 28.

16 »Promenade de Picasso« erzählt, wie letzterer an einem sorgfältig komponierten Stilleben eines »unglückseligen Malers der Realität« vorbeikommt und es ruiniert: Er zerschlägt den Teller, ißt den Apfel und läßt den Maler allein zurück. »Lanterne magique de Picasso« enthält eine

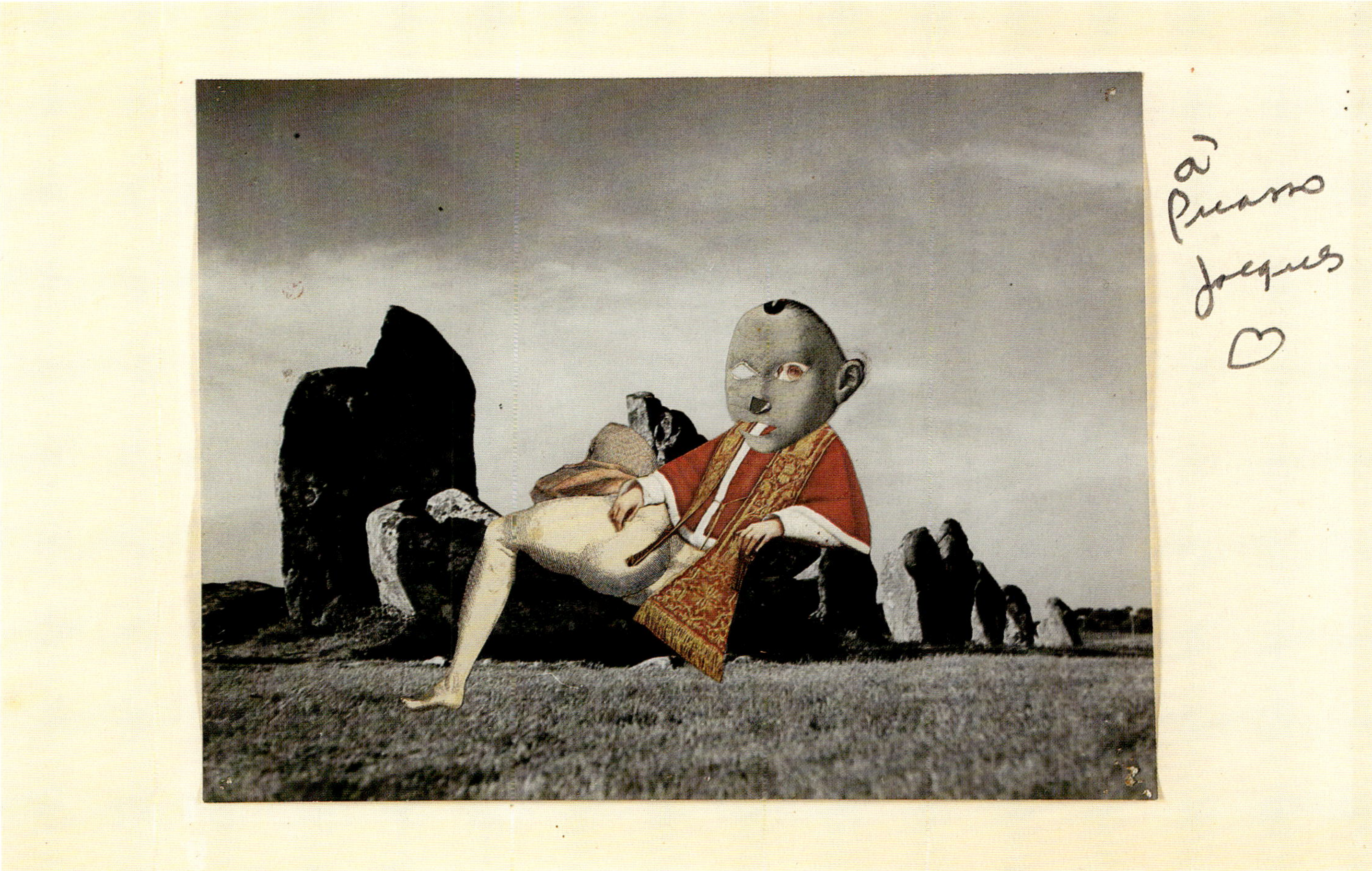

Reihe unzusammenhängender Bilder wie aus Filmen von früher, die hintereinander die Corrida, diverse Porträts und geöffnete Fenster am Meer beschreiben: *Songe et mensonge de Franco, Le Charnier, Guernica*; im Stil erinnern sie oft an die Gedichte Picassos. Und schließlich »Eaux-fortes de Picasso«, ein Text, der dem Minotaurus gewidmet ist (*Cahiers d'art*, 1940-1944, *a. a. O.*, S. 20-24).

17 Brassaï 1964, S. 208.

18 Z. XIII, 168. Brassaï berichtet von der Entstehung dieses Projekts und beschreibt den herrlichen Premierenabend am 15. Juni 1945 (Brassaï 1964, S. 208-210 u. 218-222). Siehe auch Douglas Cooper, *Picasso Théâtre*, Paris, Editions Cercle d'art, 1987, S. 71.

19 Z. XVII, 221-254. Prévert macht von Picasso ein Porträt in Form einer Collage; dazu nimmt er ein Foto, auf dem *Der Mann mit dem Schaf* auf dem Platz in Vallauris zu sehen ist, der 1950 dort aufgestellt wurde (Ausstellungskatalog *Les Prévert de Prévert, collages*, Paris, Bibliothèque Nationale, 1982, Nr. 114).

20 Mailand, Verlag G. Muggiani. Eine französische Ausgabe erschien 1981, Paris, Ramsay. Die maschinengeschriebene Vorlage zu dem Text wird im Picasso Archiv aufbewahrt.

64

»A Picasso«, [1955-1960]

Papiercollage auf einer Fotografie, 23,1 x 29,5 cm
(mit Fassung 28,4 x 44 cm)
rechts auf der Fassung signiert und mit einer Widmung versehen: »A Picasso Jacques«
M. P. 3608, Schenkung von 1979*

schreibt den Text anhand der Bilder und gibt ihm den Titel *Diurnes* [Tagblüter]: »Wir nennen es *Diurnes.* Die Nocturnes haben wir über!«[21] »Was hecken Prévert und Picasso aus?« – so lautet eine Schlagzeile von Paris-Match im August 1963.[22] Zu dem Artikel erscheint eine Fotoserie von Robert Doisneau, die die beiden Künstler zusammen zeigt. Auf diese Weise wurde die Ausstellung *Les Images de Jacques Prévert* im Musée Grimaldi angekündigt, dem ersten »Picasso-Museum«. In der zweiten Etage des Hauses befanden sich über hundert Collagen von Prévert. Picasso war der Leihgeber und hatte für den Katalog eine Zeichnung zur Verfügung gestellt: einen nackten, bärtigen Faun, Flöte spielend unter einem Himmel, in dem geschrieben steht: »Prévert ist mein Freund, Prévert ist mein Gefährte.«[23]

Pierre Manciet: Zwei Fotografien von Picasso und Prévert während der Dreharbeiten für den Film La vie commence demain *von Nicole Védrès, 1949 in Vallauris.*
Paris, Musée Picasso, Picasso Archiv
A.P. Ph 3527 und A.P. Ph 15210

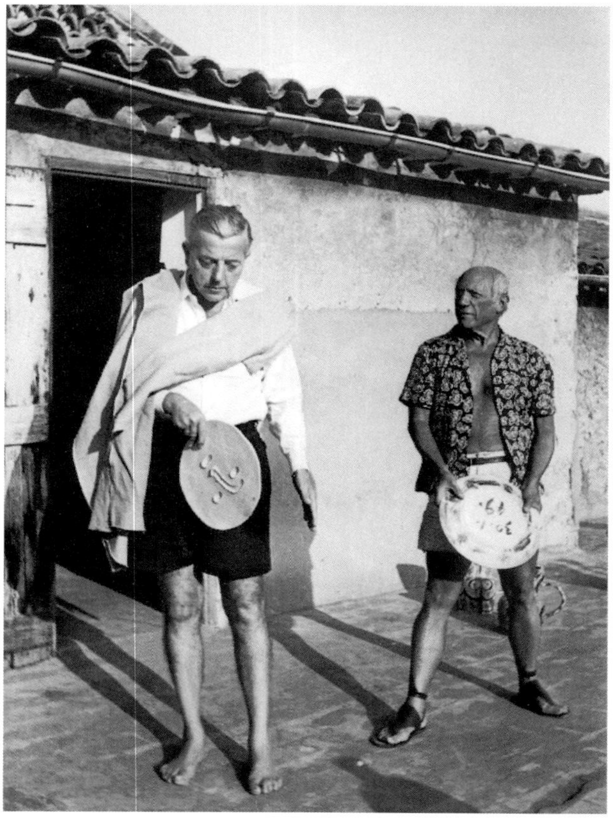

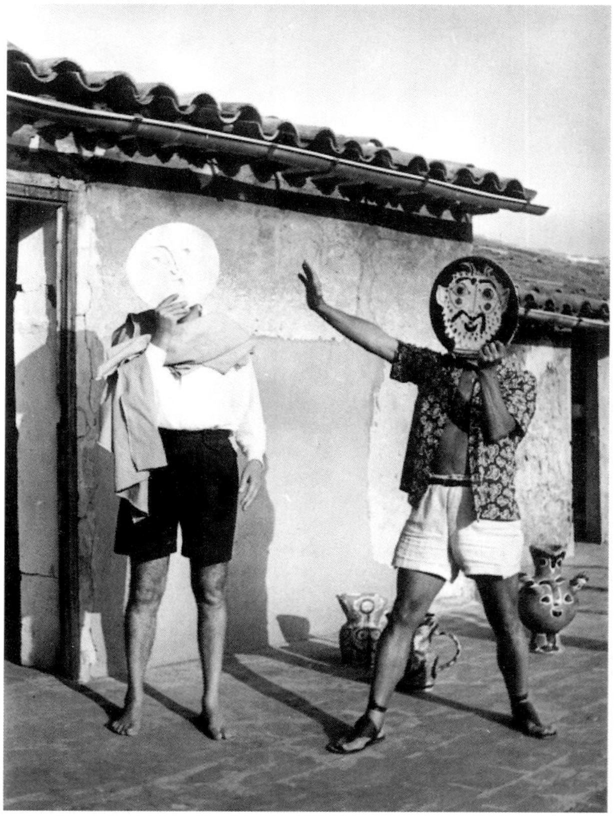

65

Jacques Prévert und André Villers: »Für Pablo Picasso«, 1949-1950

»A Pablo Picasso«

Papiercollage auf einer Fotomontage, 30,2 x 24 cm
(mit Fassung 41,6 x 32,6 cm)
unten rechts auf der Fassung signiert und mit einer Widmung versehen: »A PABLO PICASSO son ami Jacques Prévert. André Villers«
M. P. 3609, Schenkung von 1979*

21 *Diurnes,* Paris, Berggruen, 1962. Siehe den Katalog *Picasso et la photographie. »A plus grande vitesse que les images«,* Paris, Musée Picasso, 3. Oktober bis 31. Dezember 1995, S. 219ff. u.v.a. S. 248.
22 *Paris-Match,* Nr. 748, 10. August 1963, S. 62-67.
23 Die Zeichnung ist datiert mit »25.7.63«. Von August bis November waren hundertzwölf Werke in Antibes ausgestellt.

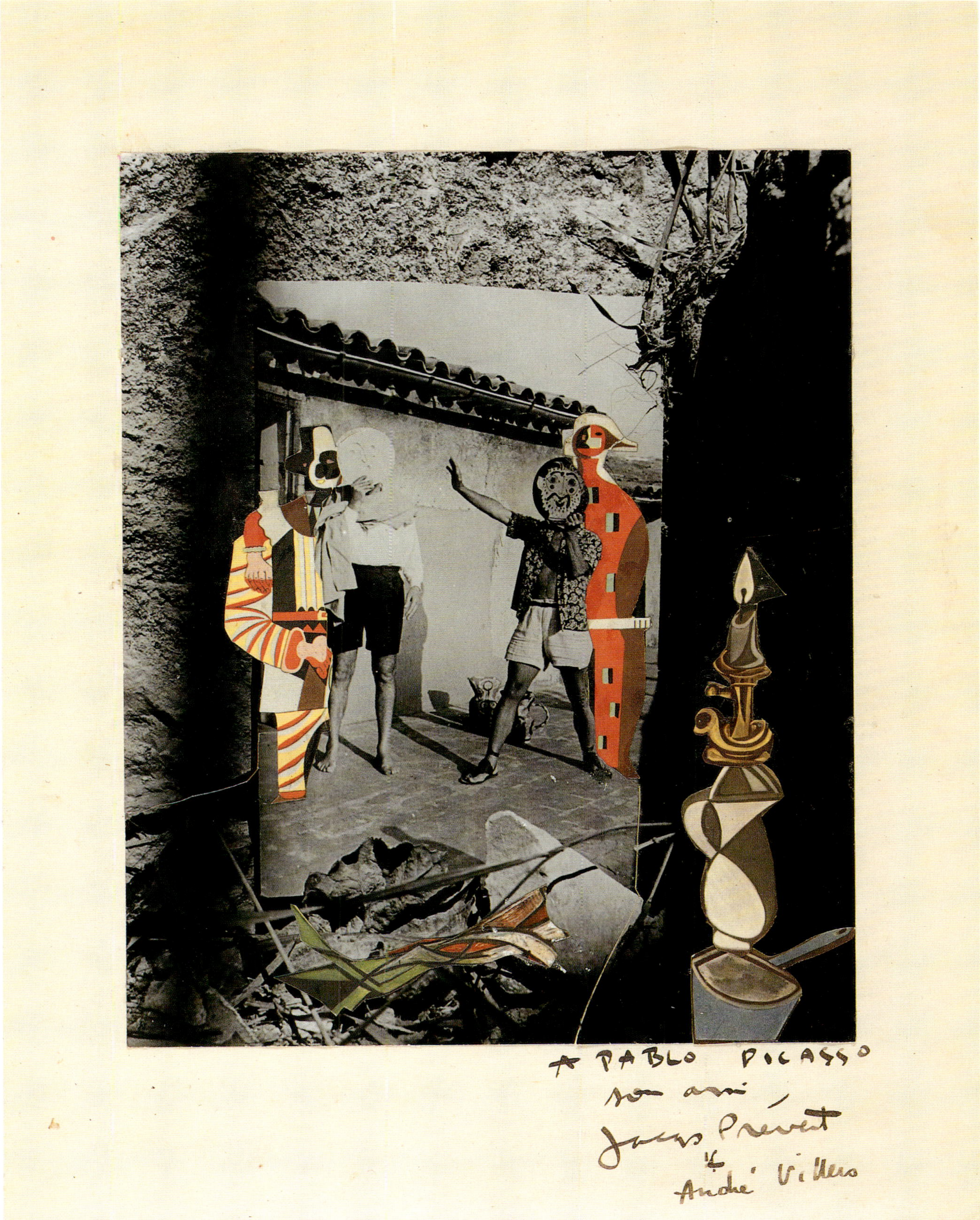
A PABLO PICASSO
son ami
Jacques Prévert
et
André Villers

Pierre-Auguste Renoir
1841-1919

66

Badende, in einer Landschaft sitzend, *auch* Eurydike *genannt,* 1895-1896
Baigneuse assise dans un paysage dite *Eurydice*

Öl auf Leinwand, 116 x 89 cm
signiert unten links: »Renoir«
R.F. 1973-87, Schenkung Picasso 1973-1978

Für Renoir interessierte sich Picasso nicht erst nach Aufnahme seiner geschäftlichen Verbindung zu Paul Rosenberg, die im Anschluß an den Sommer 1918 zustande kam. Damals hatten die beiden im Kreise von Eugenia Errazuriz in Biarritz Gelegenheit gehabt, einander näher kennenzulernen. Schon Anfang Januar 1918 verkaufte Picasso Paul Rosenberg die *Lesende Frau* von Renoir.[1] Zweifellos war er schon vielfach mit dem Werk dieses Malers in Berührung gekommen – bei etlichen Ausstellungen wie etwa der Hundertjahrausstellung zur französischen Kunst im Jahr 1900, durch die Sammlung von Leo und Gertrude Stein oder im Salon d'automne sowie in diversen Pariser Galerien: Durand-Ruel, Manzi-Joyant oder Bernheim-Jeune. Auch kann man davon ausgehen, daß er zwei umfangreiche Werke über Renoir kannte, die Vollard 1918 herausgegeben hatte. Seine Verbindung mit Rosenberg dürfte in den Jahren danach seine Aufmerksamkeit für das Schaffen dieses Künstlers und insbesondere sein Spätwerk noch erhöht haben.[2] Rosenberg hatte übrigens versucht, ein Treffen zwischen den beiden herbeizuführen, wie er Picasso Ende Juli 1919 in einem Brief nach London schrieb: »Ich habe Renoir gesehen, der am 3. August in Paris sein wird, und habe ihm von Ihnen berichtet. Es würde zu weit führen, Ihnen das alles zu schreiben; jedenfalls möchte er Sie gern sehen. Manche Dinge haben ihn verblüfft, viel mehr noch aber schockiert.«[3] Mög-

Pablo Picasso: Sitzender Akt, sich die Füße trocknend, 1921
Nu assis s'essuyant les pieds
Pastellzeichnung auf Papier, 66 x 50,8 cm
Staatliche Museen zu Berlin, Nationalgalerie,
Leihgabe der Sammlung Berggruen

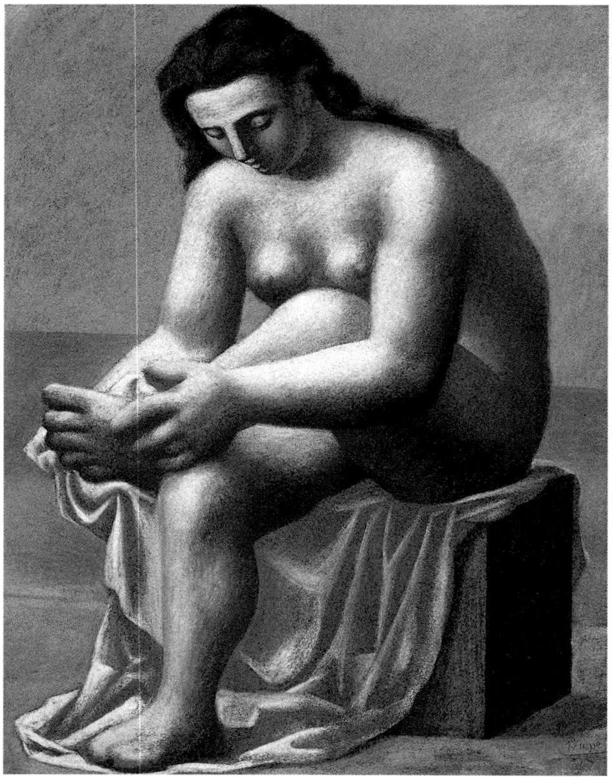

1 Michael C. FitzGerald, *Making modernism,* New York, Farrar, Straus and Giroux, 1995, S. 82, 97 u. 285, Anm. 8. Picasso verkaufte sein Bild am 12. Januar 1918 zum Preis von 8500 Francs.
2 Bei Michael FitzGerald ist nachzulesen, daß im Fotoregister der Galerie von Ende 1918 bis 1919 insgesamt sechsundsechzig Werke von Renoir gegenüber zweiundzwanzig von Picasso verzeichnet sind (1995, *a. a. O.* S. 99 u. 106). Malraux führt an, daß es in Picassos Sammlung »nicht ein impressionistisches Bild [gibt], nicht ein Bild, auf dem Licht eine Rolle spielt. Nicht einmal bei denen des einmaligen Cézanne oder des großen Renoir.« (Malraux 1974, S. 86.)
3 Paul Rosenberg an Picasso am 29. Juli 1919 (Picasso Archiv). Von einer tatsächlichen Begegnung ist nichts bekannt; aus einem Brief von Paul Rosenberg vom 21. September desselben Jahres geht lediglich hervor, daß es immer schwieriger wird, ein Treffen mit Renoir herbeizuführen: »Leider Gottes regnet es heute, ich soll Renoir abholen und fürchte, daß er zum Essen nicht mitkommen wird, dabei habe ich mich sehr darauf gefreut, und ich werde sehr ent-

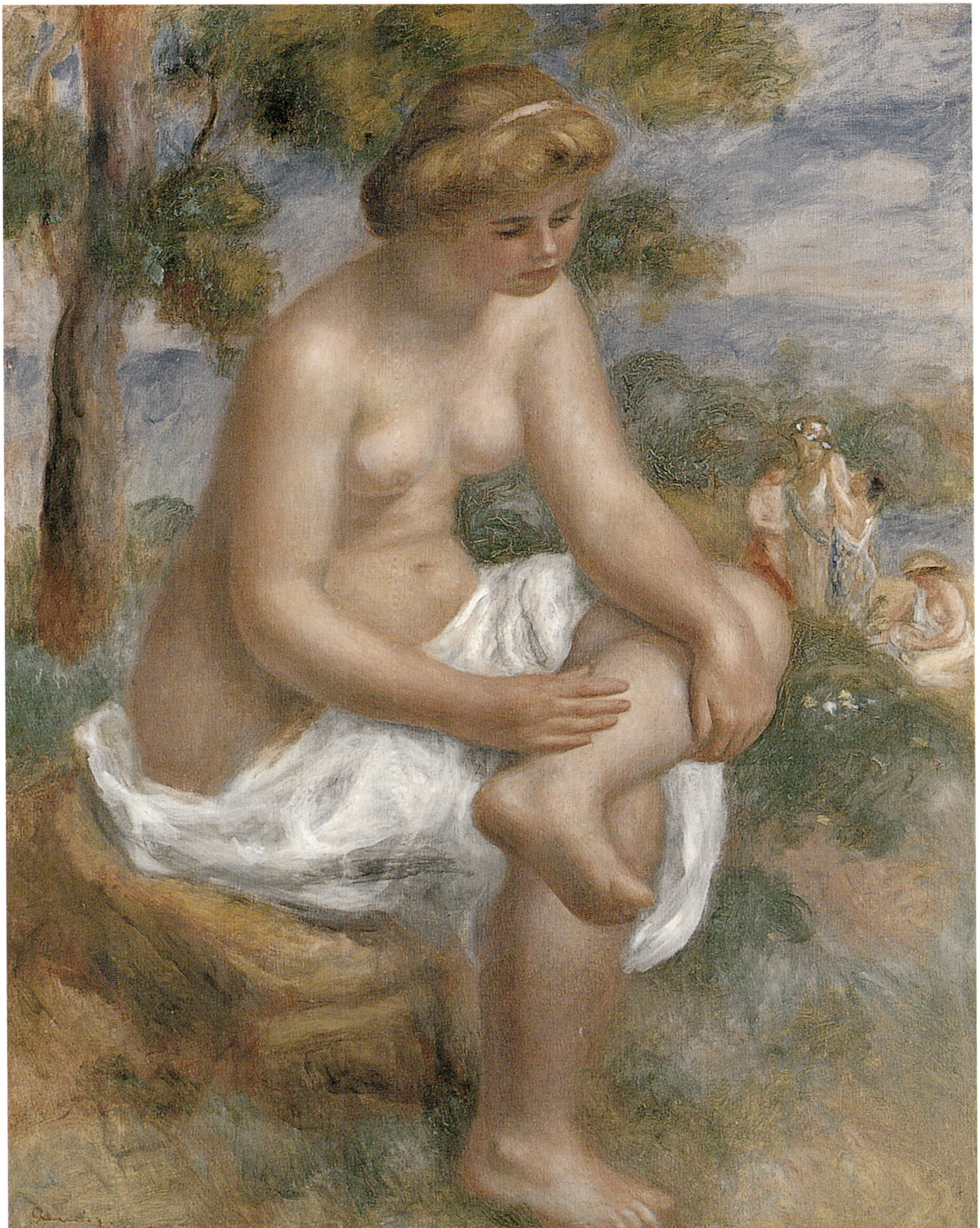

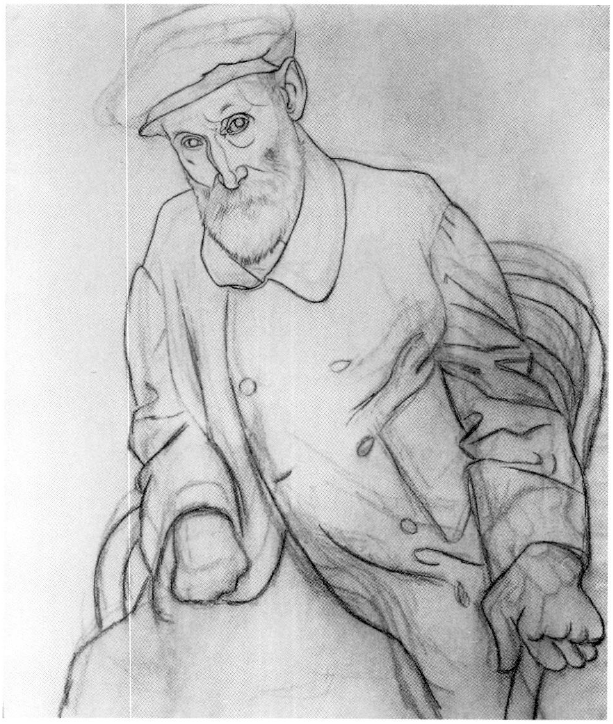

Pablo Picasso: Porträt von Auguste Renoir, 1919-1920
Graphitstift und Kohle auf Papier, 61 x 49,3 cm
Paris, Musée Picasso

67

Das Frisieren, 1900-1901
La Coiffure

Rötelstift und weiße Kreide auf Papier, auf Leinwand aufgezogen, 145,5 x 105 cm
signiert unten rechts: »Renoir«
R.F. 35793, Schenkung Picasso 1973-1978

licherweise spielte diese unbestimmte Nähe, diese angekündigte Begegnung eine Rolle bei dem Umstand, daß Picasso seiner Ausstellung bei Rosenberg im Oktober und November 1919 drei Zeichnungen »nach Ingres und Renoir« beifügte, die als letzte im Katalog auftauchen.[4] Sicher hat Renoirs Tod im Dezember Picasso besonders berührt und sich auch in seinem Werk niedergeschlagen[5]; mögliche Belege dafür sind das *Porträt von Renoir*, eine Zeichnung nach einer Fotografie,[6] sowie die Zeichnungen nach Renoirs Gemälde *Die Verlobten*, die gemäß Picassos handschriftlichem Vermerk *Das Ehepaar Sisley* betitelt werden.[7] Es ist auffällig, wie stark Anfang der zwanziger Jahre der Bezug zu Renoir im Werk Picassos ist, insbesondere bei den Figuren, die mit gutem Grund die »großen Badenden« genannt werden[8], handelte es sich doch um riesige Frauen mit massigen Körpern. Frappierend ist aber auch, daß er sich auf diese Weise in jene französische Tradition einreiht, für die Paul Rosenberg sich stark macht. Immer wieder wird die eine oder andere mächtige weibliche Gestalt von Picasso – allen voran die *Sitzende Frau, sich die Füße trocknend*[9] – mit Renoirs *Badender, in einer Landschaft sitzend* verglichen, die Picasso vermutlich ganz zu

täuscht sein.« (Picasso Archiv). Renoir stirbt am 3. Dezember.

4 Katalog zu der Ausstellung *Dessins et aquarelles par Picasso*, Paris, Galerie Paul Rosenberg, vom 20. Oktober bis 15. November 1919, Nr. 165-167.

5 Wie bei Picasso oft geschehen. Der Tod von Cézanne äußerte sich sofort in seinem Werk, was *mutatis mutandis* auch für den Tod von Ramón Pichot im Jahr 1925 gilt (auf den *Der Tanz* zurückgeht, Z. V.426) oder für den von González im Jahr 1942 (aus dem sich am 5. April das *Stilleben mit Stierkopf* herleitete, nicht bei Zervos).

6 Z. III, 413. Picasso hatte diese nicht exakt datierte Zeichnung behalten. Heute gehört sie dem Musée Picasso (M.P. 913); die fotografische Vorlage wird im Picasso Archiv aufbewahrt.

7 Renoirs Gemälde, das um 1868 entstand, wurde 1912 vom Kölner Museum erworben. Anscheinend handelt es sich bei der Frau, die sich auf Sisleys Arm stützt, nicht um dessen Gefährtin, sondern um ein Modell Renoirs, Lise Tréhot (Katalog zu der Ausstellung *Renoir*, Paris, Galeries nationales im Grand Palais, 14. Mai bis 2. September 1985, S. 78-80). Picasso fertigte drei Zeichnungen zu diesem Motiv an (Z. III, 428, 429 u. 430).

8 Aber auch bei einem Gemälde wie *Der Dorftanz* von 1922 (Z. XXX, 270), möglicherweise ein Echo auf *Tanz auf dem Land* oder *Tanz in Bougival* von Renoir (1882-1883). Eine mögliche Resonanz zeichnet sich auch schon in den *Studien* von 1920 ab (Z. IV, 226). Hier sind in überraschender Harmonie Kubismus und Klassizismus einander gegenübergestellt. Eine amüsante Anspielung auf Renoirs *Loge* (1874) findet sich auch in dem Dekor, den Picasso 1921 für das Ballett *Cuadro Flamenco* erstellt (Z. IV, 245 bis 249).

9 Z. IV, 330. Hélène Parmelin stellt diese Parallele in ihrem Artikel »Picasso oder der Sammler, der keiner war« her (L'Œil, Nr. 230, September 1974, S. 8). Und bei Malraux heißt es: »Ein großer, überraschender Renoir. Die

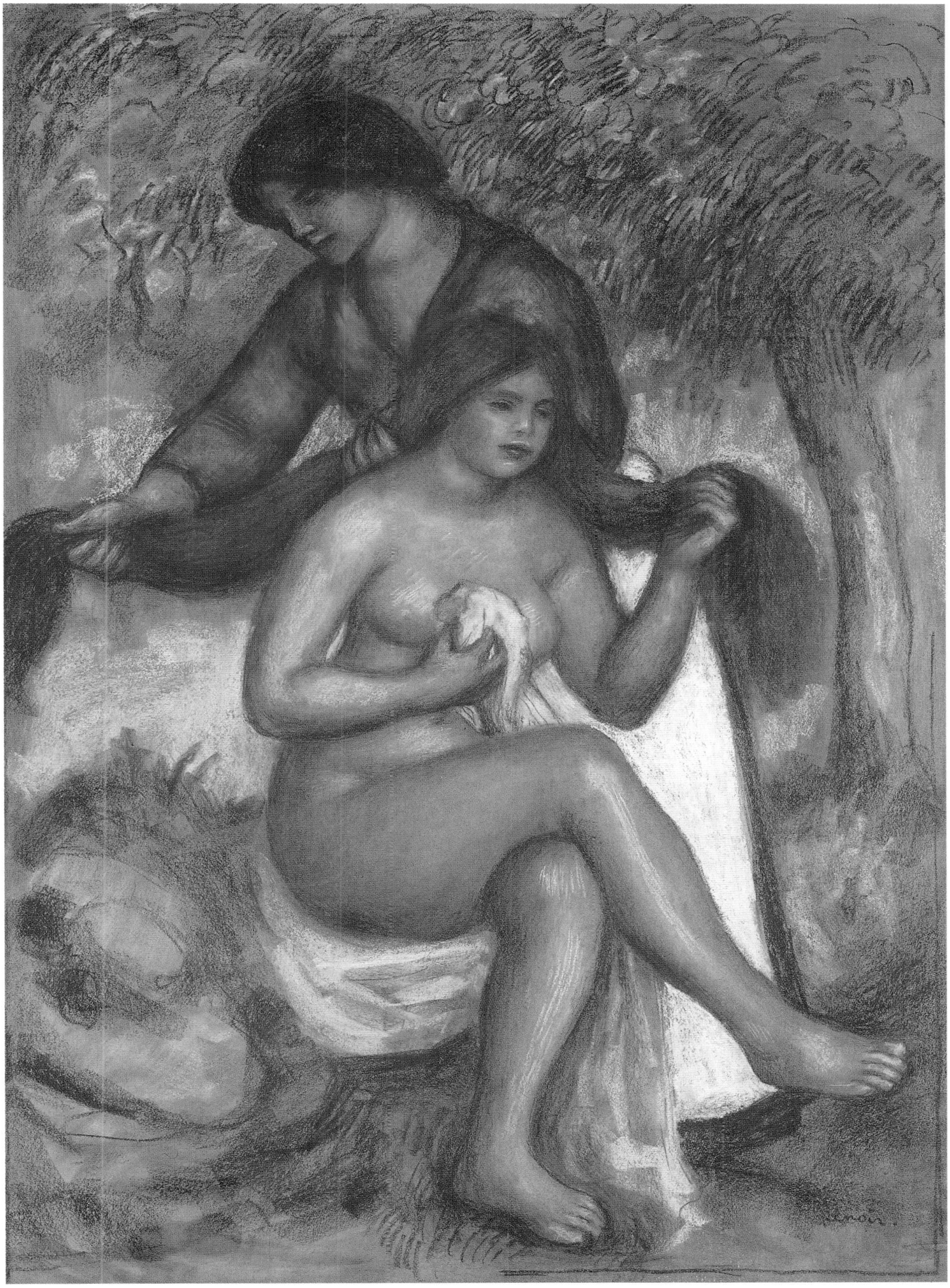

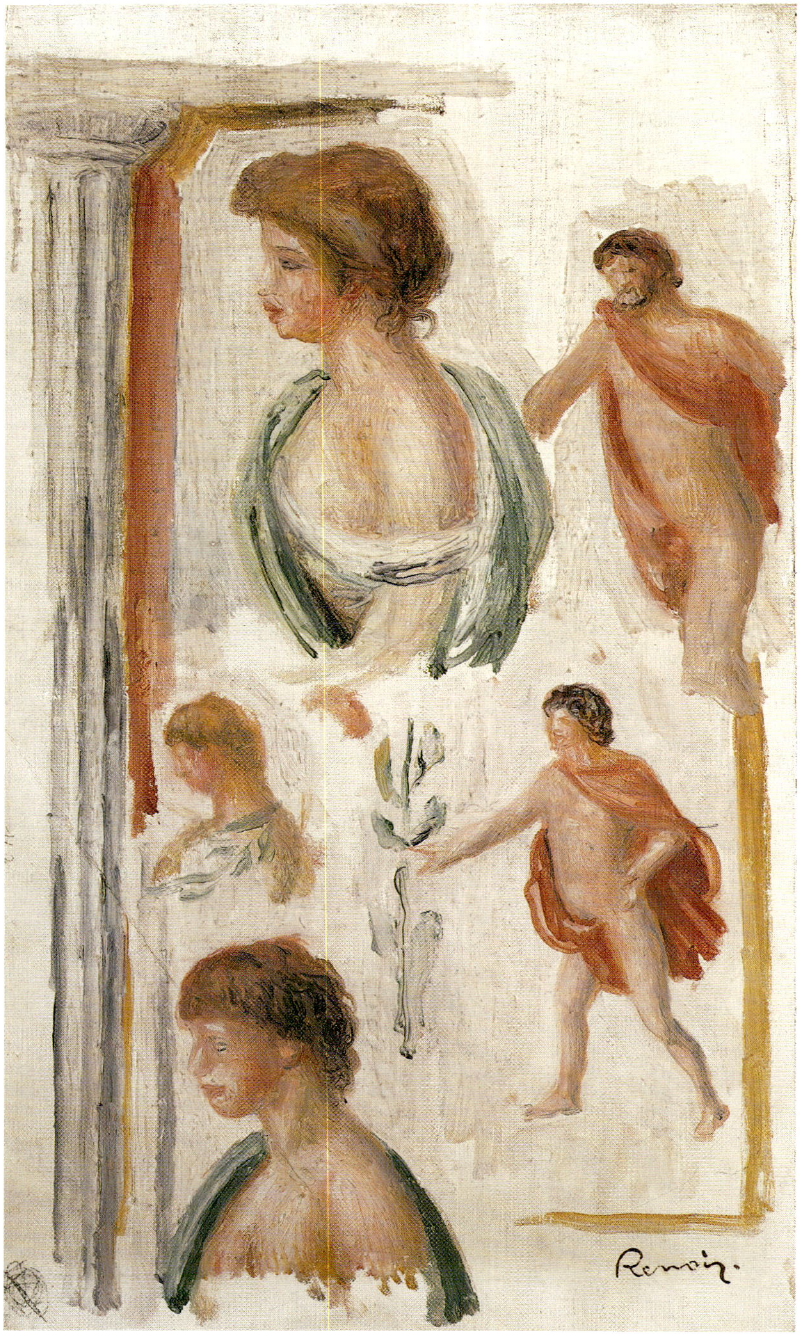

68

Studie von Figuren aus der Antike, 1895 (Entwurf für einen Dekor zum Ödipus-Thema)

Etudes de personnages antiques

Öl auf Leinwand, 41 x 24,5 cm
Atelierstempel unten rechts
R.F. 1973-82, Schenkung Picasso 1973-1978

69

Porträt eines Kindes, [1910-1912]

Portrait d'enfant

Öl auf Leinwand, 41,5 x 33 cm
signiert unten rechts: »Renoir«
R.F. 1973-83, Schenkung Picasso 1973-1978

Anfang der zwanziger Jahre von Paul Rosenberg erwirbt. Hatte er diesen prächtigen Akt, der durch seinen Titel *Eurydike* die gesamte Antike wachruft, schon 1916 bei der Triennale im Jeu de Paume gesehen? Oder bei Paul Rosenberg, der ihn erst kurz darauf, 1917, Ambroise Vollard abkaufte?[10] Penrose erinnert sich, in der Rue La Boétie »einen großen Renoir« gesehen zu haben, der schief über einem

Beine der Frau sind so eigenwillig überproportioniert wie die Gliedmaßen der ›dicken Frauen‹, die Picasso in Rom gemalt hat und zu denen er brummelte: ›Das kommt nur von Michelangelo!‹« (Malraux 1975, S. 21). Dieser Typus taucht zwei oder drei Jahre nach der Italien-Reise im Jahr 1917 auf. Handelt es sich bei der *Frau, sich die Füße trocknend* vom 30. März 1953 (Z. XV, 255) um eine Interpretation des Gemäldes von Renoir oder der Pastellzeichnung von Picasso aus dem Jahr 1921?

10 Das Bild ist vom 1. März bis 15. April 1916 unter der Nr. 151 bei der Triennale im Musée du Jeu de Paume in Paris ausgestellt (Abbildung im Katalog). In einer Besprechung in *Les Arts* preist Jacques Vernay diese Eurydike »mit ihrer üppigen Wahrheit, die vielleicht auch von Orpheus und sogar von Gluck bestaunt worden wäre, die jedenfalls, und das reicht vollkommen, die Augen der Heutigen entzückt« («La Triennale. Exposition d'art français«, Nr. 154, April 1916, S. 28). Gezeigt wurde das Gemälde mit der Nr. 65 auch in der Galerie Paul Rosenberg anläßlich der *Exposition d'art français du XIX*^{e} *siècle*, die vom 25. Juni bis 13. Juli 1917 zugunsten des Vereins der Kriegsversehrten stattfand; hier trug es noch immer den Titel *Eurydike* und gehörte Ambroise Vollard (das Bild ist nicht im Katalog abgebildet, aber man sieht es auf einem der Fotos, die während der Ausstellung gemacht wurden. Siehe FitzGerald, 1995, *a. a. O.*, S. 79). Alexandre Rosenberg, der Sohn von Paul Rosenberg, gibt in seinem Brief an Marie-Thérèse de Forges vom 29. April 1974 (siehe S. 86, Anm. 13) Aufschluß über das, was im Anschluß mit dem Gemälde passierte: »Die Badende von Renoir, die sogenannte ›Eurydike‹, ist unter der Nummer 301 im Fotoregister meines Vaters aufgeführt,

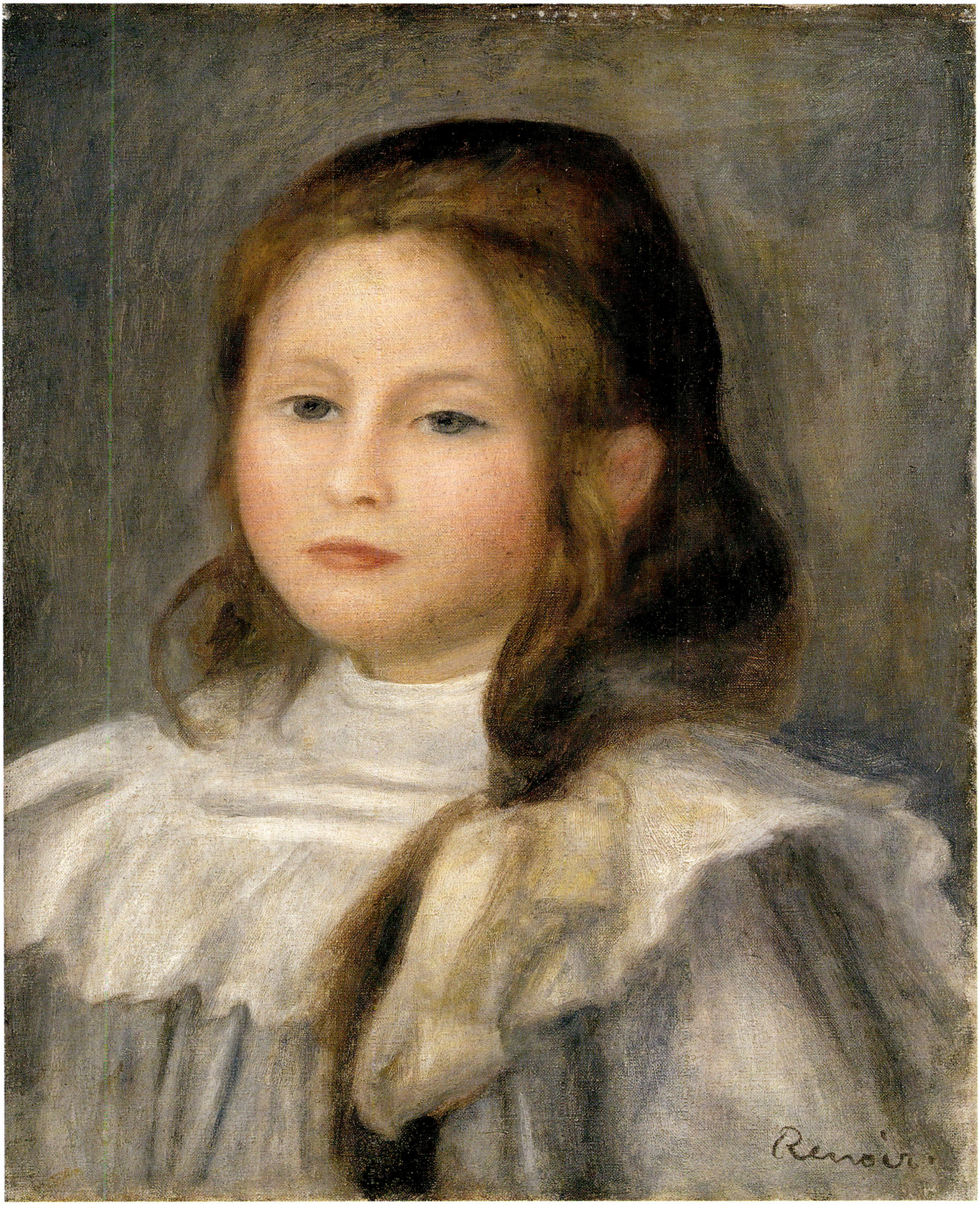
Renoir.

Kamin hing; Picasso habe dazu gesagt: »So ist es besser [...], wenn man ein Bild vernichten will, braucht man es bloß hübsch an einen Nagel zu hängen und wird bald nur noch den Rahmen sehen. Hängt es dagegen schief, sieht man es besser.«[11]

Schwieriger ist es, die Geschichte der anderen Renoirs in Picassos Sammlung zu enträtseln. Sieben sind es insgesamt, so daß Renoir fast ebenso reichlich vertreten ist wie Matisse. Eine Ausnahme macht die kleine Mittelmeerlandschaft, die 1959 bei Lionel Prejger eingetauscht wurde.[12] Die kleine Skizze mit mythologischem Motiv trägt den Stempel des Ateliers und kann deshalb erst nach Renoirs Tod im Dezember 1919 erworben worden sein.[13] Eine Fotografie von Liberman zeigt die Skizze in Picassos Schlafzimmer in der Rue des Grands-Augustins[14], und Duncan hat sie bei Picassos Umzug nach Vauvenargues im Frühjahr 1959 aufgenommen.[15] Auf zwei Fotos von André Ostier ist das *Brustbildnis*[16] abgebildet, auf einer Staffelei im allgemeinen Chaos von La Californie, zwischen 1955 und 1959.[17] Ähnlich unbemerkt fanden das *Porträt eines Kindes*[18] und das *Stilleben mit Fischen* ihren Weg in die Sammlung; auch sie wurden fotografisch festgehalten, und zwar von André Gomès im September 1958 in La Californie.[19] Geblieben ist auch die Ungewißheit in bezug auf den Erwerb der monumentalen Rötelzeichnung *Das Frisieren* die in der unterbelichteten Ecke einer Aufnahme des Ateliers in der Rue La Boétie zu sehen ist.[20] Eine Rechnung von Vollard, die sich im Picasso Archiv befindet, belegt den Verkauf eines Cézannes über 80.000 Francs und eines Renoirs über 130.000 Francs am 19. Februar 1934. Der Preisunterschied läßt darauf schließen, daß es sich bei letzterem um ein bedeutendes Werk handelte. Hier gilt es weiterzuforschen ...[21]

70

Brustbildnis, 1916
Modèle en buste

Öl auf Leinwand, 55,5 x 46 cm
signiert und datiert unten rechts: »Renoir 1916«
R.F. 1973-84, Schenkung Picasso 1973-1978

was beweist, daß er das Bild 1919 erworben hat. Es ist also möglich, daß es schon damals in Picassos Besitz wechselte.« Nach seiner Vermutung hat Picasso das Bild, wie den Le Nain auch, noch im selben Jahr gekauft, da er zu der Zeit über einen hohen Kredit bei seinem Händler verfügte, an den er zahlreiche Werke verkauft hatte.

11 Penrose 1982, S. 87. Eine Aufnahme von Cecil Beaton, auf der man Picasso in der Rue La Boétie im Profil vor der *Eurydike* im Hintergrund sieht, legt den Schluß nahe, daß es sich um das von Penrose beschriebene Bild handelt (Musée Picasso, MP Ph 356). In der Rue La Boétie sieht auch Pierre Loeb »eine Badende von Renoir« (*Voyages à travers la peinture*, Paris, Bordas, 1946, S. 54).

12 In einer Notiz vom 24. Oktober 1997 informiert uns Lionel Prejger darüber, daß er die kleine Malerei um 1959 gekauft hat: »Ich zeige sie Picasso, der sie hübsch und interessant findet. Daraufhin schlage ich ihm vor, sie gegen irgend etwas von ihm einzutauschen.« Monate später, bei einem weiteren Besuch, sieht er sich mit Picasso eine Reihe von Gouachen von 1920 an; Picasso bietet ihm an, sich eine »zum Tausch gegen den Renoir« auszusuchen: *Gitarre und Schüssel auf einem Tischchen* (Z. XXX, 81). Aus der Abbildung im Katalog von Vollard aus dem Jahr 1920 wird ersichtlich, daß die kleine Landschaft neben zwei weiteren auf ein und derselben Leinwand entstand, die später zerlegt wurde (Ambroise Vollard, *Tableaux, pastels et dessins de Pierre-Auguste Renoir*, Paris, Bd. II, 1918, S. 123).

13 Es handelt sich um eine der zahlreichen Studien zum Ödipus-Thema, die im pompejischen Stil für die Ausmalung des Landhauses von Paul Gallimard angefertigt wurden; Gallimard war mit Renoir befreundet und Besitzer des Théâtre des Variétés.

14 Musée Picasso, MP Ph 2400.

15 Veröffentlicht in dem Artikel von Hélène Parmelin, 1974, *a. a. O.*, S. 7.

16 Picasso sagte, die Maler entdeckten, was schon immer da war, und Renoir habe, so wie Corot den Morgen, die jungen Mädchen entdeckt (Daix 1987, S. 268).

17 Musée Picasso, MP Ph 1518/b u. MP Ph 1518/g.

18 Das von Vollard *Kopf eines jungen Mädchens* betitelt wurde (Ambroise Vollard, Bd. I, 1918, *a. a. O.*, Nr. 494, o.p.).

19 Musée Picasso, MP Ph 3469. Eine Aufnahme, die zur etwa gleichen Zeit am selben Ort entstand, zeigt ebenfalls das *Brustbildnis* (MP Ph 3468).

20 Auf dieser noch immer anonymen Aufnahme ist neben der großen Rötelzeichnung von Renoir Picassos Reliefbild *Stilleben mit Apfel* (Spies 170) vom Februar 1937 abgebildet (Picasso Archiv, AP Ph 7502).

21 Siehe S. 74/75. Am 30. November 1943 entdeckt Brassaï auf einer Staffelei im Atelier in der Rue des Grands-

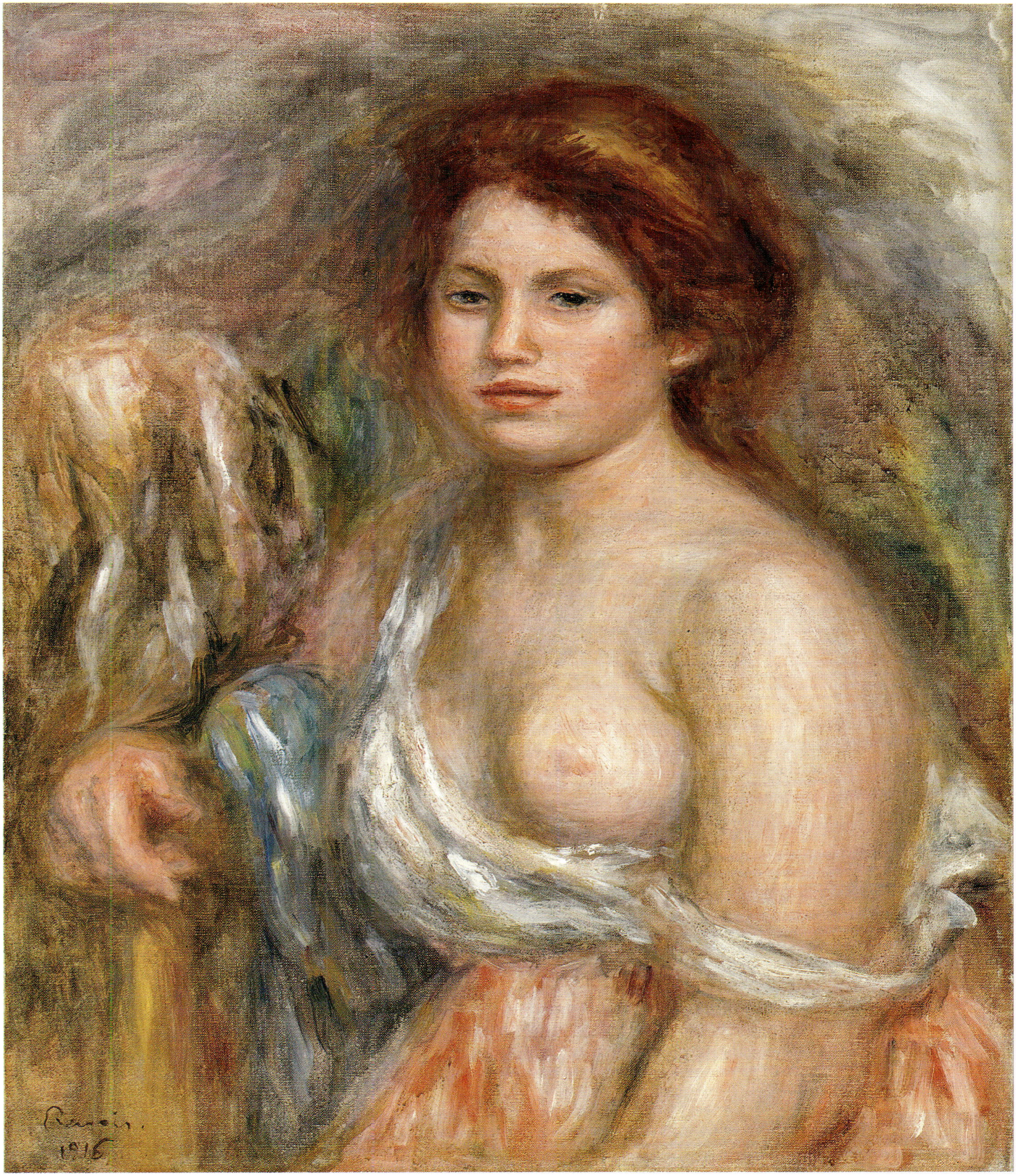
Renoir.
1916

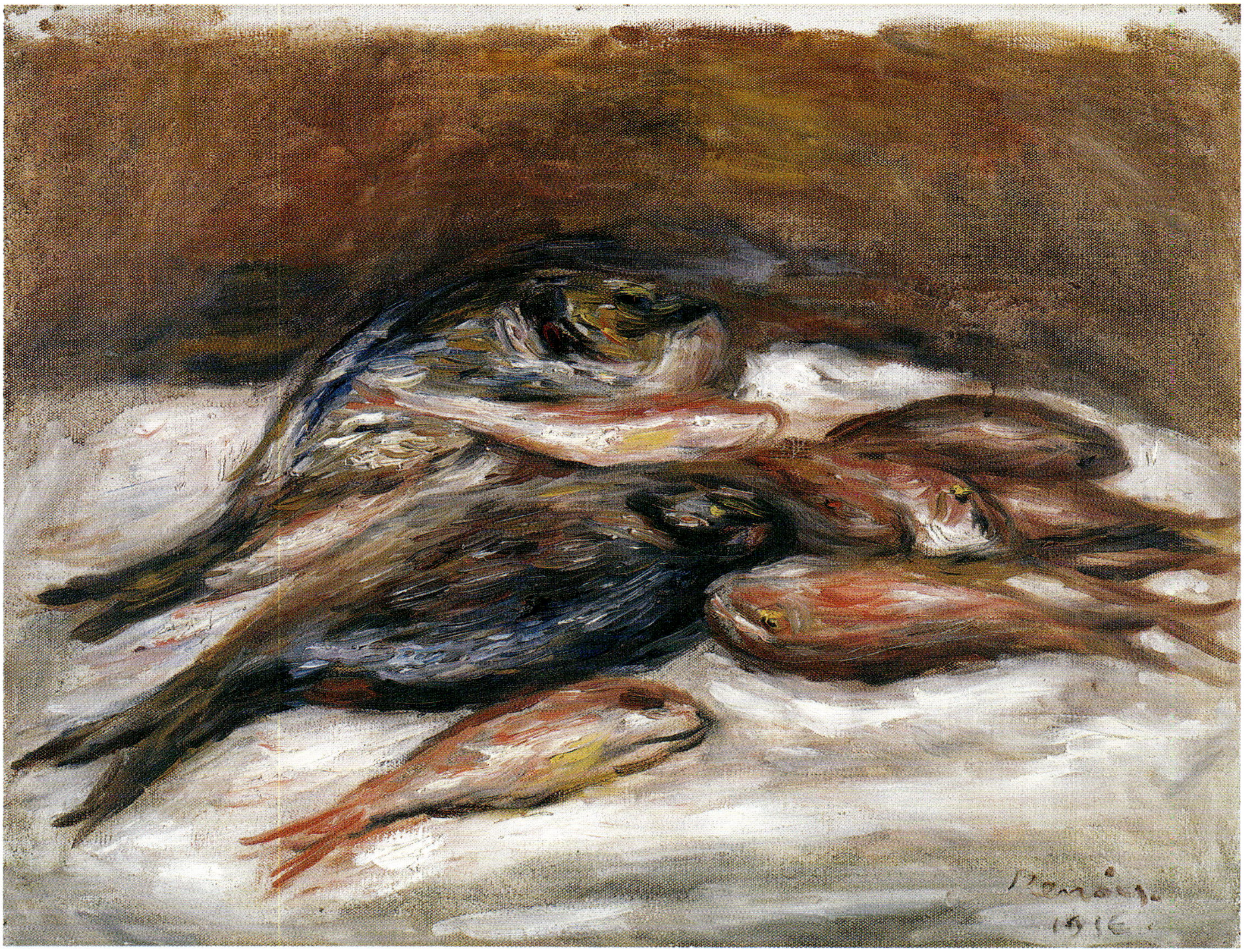

Augustins eine Zeichnung von Renoir, die man Picasso für eineinhalb Million Francs anbietet. Am 6. Dezember wird der Renoir von einem Picasso-Gemälde auf der Staffelei abgelöst (Brassaï 1964, S. 115 u. 122). Man sollte meinen, ein Werk von der Größe und Bedeutung des *Frisierens* habe noch weitere Äußerungen hervorgerufen. Was bringt Richardson zu der Annahme, Picasso habe kurz nach dem Krieg »zwei fettleibige Akte« gekauft und damit seine »perverse Neigung« für die Phase des Spätimpressionismus »mit dem meisten Hautgout« unter Beweis gestellt (Richardson II 1996, S. 367)?

71

Stilleben mit Fischen, 1916

Nature morte aux poisssons

Öl auf Leinwand, 41 x 51 cm
signiert und datiert unten rechts: »Renoir 1916«
R.F. 1973-85, Schenkung Picasso 1973-1978

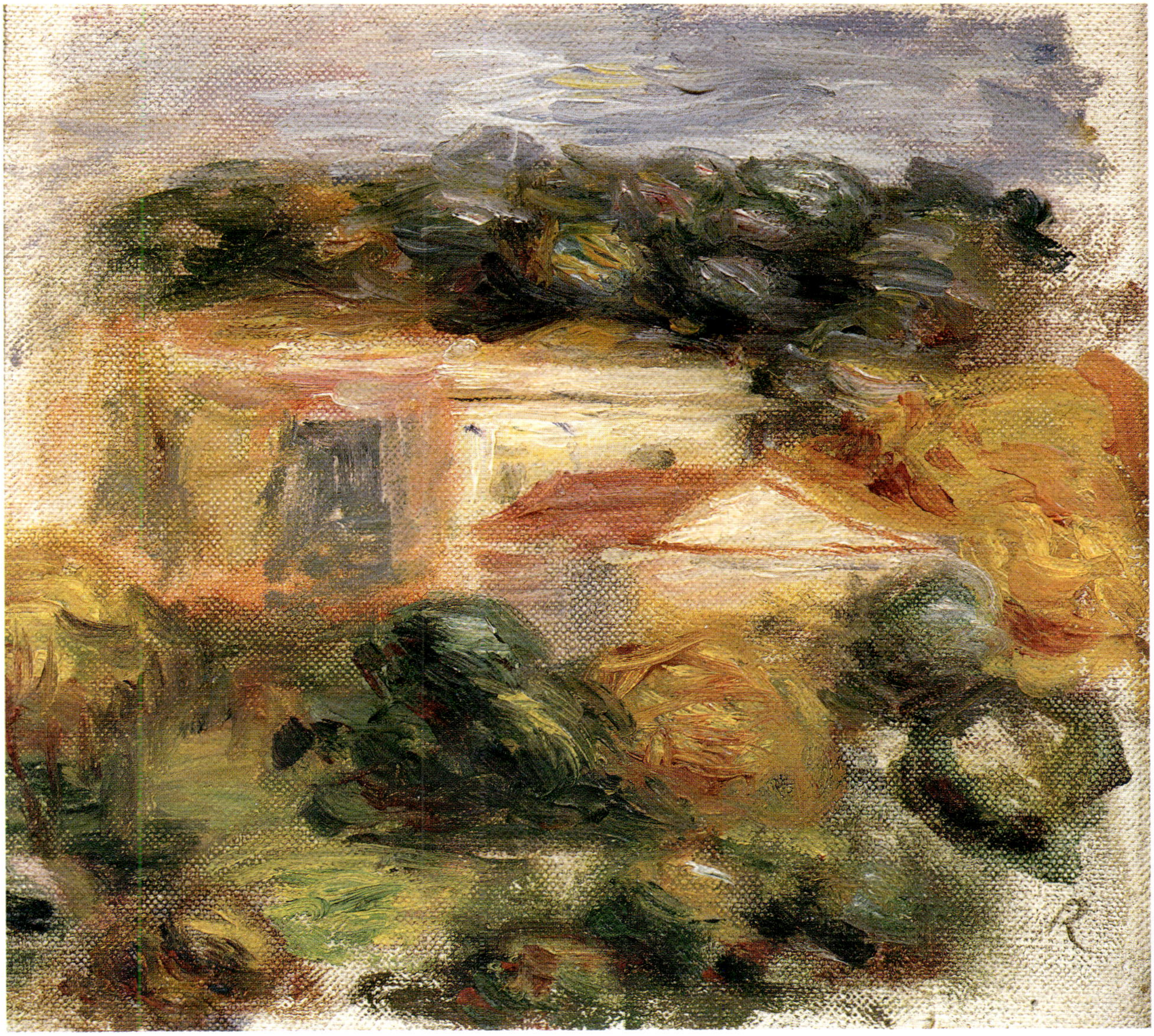

72

Landschaft am Mittelmeer, Cagnes, [1905-1910]

Paysage méditerranéen, Cagnes

Öl auf Leinwand, 17 x 18,7 cm
Initiale unten rechts: »R«
R.F. 1973-86, Schenkung Picasso 1973-1978

Henri Rousseau, genannt der Zöllner Rousseau 1844-1910

73

Frauenporträt, [1895]

Portrait de femme

Öl auf Leinwand, 160,5x105,5 cm
R.F. 1973-90, Schenkung Picasso 1973-1978

Welcher Sammler träumt nicht von dem großen Glücksfall, ganz zufällig – bei einem Polsterer – ein großformatiges Bild des Zöllners Rousseau aufzustöbern und für ein Butterbrot mitzunehmen! »Das erste Werk des Zöllners, das ich mir verschaffen konnte«, erinnert sich Picasso, »weckte eine nagende Sehnsucht in mir. Ich ging durch die Rue des Martyrs. Ein Trödelhändler hatte entlang seiner Ladenfront Bilder aufgestellt. Ein Kopf lugte hervor, das Gesicht einer Frau, harte Augen, ein durchdringender Blick, Entschlossenheit und Klarheit. Die Leinwand war riesig. Ich erkundigte mich nach dem Preis. ›Hundert Sous‹, erwiderte der Händler, ›Sie können sie übermalen.‹ Es war eines der am meisten wahrheitsgetreuen Porträts der französischen Psyche.«[1]

Man sollte noch lange von diesem Ereignis sprechen – es war dies vielleicht Picassos erster Akt als Sammler –, und allen, die von dieser Zeit zu berichten wissen, ist es gut in Erinnerung geblieben: Fernande Olivier[2], Max Jacob[3], André Salmon[4], Gertrude Stein[5] und Wilhelm Uhde[6], die unmittelbare Zeugen waren, und später auch Brassaï, dem Picasso diese beispiellose Anekdote natürlich nicht vorenthielt. Sie muß einen nachhaltigen Eindruck hinterlassen haben, denn die erste Porträtaufnahme, die er von Picasso macht, zeigt den Maler vor dieser Frau, die bisweilen »Jadwigha«[7] genannt wurde: »Ich wollte, daß Jadwigha, die auch im Mit-

1 Picasso im Gespräch mit Florent Fels in *Propos d'artistes*, Paris, la Renaissance du livre, 1925, S. 144. Picasso hat, als er jung und mittellos war, gelegentlich Bilder übermalt (siehe S. 188, Anm. 7). Brassaï berichtet, daß der Maler sich 1944 während des Krieges ein Lager mit alten Gemälden zugelegt hatte, die er bei Antiquitätenhändlern kaufte – er erinnert sich insbesondere an einen üppigen *Liegenden Akt* – für den Fall, daß frische Leinwand knapp werden sollte (Brassaï 1964, S. 149).

2 Von Fernande Olivier, der damaligen Lebensgefährtin des Malers, wissen wir, daß es sich bei dem Trödler um Herrn Soulier handelte, mit dem Picasso in den ersten Jahren des Bateau-Lavoir öfters Geschäfte machte – die sich für ihn im übrigen selten bezahlt machten. Mit dem Hinweis, daß Soulier Picasso für ein Blumenbild zwanzig Francs zahlte, während er ihm das Bild von Rousseau für fünf Francs überließ, liefert sie eine gute Vergleichsmöglichkeit (Olivier 1933, S. 63-64). Rousseau klärte Fernande Olivier auf, daß die Landschaft im Hintergrund nicht etwa Schweizer Berge darstelle, wie sie glaubte, sondern die Befestigungsanlagen von Paris (dies., *ibid.*, S. 82-83). Wahrscheinlich aber ist dieses Bild – das wohl in Auftrag gegeben worden war – nach einer Fotografie entstanden, und der Hintergrund dürfte die Kulisse eines Fotoateliers sein (Dora Vallier, *Tout l'œuvre peint d'Henri Rousseau*, Paris, Flammarion, 1970, S. 97, Nr. 85).

3 Brief von Max Jacob an René Rimbert, 4. März 1927, in dem er den Kauf des Bildes, eines Meisterwerkes, »für vier Francs« erwähnt (Max Jacob, *Lettres à René Rimbert*, Mortemart, Rougerie, 1983, S. 57-58).

4 André Salmon, der es nicht immer so genau nimmt, berichtet, daß »der nicht eben reiche Picasso« das Bild »dem bettelarmen Zöllner« abgekauft habe (*Souvenirs sans fin*, Bd. II, Paris, Gallimard, 1956, S. 50).

5 Gertrude Stein, *Autobiographie d'Alice*, Paris, Gallimard, 1980, S. 111.

6 Wilhelm Uhde erzählt, wie er nach dem Krieg das Bild bei Picasso in der Rue La Boétie wiederfindet: »Von den Wänden begrüßten mich wohlbekannte Bilder: das große Porträt von Rousseau, die schwarzgekleidete Frau mit dem umgedrehten Zweig. Er hatte es eines Tages für fünfzehn Francs bei demselben Polsterer gekauft, bei dem ich für zehn Francs meinen ersten Picasso erstanden hatte, die kleine Skizze eines Mädchenkopfes von Corot, die ich ihm für sein Porträt von mir gegeben hatte.« Er irrt sich bezüglich des Preises. (*Picasso et la tradition française*, Paris, Editions des Quatres chemins, 1928, S. 56). In seiner Monographie über den Zöllner schreibt Uhde: »Manchmal gelingt es ihm sogar, ganz intuitiv seltsame Seelenzustände zu erfassen und sie darzustellen. [So erzeugt dieses Porträt] mit verblüffender Treffsicherheit die Wirkung eines bizarren, nervenschwachen Wesens.« (*Henri Rousseau*, Paris, Figuière, 1911, S. 47)

7 Es wurde häufig gemutmaßt, daß eine polnische Lehrerin Rousseau Modell gestanden hatte, in die er verliebt

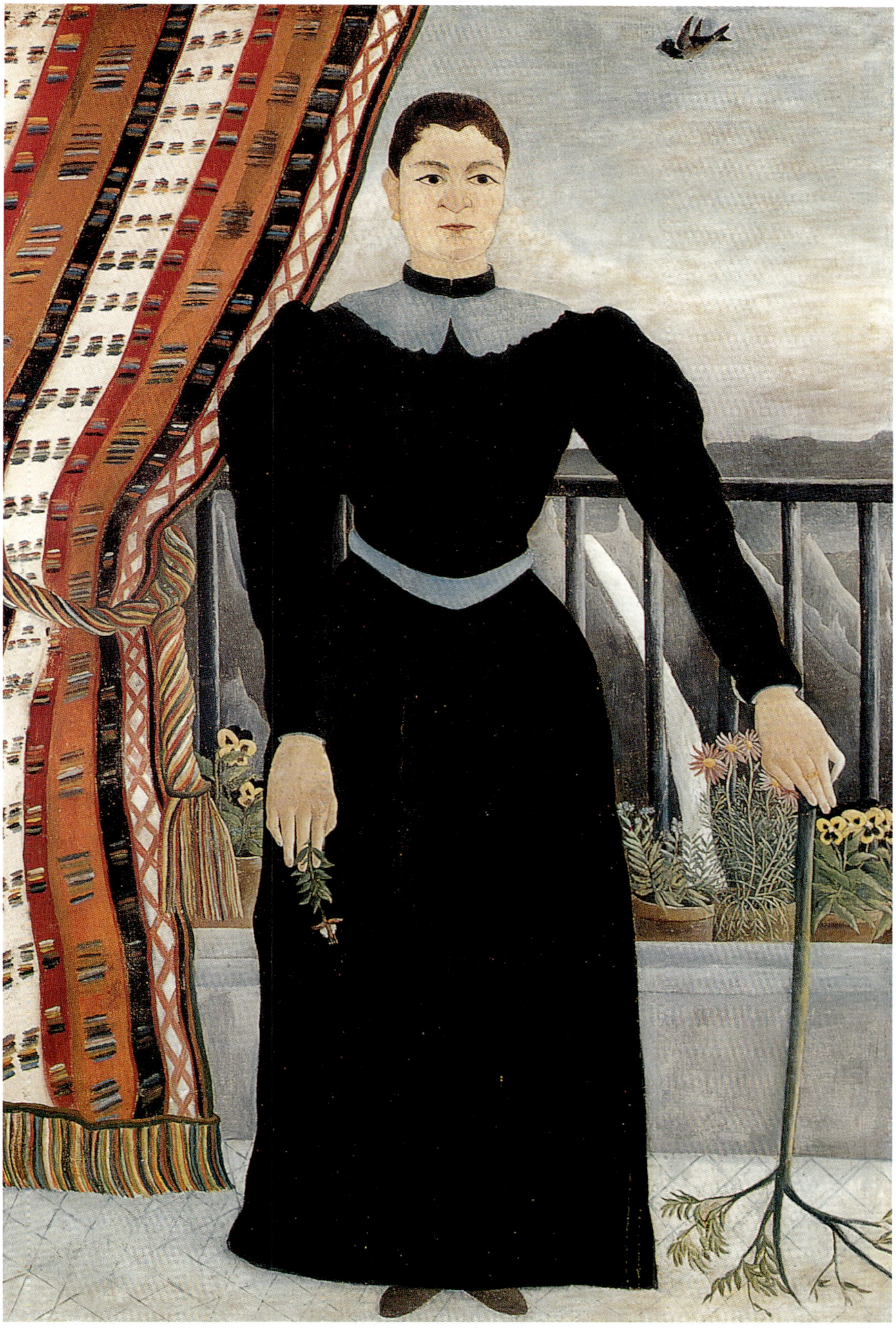

telpunkt des Rousseau zu Ehren im Bateau-Lavoir veranstalteten Festessens stand, auf diesem Porträt zu sehen sei.«[8]
Denn es gab ein Festessen im Bateau-Lavoir: »Es wurde bekannt, daß Picasso kürzlich auf dem Montmartre ein großes Frauenporträt von Rousseau entdeckt hatte, daß er es gekauft hatte und das Fest zu Ehren dieses Kaufs und des Malers gegeben wurde. Es würde großartig werden.«[9] Picasso kannte zwar bereits das Werk Rousseaus – er hatte seine Exponate im Salon des Indépendants und sicherlich im Salon d'automne von 1905[10] (der Salon der »cage aux fauves«) sowie in denen von 1906 und 1907 gesehen und vielleicht auch anläßlich einer 1908 von Wilhelm Uhde organisierten Ausstellung (wobei dieser vergaß, den Veranstaltungsort auf den Einladungen zur Vernissage anzugeben, so daß niemand erschien). Und er hatte durch Guillaume Apollinaire von ihm gehört, der den Zöllner über Alfred Jarry kennengelernt hatte. Doch bis zu dem Zeitpunkt, da er das große Porträt erstand, war Picasso Rousseau noch nie begegnet. Sie wurden einander von einem amerikanischen Künstler vorgestellt, Max Weber, der zwischen 1905 und 1908 in Paris malte[11]; dieser wiederum hatte Rousseau bei der Mutter Robert Delaunays kennengelernt. Als er eines Tages im Oktober oder November 1908 Picasso im Bateau-Lavoir besucht, holt dieser seinen großen Rousseau aus dem Nebenzimmer: »So strahlend wie ein Tizian«, begeistert er sich, »er ist mir sogar lieber.«[12] Nachdem ein erstes für den 10. November bei Picasso geplantes Treffen scheiterte, besuchte dieser Weber in seinem Atelier in der Rue Belloni im XIV. Arrondissement. Sie gingen sofort zu Rousseau, dessen Atelier sich ganz in der Nähe in der Rue Perrel befand. Dort trafen sie auf Apollinaire, der gerade für die erste Fassung von *La Muse inspirant le poète* Modell stand.[13]
Daraufhin wurde Ende November – gleichsam um den Erwerb des Bildes und die Begegnung mit dem Künstler zu feiern – das »Festessen zu Ehren des Zöllners Rousseau« in Picassos Atelier veranstaltet, das für diesen Anlaß mächtig herausgeputzt wurde, mit Girlanden und Lampions und dem großen Porträt, dem man – drapiert in grünem Rips – einen zentralen Platz auf einer Staffelei mitten im Atelier zuwies. Dem Zöllner – den man sich, da er Picasso im Grunde kaum und die meisten anderen Gäste überhaupt nicht kannte, recht eingeschüchtert vorstellen muß – hatte man eine Art Thron errichtet, über dem auf einem Spruch-

war. Man findet dies in den Schriften von Zeitgenossen Picassos wieder, wie Maurice Raynal, »Le ›Banquet‹ Rousseau«, *Les Soirées de Paris*, Nr. 20, 15. Januar 1914, S. 69, Philippe Soupault, »Le Douanier Rousseau«, *Les Feuilles libres*, August-September 1922, S. 255, André Salmon, 1956, *a. a. O.*, S. 49 oder Brassaï 1964, S. 32-34. Dies ist auch der Blickwinkel, den der Historiker Henri Certigny wählte (*La Vérité sur le Douanier Rousseau*, Paris, Plon, 1961, S. 171). Dora Vallier dagegen ist vorsichtiger (1970, *a. a. O.*, S. 98). Sicher ist jedoch, daß *Der Traum*, der 1910 im Salon des Indépendants ausgestellt wurde, von Jadwigha inspiriert wurde.

8 Brassaï 1964, *a. a. O.*, S. 34, Fotografie S. 32. Es wurde sehr früh bekannt, daß dieses Bild Picasso gehörte: Uhde veröffentlicht es als solches in seiner 1911 erschienenen Monographie über Rousseau (*a. a. O.*, Abb. 11), und 1926 wird es unter diesen Angaben in einem Artikel von Christian Zervos, »Henri Rousseau et le sentiment poètique« in *Cahiers d'Art* (Nr. 9, S. 231) abgebildet. Im Katalog zur Ausstellung *Henri Rousseau* bei Bernheim-Jeune, 28. Oktober bis 9. November 1912, ist es als Exponat Nr. 2 etwas diskreter – »Eig. H.P.P.« – aufgeführt.

9 Gertrude Stein, 1980, *a. a. O.*, S. 111.

10 Siehe diesbezüglich William Rubin und Carolyn Lanchner, »Henri Rousseau et le modernisme« im Katalog zur Ausstellung *Le Douanier Rousseau*, Paris, Galeries nationales du Grand Palais, 4. September 1984 bis 7. Januar 1985, S. 51*ff.*

11 Und nicht, wie häufig behauptet wurde, durch Apollinaire (auch von Fernande Olivier in *Souvenirs intimes*, Paris, Calman-Lévy, 1988, S. 229: »Guillaume hat uns Rousseau gebracht«). Sicher aber war Apollinaire, nachdem sie sich einmal begegnet waren, ein wichtiges Bindeglied zwischen Picasso und Rousseau (siehe die Briefe Rousseaus an Apollinaire in *Les Soirées de Paris*, Nr. 20, 15. Januar 1913, S. 30-62).

12 Sämtliche Informationen entstammen dem wertvollen Werk Sandra E. Leonards, *Henri Rousseau and Max Weber*, New York, Richard L. Feigen, 1970. In der von ihr zitierten Stellungnahme Max Webers (S. 32) betont dieser die Begeisterung Picassos, als er seinen – von einem Vorhang verdeckten – Schatz enthüllt: seine Augen strahlten (»Picasso's eyes beamed.«).

13 Sandra E. Leonard, *a. a. O.*, S. 33-34. Diese Fassung des Doppelporträts, das nicht Nelken sondern Levkojen im

band »Rousseau zu Ehren« zu lesen war. Apollinaire, der ihn dazu überredet hatte, die Einladung anzunehmen, sollte ihn dorthin begleiten. Es wäre müßig, hier im Detail auf diese lebhafte Feier einzugehen, von der es großenteils widersprüchliche Berichte gibt.[14] Offen bleibt, ob Apollinaire nun sein Gedicht »Tu te souviens, Rousseau, du paysage aztèque« zu diesem Anlaß improvisierte oder nicht, ob Salmon wirklich betrunkener war als erlaubt, was aus dem fertig bestellten Menü wurde und ob sich Marie Laurencin tatsächlich mitten in die Torten setzte ... Es ist im übrigen heute schwierig festzustellen, inwieweit diese Ehrung wirklich ernst gemeint war oder auch eine Spur Hohn mitschwang.[15] Der Zöllner seinerseits dürfte Picasso gegenüber dieselbe Bewunderung empfunden haben, die dieser, wie folgende Worte bezeugen, ihm entgegenbrachte: »Wir sind die beiden größten Maler unserer Zeit, du im ›ägyptischen‹ Genre, ich in der Moderne.«[16]

Am 19. August 1913 schreibt Picasso, der gerade von Céret zurückgekehrt ist, an Kahnweiler: »Wir haben ein großes und sehr sonniges Atelier mit Wohnung ganz in unserer Nähe in der Rue Schœlcher Nr. 5 gefunden, und ich habe einen Rousseau gekauft, soweit die Neuigkeiten.«[17] Alles spricht dafür, daß es sich hierbei um das große Gemälde handelt, das im Salon des Indépendants von 1907 ausgestellt wurde, *Die Vertreter der Fremdmächte grüßen die Republik zum Zeichen des Friedens*[18], das Picasso Vollard abkauft.[19] Dieses Bild, dessen naive Aussage und peinlich genaue Darstellung – alle Personen

Vordergrund zeigt, wird im Puschkinmuseum aufbewahrt (Dora Vallier, 1970, *a. a. O.*, S. 111-112, Nr. 227).

14 Erstmals berichtet davon Maurice Raynal 1912 in *Les Soirées de Paris*, *a. a. O.*, S. 69-72. Dann beschreiben 1933 Fernande Olivier (*a. a. O.*, S. 78-81) und 1934 Gertrude Stein (*a. a. O.*, S. 111-116) in schillernden Farben dieses Ereignis.

15 Siehe diesbezüglich Salmon, der Raynal regelrecht den Prozeß machte, (1956, *a. a. O.*, S. 48-56) und Picassos Kommentar – »es war eigentlich ein Scherz« -, den man mit der einer Aussage aus zweiter Hand gebührenden Vorsicht genießen sollte (Geneviève Laporte, *Un Amour secret de Picasso. Si tard le soir ...* Paris, Editions du Rocher, 1989, S. 31)

16 Olivier 1933, S. 113.

17 Picasso an Kahnweiler im Katalog der *Donation Louise et Michel Leiris*, Paris, Centre Pompidou, Musée national d'art moderne, 22. November 1984 bis 28. Januar 1985, S. 170.

18 Dies läßt sich von dem Umstand ableiten, daß die Herkunft der anderen Rousseaus, die Picasso gehörten, recht gut dokumentiert ist. Ilja Ehrenburg erinnert sich in einem Auszug seiner damals noch nicht veröffentlichten Memoiren, daß er Anfang 1915, als er Picasso in der Rue Schœlcher besucht, in seinem Atelier eine »*Friedenskonferenz*« des Zöllners Rousseau gesehen habe (»Souvenirs sur Pablo Picasso«, *La Nouvelle Critique*, Nr. 130, November 1961, S. 53). Im Frühjahr 1916 erblickt auch der dänische Maler Axel Salto in der Rue Schœlcher »das Bild Henri Rousseaus mit allen europäischen Potentaten unter einem Baldachin versammelt« (»Pablo Picasso«, *Klingen*, Kopenhagen, November 1917, Nr. 2, o. S.). 1922 bildet Soupault das Bild, das er als *Der universelle Frieden* bezeichnet, als Teil der Sammlung Picasso ab (*a. a. O.*, S. 229). Dann wird es 1926 in den *Cahiers d'art* im Artikel von Zervos mit dem Vermerk »Eigentum Picasso« reproduziert (*a. a. O.*, S. 229).

19 Am 26. September 1909 schreibt der Zöllner Vollard, daß er noch zwei Bilder zu verkaufen hat, »*Der Kampf des Tigers und des amerikanischen Büffels*« und »*Die Fremdmächte grüßen die Republik zum Zeichen des Friedens*«. Er fügt hinzu, er sei davon ausgegangen, daß ihm der Staat dieses zweite Bild abkaufen würde. Desweiteren existiert folgende von Rousseau verfaßte Quittung: »Erhalten zehn Francs für ein Gemälde und 200 Francs für *Der Kampf des Tigers und des amerikanischen Büffels*, Paris, den 14. 12. 1909« (Veröffentlicht von Germain Viatte, »Lettres inédites à Ambroise Vollard«, *Art de France*, Nr. 2, 1962, S. 333). Daß Rousseau die *Fremdmächte* zu einem solch niedrigen Preis veräußert hat, überrascht, denn das Bild scheint jener Kategorie großformatiger Gemälde mit komplexem Sujet anzugehören, die er »Kreationen« nannte und für die er hohe Preise verlangte (siehe Dora Vallier, *Henri Rousseau*, Paris, Flammarion, 1979, S. 31). Zudem hatten das Bild und dessen Autor – will man ihm Glauben schenken – im Salon des Indépendants von 1907 einen echten Erfolg verbuchen können: »So viele Menschen kamen, mir die Hand zu schütteln, umringten und beglückwünschten mich, daß ich den Saal gar nicht mehr verlassen konnte. Und wissen Sie warum? Genau zu der Zeit fand die Konferenz von Den Haag statt, daran hatte ich gar nicht gedacht.« (Arsène Alexandre, »La Vie et l'œuvre d'Henri Rousseau, peintre et ancien employé de l'Octroi«, *Comœdia*, 19. März 1910, zitiert in *Le Douanier Rousseau*, 1984-1985, *a. a. O.*, S. 188).Die Zweite Haager Konferenz zur Regelung internationaler Streitigkeiten fand vom 15. Juni bis 14. Oktober 1906 statt. Als das Bild 1911 auf der posthum vom Salon des Indépendants organisierten Ausstellung gezeigt wird, gehört es jedenfalls Vollard (Nr. 17, S. 363).

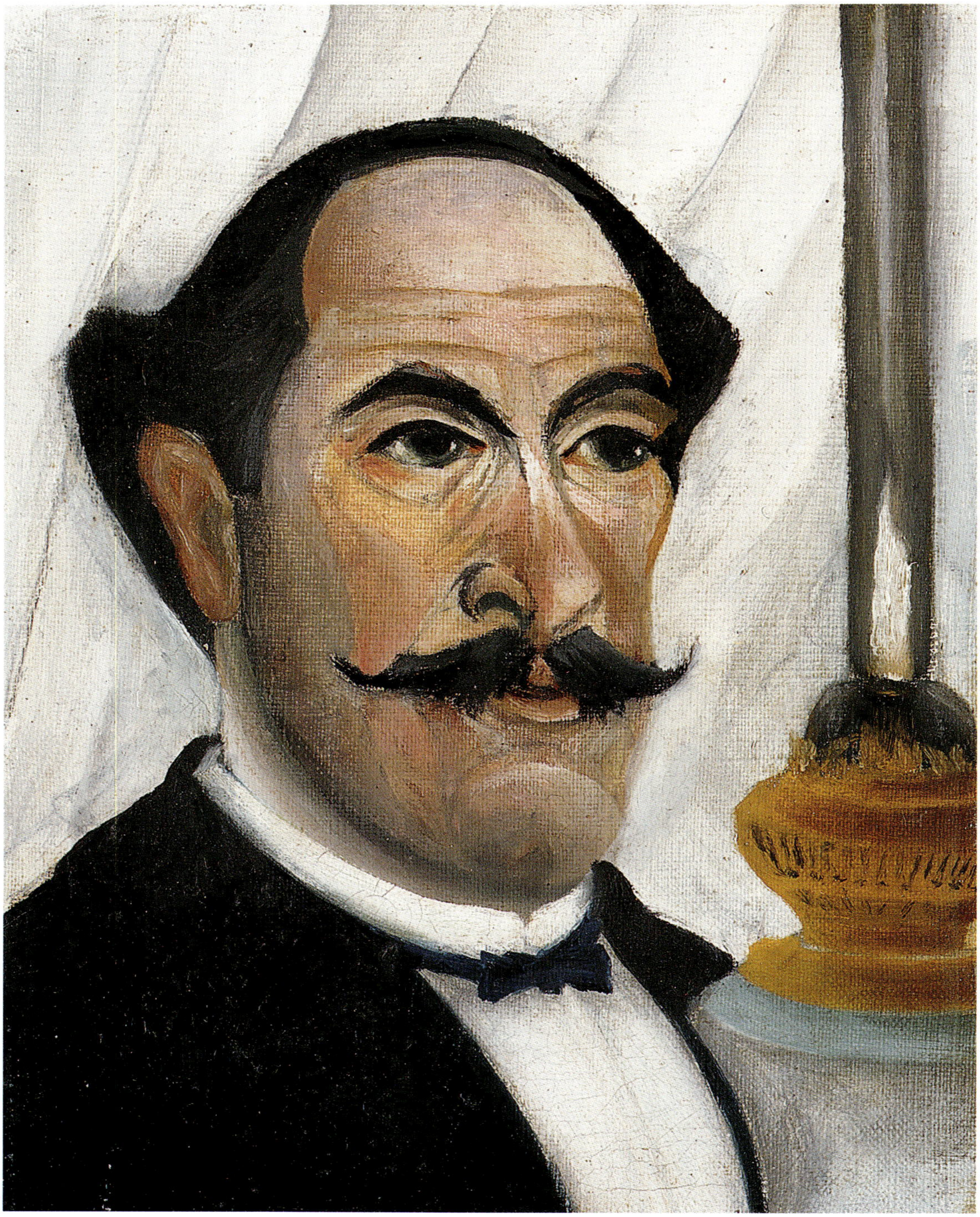

74

Porträt des Künstlers von eigener Hand, [1900-1903]

Portrait de l'artiste par lui-même

Öl auf Leinwand, 24,5x19 cm
R.F. 1973-88, Schenkung Picasso 1973-1978

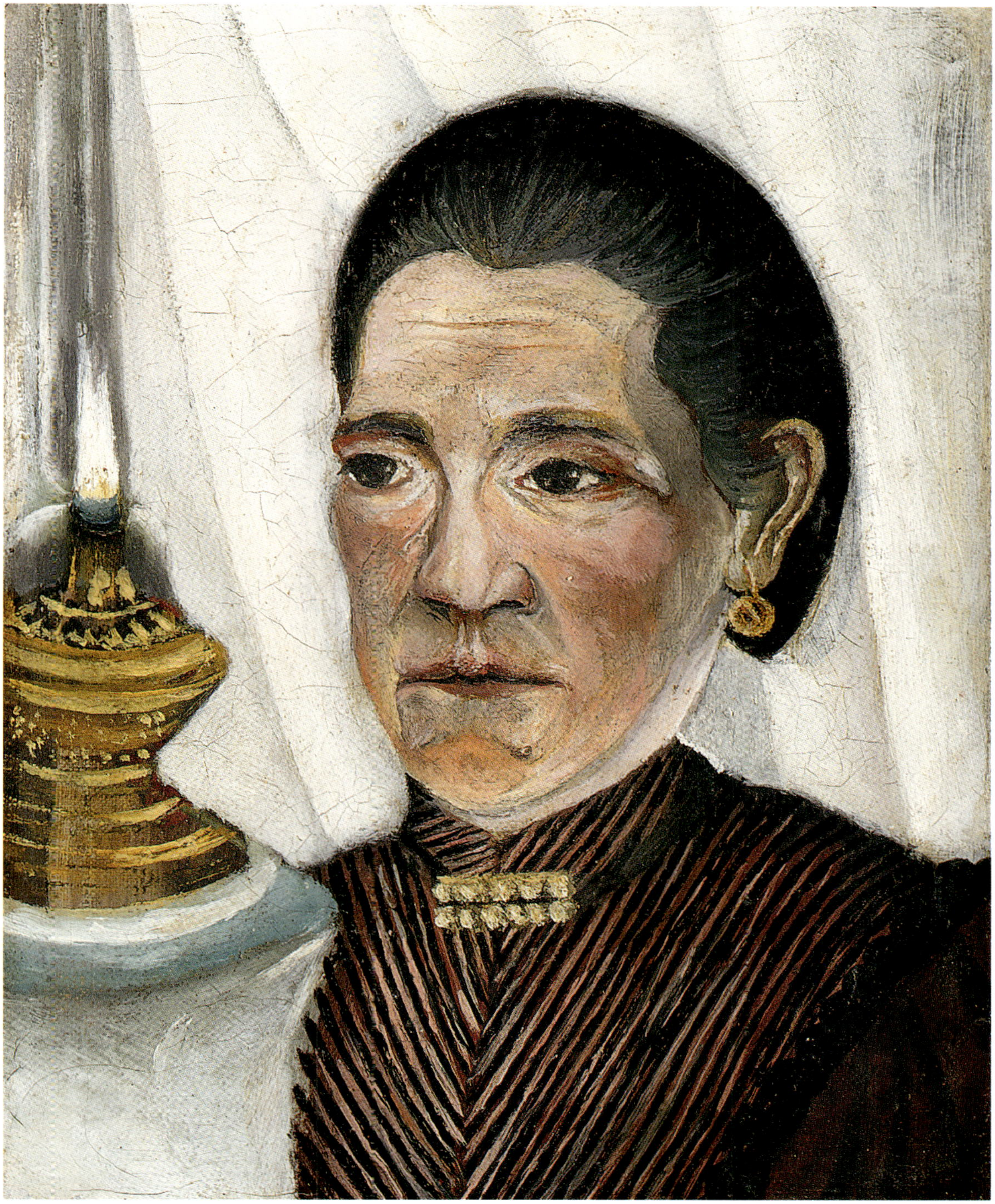

75

Porträt der zweiten Frau des Künstlers, [1900-1903]

Portrait de la seconde femme de l'artiste

Öl auf Leinwand, 24x19cm
R.F. 1973-89, Schenkung Picasso 1973-1978

sind gut erkennbar[20] – für allgemeine Erheiterung sorgte[21], fand auch Picasso amüsant, der »gerne zum besten gab, Rousseau wisse genau, welches Gewand jeder Repräsentant einer Nation zu tragen hatte«.[22] »Er betrachtete Rousseau mit gerührter Bewunderung«, erinnert sich Hélène Parmelin: »Er lachte, wenn er *Die Vertreter der Fremdmächte grüßen die Republik zum Zeichen des Friedens* beschrieb. Es war ein freundliches Lachen. Und das Bild ist wirklich verblüffend, es ist komisch und zeugt von einem naiven Weltverständnis, das einen rührt und in Staunen versetzt. Gleichzeitig aber ist es ganz Rousseau, d. h. hier kommt in der Malerei eine Seele voller Glaube und Vorstellungskraft zum Ausdruck. Als Picasso es betrachtete – ich selbst habe es nur ein einziges Mal gesehen – schien ihn [...] die Kühnheit des Zöllners zu ergötzen.«[23]

Auch Paul Rosenberg interessierte sich immerhin so viel für den Zöllner Rousseau – Picasso dürfte seinen Händler hierin beeinflußt haben –, daß er ihm zwei Ausstellungen in seiner Galerie widmete, eine im Juni 1923, die andere im März 1937 (für die er übrigens Picasso vergeblich um Mitwirkung bat[24]). Bei Rosenberg erwirbt Picasso nach 1938 auch – durch Kauf oder Tausch – das *Porträt des Künstlers von eigener Hand* und das *Porträt der zweiten Frau des Künstlers*[25], die er vermutlich schon lange kannte, da er sie zumindest im Salon des Indépendants von 1911 gesehen haben muß[26], als sie noch dem Maler Robert Delaunay gehörten. Zur selben Zeit schrieb Wilhelm Uhde in seiner Monographie über Rousseau folgendes: »Es sind zwei kleine Porträts zu sehen, die Rousseau selbst und seine Frau darstellen; beide sind nicht mehr jung; die Köpfe heben sich ohne Ornamente oder Symbole vom Hintergrund ab, doch eine diskret neben sie plazierte Lampe erzeugt auf sehr viel subtilere Weise, als es ein im Detail dargestelltes Interieur vermocht hätte, den Eindruck friedvollen Zusammenlebens und sicheren Glücks.«[27] Alle Berichte stimmen darin überein, daß diese beiden kleinen Porträts Picasso besonders am Herzen lagen[28], und die Bilder sind auf zahlreichen Fotografien im Atelier oder am ausgestreckten Arm des glücklichen Besit-

20 *Le Douanier Rousseau*, 1984-1985, *a. a. O.*, S. 186.

21 Uhde erinnert sich: »In keiner Komödie und keinem Zirkus habe ich ein solches Gelächter erlebt, wie vor Rousseaus Bild ›Die Fremdmächte‹. Man hätte jeden, der etwas Gutes darin gefunden hätte, sofort nach Charenton [Nervenkrankenhaus in Paris, A.d.Ü.] geschickt. Und doch sieht man hin und wieder junge Leute, die diese Art Gemälde mit sehr ernster und nachdenklicher Miene betrachten.« (1911,*a. a. O.*, S. 21-22). Und Gertrude Stein spricht davon, daß das Bild einen »Skandal« verursacht habe (1980, *a. a. O.*, S. 23).

22 Rubin 1973, S. 44.

23 Hélène Parmelin, »Picasso ou le collectionneur qui n'en est pas un«, *L'Œil*, Nr. 230, September 1974, S. 9. Soupault schrieb bezüglich dieses Bildes, es sei »einer jener Träume, die die Zimmer von Arbeitern und kleinen Angestellten tapezieren; man kann darüber schmunzeln, ohne irgend jemandem weh zu tun. Selbst Rousseau konnte es sich nicht verkneifen, als er jeder der Figuren ein Lorbeerzweiglein gab.« (1922, *a. a. O.*, S. 255-256)

24 Brief von Paul Ebstein auf dem Briefpapier der Galerie Paul Rosenberg an Picasso vom 5. Januar 1937 (Picasso Archiv). Siehe Einführung.

25 Wir erfahren dies aus einem Brief, den Alexandre Rosenberg am 29. April 1974 an Marie-Thérèse de Forges schreibt: »Die beiden kleinen Porträts von Rousseau stammen ebenfalls von meinem Vater, was untrügliche Erinnerungen bereits bekräftigten. Die Nummern lauten 4035 und 4036 [im fotografischen Verzeichnis der Galerie], als Datum des Erwerbs durch meinen Vater wird Ende 1938 angegeben. Über ihre Herkunft vor dieser Zeit habe ich nichts herausfinden können.« (Siehe S. 86, Anm. 13). In Katalogen, insbesondere dem zur Ausstellung von 1984-1985 (*a. a. O.*, S. 160), findet man folgende Provenienz: Robert Delaunay, Paris; Galerie Bing, Paris; Louis Neumann, Zürich, vor Paul Rosenberg. Interessanterweise bildet Roch Grey in ihrer 1943 erschienenen Monographie über den Zöllner beide Porträts ohne Hinweis zur Sammlung ab, obwohl sie diese Angaben für alle anderen Bilder macht, die Picasso gehörten (*Henri Rousseau*, Paris, René Drouin, 1943, 18, 19, bzw. Abb. 14 und 28). Auch Pierre Courthion macht keine Angaben (*Henri Rousseau. Le Douanier*, Genf, Skira, 1944, Abb. 1).

26 Unter Nr. 36: Porträt des Künstlers von eigener Hand und Nr. 37: Porträt seiner ersten Frau (*Le Douanier Rousseau*, 1984-1985, *a. a. O.*, S. 159-160). Man hat lange Zeit geglaubt, daß Rousseaus erste Frau, Clémence Boitard, Modell gestanden hat. Doch da der Künstler sowohl sich selbst als auch seine Frau gealtert darstellt, geht man heute davon aus, daß es sich um seine zweite Frau handelt, Joséphine Noury. Möglicherweise ist das Porträt sogar 1903 kurz vor ihrem Tod entstanden.

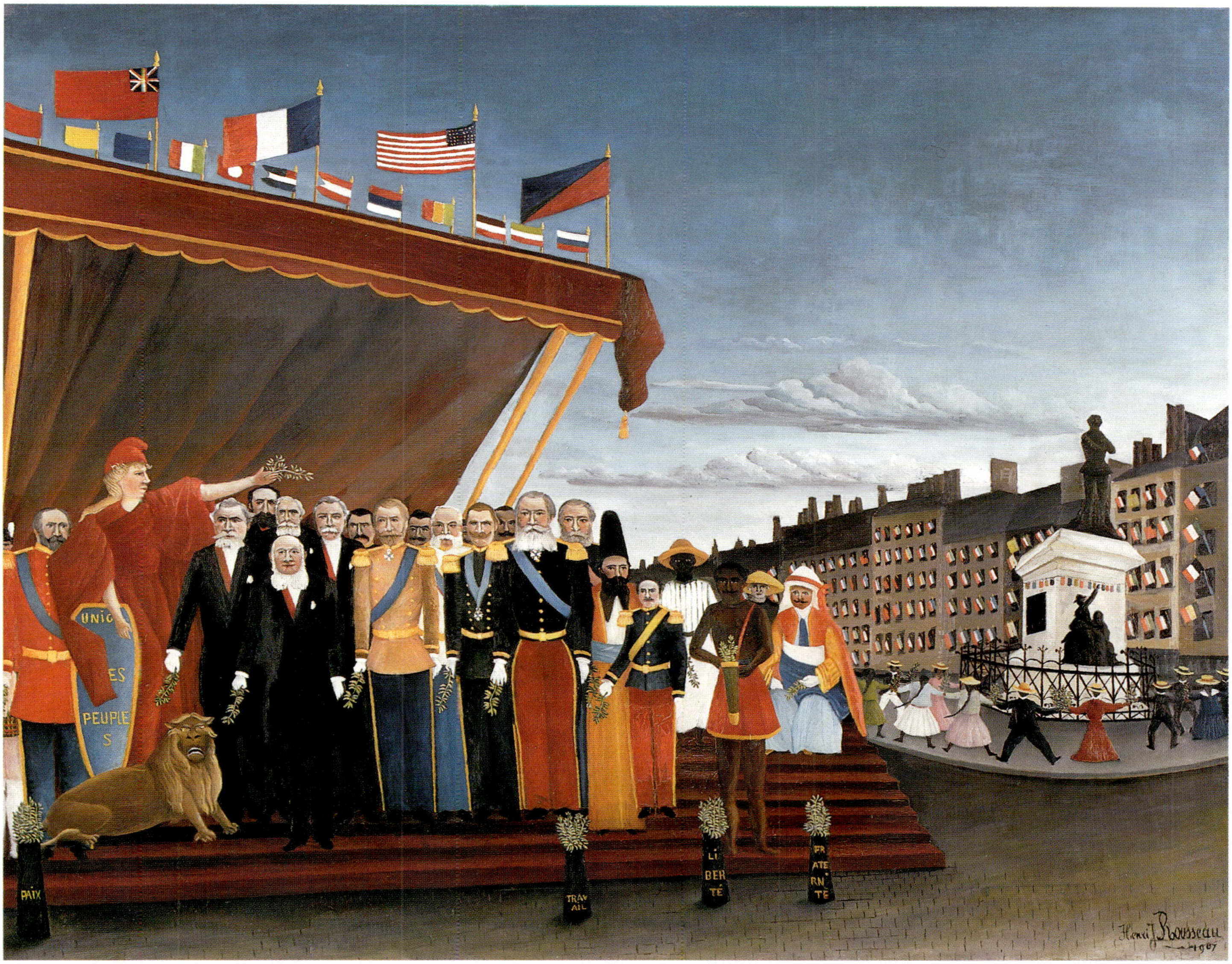

27 Wilhelm Uhde, 1911, *a. a. O.*, S. 46. Bei seiner Wiedergabe des Porträt des Künstlers von eigener Hand (Nr. 4) weist er darauf hin, daß es Robert Delaunay gehört.
28 Zum Beispiel Penrose: »Picasso bewahrte stets ein kleines Selbstbildnis des Zöllners und das Gegenstück, ein Porträt von dessen Frau, bei sich auf.« (1982, S. 176). Oder Hélène Parmelin, die sagt, Picasso habe sie »in seinem Zimmer« gehabt (1974, *a. a. O.*, S. 9). Nach dem Krieg schreibt Paul Rosenberg von New York aus an Picasso in

76

Die Vertreter der Fremdmächte grüßen die Republik zum Zeichen des Friedens, 1907

Les Représentants des puissances étrangères venant saluer la République en signe de paix

Öl auf Leinwand, 130 x 161 cm
signiert und datiert unten rechts: »Henri J. Rousseau 1907«
R.F. 1973-91, Schenkung Picasso 1973-1978

zers, der sich in dieser Pose vor das Objektiv stellte[29], zu sehen.

Ein Rätsel galt es noch zu lösen: in verschiedenen Zeugnissen wird ein weiterer Rousseau in Picassos Sammlung erwähnt, ein Landschaftsbild, das den Parc Montsouris darstellt. Tatsächlich ist das Bild auf einer berühmten Aufnahme Brassaïs von 1943 in Les Grands-Augustins zu sehen. Der Fotograf beschreibt seine Aufnahme wie folgt: »Das erste, was man sieht, wenn man in der Tür zum Atelier steht, ist ein Matisse: ein großes Stilleben mit Orangen und Bananen, das vor dem Ersten Weltkrieg entstanden ist. Daneben hängt ein kleiner Zöllner Rousseau: die *Allée du Parc Montsouris* mit ihren hochragenden Pappeln und winzigen schwarzgekleideten Figuren...«[30] Malraux erinnert sich, es nach dem Krieg gesehen zu haben,[31] und Françoise Gilot, als sie Picasso im Mai 1943 zum ersten Mal besucht.[32] Zuvor, am 24. November 1942, entdeckte es auch Léonce Rosenberg, als er in das Atelier eingeladen wurde, um den kürzlich erworbenen *Korb mit Orangen* von Matisse zu bewundern. In einem Brief, in dem er sich für die »Besichtigung« bedankt, kommentiert er das Gesehene, den Matisse und eine Landschaft von Corot, und fügt hinzu: »Die kleine Landschaft von Henri Rousseau hängt zwischen diesen beiden Gemälden, sozusagen zwischen zwei Epochen, zwischen zwei Temperamenten, zwischen zwei Techniken.«[33] Dieses Bild hat Picasso spätestens im Herbst 1942 bei Martin Fabiani erworben, dem Händler, der ihm auch den *Korb mit Orangen* von Matisse abgetreten hatte. Doch Picasso soll bezüglich seiner Herkunft Bedenken gehabt haben, und zwar zurecht... Den Besuch, den Frau Wertheimer Picasso abstattete, als sie nach der Befreiung aus den USA zurückkehrte, und bei dem sie den *Parc Montsouris* als eines ihrer Bilder erkannte, hat Françoise Gilot – sie war damals zugegen – nicht vergessen. »Picasso gab es ihr sofort zurück; er war sehr verärgert, daß Fabiani ihn in eine solche Situation gebracht hatte.«[34]

Vallauris, um ihm – mit begleitendem Foto – ein weiteres »Doppelporträt« des Zöllners vorzustellen (Picasso Archiv) (Dora Vallier, 1970, *a. a. O.*, Nr. 190 A und B).

29 Fotoaufnahmen aus der Villa La Galloise in Vallauris von Alexander Liberman (*Maîtres et ateliers*, éditions du May, 1989, S. 106), Edward Quinn (*Picasso avec Picasso*, Paris, Bordas, 1987, S. 76) bzw. in Mougins von André Gomès (Marie-Laure Bernadac, Michèle Richet, Hélène Seckel, *Musée Picasso. Catalogue sommaire des collections*, Bd. I, Paris, R.M.N., 1985, S. 228).

30 Brassaï 1964, S. 63. Das Foto wurde insbesondere im Katalog zur Ausstellung *Picasso vu par Brassaï*, Paris, Musée Picasso, 1987, S. 88, abgebildet. Das Gemälde ist unter der Nr. 73 A in *Tout l'œuvre peint d'Henri Rousseau* aufgeführt (Dora Vallier, 1970, *a. a. O.*, S. 97). 1943 veröffentlicht es Roch Grey mit dem Vermerk »Sammlung Pablo Picasso« (*a. a. O.*, Abb. 78). Unklar ist, weshalb Pierre Courthion es 1944 der Sammlung von Antoine Villard zuordnete (*a. a. O.*, Abb. XXXV).

31 Malraux 1974, S. 14. Er erinnert sich, den *Korb mit Orangen* von Matisse zwischen »der Traumarchitektur einer *Sackgasse* von Balthus [hier irrt er sich] und dem *Parc Montsouris* vom Zöllner« gesehen zu haben. 1973 zeigt er sich erstaunt, den *Parc Montsouris* nicht in Mougins vorzufinden. »Ich kann mich nicht erinnern«, antwortet Jacqueline Picasso (ders., S. 20/21). Und das mit gutem Grund (siehe Anm. 34).

32 Gilot 1991, S. 36. Sie erwähnt »eine lyrische Landschaft des Zöllners Rousseau«.

33 Léonce Rosenberg an Picasso, 24. November 1942 (Picasso Archiv).

34 Briefe von Françoise Gilot an die Autorin vom 1. und 8. Oktober 1997. Dieses Bild war Teil der Rousseau-Ausstellung bei Paul Rosenberg vom 3. bis 31 März 1937 (Nr. 2); es gehörte damals zur Sammlung von Pierre Wertheimer. Es gelangte vermutlich über die obskuren Kanäle allen Diebesguts in die Hände Fabianis, der sich nach dem Krieg für diese Art Geschäfte verantworten mußte. Von der Umsicht Picassos während des Krieges zeugt eine von Brassaï überlieferte Aussage des Künstlers vom 16. Juni 1944: »zur Zeit sind viele gestohlene Bilder im Umlauf« (Brassaï 1964, S. 169). Richardson ist diese Geschichte bekannt, er meint jedoch, es handle sich um einen anderen Rousseau (II 1996, S. 113), *Exotische Landschaft* (Dora Vallier, 1970, *a. a. O.*, Nr. 217, S. 110, ein Bild, das laut dieses Katalogs ebenfalls den Wertheimers gehörte.)

André Salmon
1881-1969

«Ich war erschüttert von der Offenbarung eines neuen Universums.«[1] Als der Dichter André Salmon an einem Abend zu Beginn des Jahres 1905 Picassos Atelier entdeckt, nachdem er in Begleitung des Bildhauers Manolo das Bateau-Lavoir aufgesucht hat, ist er auf dem Gebiet der schönen Künste noch ein Neuling. Doch nicht mehr lange, denn durch seine regelmäßigen Besuche im Atelier in der Rue Ravignan wird er auf direktem Weg in den Kreis der Maler eingeführt. Im Frühjahr 1907 genießt er sogar das Privileg, der Entstehung der *Demoiselles von Avignon* beizuwohnen, worüber er in *La Jeune peinture française* von 1912 ein einzigartiges Zeugnis ablegt. Die kritischen Texte in *L'Art vivant* (1920) oder in seinen *Propos d'atelier* (1922), sein in Montmartre spielender Roman *La Négresse du Sacré Cœur* (1920), *L'Air de la Butte* (1945) und seine unerschöpflichen *Souvenirs sans fin* (1955-1961) sind eine lebendige Quelle der Information – die zuweilen überprüft sein will – über die ersten Entwicklungen in der Kunst zu Beginn dieses Jahrhunderts. Das gilt auch für seine unzähligen Chroniken, die er regelmäßig in der Presse veröffentlicht, vor allem in *L'Intransigeant, Paris-Journal, L'Europe nouvelle, Le Matin, Paris-Montparnasse*...[2] Und umgekehrt ehrt Picasso auch den Dichter: Einigen wenigen Exemplaren von dessen erstem Band *Poèmes* aus dem Jahr 1905 ist die schöne Radierung der *Zwei Seiltänzer* beigelegt[3], und *Le Manuscrit trouvé dans un chapeau* erscheint 1919 mit Reproduktionen von Zeichnungen des jungen Picasso (1904-1906).

Salmons Erscheinung war dazu angetan, Picassos Talent als Karikaturist auf die Probe zu stellen; bei ihren Begegnungen entstanden zahlreiche kleine

Pablo Picasso: Porträt von André Salmon, [1905]
Tinte auf Papier, 30 x 23 cm
Privatsammlung; ehemalige Sammlung André Salmon

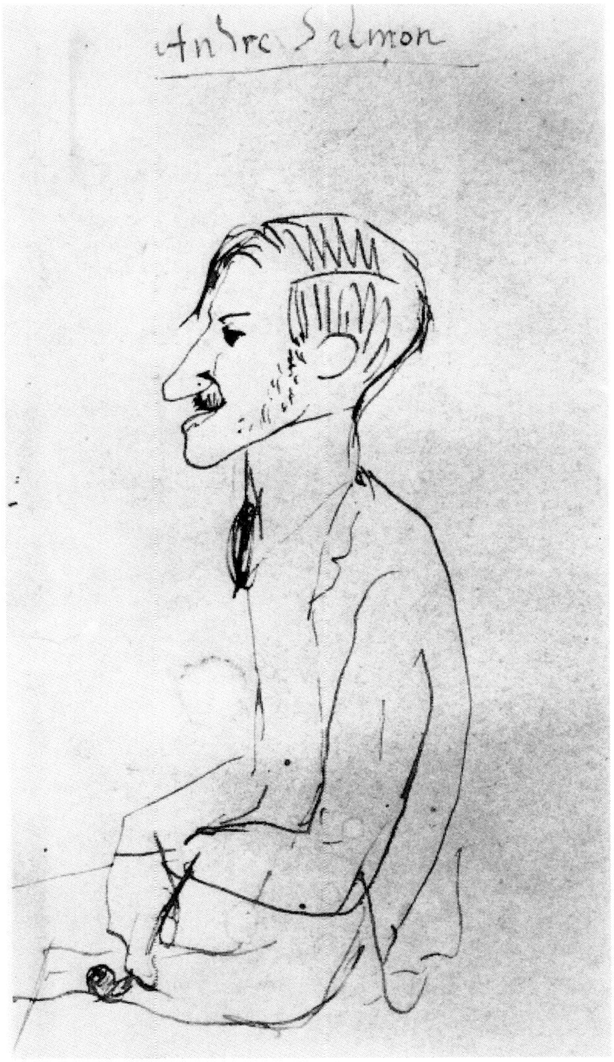

1 André Salmon, *Souvenirs sans fin*, Bd. I, Paris, Gallimard, 1955, S. 166. Siehe S. 164-174, auf denen beschrieben ist, wie damals zwischen Picasso, Salmon, Apollinaire und Max Jacob eine auf Jahre dauerhafte Verbindung entsteht, die sich mit der Zeit wieder auflöst: Apollinaire stirbt 1918, und noch im selben Jahr entfernt sich Picasso wegen seiner Heirat von seinen Jugendfreunden. Max Jacob verbringt ein Gutteil seines Lebens in Saint-Benoît-sur-Loire, bevor er 1944 im Lager Drancy stirbt; und schließlich bringt ein langer Streit zwischen Picasso und Salmon – wegen dessen Haltung während des spanischen Bürgerkriegs – auch die beiden Männer bis Anfang der fünfziger Jahre auseinander.

2 Siehe die Bibliographie der Schriften Salmons von Jacqueline und Jacques Gojard in *Quaderni del Novecento Francese* Nr. 9 (Salmon gewidmet), Rom, Bulzoni, Paris, Nizet, 1987, S. 189*ff.*

3 G./B. I, 6.

satirische Zeichnungen. Max Jacob beschrieb den »langen Herrn« wie folgt: »Ein übertriebenes Entgegenkommen krümmte ihn in seinem ockerfarbenen Raglan. Sein Gesicht, das aus dem hochgeschlagenen Kragen ragte, hatte die Form eines Halbmonds. Von seinem weißen Kinn stand eine Pfeife weg, die entgegengesetzt zur Nase verlief.«[4]
1907 machte Picasso jedoch auch mehrere große Porträts von ihm; deren Bedeutung hob das Modell selbst hervor, vielleicht etwas prahlerisch, betitelt er sie doch als den »Beginn des Kubismus«. In diesen Porträts zeigt sich eine Entwicklung hin zum Primitivismus, wie sie auch in der stilistischen Differenzierung der Figuren der *Demoiselles d'Avignon* zum Ausdruck kommt.[5]
Amüsant ist, daß der Schriftsteller zum Pinsel griff, um den Maler zu porträtieren, und dieser der Zeichnung mit schwarzem Stift in Schönschrift den gewichtigen Titel gab: »Porträt von Monsieur Picasso durch André Salmon«.

4 Max Jacob, »Naissance du cubisme et autres«, *Les Nouvelles littéraires*, 30. April 1932, S. 7.

5 »Als Vorstudie zu einer Holzfigur fertigte Picasso ein Kohleporträt von mir an, das gemeinsam mit dem besagten Bild [*Les Demoiselles d'Avignon*] den Anfang des Kubismus darstellt.« (André Salmon, »La Semaine artistique, Cubisme: Exposition Metzinger (Galerie Rosenberg)«, *L'Europe nouvelle*, 2. Jahrgang, Nr. 3, 18. Januar 1919, S. 139). Über die Porträts von Salmon siehe Hélène Seckel, »Portraits de poètes«, in *Picasso et le portrait*, unter der Leitung von William Rubin, Paris, RMN/Flammarion, 1996, S. 183-186.

77

»Portrait de Monsieur Picasso«, 1908

Aquarell auf Papier, 20,2 x 14,4 cm
Inschrift Picassos mit schwarzem Stift oben rechts:
»Portrait de Monsieur Picasso par André Salmon
Paris 1908.«
M.P. 3611, Schenkung von 1979*

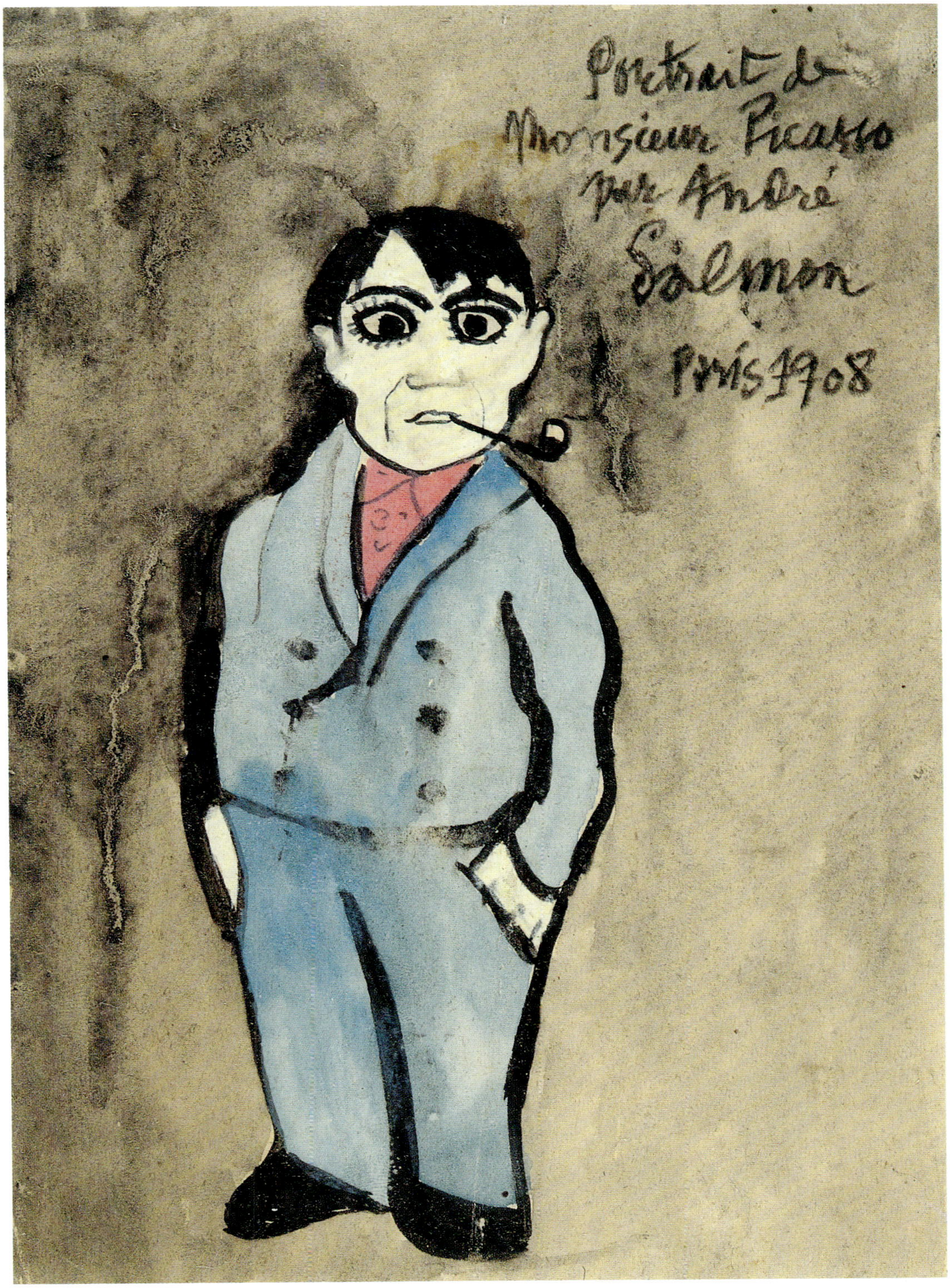
Portrait de
Monsieur Picasso
par André
Salmon
Paris 1908

Georges Seurat
1859-1891

Zeichnungen von Seurat geben einer Sammlung unleugbar eine vornehme Note. Picasso war auf die seinen sehr stolz, und Françoise Gilot verrät uns, daß es »leicht war, ihn dazu zu bewegen, seine Seurat-Zeichnungen herzuzeigen«.[1] Bei der Bestandsaufnahme für seinen Nachlaß wurden derer sieben gezählt, fünf davon sind in den Besitz des Picasso-Museums übergegangen.[2] Eine dieser Zeichnungen, eine sehr schöne Studie für den Rock der »Frau mit dem Affen«, eine der Figuren von *Ein Sonntag auf der Insel von Grande Jatte* – Picasso könnte sie in den Seurat-Ausstellungen von 1908 und 1926 bei Bernheim-Jeune oder 1936 bei Paul Rosenberg gesehen haben – gehörte Félix Fénéon. Am 4. Dezember 1941 wurde sie auf der Fénéon-Auktion im Auktionshaus Drouot in Paris versteigert. Dort wechselte sie in den Besitz von Max Pellequer über.[3] Pellequer, der Picasso nahestand, dürfte diesem die Zeichnung zu einem nicht näher bekannten Zeitpunkt abgetreten haben, wenn er sie nicht sogar im Auftrag Picassos gekauft hat, der es vorzog, sich im Hintergrund zu halten. Die vier anderen Zeichnungen wurden – ebenfalls im Auktionshaus Drouot – am 30. November 1940 versteigert: Die *Negerin* wurde unter der Nr. 50 an Paul Eluard verkauft, die drei Zeichnungen *Stehende Frau, Frau auf einer Bank* und *Paar* gingen unter den Nrn. 54, 55 und 56 an Louise Leiris.[4] Es läßt sich heute nicht mehr nachvollziehen, ob Eluard und Louise Leiris von Picasso mit dem Kauf beauftragt wurden. Bei Louise Leiris wäre dies denkbar: sie über-

1 Gilot 1991, S. 36. In den Ausführungen Françoise Gilots fallen diese Worte in die Zeit um den Monat Mai 1946, als sie zu Picasso zieht. In ihrem ersten Buch erzählt sie, wie ihr Picasso im Winter 1946-1947 seine Wohnung in der Rue La Boétie zeigt, in der er nicht mehr wohnt, wie man dem Bericht entnehmen kann. Sie und Picasso betreten eines der Zimmer, das besonders vollgeräumt ist. »Es war der Abstellraum, wo Picasso alles verstaute, was er behalten wollte. Da er aber nie etwas wegwarf, fand man dort eine leere Streichholzschachtel neben einem kleinen Aquarell von Seurat«. (Gilot/Lake 1965, S. 144). Von dem Aquarell scheint jede Spur verloren zu sein.

2 Das Porträt von Richard Southwell (Nr. T-93 im Nachlaßverzeichnis, siehe Anm. 4) und eine Faltenstudie (Nr. T-126).

3 Siehe im Katalog *Seurat et son œuvre* von C. M. de Hauke (Paris, Gründ, 1961, im folgenden kurz »de Hauke« genannt) die Anm. 624, der wir die Angaben zu Ausstellungen, Verkaufshinweisen und Provenienz entnommen haben. Diese Zeichnung wurde auf der Fénéon-Auktion am 4. Dezember 1941 im Auktionshaus Drouot in Paris unter der Nr. 21 angeboten. De Hauke berichtet, das sie auf 10 000 Francs geschätzt wurde, und gibt bei der Besitzerabfolge hinter dem Namen Fénéon Raoul Pellequer an. Wir haben bei dessen Sohn, Georges Pellequer, nachgefragt, der diese Angabe korrigierte (Brief an die Autorin vom 12. Dezember 1997): Es war Max Pellequer und nicht sein Bruder Raoul, der die Zeichnung bei der Fénéon-Auktion erwarb (wie man der Liste der versteigerten Gegenstände entnehmen kann). Georges Pellequer erinnert sich nicht, diese Zeichnung bei seinem Onkel gesehen zu haben, und meint, daß dieser sie schon bald an Picasso abgetreten hat. De Hauke macht 1961 keine Angaben darüber, daß die Zeichnung den Besitzer gewechselt hat. Auf der Rückseite der Zeichnung ist mit rotem Stift die Nr. 280 des Nachlaßverzeichnisses und mit blauem Stift die Inschrift »G. Seurat« vermerkt sowie vermutlich die Initiale »L« für Maximilien Luce, der dieses Verzeichnis gemeinsam mit Paul Signac (dessen Zeichen »PS« auf der Rückseite anderer Zeichnungen zu finden ist) und Félix Fénéon aufgestellt hat. Siehe de Hauke 1961, a. a. O., S. XXIX.

4 De Hauke berichtet, daß diese Zeichnungen, die Emile Seurat gehört hatten, in die Sammlung von Camille Platteel übergegangen sind. Alle vier wurden 1908 und 1926 bei Bernheim-Jeune ausgestellt. Einem Brief von Alphonse Bellier, dem für die Versteigerung vom 30. November zuständigen Auktionator, an Félix Fénéon vom 2. Dezember 1942 – den uns die Kanzlei Loudmer, Treuhänderin der Bellierarchive, freundlicherweise zukommen ließ – haben wir sowohl die Namen der Käufer als auch die Versteigerungspreise entnommen (die wir hier den von de Hauke veröffentlichten vorgezogen haben). Um die Zeichnungen noch einmal im einzelnen durchzugehen: Die *Negerin*, auf deren Rückseite mit rotem Stift die Nr. 99 und mit Bleistift »de Seurat« vermerkt ist, wird bei de Hauke unter der Nr. 390 für 25 100 Francs versteigert. Auf der Rückseite der *Stehenden Frau* ist mit rotem Stift »Seurat/53« und das Monogramm »PS« vermerkt. Bei de Hauke hat die Zeichnung die Nr. 426; sie wurde für 28 000 Francs versteigert. Auf der Rückseite der *Frau auf einer Bank* ist mit rotem Stift

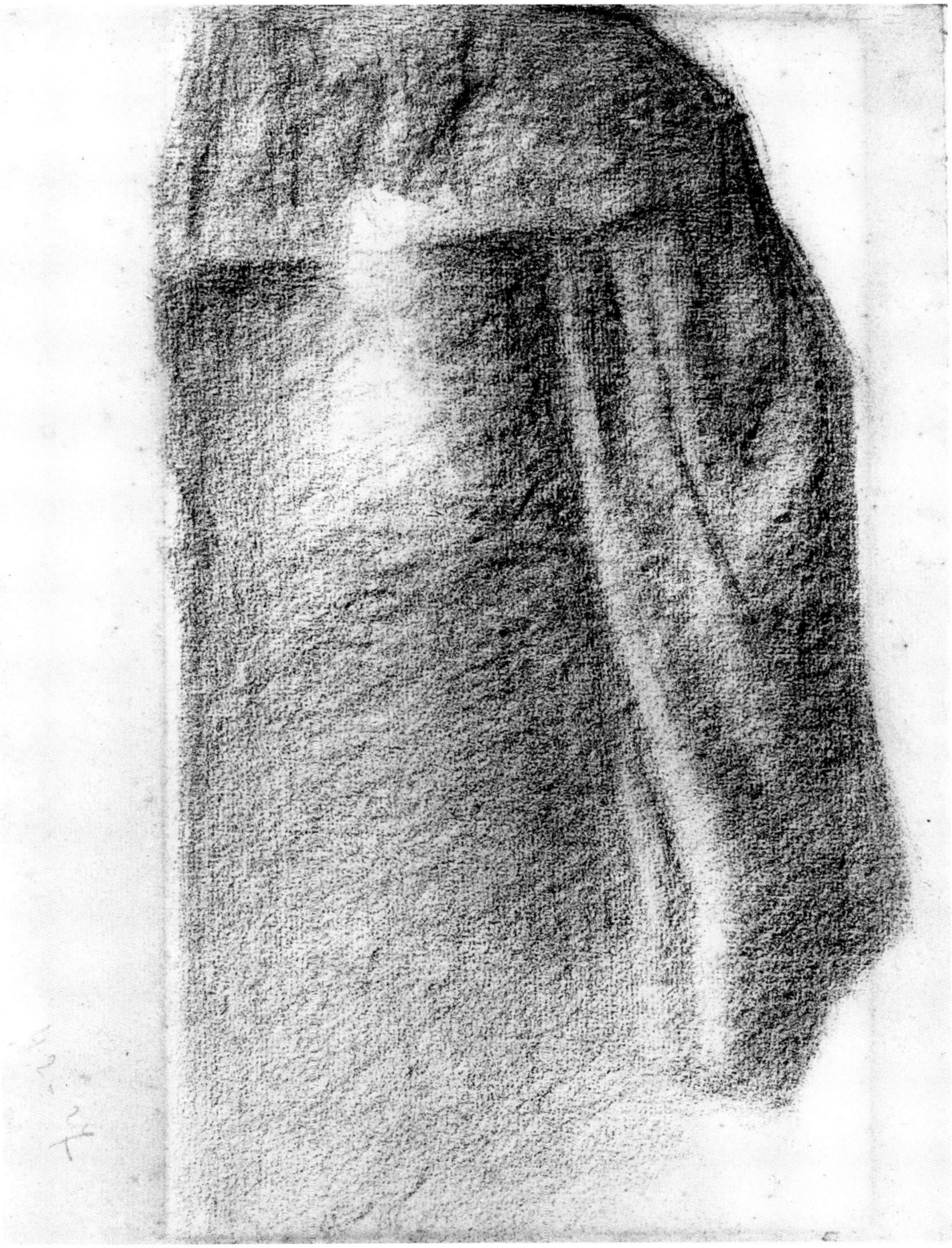

78

Rock (Studie zu der Frau mit dem Affen von Ein Sonntag auf der Insel von Grande Jatte), 1885

Jupe (étude pour la femme au singe d'Un dimanche à la Grande Jatte)

Conté-Stift auf Papier, 30,7 x 23,5 cm
M.P. 3612, Schenkung von 1979*

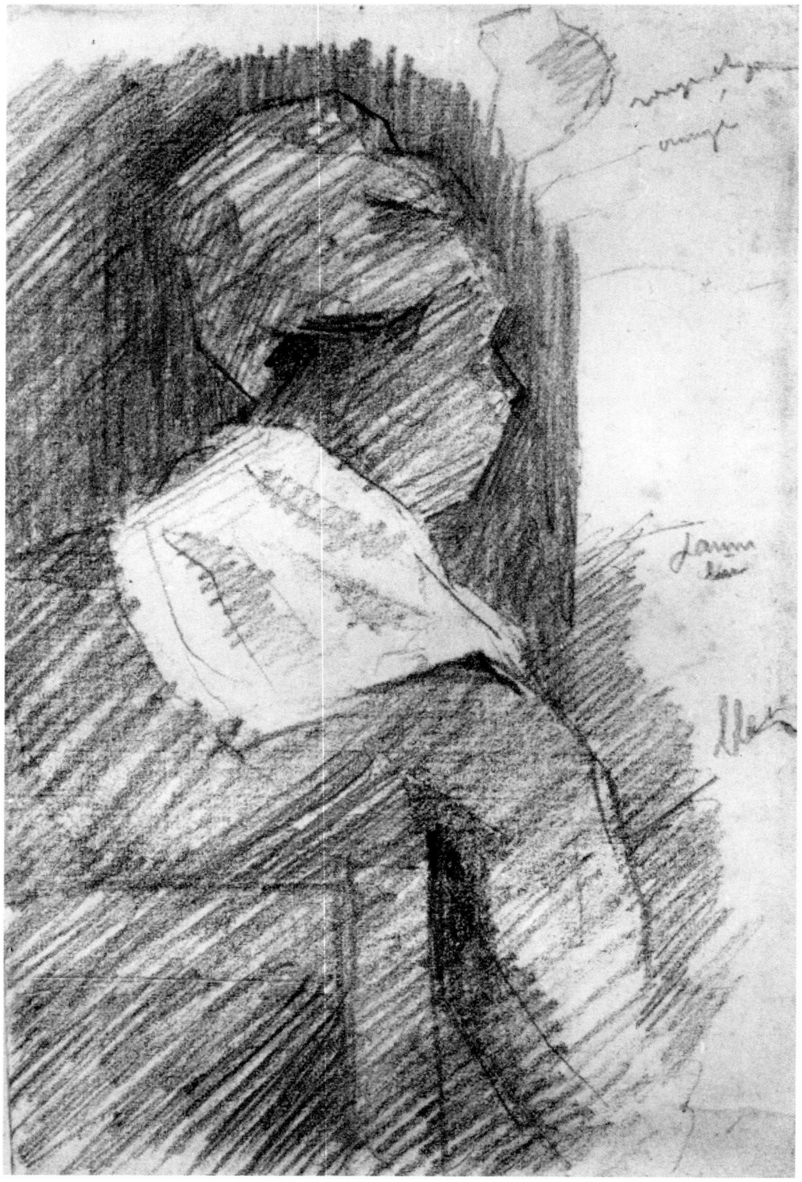

nahm 1941 die Galerie Simon, die bis zum Inkrafttreten der diskrimierenden Judengesetze der Vichy-Regierung Kahnweiler gehört hatte. Sie ist demnach Picassos Händlerin geworden und ist, wie man weiß, mehrmals von ihm beauftragt worden, Kunstwerke für ihn aufzuspüren (die er möglicherweise mit eigenen Bildern bezahlte). Es ist andererseits auch möglich, daß Eluard, der von Vermittlungsprovisionen lebte, die Zeichnungen in der Absicht erwarb, sie wieder zu verkaufen, und Picasso derjenige war, der sich damals als Käufer anbot. Doch können diese Transaktionen auch sehr viel später erfolgt sein.

Der Name Seurat wird in Werken über Picasso immer wieder genannt. Bei den frühen Werken aus der Zeit in Barcelona mit ihren leuchtenden Farbflecken spricht man gern von Pointillismus[5], und an Seurat denkt man natürlich auch bei zahlreichen Werken aus der Zeit des synthetischen Kubismus und den Anfängen der »klassizistischen« Periode zwischen 1913 und 1917, bei denen Picasso die Farbflächen durch verstärkende kleine Punkte »belebte«.[6] Als einer der Wegweiser für Picassos Hin-

»50/Seurat/PS« vermerkt. Bei de Hauke hat die Zeichnung die Nr. 437; sie wird für 39.000 Francs versteigert (und hat – wir haben dies im Sainsbury Centre for Visual Arts in Norwich nachgeprüft – niemals zur Sammlung Sainsbury gehört, der aber eine sehr ähnliche Zeichnung angehört, de Hauke Nr. 403). Auf der Rückseite des *Paares* ist mit rotem Stift die Nr. 72 und mit Bleistift »de Seurat« vermerkt und zudem das Brustbild eines Mannes zu sehen, eine Bleistiftskizze. Bei de Hauke hat die Zeichnung die Nr. 438; sie bringt bei der Versteigerung vom 30. November 42 000 Francs ein. Abschließend noch ein Wort zu einer weiteren Zeichnung von Seurat, dem Porträt von Richard Southwell nach Holbein, das wir im Verzeichnis des Picasso-Nachlasses fanden, das aber nicht zur Sammlung des Museums gehört: bei de Hauke hat sie die Nr. 284 und wird auf der Auktion vom 30. November 1942 (Nr. 59) für 4000 Francs von Paul Eluard ersteigert.

5 Wie *Die kleinwüchsige Tänzerin*, Z. I, 66 oder *Frau mit Schmuck*, Z. VI, 389.

6 Zu den unzähligen Beispielen gehören Bilder wie *Porträt eines jungen Mädchens* von 1914, Z. II, 528; *Spielkarten, Gläser, Rumflasche* von 19114-1915, Z. II, 523; *Mann mit aufgestützten Ellbogen* von 1916, Z. II, 550; oder *Harlekin und Frau mit Halskette*

79

Negerin, 1880-1881

Négresse

Bleistift auf Papier, 16,7 x 11 cm
Inschriften mit Bleistift am rechten Rand: »rouge et jaune / orangé / jaune / [?] / bleu«
M.P. 3613, Schenkung von 1979*

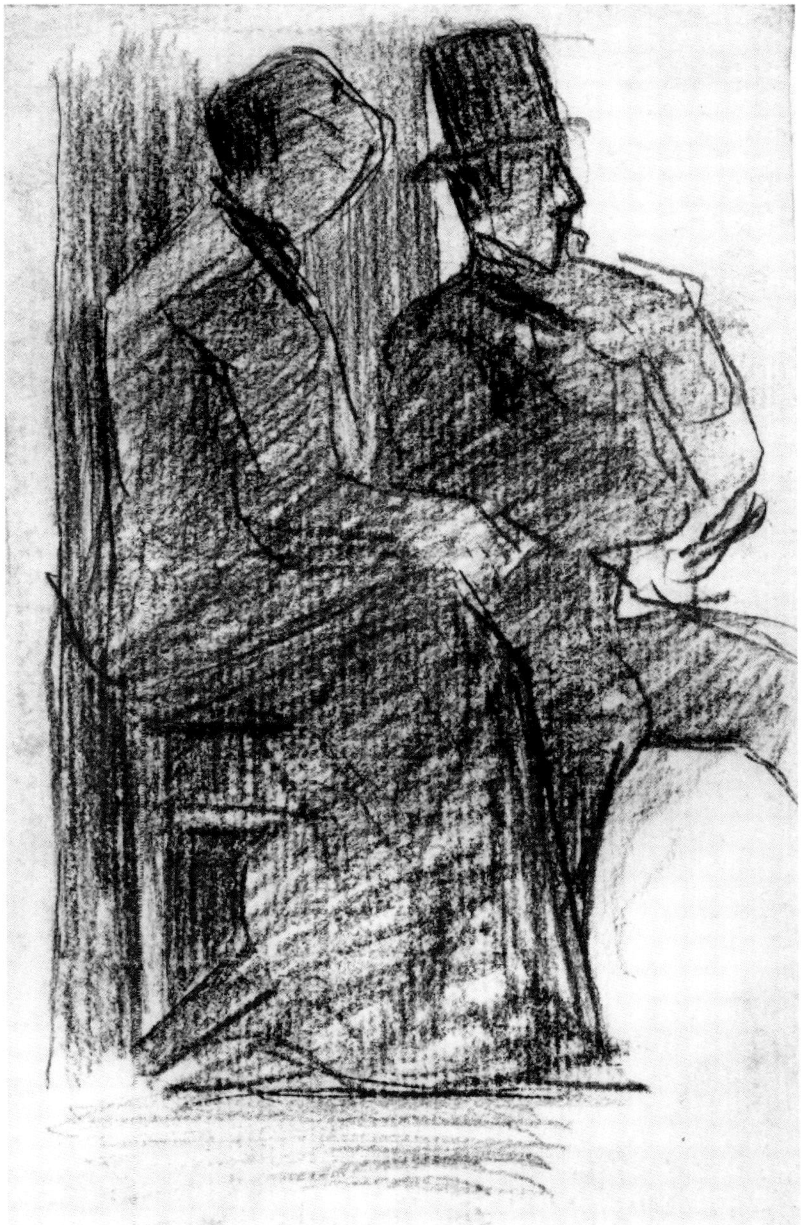

verso von 80

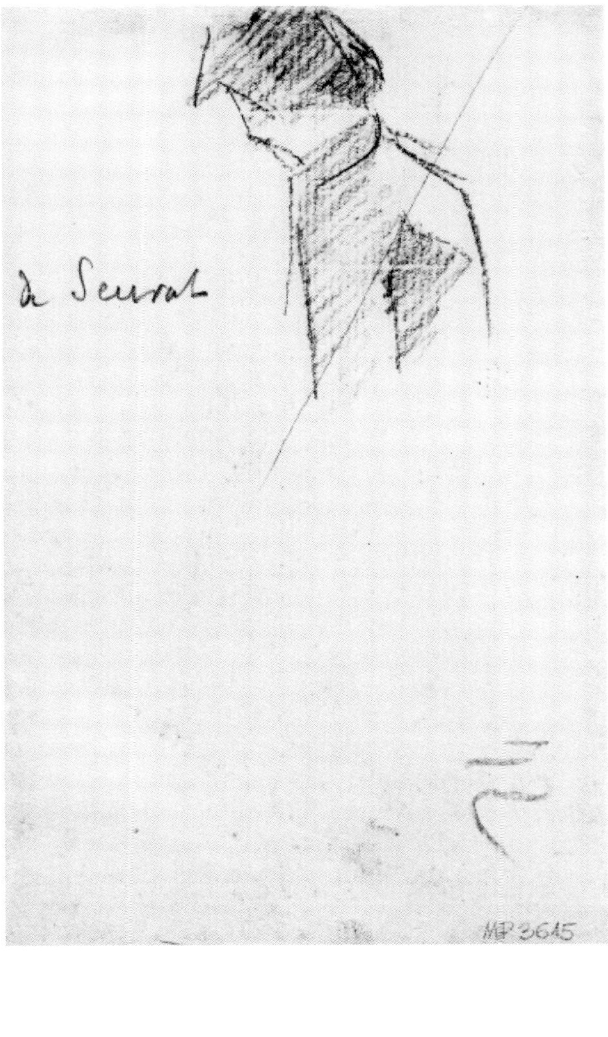

80

Paar, 1880-1881
Couple

Conté-Stift auf Papier, 17,6 x 11,1 cm
Rückseite Conté-Stift: Brustbild eines Mannes (Skizze)
M.P. 3615, Schenkung von 1979*

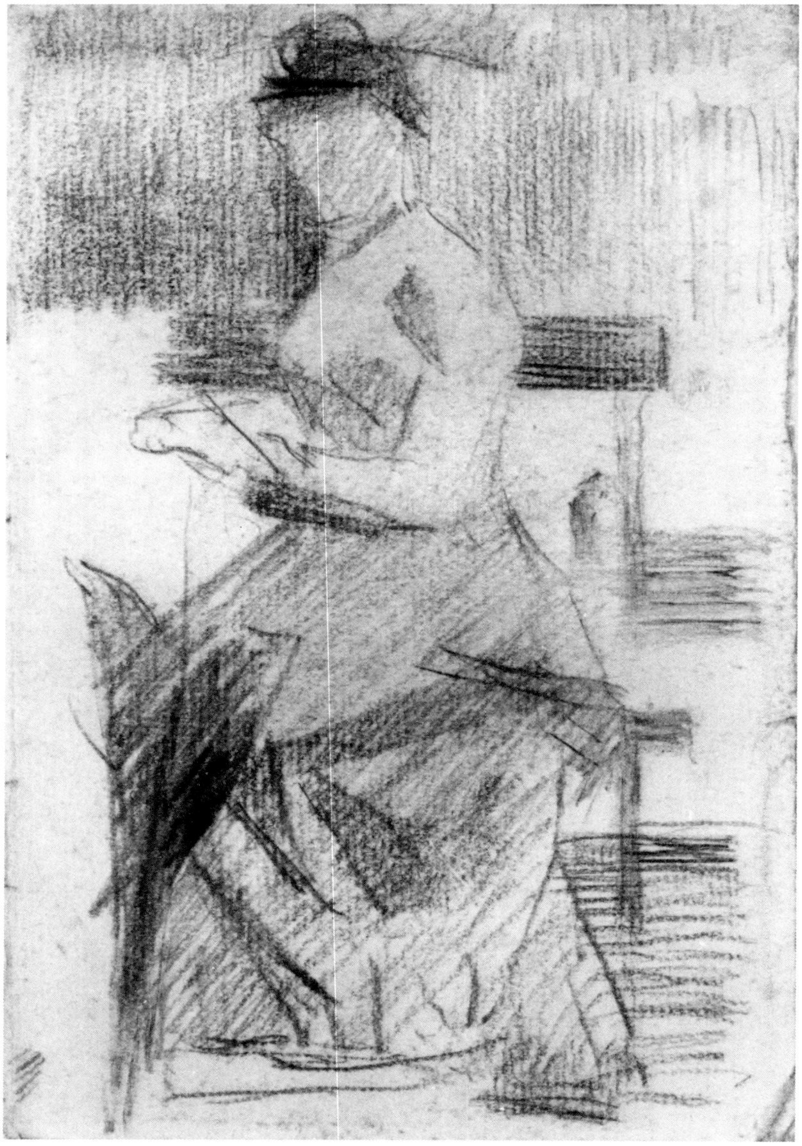

wendung zu Seurat wird natürlich die Retrospektive genannt, die der Salon des Indépendants 1905 Seurat widmete. Es wird sogar darauf hingewiesen, daß auf der *Centennale de l'art francais,* die Picasso besuchte, als er 1900 nach Paris kam, um die Weltausstellung zu sehen, ein Seurat ausgestellt war. Darüber hinaus war der deutsche Maler und Sammler Richard Goetz, der lange Zeit in Paris lebte und den Picasso bereits vor dem Ersten Weltkrieg kannte, seit 1912 stolzer Besitzer von *Chahut*[7], eines allseits bekannten Bildes, wie André Salmon im Kapitel »La Révélation de Seurat« in *Propos d'atelier* in Erinnerung ruft: »War es denn eine eitle Laune, daß die andächtigsten aller Maler, die Kubisten der ersten Stunde, ihre Ateliers mit einer Reproduktion des *Chahut* von Seurat schmückten.?«[8] Einig sind sich die Autoren darüber, daß Picasso nicht unbedingt ein Anhänger des Gesetzes des simultanen Farbkonstrastes war und er sich hier, wie gewöhnlich, eine Technik in abgewandelter Form für seine eigenen Zwecke zu eigen machte.[9]

81

Frau auf einer Bank, [1881]
Femme sur un banc

Conté-Stift auf Papier, 16,7 x 11,5 cm
M.P. 3614, Schenkung von 1979*

von 1917, Z. III, 23, oder aber klassizistische Werke wie *Frau in spanischer Tracht,* Z. III, 45 oder *Die Wiederkehr der Taufe* nach Le Nain von 1917, Z. III, 96.

7 Richardson II 1996, S. 268 und 291.

8 André Salmon, Propos d'atelier, Paris, Crès, 1922, S. 47.

9 Siehe beispielsweise Richardson I 1992, S. 421, Penrose 1982, S. 89 oder den Eintrag zu Seurat im Dictionnaire Picasso von Pierre Daix, Paris, Robert Laffont, 1995.

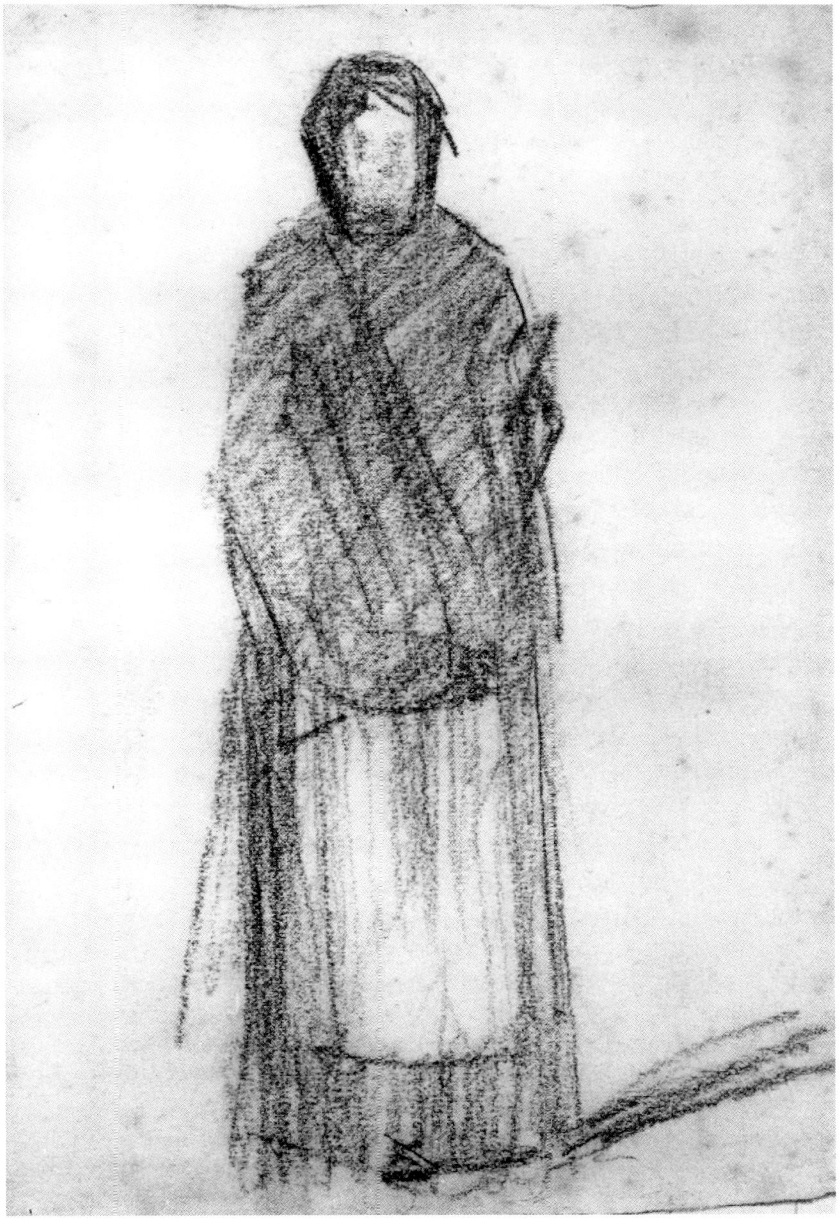

82

Stehende Frau, [1881]
Femme debout

Conté-Stift auf Papier, 16,8 x 11,3 cm
M.P. 3616, Schenkung von 1979*

Kees van Dongen
1881-1968

In Büchern über Picasso begegnet der Leser der Tochter van Dongen häufiger als dem Vater: Mehrmals taucht die kleine Dolly gemeinsam mit ihrer Mutter Guus auf Fotografien aus dem Bateau-Lavoir auf, Ende 1907 vor dem Hintergrund der *Demoiselles d'Avignon* etwa oder 1908 vor den *Trois femmes* auf dem Schoß von Fernande Olivier.[1] Diese kostbaren Aufnahmen wurden natürlich in erster Linie aufgrund der auf ihnen abgebildeten Schlüsselwerke des Kubismus veröffentlicht, die den Hintergrund bilden; ausgehend vom geschätzten Alter des Kindes und seiner sommerlichen oder herbstlichen Kleidung haben die Kunsthistoriker die Abzüge zeitlich eingeordnet und Schlußfolgerungen im Hinblick auf den Entstehungsprozeß des Bildes gezogen, von dem weite Teile hinter dem Kind sichtbar sind. Dolly war Picasso ans Herz gewachsen; Fernande Olivier zufolge »spielte [er] stundenlang mit dem Mädchen, das ihn damals – und auch weiterhin – »Tablo« nannte.«[2] In Chroniken über das Leben auf dem Montmartre stößt man immer wieder auf van Dongen und Picasso, vor allem bei André Salmon und Roland Dorgelès. Das ist auch nicht weiter erstaunlich, da sich die Familie van Dongen Ende 1905 im Bateau-Lavoir niederließ[3] – eine »gastliche Familie«, wie Fernande Olivier sich erinnert[4] – und dort bis Anfang 1907 blieb. Wahrscheinlich machte Picasso sie auf ein freistehendes Atelier dort aufmerksam, denn sie kannten sich bereits vorher. Wenn sich die beiden Maler nicht persönlich begegneten, so war doch jedem das Werk des anderen bekannt, spätestens seit der Ausstellung Picassos bei Vollard im Juni 1901 oder der Zeit, da van Dongen – Pariser seit 1897 – Illustrationen für *La Revue Blanche* und *L'Assiette au beurre* anfertigte, wie umgekehrt Picasso für *Frou-Frou*.[5]

1904 kehrte Picasso – nachdem er lange Zeit zwischen Barcelona und Paris hin und her gependelt war – nach Frankreich zurück und ließ sich im Bateau-Lavoir nieder. Wahrscheinlich sah er die umfangreiche van Dongen-Ausstellung bei Vollard im November (hundertfünfundzwanzig Exponate). Man darf annehmen, daß die beiden Männer sich zu jenem Zeitpunkt, also um 1904 oder 1905, im Kreis einiger in Paris lebender Holländer kennenlernten; zu ihm gehörten der Maler Otto

1 Oder auch allein, vor demselben Bild, ebenfalls 1908 (Anne Baldassari geht davon aus, daß diese Aufnahmen von Picasso stammen (Ausstellungskatalog *Picasso photographe, 1901-1916, Paris, Musée Picasso,* 1. Juni bis 17. Juli 1994, S. 92-93). Das Foto, das Dolly mit ihrer Mutter vor den *Demoiselles d'Avignon* zeigt, findet sich in dem Ausstellungskatalog *Les Demoiselles d'Avignon*, Paris, Musée Picasso, 26. Januar bis 18. April 1988, Bd. 2, S. 559); eines der Fotos von Dolly und Fernande Olivier ist abgebildet in Pierre Daix/Joan Rosselet, *Le Cubisme de Picasso*, Neuchâtel, Ides et Calendes, 1979, S. 357; ein weiteres (auf dem Picassos Bild weniger gut zu erkennen ist) in dem Katalog zu der Ausstellung *Van Dongen, le peintre, 1877-1968, Musée d'art moderne de la Ville de Paris,* 22. März bis 17. Juni 1990, S. 212 (die entsprechende Legende enthält falsche Angaben). Dolly war im April 1905 geboren. Als die Aufnahmen entstanden, wohnten die van Dongens nicht mehr im Bateau-Lavoir.

2 Olivier 1933, S. 88.

3 Louis Chaumeil nennt in seiner Monographie den Dezember 1905 als Einzugsdatum (*Van Dongen*, Genf, Pierre Cailler, 1967, S. 296, Anm. 104).

4 Olivier 1933, S. 87. In diesem Buch druckt Fernande Olivier übrigens – zwischen S. 90 u. 91 – ein »Familienfoto« der van Dongens ab, sicherlich ein Beweis ihrer Zuneigung, aber auch dafür, daß sie in ihren Augen eine wenn auch unkonventionelle, so doch richtige Familie – mit Kind – darstellten.

5 Nach Aussage von Pierre Daix kannte Picasso van Dongen seit 1901 (1987, S. 68). In dem Ausstellungskatalog *Van Dongen retrouvé. L'Œuvre sur papier, 1895-1912,* den wir hier in weiten Teilen herangezogen haben, spricht Anita Hopmans nicht von einer Begegnung, sondern von der Kenntnis, die vermutlich beide über das Werk des anderen hatten (Lyon, Musée des Beaux-Arts, 23. Januar bis 6. April 1997, S. 47-50). Fest steht, daß eine der Zeichnungen von van Dongen, *L'Escalier de l'Opéra*, in *La Revue Blanche* am Ende der Besprechung der Picasso-Ausstellung bei Vollard abgebildet ist (Félicien Fagus, »L'Invasion espagnole: Picasso«, Bd. XXVII, Nr. 195, 15. Juli 1901, S. 464-465).

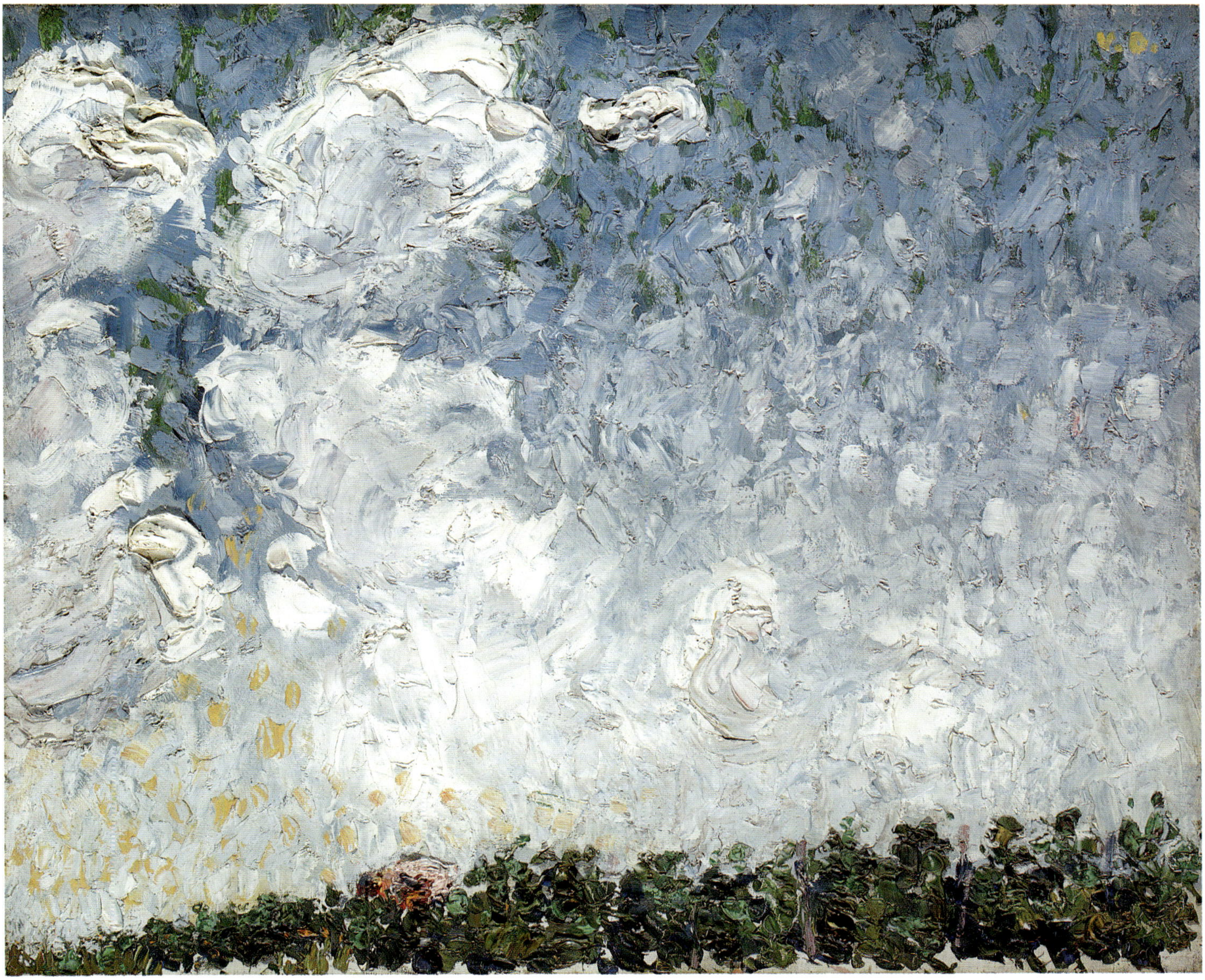

83

Der Wein, o. J.

La vigne

Öl auf Leinwand, 46 x 55 cm
signiert oben rechts: »V.D.«
Inschrift auf der Rückseite des Keilrahmens: »05 Kees van Dongen«; auf der Rückseite der Leinwand: »La Vigne«
R.F. 1973-92, Schenkung Picasso 1973-1978

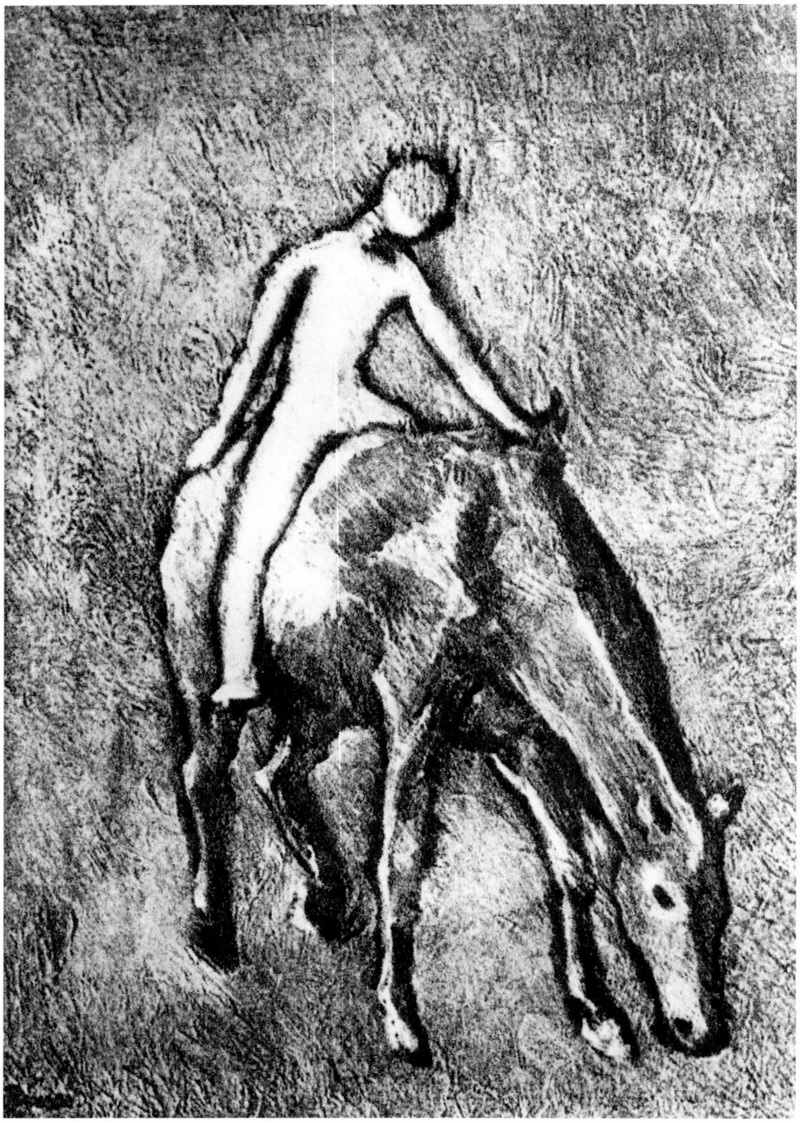

Pablo Picasso: Reitender nackter Junge, 1906
Jeune Garçon nu à cheval
Öl auf Leinwand, 55 x 38 cm
Privatsammlung

van Rees und seine Frau – die sich im Bateau Lavoir niedergelassen hatten – und der Journalist Tom Schilperoort; van Dongen wohnte seinerzeit in der Impasse Girardon.[6] Auf Einladung von Otto van Rees verbrachten van Dongen, seine Frau und die kleine Dolly den Sommer 1905 von Anfang Juni bis September in Fleury-en-Bière in der Nähe von Barbizon.[7] Dort malte van Dongen eine Reihe von Landschaften in Pastell und Öl, darunter auch das Bild *Der Wein*, das er nach seiner Rückkehr unter der Überschrift »Eine Jahreszeit« in der Galerie Druet ausstellte.[8] Von da an verbrachten die van Dongens ein gutes Jahr im Bateau-Lavoir (Anfang 1907 reisten sie für ein paar Monate nach Holland) in unmittelbarer Nachbarschaft der »Familie« Picasso. Kein Zweifel, daß die beiden Maler gemeinsam den Zirkus Medrano besuchten und sich davon inspirieren ließen. Auch posierte die »schöne Fernande« mehrmals für van Dongen.[9] Beide erregten die Aufmerksamkeit Kahnweilers, als dieser sich 1907 in Paris niederließ.[10] Etwa vierzig Jahre später fertigt van Dongen eine Reihe von Lithografien an, in denen er diese Jahre auf Montmartre in Bildern erzählt.[11] Eine dieser Lithografien zeigt Picasso in seinem Atelier; an der Wand

6 Siehe Richardson I 1992, S. 375-376. Man weiß, daß Picasso sich auf Einladung von Schilperoort etwa von Mitte Juni bis Mitte Juli 1905 in Holland aufhielt.
7 Auch Picasso, gerade aus Holland zurück, war eingeladen worden, wie eine Postkarte belegt, die Otto van Rees ihm am 26. Juli 1905 schickte (Picasso Archiv). Darin informiert er ihn über sämtliche Reisedetails wie Bahnhof, Abfahrtszeit, Zuganschlüsse, und bittet ihn, Farben mitzubringen. Ist Picasso dieser Einladung nachgekommen?
8 Kees van Dongen, Galerie E. Druet, 23. Oktober bis 11. November 1905. *Der Wein* war bei dieser Ausstellung als Nr. 4 registriert. Van Dongen hatte sich dem Landleben nicht vollständig überlassen und sich mehrmals nach Paris abgesetzt, wo er Straßenszenen malte (*Van Dongen. L'Œuvre sur papier*, 1895-1912, 1997, *a. a. O.*, S. 63).
9 Eines dieser Porträts wird gemeinhin auf 1905 datiert, bevor van Dongen sich im Bateau-Lavoir niederließ (Richardson I 1992, S. 377). Daix zufolge soll Picasso an diesen Sitzungen Anstoß genommen haben (1987, S. 75).
10 Kahnweiler nimmt das Werk van Dongens in dem Atelier in der Rue Lamarck in Augenschein, wo sich letzterer nach seiner Rückkehr nach Paris im August 1907 niederließ. Es kommt zu einem mündlichen Vertrag, der bis Ende 1908 gültig ist. Vom 2. bis 28. März 1908 richtet Kahnweiler ihm eine Einzelausstellung ein. 1907-1908 malt van Dongen das Porträt von Kahnweiler.
11 Diese Lithos wurden zur Illustration des Buches *Au beau temps de la Butte* von Roland Dorgelès hergestellt, Nouvelle librairie de France [1949]; auf Seite 73 ist diejenige mit Picassos Atelier abgebildet.

sieht man ein Gemälde Picassos von Anfang 1906, ein nackter Junge auf einem Pferd[12]; dabei handelt es sich um eine Studie zu *Badende Pferde*[13], das später in den Besitz van Dongens gelangte. Möglicherweise hat ein Tausch die Freundschaft der beiden Maler besiegelt[14]: Van Dongen könnte damals den jungen Reiter erhalten haben, der den Akrobaten und Kunstreitern Picassos, die van Dongen gut gefielen[15], sehr ähnlich war; er sollte auch Spuren in seinen eigenen Darstellungen von der Welt des Zirkus hinterlassen. Im Gegenzug – möglicherweise in Erinnerung an ein paar gemeinsam verbrachte Tage auf dem Land – erhielt Picasso dieses überraschende Gemälde, das den ganz eigenen Stil van Dongens in jenem Sommer dokumentiert.[16]

12 Z. XXII, 236.
13 Z. I, 265.
14 Bis in die zwanziger Jahre hinein kreuzten sich ihre Wege bei etlichen Gelegenheiten, angefangen bei den *Soirées de Paris* bis hin zur van Dongen-Ausstellung bei Paul Guillaume im März 1918; letztere nimmt Apollinaire – vormals kein großer Anhänger des von ihm als »Rochegrosse [dicker Fels] des Fauvismus« bezeichneten van Dongen (*OPC* II 1991, S. 673) – zum Anlaß für einen lobenden Artikel in *Les Arts à Paris* (ders., *ibid.*, S. 1404). Im Picasso-Archiv befinden sich 5 Briefe der Jahre 1917 bis 1926 aus der Korrespondenz van Dongens an Picasso.
15 »Mit dem, was er im Bateau-Lavoir gemalt hat, halte ich Picasso für den größten Maler unserer Zeit« – so äußerte sich van Dongen 1954 und fügt hinzu: »Nach mir, natürlich!« (zitiert bei Louis Chaumeil, 1967, *a. a. O.*, S. 96).
16 Das Gemälde stand noch zum Kauf frei, als es vom 24. Mai bis 17. Juni 1906 in Rotterdam im Kunstkring ausgestellt war (*Tentoonstelling van Schilder-en Teekenwerk van Kees van Dongen (Parijs)*, Kat. Nr. 38).

Edouard Vuillard
1868-1940

Dieses Foto vergißt man nicht. Es zeigt Picasso in einer recht ausgebeulten Lederhose und einer dickrippigen Strickweste, breitbeinig, von hinten und leicht zurückgebeugt – auch die Brille hat er aufgesetzt: So betrachtet er im Gestus des »Kunstliebhabers« seinen kleinen, für die Reise präparierten Vuillard[1], den er fest in beiden Händen hält. Sieht man den Dekor – eine Anhäufung von Truhen und Möbelstücken in einem getäfelten Zimmer – könnte man allerdings den Eindruck gewinnen, ein Schloßherr nehme in der geheimen Schatzkammer seine Reichtümer in Augenschein. Die Aufnahme stammt von David Douglas Duncan und entstand im Frühjahr 1959 in Vauvenargues, als die Bilder aus Picassos Privatsammlung von Paris in ihre neue Bleibe am Fuße des Berges Sainte Victoire gebracht wurden.[2]

Sah Picasso das Gemälde von Vuillard anläßlich einer Ausstellung 1942 in der Galerie Louis Carré?[3] Bei letzterem jedenfalls erwarb er es zwei Jahre darauf.[4] Es zeigt Madame Vuillard am Bett eines Kranken oder eines zerzausten Schläfers, der nur schwer zu erkennen ist.[5] Im Laufe seines Schaffens stellte Picasso selbst in immer neuen Abwandlungen Szenen mit einer schlafenden und einer diese betrachtenden Figur dar.[6] Auch wird ihn die Kombination aus Genauigkeit und Flinkheit gereizt haben, mit der der Nabi-Maler – dem er in etlichen Ausstellungen der Salons, in Galerien und Museen begegnet sein dürfte[7] – dieses intime, dem Alltag entnommene Sujet umgesetzt hat.[8]

1 Den Rahmen umgibt eine dicke, mit Stroh gefüllte Papierwickel, die beim Übereinanderstapeln der Gemälde für den nötigen Abstand sorgt.

2 David Douglas Duncan; die Aufnahme ist veröffentlicht in »Le Trésor de Picasso«, *Paris-Match*, Nr. 12577, 9. Juni 1973, S. 79.

3 Zu dieser Ausstellung, die vom 10. bis 30. Juni stattfand, gab es keinen Katalog. Der Vuillard-Experte Antoine Salomon, der mit der Herausgabe eines systematischen Katalogs befaßt ist, unterrichtete uns (in einem Schreiben vom 5. November 1997) von einer maschinengeschriebenen Liste in seinem Archiv, auf der fünfundzwanzig Gemälde verzeichnet sind; die Numerierung hatte sein Vater Jacques Salomon vorgenommen. Die Nummer 19 auf dieser Liste, »*Am Kopfende*«, ist das Gemälde, das Picasso besaß.

4 Bei Vuillards Tod am 21. Juni 1940 befand sich das Bild noch im Atelier des Künstlers; es trägt den Atelierstempel. Louis Carré hatte es am 12. November 1941 Louis Roussel abgekauft. Die Transaktion mit Picasso fand am 20. Juli 1944 statt. Im Archiv der Galerie Louis Carré, in dem Denise Seltz freundlicherweise für uns recherchierte, ist es unter dem Titel *Die liegende Frau* registriert. Ob es sich um einen Kauf oder, wie so häufig bei Picasso, um einen Tausch handelt, ist nicht bekannt. 1949 druckt Jacques Mercanton es in seinem Werk *Vuillard et le goût du bonheur* ab, Paris, Skira [1949], Abb. 6, mit dem Titel »Kind im Bett« (er datiert es auf 1896). Hier trägt es den Vermerk »Privatsammlung, Paris«.

5 Antoine Salmon glaubt indes, Marie Roussel, die Schwester Vuillards zu erkennen. Sie hatte 1893 den Maler Ker-Xavier Roussel geheiratet. Er gibt dem Bild den in der Überschrift genannten Titel und datiert es auf Ende 1894 (ders., *ibid.*).

6 Leo Steinberg war dieses wiederkehrende Thema Anlaß für seinen Artikel »Picasso's Sleepwatchers«, *Life*, 27. Dezember 1968, wiederabgedruckt in *Other Criteria*, New York, Oxford University Press, 1972, S. 93-114; frz. Ausgabe: »Les Veilleurs de sommeil«, *Trois études sur Picasso*, Paris, Edition Carré, 1996, S. 9-49.

7 Picasso hatte in seinen Pariser Jugendjahren Gelegenheit gehabt, Vuillards Werke im Salon d'automne und im Salon des Indépendants oder aber bei Bernheim-Jeune zu sehen. Sehr viel später, 1936, machte sein Händler Paul Rosenberg eine Ausstellung mit dem Titel *Bonnard-Vuillard*,

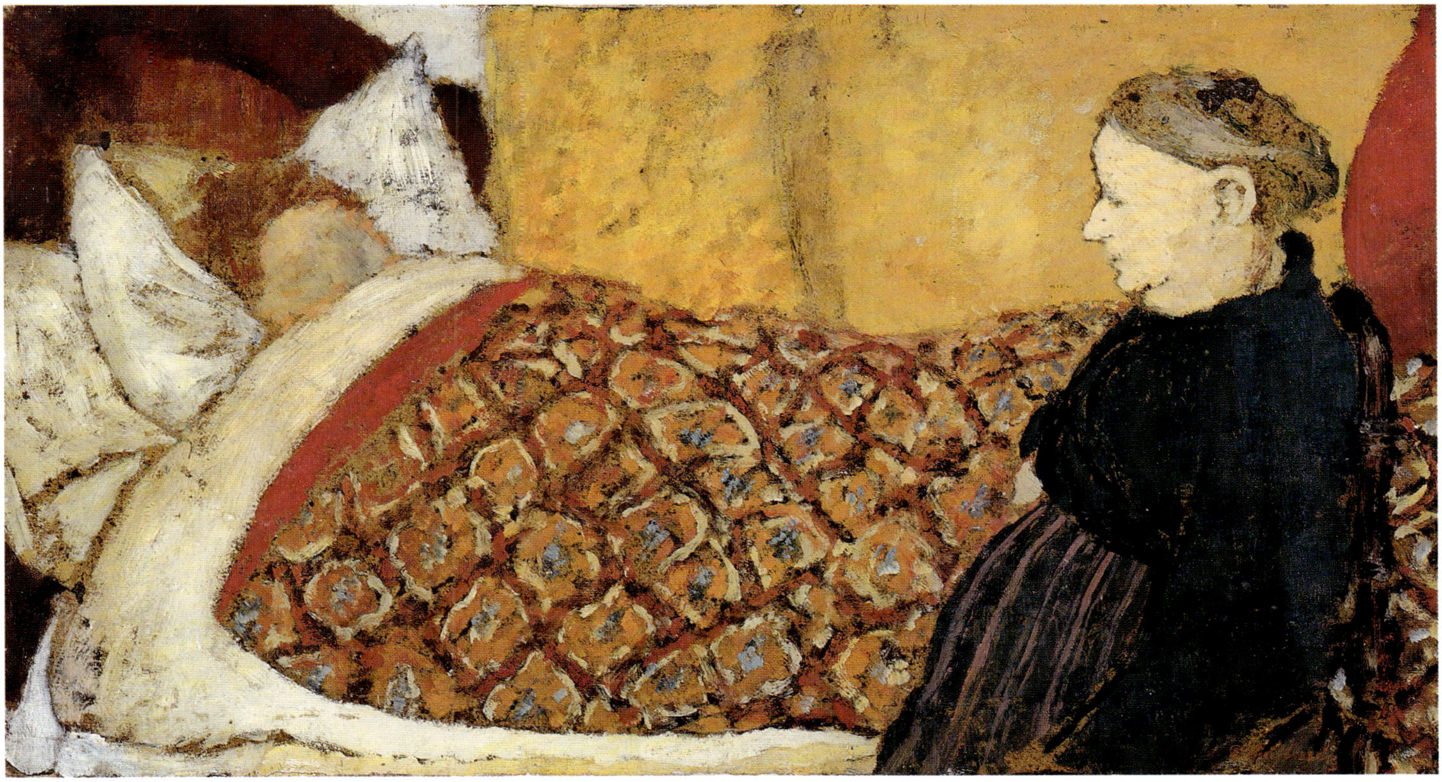

und 1938 fanden zwei Retrospektiven statt: die eine bei Bernheim-Jeune, die andere im Musée des Arts Décoratifs. Im November 1941 stellte das Musée de l'Orangerie in den Tuilerien die »Schenkung Vuillard« vor, die von Ker-Xavier Roussel und Maurice Denis zusammengestellt worden war.

8 Leider wurde das Bild gefirnißt. Antoine Salomon gibt in dem bereits erwähnten, für uns kostbaren Schreiben eine Bemerkung seines Vaters wieder, die anläßlich der Ausstellung von 1942 fiel: »Das Profil von Madame Vuillard ist unglücklicherweise durch die nachgedunkelte Pappe unter dem Firnis in Mitleidenschaft gezogen worden.« Natürlich war Vuillard von der vorteilhaften Wirkung der stark absorbierenden Pappe ausgegangen, auf der er malte.

84

Das Wiegenlied: Marie Roussel im Bett, Ende 1894

La Berceuse: Marie Roussel au lit

Öl auf Pappe, auf eine parkettierte Holzplatte aufgezogen, 26,5 x 48 cm
Atelierstempel unten rechts
R.F. 1973-93, Schenkung Picasso 1973-1978

Kunst der Primitiven

85

Firstbalken: männliche Figur
(Neukaledonien)

Holz, 126 x 19 cm
M.P. 3643, Schenkung von 1979*

86

Firstbalken: weibliche Figur
(Neukaledonien)

Holz, 118,5 x 16 cm
M.P. 3644, Schenkung von 1979*

»Negerkunst? Kenn' ich nicht!« Mit dieser scherzhaften Formel hoffte Picasso wohl den Journalisten abspeisen zu können, der ihn nach seiner »Meinung zur Negerkunst« fragte, um sie in der Zeitschrift *Action* vom April 1920 neben der seiner Zeitgenossen – unter anderem Guillaume Apollinaire, Juan Gris, Paul Guillaume, André Salmon, Maurice de Vlaminck – abzudrucken.[1] Doch so leicht ließ sich Florent Fels, der die Zeitschrift leitete, nicht entmutigen. Drei Jahre später erhielt er eine Antwort, der man zwar eine gewisse Gereiztheit entnehmen kann, die jedoch etwas aufschlußreicher war: »Ich habe Ihnen bereits gesagt, daß ich zur 'Negerkunst' nichts mehr zu sagen habe. In einer früheren Befragung haben Sie für mich geantwortet: ›Negerkunst? Kenn' ich nicht!‹ Sie ist mir einfach zu vertraut geworden; die Statuen, die mehr oder weniger überall bei mir herumstehen, sind mehr Zeugen denn Beispiele. Früher mochte ich schöne Bilder von Jahrmärkten, Friseurköpfe und die Formen der Hutmacher. Ich verspüre immer noch eine große Neigung, seltsame oder zauberhafte Gegenstände zu mögen.«[2]
Picasso bestätigt hier eher eine Verwandtschaft zwischen der Kunst der Primitiven und seinem eigenen Schaffen als einen Einfluß dieser auf sein Werk. Gleichzeitig wies er der »Negerkunst«, wie er sie nach wie vor nannte – ohne dabei zwischen afrikanischer und ozeanischer Kunst zu unterscheiden – innerhalb der formalen Anregungen, die er aus seiner Umwelt für seine Kunst bezog, den ihr gebührenden Platz zu.[3]
Picasso wurde in diese Kunst von Matisse und Derain – und erstmals möglicherweise von Vlaminck – eingeführt, die begonnen hatten, Gegenstände der Primitiven zu sammeln. Inwieweit die Kunst der Primitiven Einfluß auf die Stilwende hatte, die bei den 1907 entstandenen *Demoiselles d'Avignon* deutlich zutage trat, und ob Picasso vor der Vollendung dieses großen Gemäldes die Sammlung des Musée d'Ethnographie du Trocadéro gesehen hat, dies sind Fragen, die, wie man weiß, innerhalb der Fachwelt für heftige Debatten sorgten.[4] An dieser Stelle sei lediglich angemerkt, daß es weniger das Äußere ist – das Schöne oder Verblüffende –, was Picasso an diesen Stammesobjekten besticht, als ihre Bedeutung, die er – sein Ansatz ist ja nicht der eines Gelehrten – instinktiv

1 Picasso, in »Opinions sur l'art nègre«, *Action*, April 1920, S. 25.

2 Florent Fels, »Propos d'artistes«, *Les Nouvelles Littéraires*, 4. August 1924, S. 2.

3 Es wäre müßig, hier auch noch so kurz auf die Debatte einzugehen, die über den Einfluß der Kunst der Primitiven auf Picassos Werk entstand. Dieses Thema wurde im Katalog zur Ausstellung *»Primitivism« in 20th Century Art*, die 1984 im Museum of Modern Art in New York stattfand, eingehend behandelt (die französische Ausgabe des Kataloges, auf die wir Bezug nehmen, ist 1987 bei Flammarion erschienen und wird hier kurz als *Le Primitivisme* zitiert). Auch soll hier nicht nachvollzogen werden, wie die Gegenstände der Stammeskunst die Ateliers der Künstler eroberten. Siehe diesbezüglich im oben genannten Katalog die Einführung von William Rubin, »Le Primitivisme moderne«, S. 1ff., den Text von Philippe Peltier, »Océanie«, S. 99ff., den von Jean-Louis Paudrat, »Afrique«, S. 125ff., und speziell zum hier erörterten Thema den Text »Picasso« von William Rubin, S. 241ff.

4 Siehe die Aufsätze im Katalog zur Ausstellung *Les Demoiselles d'Avignon*, Paris, Musée Picasso, 26. Januar bis 18. April 1988.

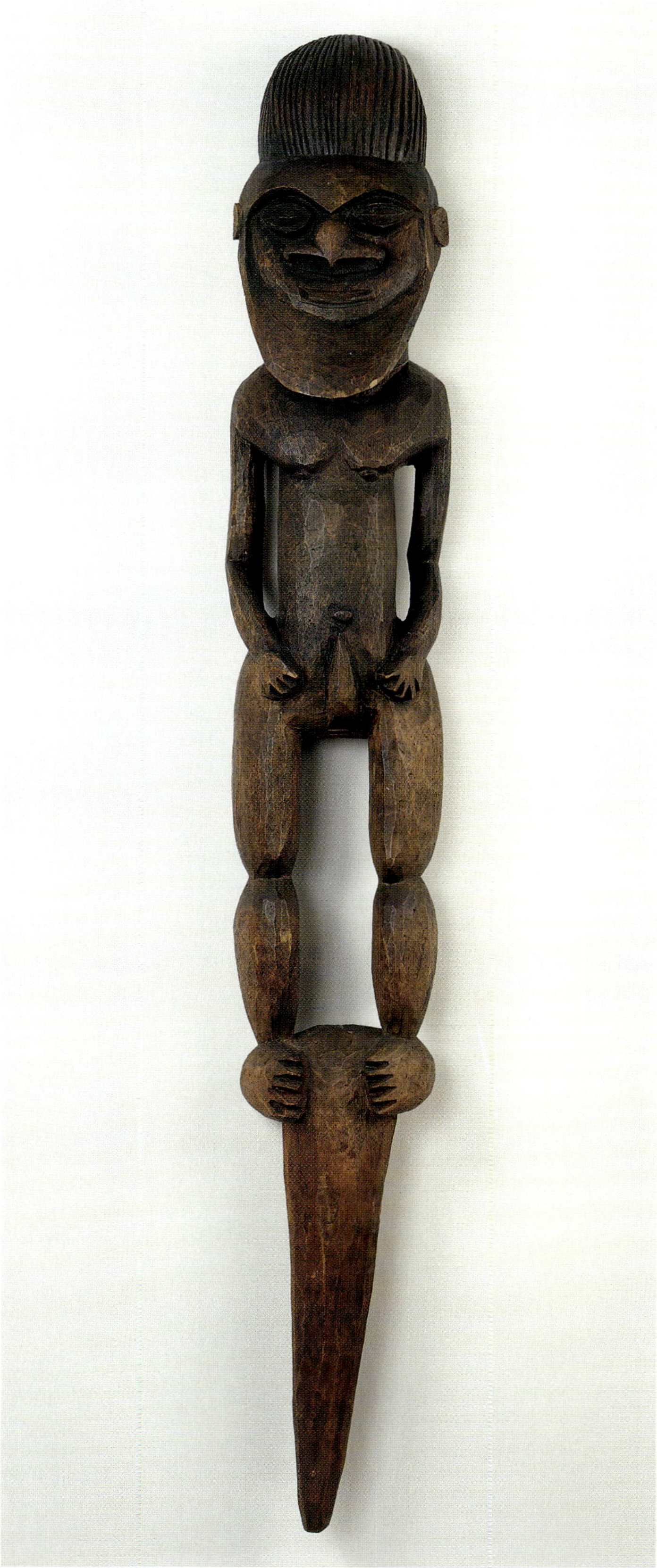

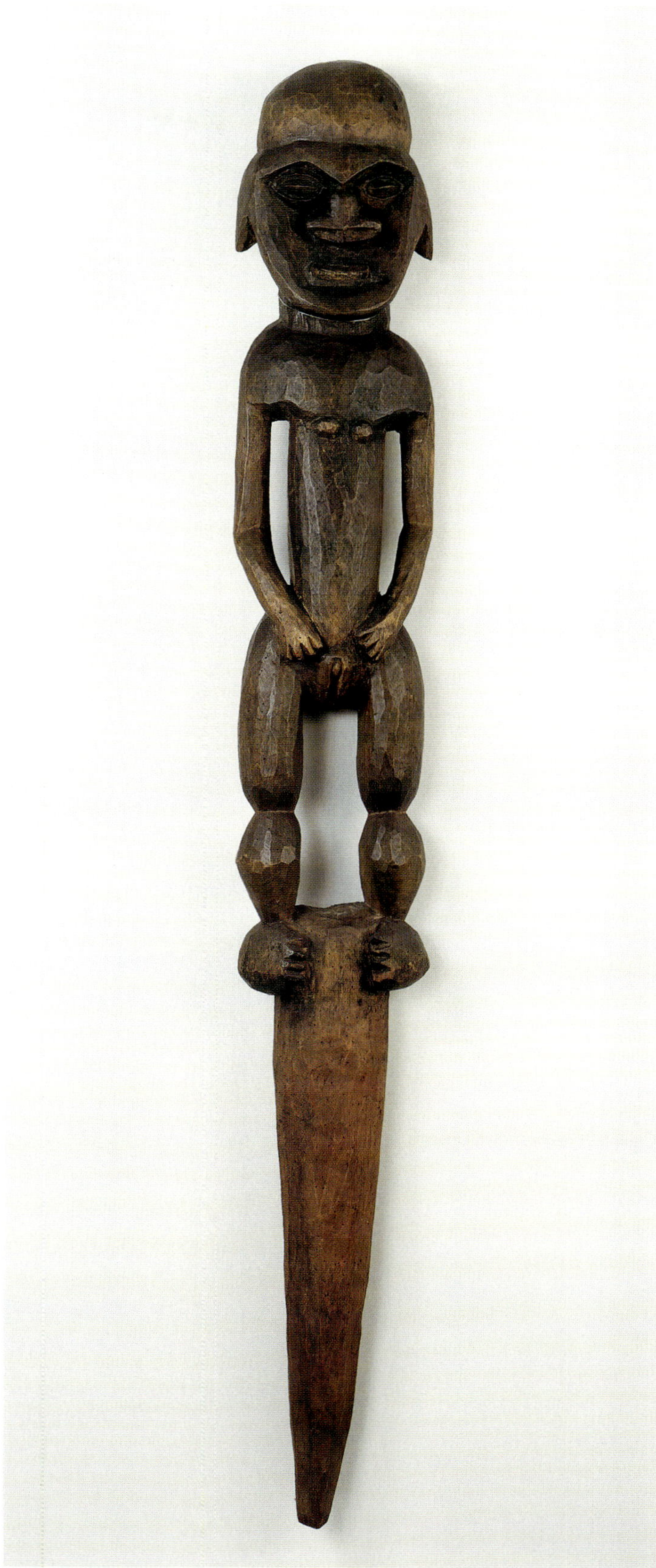

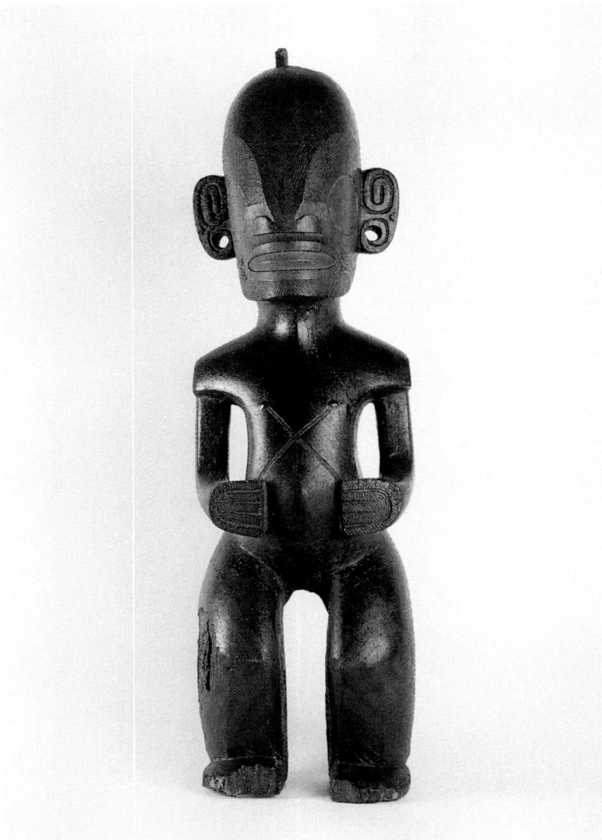

Tiki
(Marquesas-Inseln)
Holz, 72 x 23 x 16 cm
Privatsammlung

87

Mukuyi-Maske

Punu (Gabun, links des Ngunyé)

Holz und zerriebene Porzelanerde, 28 x 16 x 13 cm
M.P. 3639, Schenkung von 1979*

errät: Er begreift, daß diese Objekte heilig sind, daß ihnen von ihren Schöpfern eine magische Kraft eingeflößt wurde und ihnen auf diese Weise eine Art Mittlerrolle zwischen einer feindseligen Welt und den Menschen zukommt, ihr Äußeres also nur eine Vergegenständlichung von deren Urängsten ist. Dies sollte ihn in seinem Schaffen bestärken: »Ich begriff, daß dies auch der Sinn der Malerei ist. Sie ist kein ästhetischer Prozeß; sie ist eine Art Zauberkraft zwischen uns und dem feindseligen Universum, eine Möglichkeit, die Oberhand zu gewinnen, indem wir unseren Ängsten und unseren Wünschen Form geben.«[5] In diesem Sinne ist auch zu verstehen, daß Picasso die *Demoiselles d'Avignon* als sein »erstes Beschwörungsbild« bezeichnete.[6]

Gewiß. Neben diesen Erklärungen – die ein Kunsthistorikerherz unweigerlich höher schlagen lassen – darf man aber nicht übersehen, mit welcher Begeisterung die nach Neuem lechzende künstlerische Avantgarde eine schöpferische Form entdeckte, die von dem, was man in der abendländischen Kultur gemeinhin unter ›Schönheit‹ verstand, meilenweit entfernt war. Sie bot der ›Barbarei‹ dieser jungen Menschen, die nur auf eine Gelegenheit gewartet hatten, sich vom Joch der Akademismen zu befreien, Auftrieb. In dieser Zeit beginnen die Kunstwerke der Primitiven nach und nach auf dem Markt aufzutauchen – man fand sie unter dem Plunder der Flohmärkte, aber auch bei Händlern, die sich darauf spezialisierten. Einer der ersten war Emile Heymann, »der Sklavenhändler der Rue de Rennes«, der seinen Laden – »Zum alten Spinnrad« – in Hausnummer 87 hatte. Picasso hat mehrmals bestätigt, daß er erst nach Vollendung der *Demoiselles d'Avignon* – zu Beginn des Sommers 1907 – begonnen hat, »Negerobjekte« zu kaufen.[7] Henry Kahnweiler erinnert sich, »1907« im Atelier Picassos im Bateau-Lavoir einen Tiki der Marquesas-Inseln[8] gesehen zu haben, ein sehr schönes

5 Gilot/Lake 1965, S. 249.

6 Malraux 1975, S. 19. Siehe in *Les Demoiselles d'Avignon*, 1988, *a. a. O.*, die Gegenüberstellung der Aussagen Picassos zu diesem Thema in der von Hélène Seckel verfaßten »Anthologie« unter der Rubrik »Parole de peintre«, S. 636-641. Dieser allgemein anerkannten Auffassung widerspricht ein Zeugnis von Jakov Tugendhold. »Als ich in Picassos Atelier ging und ich dort schwarze Fetische aus dem Kongo sah«, schreibt er bereits 1914, »fragte ich den Maler, ob es das Mystische dieser Skulpturen sei, was ihn interessiere. Er antwortete mir: ›Ganz und gar nicht, was mich interessiert, ist die Einfachheit ihrer Geometrie.‹« (Dies., S. 637)

7 Romuald Dor de la Souchère gegenüber, der ihn in *Picasso à Antibes*, Paris, Hazan, 1960, S. 16, zitiert, oder William Rubin gegenüber in »Picasso«, *Le Primitivisme*, 1987, *a. a. O.*, S. 296.

8 Daniel-Henry Kahnweiler, *Juan Gris, sa vie, son œuvre, ses écrits*, Paris, Gallimard, 1946, S. 156.

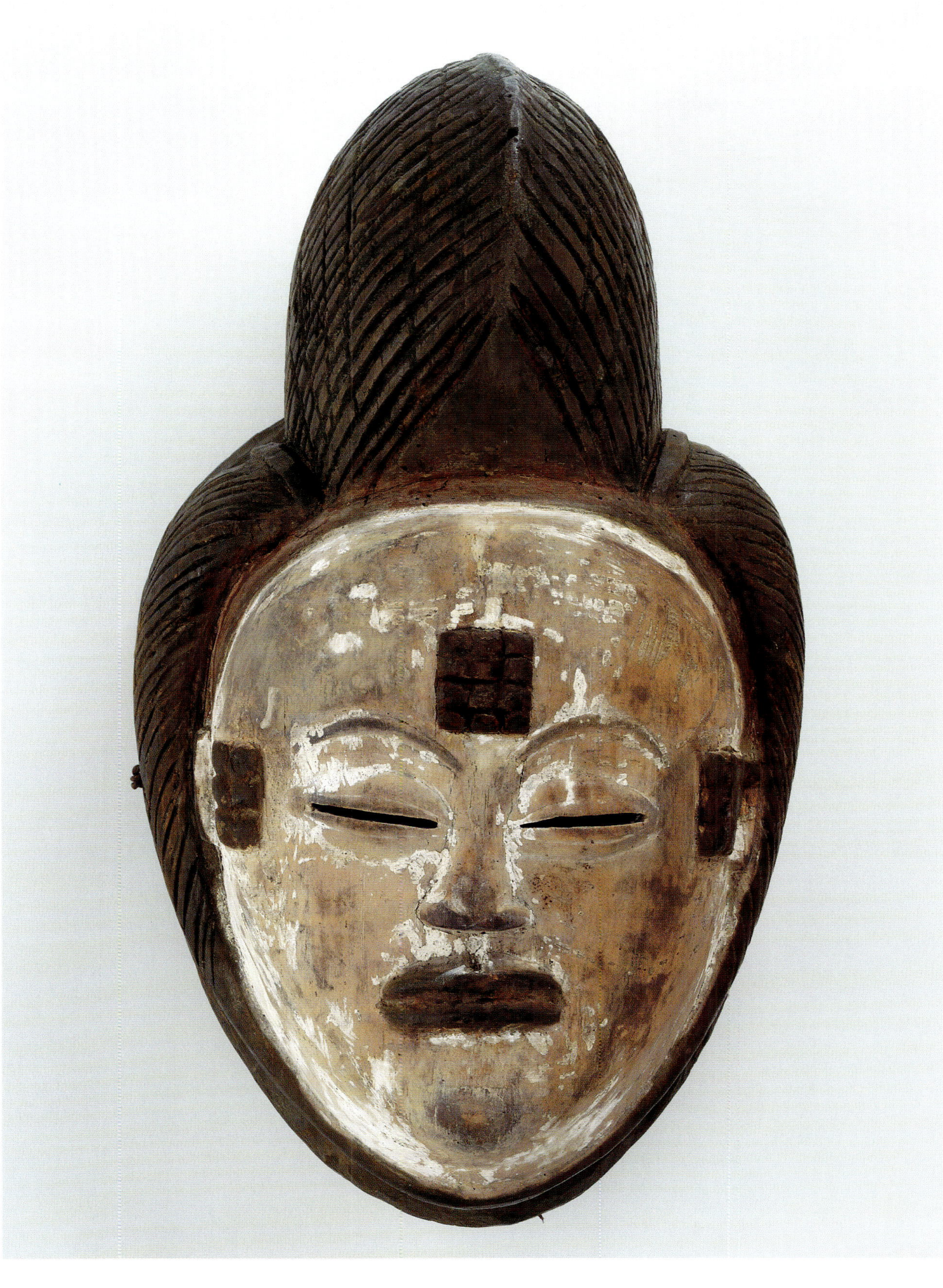

Stück, das der Künstler bewußt in das Fotoporträt aufnahm, das er 1910 von Guillaume Apollinaire als großem Verfechter exotischer Kunst anfertigte.[9] Während manche Werke Picassos von 1907, die gewisse formale Ähnlichkeiten mit Schreinfiguren der Kota oder mit Baga-Statuetten mit Nimbakopf – Hakennase und kammartiger Schopf – aufweisen, die Vermutung nahelegen, daß der Maler schon damals Objekte dieser Art besaß[10], liefern uns Dokumente von 1908 wertvolle Informationen zu bestimmten Gegenständen, die sich zu dieser Zeit im Atelier des Bateau-Lavoir befanden. Es handelt sich um – mindestens zwei – Fotografien, die der amerikanische Schriftsteller und Journalist Gelett Burgess aufnahm, als er im Frühjahr 1908 verschiedene Ateliers in Paris besuchte, um einen Artikel über die Lage der Kunst zu schreiben: 1910 entsteht daraus in The Architectural Record der für uns ungeheuer aufschlußreiche Text »The Wild Men of Paris«. Abgesehen von einer gewissen Befremdung gegenüber den *Demoiselles d'Avignon*, die er als grobschlächtige »Karikaturen afrikanischer Skulpturen« empfindet, erwähnt Burgess darin mit keinem Wort, was er an primitiver Kunst gesehen hat; er veröffentlicht jedoch ein Foto, das an der

88

Maske

Grebo (Elfenbeinküste)

Holz, weiße Farbe und Pflanzenfasern, 64 x 25,5 x 16 cm (Bart: 16 cm)
M.P. 1983-7, Gabe von Marina Ruiz-Picasso (ehemals Sammlung Picasso)

Wand hinter Picasso – der sitzend und erhobenen Blickes aufgenommen wurde – zwei geschnitzte hölzerne Firstbalken aus Neukaledonien zeigt[11], wie sie der Künstler im Musée d'Ethnographie du Trocadéro gesehen haben mag.

Gelegentlich findet man in Zeugnissen von Zeitgenossen Anmerkungen zu bestimmten Objekten primitiver Kunst, die aber nicht unbedingt immer identifizierbar sind. So vermerkt beispielsweise Ines Haynes, eine Freundin von Gelett Burgess, am 29. April 1908 anläßlich eines Besuches im Bateau-Lavoir in ihrem Tagebuch: »Picasso zeigt uns eine Maske aus dem Kongo und ein paar Abscheulichkeiten, die er selbst angefertigt hat und die an Totems erinnern.«[12] Beschreibungen des Ateliers am Boulevard de Clichy von 1911 bestätigen, daß

9 Abgebildet auf S. 117 des Katalogs zur Ausstellung *Picasso Photographe* 1901-1916, Paris, Musée Picasso, 1. Juni bis 17. Juli 1994. Apollinaire, der den verwahrlosten Zustand des Musée d'Ethnographie du Trocadéro an die Öffentlichkeit brachte, forderte bereits 1909 – er war damit seiner Zeit weit voraus –, daß man einen Teil der Sammlungen in den Louvre transferieren solle: »Der Louvre sollte einige exotische Meisterwerke aufnehmen, deren Anblick nicht weniger ergreifend ist als der der Paradebeispiele abendländischer Bildhauerei.« (»Sur les musées«, *Le Journal du soir*, 3. Oktober 1909, in Apollinaire OPC II 1991, S. 123). Apollinaire erhebt sich hier zum Verfechter einer in erster Linie ästhetischen und nicht ethnografischen Betrachtungsweise der Objekte der Primitiven.

10 Siehe William Rubin in *Le Primitivisme*, 1987, *a. a. O.*, S. 337, Anm. 85 und 86. Mit den Kota-Schreinen läßt sich insbesondere die *Frau mit erhobenen Armen* von 1907 (Z. II1, 35) in Verbindung bringen. Die Figurinen mit Nimbakopf könnten eine ganze Reihe von Zeichnungen inspiriert haben, die Köpfe in Vorder- und Seitenansicht zeigen (Z. VI, 905, 907 und 908).

11 Siehe *Les Demoiselles d'Avignon*, 1988, *a. a. O.*, S. 558-562 bezüglich des Parisaufenthaltes von Burgess von April bis Juli 1908, S. 652-653 bezüglich seines Artikels »The Wild Men of Paris«, erschienen in The Architectural Record, Bd. XXVII, Nr. 5, Mai 1910, S. 400-414. Die Fotografie, die Picasso zeigt, ist auf S. 407 abgebildet. Es gibt ein zweites, nicht verifiziertes Negativ, auf dem hinter dem Künstler noch mehr Objekte zum Vorschein kommen: eine Punu-Harfe aus Gabun und ein zusammengesetztes Objekt, möglicherweise ein Yombe-Stück, im Stil der »Touristenkunst«. Siehe die Analyse dieses Dokuments (ein Abzug befindet sich im Musée Picasso in den Penrose-Beständen) durch William Rubin in »Picasso«, *Le Primitivisme*, 1987, *a. a. O.*, S. 297-299. Rubin betont die Tatsache, daß mehrere Objekte in Picassos Sammlung von mittelmäßiger Qualität sind. Das war ihm jedoch egal: »Man braucht kein Meisterwerk, um sich ein Bild davon zu machen«, vertraute er ihm an (»Le Primitivisme moderne«, ders., *ibid.*, S. 14).

12 Zitiert in *Les Demoiselles d'Avignon*, 1988, *a. a. O.*, S. 560. Sie hat die Holzskulpturen gesehen, die Picasso 1907-1908 anfertigte, wahrscheinlich die große Figur (Z. II2, 607).

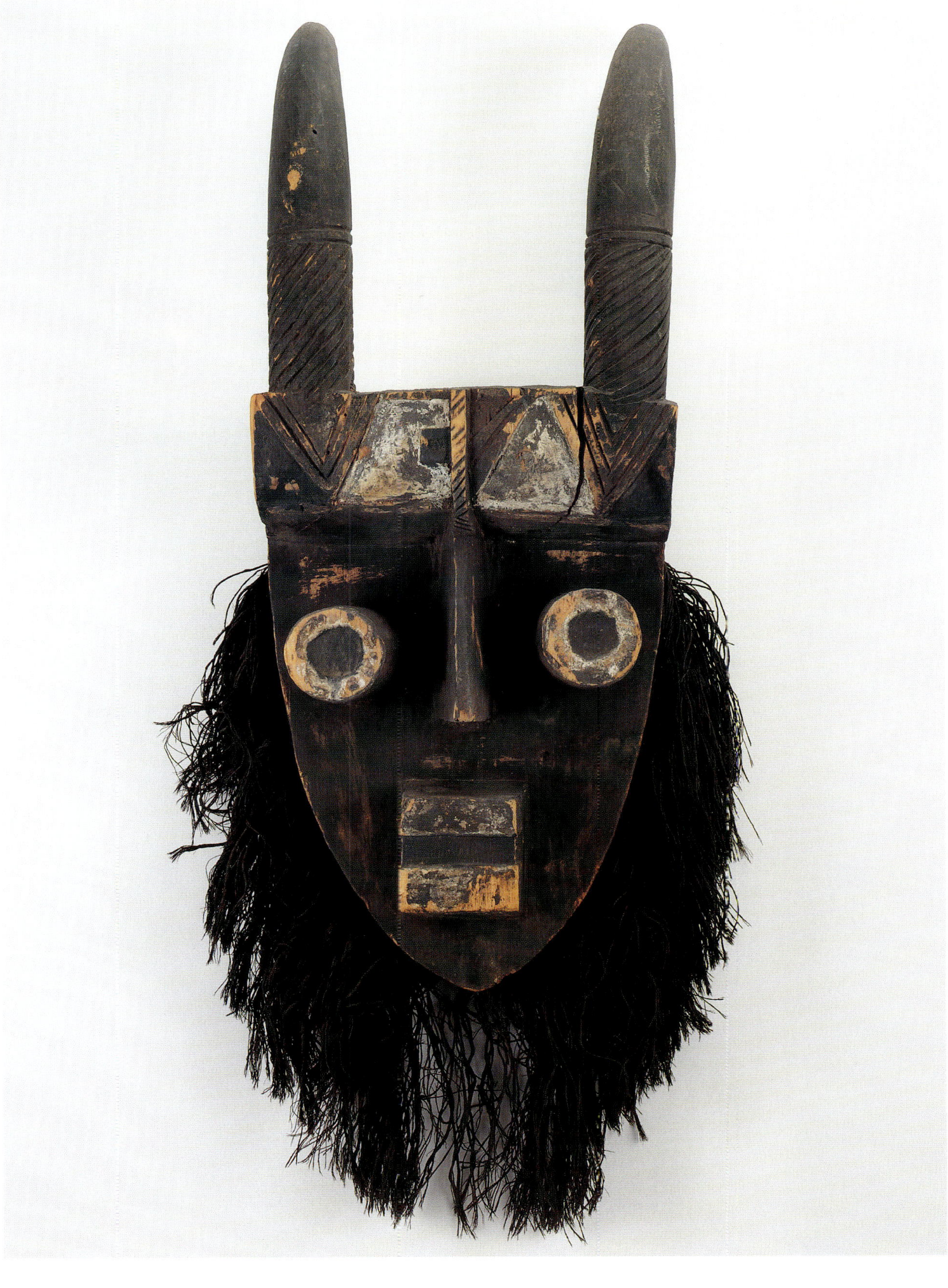

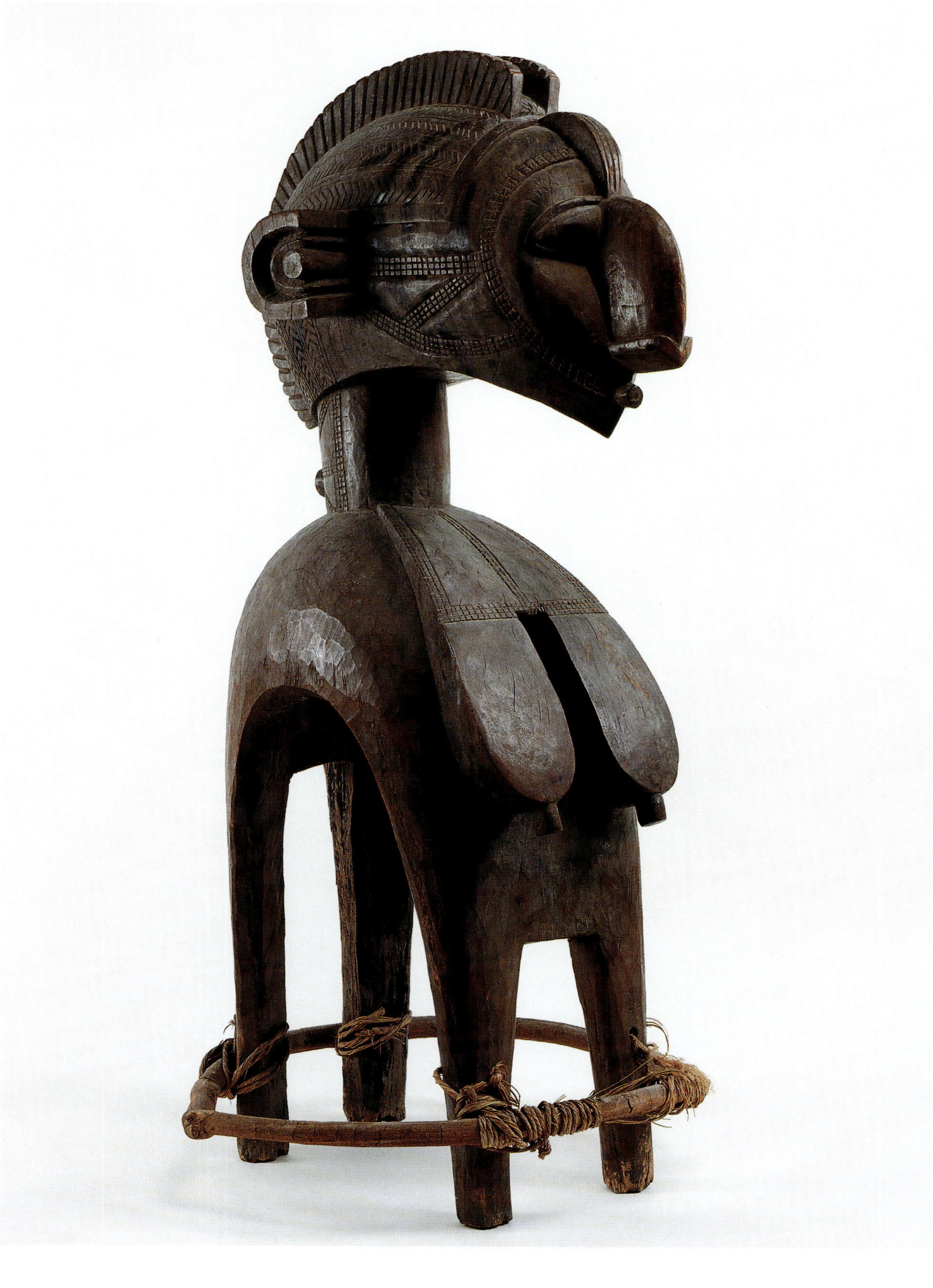

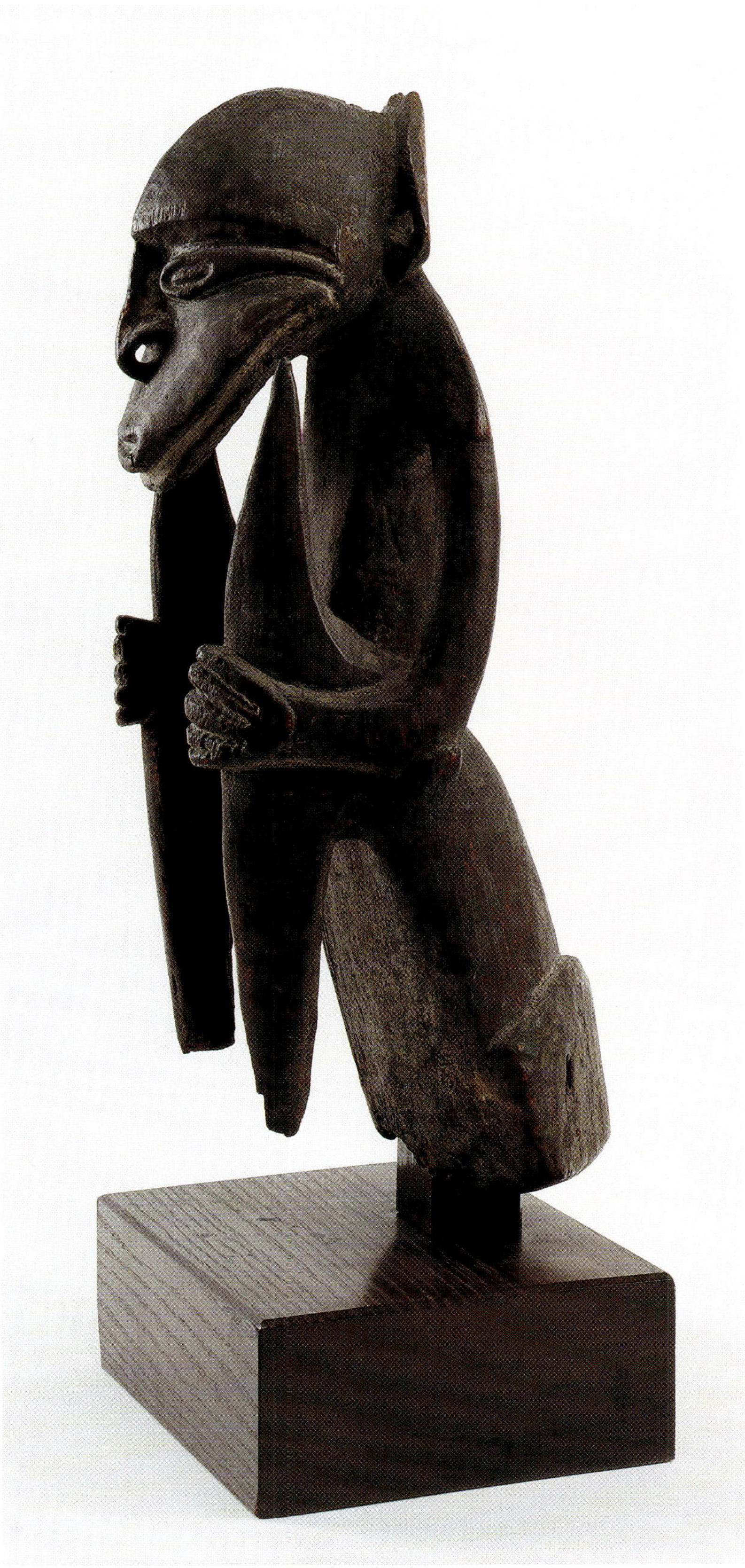

89

Nimbamaske
Baga (Guinea)

Holz und Raphiabast, 126 x 59 x 64 cm
M.P. 3637, Schenkung von 1979*

90

Kultische Figur
(Neuguinea, Niedersepik)

Holz, 45,5 x 20 x 17,5 cm
M.P. 3638, Schenkung von 1979*

Kunstwerke der Primitiven die Räumlichkeiten und die Gedanken des Künstlers gleichermaßen beanspruchten. So schreibt Apollinaire am 16. April 1911: »Picasso [...] kultiviert mit Wonnen die Unordnung in seinem Atelier, in dem man in einem heillosen Durcheinander ozeanische und afrikanische Götzenbilder, anatomische Nachbildungen, Musikinstrumente, Obst, Flakons und sehr viel Staub zu sehen bekommt.«[13] Und Salmon vermerkt am 21. September 1911: »Von allen Möbelstücken ziehen merkwürdige Gestalten, ausgesuchte Exemplare afrikanischer und polynesischer Bildhauerkunst, ihre Fratzen. Picasso läßt einen, noch bevor er seine eigenen Arbeiten herzeigt, diese herrlichen Werke primitiver Kunst bewundern.«[14]

Ein Objekt jedoch gibt seine Präsenz bereits Ende des Jahres 1910 auf den Fotografien preis, die Picasso von seiner Wohnung am Boulevard de Clichy macht: Es handelt sich um eine Mukuyi-Maske, die den Geist eines aus dem Reich der Toten zurückkehrenden Ahnen in den Bestattungsriten der Punu in Gabun verkörpert. Fernande Olivier erwähnt, daß »Picasso eine kleine Frauenmaske besonders mochte, der die weiße Gesichtsfarbe, die vom Holz des Kopfschmuckes abstach, einen merkwürdig sanften Ausdruck verlieh«.[15] Sie ist auf den Fotoporträts zu sehen, die der Künstler im Herbst bzw. zu Beginn des Winters 1911 von sich selbst, von Ramón Pichot, von Frank Burty Haviland und von Kahnweiler aufnimmt – letzteren, der ebenfalls ein großer Liebhaber primitiver Kunst war, in einer Pose, die er auf das Porträt übertrug, das er im selben Zeitraum von seinem Händler und Freund malte.[16]

Man weiß, daß Picasso und Braque, die einen Teil des Sommers 1912 gemeinsam in Sorgues verbrachten, Anfang August nach Marseille fuhren, um »Negerobjekte zu kaufen«. Beide informieren Kahnweiler über ihre Errungenschaften. Picasso läßt sich genauer aus: »Ich habe Negerobjekte gekauft, eine sehr schöne Maske und eine Frau mit großen Brüsten und einen Jungen.«[17] Man ist – wenn es auch keine nennenswerten Anhaltspunkte zur Bestätigung dieser Hypothese gibt – davon ausgegangen, daß es sich bei der Maske um eine der beiden (früher Wobé genannten) Grebo-Masken handelt, die Picasso besaß.[18] Die Tatsache, daß der Maler im folgenden Herbst die Gitarre[19] aus Karton anfertigte und daß er Kahnweiler scheinbar den Zusammenhang erläuterte zwischen den Grebo-Masken und dieser Skulptur – bei der das Schalloch wie die Augen einer Grebo-Maske vorspringend gearbeitet ist, in einem System nicht mehr nur imitativer Zeichen –, legt zumindest nahe, daß

91

Obakopf

Königreich Benin (Nigeria)

Bronze, 54 x 39 x 39 cm
M.P. 3636, Schenkung von 1979*

13 Montade [Guillaume Apollinaire], »La Vie anecdotique: quelques artistes au travail«, *Mercure de France*, 16. April 1911, wieder abgedruckt in OPC III 1993, S. 57.

14 La Palette [André Salmon], »Courier des ateliers: Pablo Picasso«, *Paris-Journal*, 21. September 1911, S. 4.

15 Olivier 1933, S. 170.

16 Siehe den Katalog zur Ausstellung *Picasso photographe* 1901-1916, Paris, Musée Picasso, 1. Juni bis 17. Juli 1994, S. 115-125, sowie die darin von Anne Baldassari verfaßte Analyse der Fotografien. William Rubin glaubte (in »Picasso«, *Le Primitivisme*, 1987, *a. a. O.*, S. 310) den Kopf des männlichen Firstpfostens aus Neukaledonien links über dem Kopf des Händlers entdecken zu können. Bei genauerer Analyse kommt man jedoch zu dem Schluß, daß es sich um die Mukuyi-Maske handelt. Die Masken aus Gabun standen damals hoch im Kurs: Vlaminck besaß eine weiße Fang-Maske, die er Derain abtrat; Braque besaß ebenfalls eine.

17 Brief von Picasso an Kahnweiler vom 11. August 1912, in Judith Cousins, »Chronologie documentaire«, *Picasso et Braque : l'invention du cubisme*, Paris, Flammarion, 1990, S. 380-381.

18 Mit dieser Hypothese haben sich Edward Fry und später William Rubin auseinandergesetzt. Siehe Rubin, »Le Primitivisme moderne«, *Le Primitivisme*, 1987, *a. a. O.*, S. 76 Anm. 56 und 57, und »Picasso«, ders., S. 304-306 und Anm. 168, S. 339.

19 Z. II2, 577, wo die Gitarre eines der Elemente einer komplexeren Konstruktion ist.

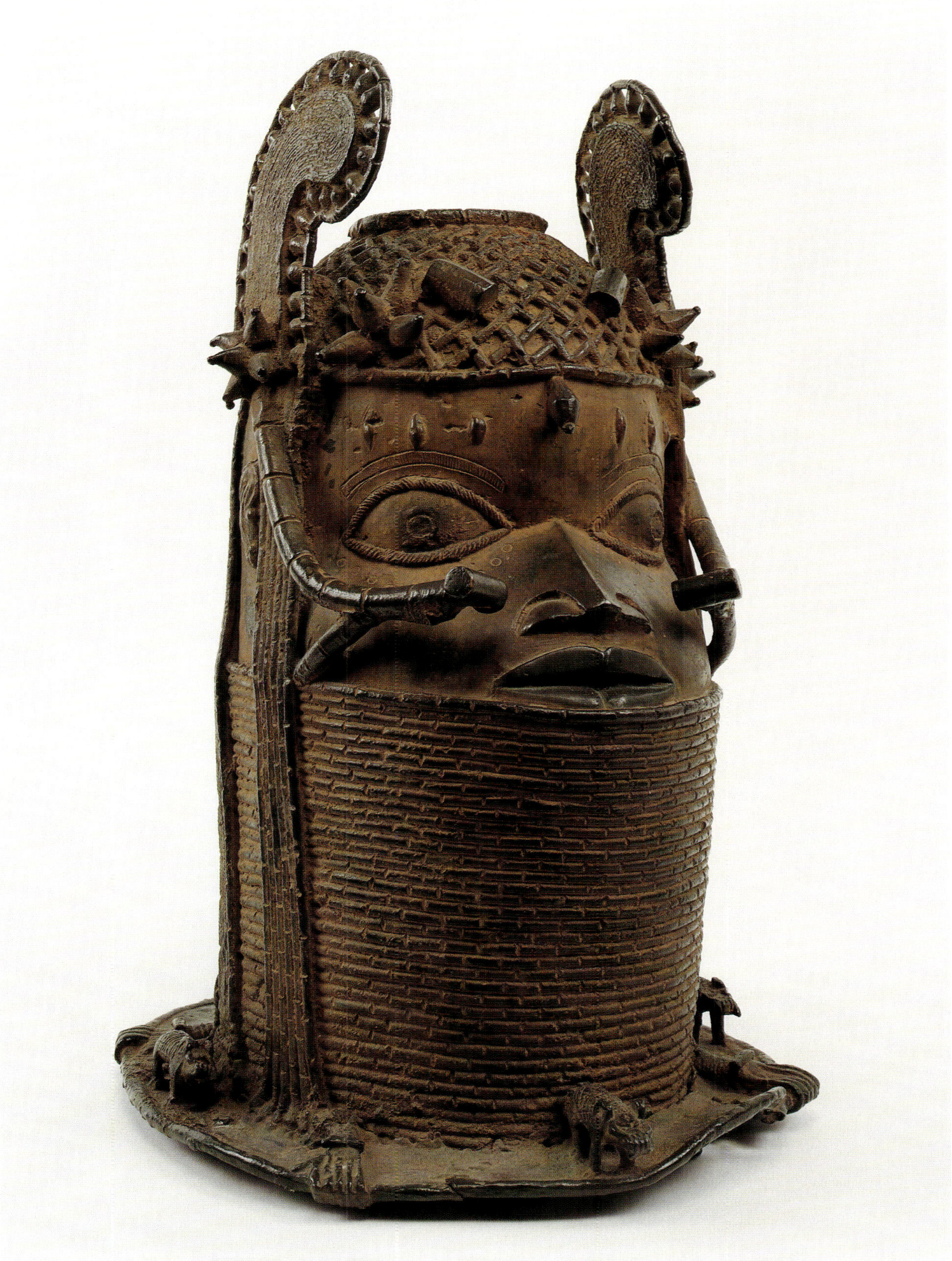

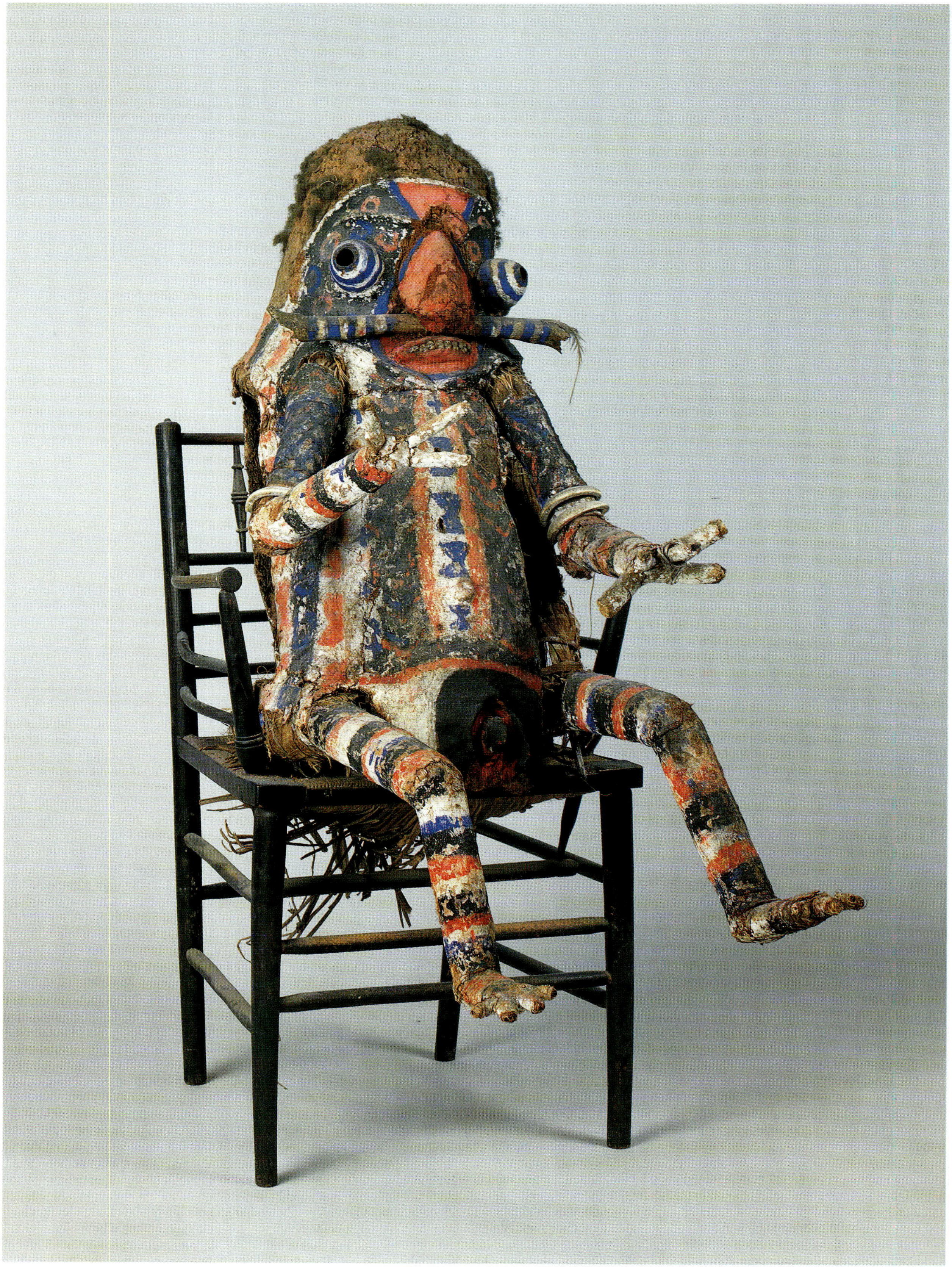

92

Ritueller Kopfschmuck: Die Menschenfresserin Nevimbumbao

(Vanuatu, Südmalakula)

Baumfarn und bemalte Pflanzenfasern, 114 x 60 x 92 cm
M.P. 3624, Schenkung von 1979*

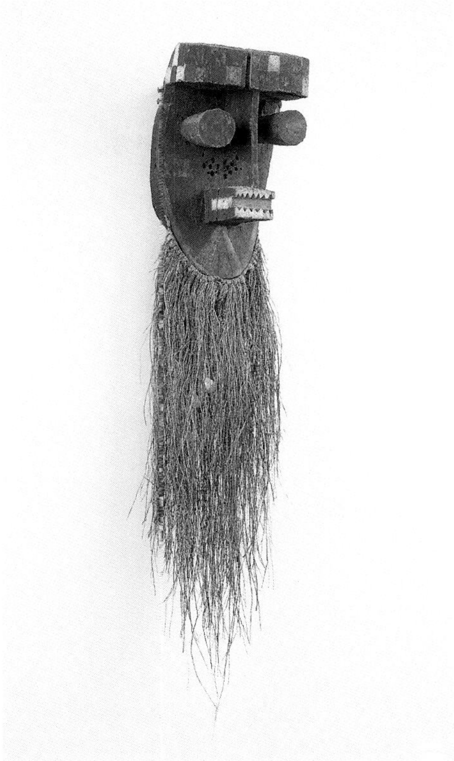

Maske
Grebo (Elfenbeinküste)
Bemaltes Holz und Pflanzenfasern,
25 x 26 x 21 cm (Bart: 69 cm)
Privatsammlung

Picasso diese Masken kannte und sie, will man dem deutlichen Einfluß auf sein Werk Rechnung tragen, auch vor Augen hatte. Es sei hier auf folgende Worte Kahnweilers verwiesen: »Die kubistischen Maler entdeckten in manchen Masken der Elfenbeinküste Zeichen, die es, auf jede Nachahmung verzichtend, der bewußten Wahrnehmung des Betrachters überließen, sich das Gesicht vorzustellen, dessen ›wahre‹ Gestalt diese Masken nicht imitierten. Dies war, da bin ich mir sicher, die entscheidende Entdeckung, die der Malerei die Schaffung erfundener Zeichen ermöglichte, die die Bildhauerei vom geschlossenen Ganzen befreite, sie zur Transparenz führte. [...] Tatsache ist, daß Picasso eine Wobé-Maske besaß, und daß die Studien von dieser Maske den Ausgangspunkt für die Umwälzung bildeten, die sich damals vollzog. Wie man vielleicht weiß, präsentiert sich bei den Wobé-Masken die untere Gesichtshälfte unter einer sehr hohen, leicht nach hinten gewölbten Stirn als ebene Fläche, auf der das Dreieck der Nase, der parallelflache Mund und die zylindrischen Augen reliefartig aufgesetzt sind. [...] Die ›wahre‹ Gestalt des dargestellten Gesichts, entsteht, so wie sie gelesen wird, vor der eigentlichen Maske an der Spitze der Augenzylinder. Die Augen werden auf diese Weise als ›hohl‹ gesehen.«[20]

Pablo Picasso: Das Eßzimmer des Künstlers in Montrouge,
9. Dezember 1917
La Salle à manger de l'artiste à Montrouge
Bleistift auf Papier, 27,7 x 22,6 cm
Paris, Musée Picasso

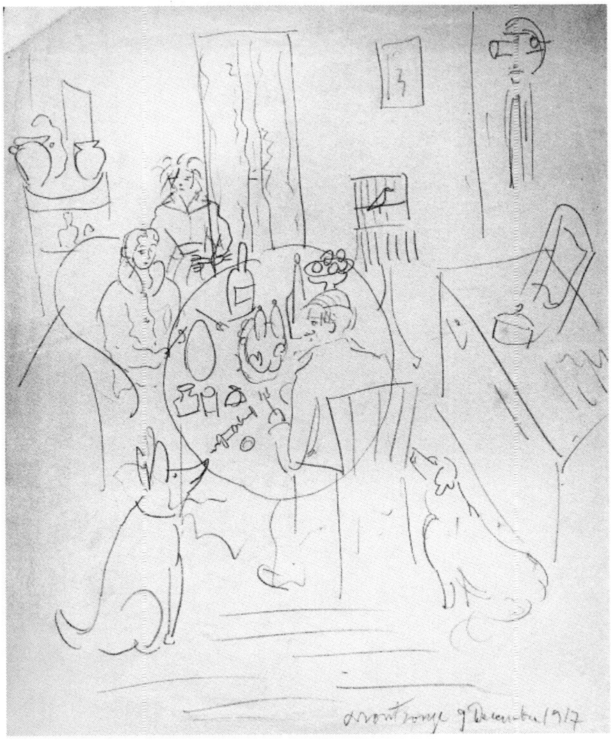

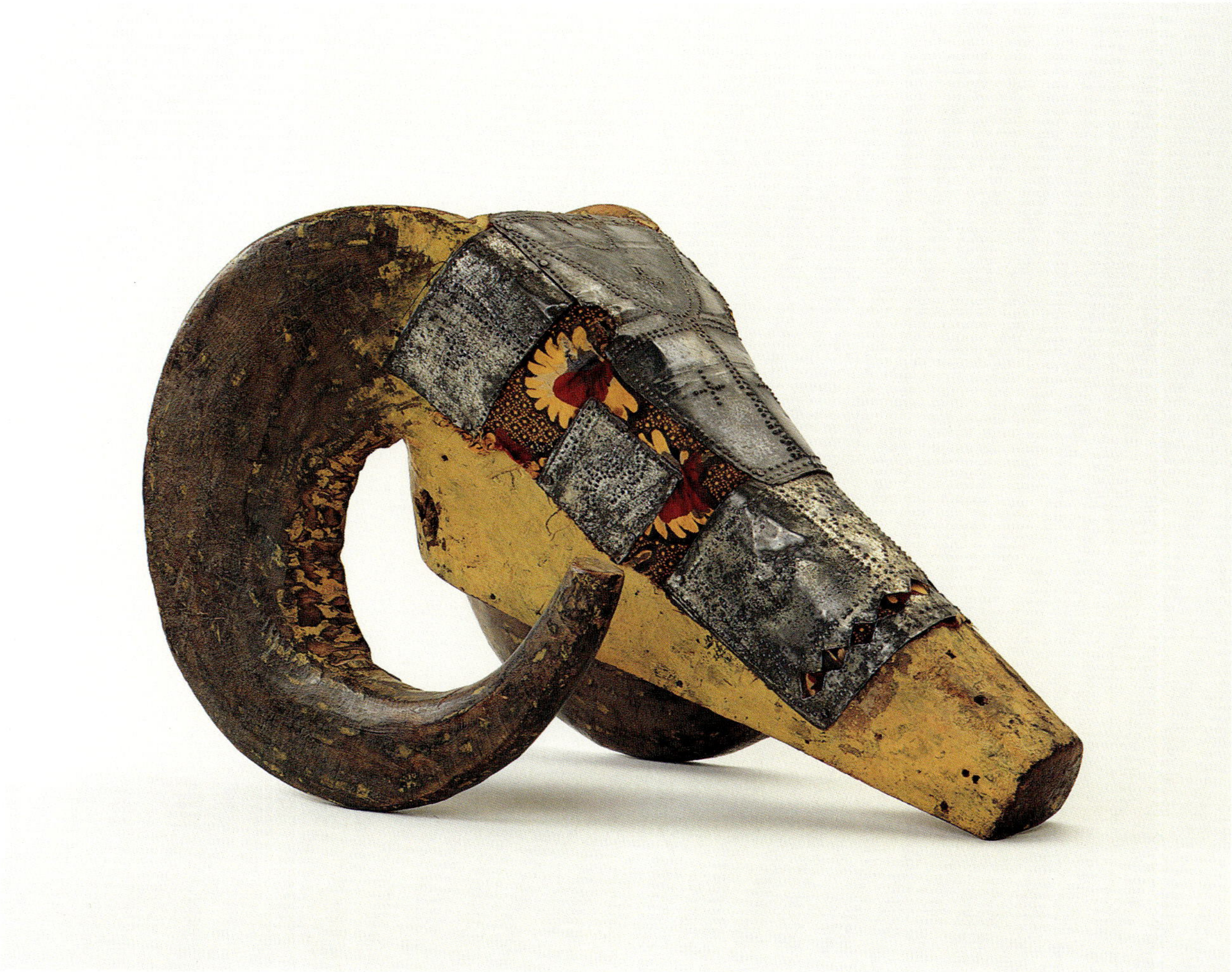

93

Widderkopf (Marionette)

Bozo (Mali)

Holz, Metallplatte und Stoff
M.P. 3642, Schenkung von 1979*

Das wachsende Interesse an der Kunst der Primitiven gab dem Handel den entscheidenden Impuls. Heymann besaß immer noch seinen Laden in der Rue de Rennes; am 12. Oktober 1909 informierte er Picasso, daß er neben anderen »Neuheiten« eine »hölzerne Doppelstatue aus Madagaskar« für ihn bereit hielt.[21] Zu dieser Zeit richtete auch Joseph Brummer – der zwischen den beiden Weltkriegen einer der renommiertesten Händler New Yorks werden sollte – seinen ersten Laden am Boulevard de Raspail Nr. 3 ein, nachdem er seine Geschäfte zunächst von zu Hause aus geführt hatte. Um 1911 stellte der gerade zwanzigjährige Paul Guillaume, der 1914 in der Rue de Miromesnil seine erste Galerie eröffnete, im Schaufenster des Geschäfts für Autozubehör in der Avenue de la Grande Armée, in dem er arbeitete, Objekte primitiver Kunst aus, mit denen er – dies war sozusagen der Einstieg eines der ganz großen Galeristen von Paris in das Geschäft mit der Kunst – zu handeln begann.[22] Er schreibt Picasso an die Adresse des Boulevard de Clichy, also noch vor Herbst 1912: »Ich habe von Herrn Apollinaire erfahren, daß Sie sich für eine meiner Negerstatuetten interessieren. Ich besitze sechs dieser Statuen, die ich Ihnen nach Hause bringen könnte.«[23] Die Publikationen zur »Kunst der Schwarzen« häuften sich – viele Schriften stammen vom unermüdlichen und passionierten Apollinaire[24], andere von Carl Einstein, Henri Clouzot und André Level –, und eine Ausstellung folgte auf die andere: Im November 1916 wurden im Namen der Vereinigung »Lyre et Palette« von Paul Guillaume als Leihgabe zur Verfügung gestellte Objekte primitiver Kunst im Atelier Emile Lejeunes in der Rue Huyghens ausgestellt.[25] In Zusammenarbeit mit Clouzot und Level organisierte Paul Guillaume 1919 in der Galerie Devambez die *Première exposition d'art nègre et d'art océanien.*[26] Bei der *Exposition d'art indigène des colonies françaises* 1923 zählte Picasso zu den Leihgebern ozeanischer Stücke.[27]

1930 war in der von Charles Ratton – unter Mithilfe von Tristan Tzara und Pierre Loeb – in der Galerie Pigalle organisierten *Exposition d'art africain et d'art océanien* eine große Nimbamaske aus Französisch-Guinea zu sehen, die Picasso gehörte. Sie wurde als »Mutterschaftsfetisch« in Form eines »mit Tätowierungen verzierten Oberkörpers einer

20 Daniel-Henry Kahnweiler, »L'Art nègre et le cubisme«, *Présence africaine*, Nr. 3, März-April 1948, S. 373-376, wieder abgedruckt in *Confessions esthétiques*, Paris, Gallimard, 1963, S. 232-234. Picasso gab William Rubin zu verstehen, daß er mit Kahnweiler über die Beziehung zwischen den Grebo-Masken und der Gitarre gesprochen habe, und er hat sich Rubin gegenüber »ausführlich« zu dieser Episode ausgelassen (»Le Primitivisme moderne«, *Le Primitivisme*, 1987, *a. a. O.*, S. 18-19 und Anm. 58, S. 76). Die Grebo-Masken waren in den ersten zehn Jahren dieses Jahrhunderts gang und gäbe: Picasso hätte welche im Trocadéro gesehen haben können; um 1912-1913 besaß Kahnweiler welche (siehe Judith Cousins, 1990, *a. a. O.*, S. 378). Eines ist sicher: die Grebo-Maske – nicht die des Picasso-Museums mit den Hörnern, sondern die andere, die der Künstler besaß (abgebildet in *Le Primitivisme*, 1987, *a. a. O.*, S. 305) – ist an der Wand von Picassos Eßzimmer in Montrouge auf einer Zeichnung vom 9. Dezember 1917 (Z. III, 106) zu sehen.

21 Emile Heymann an Picasso, 12. Oktober 1909 (Picasso Archiv).

22 Bezüglich des Marktes für afrikanische Kunst in Paris sowie der ersten Veröffentlichungen und Ausstellungen siehe Jean-Louis Paudrat, »Afrique«, *Le Primitivisme*, 1987, *a. a. O.*, S. 139 und 142 ff., und Philippe Peltier, »Océanie«, *ibid.*, S. 99 ff.

23 Paul Guillaume an Picasso [vor September 1912] (Picasso Archiv).

24 Insbesondere sein Text »A propos de l'art des Noirs«, der 1917 im von Paul Guillaume herausgegebenen *Album Sculptures nègres* erscheint.

25 Vom 19. November bis 5. Dezember 1916, gemeinsam mit Werken von Matisse, Picasso, Ortiz de Zarate, Modigliani und Kisling.

26 Vom 10. bis 31. Mai 1919. Der Katalog enthält insbesondere den von Henri Clouzot und André Level verfaßten Text »L'Art sauvage – Océanie – Afrique«. Clouzot und Level veröffentlichen darüber hinaus *L'Art nègre et l'art océanien*, Paris, Devambez, 1919: von den vierzig textunabhängigen Abbildungen dieses Werkes zeigen zwei die in der Sammlung Picasso aufgeführten Masken (Abb. XX und XXXIV).

27 Im November und Dezember 1923, im Musée des arts décoratifs. Unklar ist, was Picasso hergeliehen hat. 1925 wird sein Gott Tiki im von Clouzot und Level verfaßten Werk *Sculptures africaines et océaniennes. Colonies françaises et Congo belge*, Paris, Librairie de France, S. 24 und Abb. LVI abgebildet. Es bleibt die Frage, ob es sich 1923 um dasselbe Stück handelte.

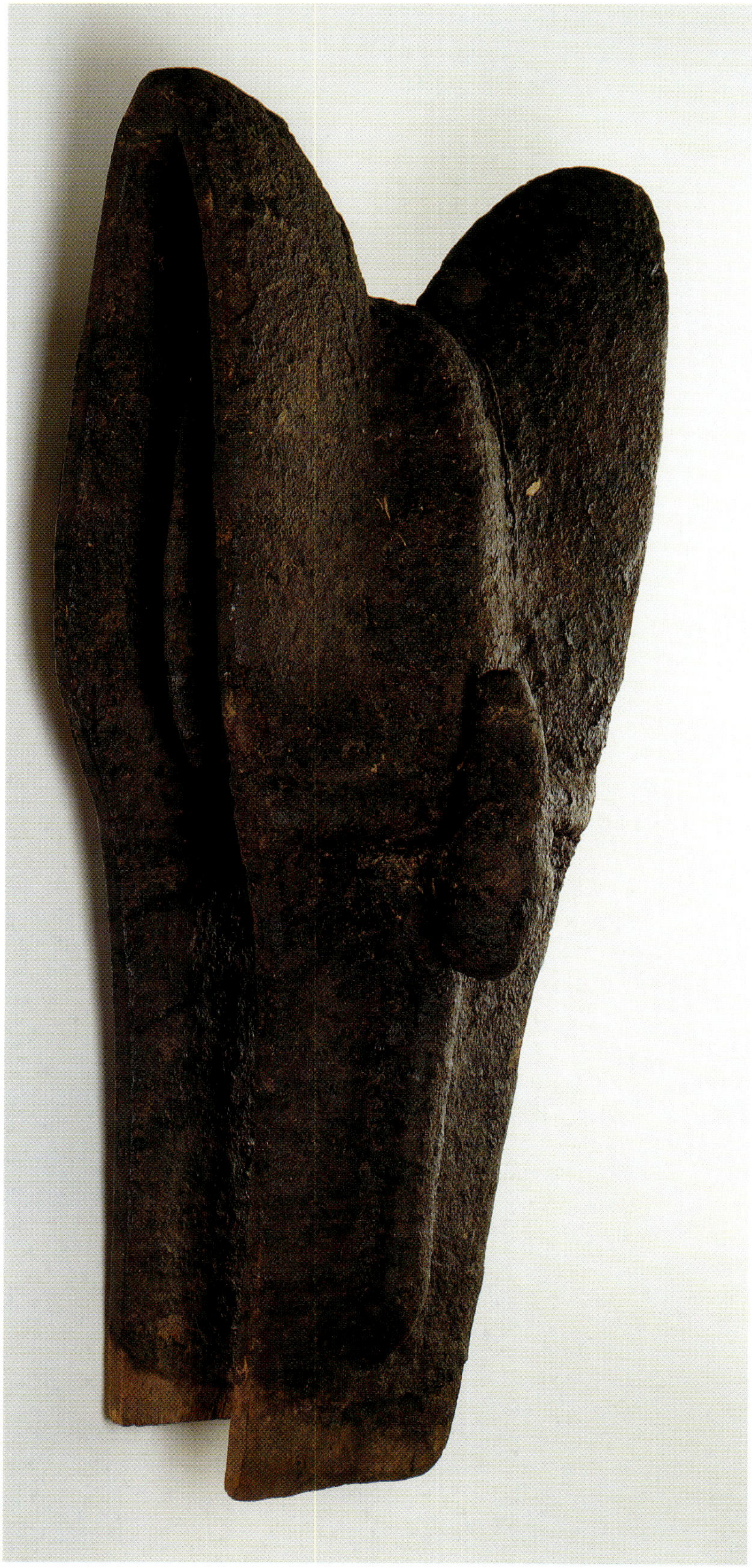

94

Konomaske

Bambara (Mali)

Holz und bei Opferriten verwendeter Belag
M.P. 3641, Schenkung von 1979*

95

Maske

Tsogho (Gabun)

Mit weißem Ton überzogenes Holz und Posobastlianen, 28 x 18 12 cm
M.P. 3640, Schenkung von 1979*

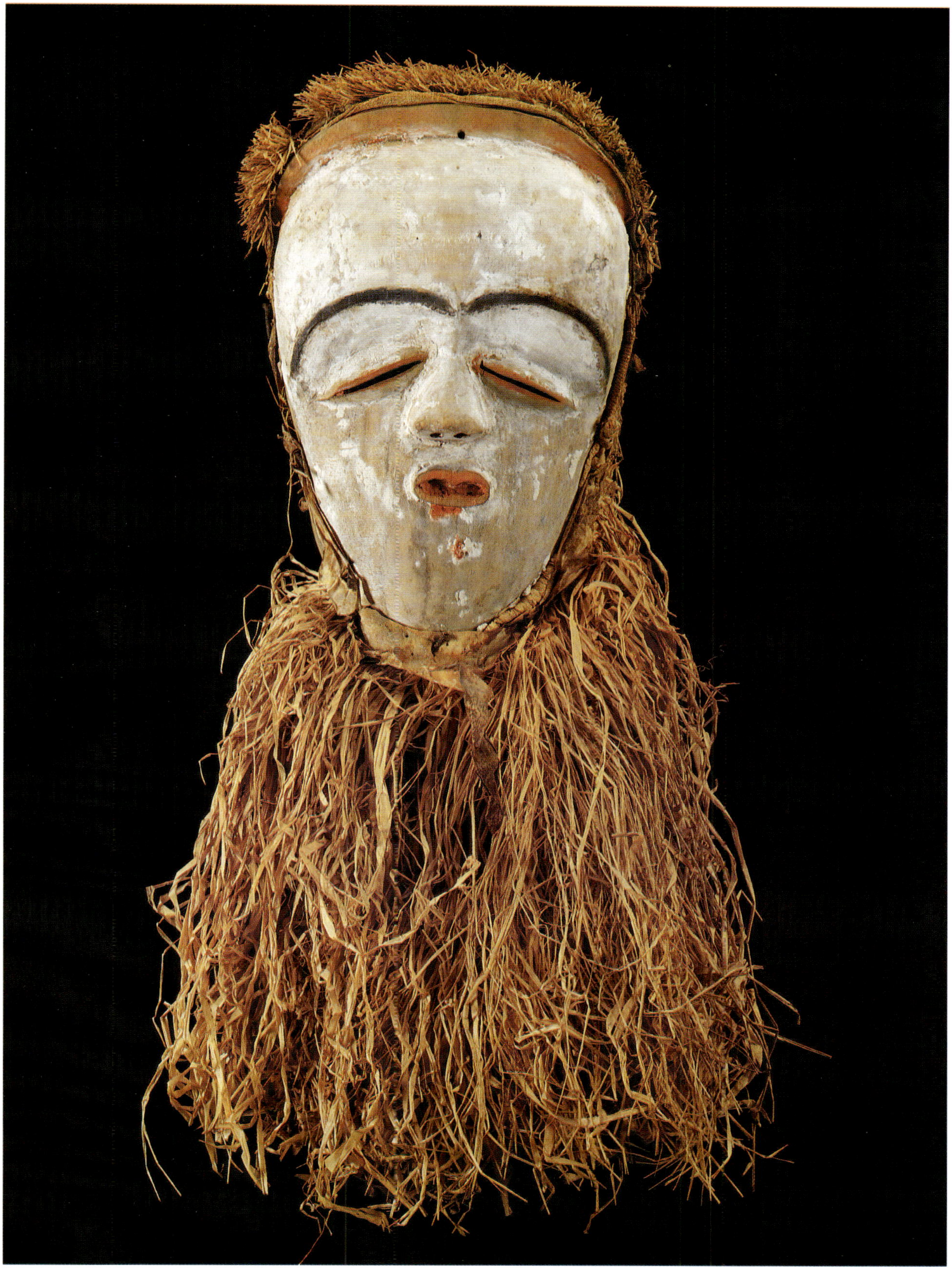

Frau« aus Holz mit einem Kleid aus Raphiabast beschrieben.[28] Diese Skulptur von beachtlicher Größe – die eine Figur darstellt, welche in landwirtschaftlichen Riten der Baga in Guinea die Fruchtbarkeit verkörpert, wobei der Tänzer, der sie tragen sollte, ganz in sie hineinschlüpfte – befand sich zu Beginn der dreißiger Jahre im Château de Boisgeloup. Picasso lebte damals dort und modellierte große Gipsbüsten, zu denen ihn seine damalige Lebensgefährtin Marie-Thérèse Walter inspirierte. Diese wiederum hatten eindeutig den Masken aus Guinea in einer Mischung von Übertragung und Verdichtung viel zu verdanken – nimmt man nur die Art und Weise, wie der Rumpf vom Kopf überragt wird, oder das in dessen Maßverhältnissen auffallende Hervorstechen der Nase.[29] Roland Penrose hat den Ort – Wohnräume und Ateliers – beschrieben: »Die grauen Wände und das schöne Mauerwerk entsprachen Picassos Hang zum Monumentalen, der sich auch in den ihn umgebenden Dingen bemerkbar machte, zum Beispiel dem Bernhardiner, an dem er sehr hing, oder dem Nilpferdkopf in der Halle, und in einem sehr schönen Exemplar der Skulptur der Baga aus Französisch-Guinea mit mächtigen Proportionen. Diese Skulptur mit übertriebener Hakennase und einem Kopf, der sich vom Hals fast loszulösen schien, fand in den monumentalen Gipsköpfen auf der anderen Seite des Hofes ein Echo.«[30]

In der Ausstellung der Galerie Pigalle konnte man zudem eine kultische Figur aus Papua-Neuguinea sehen, die damals zur Sammlung von Georges de Miré gehörte.[31] Dieses Stück, »eine kauernde Gestalt, deren Knie sich spitz nach oben, bis auf die Höhe des Gesichts, verlängern«, wird am 7. Mai 1931 im Hôtel Drouot zum Verkauf angeboten, wo sie von Louis Carré erworben wird.[32] Im September 1944 tritt er es an Picasso ab.[33] Von Louis Carré erwarb Picasso auch, einen Monat zuvor[34], einen Bronzekopf aus dem Benin – eine sinnbildliche Darstellung des Königs, des Oba –, der als Stütze für einen kunstvoll gearbeiteten elfenbeinernen Stoßzahn diente. Die Objektgruppe wurde auf dem Ahnenaltar des regierenden Herrschers aufgestellt.[35] Man weiß nicht, ob Picasso den Kopf anläßlich der *Exposition de bronzes*

28 Unter der Nr. 18, S. 8, Abb. 18. Das Kleid aus Raphiabast der Skulptur (das auf dem Bildausschnitt der Reproduktion nicht zu sehen ist) ist heute nicht mehr vorhanden. Dagegen ist – ein höchst seltener Fall – der Holzring erhalten geblieben, an dem der Rock befestigt war.

29 Siehe Spies Nr. 131-132 und insbesondere Nr. 133.

30 Penrose 1982, S. 316. Picasso kannte und schätzte die Skulptur der Baga seit langem. Sicher hatte er die große Nimbamaske im Musée du Trocadéro gesehen, ein seltenes Stück, das 1902 erworben wurde, und er selbst besaß – möglicherweise bereits 1907 – kleinere Stücke (siehe Anm. 10). Auf einer Fotografie, die Olga Khokhlowa 1908 in Montrouge zeigt, sind jedenfalls zwei Figuren mit Nimbaköpfen zu sehen (abgedruckt im Katalog zur Ausstellung *Le Miroir noir*, Paris, Musée Picasso, 12. März bis 9. Juni 1997, S. 197).

31 Unter der Nr. 295, »Ahnenfigur«, beschrieben auf S. 22 des Katalogs (siehe Anm. 28).

32 Auktion von Skulpturen aus Afrika, Amerika und Ozeanien, Hôtel Drouot, 7. Mai 1931, Saal 8, durch den Notar Alphonse Bellier, Nr. 133. Daß dieses Stück von Louis Carré gekauft wurde, haben wir durch die Kanzlei Loudmer, Treuhänder des Bellierarchivs, erfahren (Brief an die Autorin vom 17. Dezember 1997). Zu dieser Zeit hatten die Surrealisten begonnen, Kunst der Primitiven zu sammeln – am 2. und 3. Juli 1931 wurden Objekte zum Verkauf angeboten, die André Breton und Paul Eluard gehört hatten –, wobei sie, anders als die vorherige Generation, die sich eher der afrikanischen Kunst zugewandt hatte, ihr besonderes Interesse Kunstwerken aus Ozeanien schenkten. Zervos schreibt 1927, »das, was vor zehn Jahren mit den Negerskulpturen geschah«, wiederhole sich »mit der melanesischen und präkolumbianischen Kunst«, von denen sich die Künstler nicht etwa »eine direkte Inspiration« erwarteten, sondern »eine Verwandtschaft der Empfindung« (»L'Art nègre«, *Cahiers d'art*, 1927, Bd. II, Nr. 7-8, S. 230).

33 Die Transaktion findet am 6. September 1944 statt. Es ist nicht bekannt, ob es sich hierbei um einen Kauf oder ein Tauschgeschäft handelte (Briefwechsel mit Denise Seltz, Galerie Louis Carré, vom 14. Januar 1998).

34 Die Transaktion fand, wie uns Patrick Bongers, Leiter der Galerie Louis Carré, mitteilte, am 9. August 1944 statt; der Preis für das Objekt betrug 350 000 Francs. Dem Archiv der Galerie ist zu entnehmen, daß Picasso eines seiner Gemälde in Zahlung gab, es war aber nicht festzustellen, um welches es sich dabei handelte (Briefwechsel vom 2. Dezember 1997).

35 Diese Informationen, wie auch die über die Nimbamaske, entstammen den Angaben, die Jean-Louis Paudrat im Mai 1983 für die Dokumentation des Picasso-Museums

et d'ivoires du royaume de Bénin 1932 im Musée du Trocadéro gesehen hat.[36] Jedenfalls fand er im vertrauten Durcheinander des Ateliers in Les Grands-Augustins sofort einen festen Platz.[37]

Das voluminöseste Exemplar primitiver Kunst in Picassos Sammlung fand fast gegen seinen Willen den Weg zu ihm. Als er Ende 1950 oder 1951 in Begleitung von Françoise Gilot Matisse im Hôtel Régina in Nizza besuchte, wollte ihm dieser etwas schenken, das ihm sicher »zusagen werde, etwas, das aus Neuguinea kommt. Eine magische, entsetzlich wilde Skulptur«. »Genau das Richtige für Sie«[38], fügt er hinzu. Was man nun hereinbrachte, war eine recht furchteinflößende sitzende Frauenfigur, mit ein paar krausen Haaren auf dem Kopf, vorspringenden Augen, einem Knochen quer unter der großen Nase über einem zähnefletschenden Mund, nach vorne gestreckten Händen und über den hervorstehenden Geschlechtsteilen geöffneten Beinen, das Ganze in einem bunten Farbenspiel. Daß es sich hierbei um die Menschenfresserin Nevimbumbao, eine der Gestalten der landwirtschaftlichen Riten der Insel Malakula in Vanuatu handelt, dürfte ihnen wohl kaum bekannt gewesen sein.[39] Picasso nahm das Geschenk nur widerwillig an und gab – vermutlich durchaus wahrheitsgemäß – vor, der Kofferraum seines Wagens sei zu klein, um es mitzunehmen. »Dieses Ding aus Neuguinea macht mir Angst. Matisse dürfte es ebenfalls Angst machen, deshalb ist er so erpicht darauf, es mir zu geben«, meint er Françoise Gilot gegenüber.[40] Und dabei beließ man es – bis Picasso 1957, lange nach dem Tod von Matisse, sein Geschenk einforderte: Es wurde ihm im Sommer von Pierre Matisse nach La Californie gebracht.[41] Nevimbumbao ließ sich inmitten all der Bilder und Skulpturen in einem Sessel Picassos nieder.[42]

zusammenstellte. Aufgrund seiner Morphologie läßt sich das Stück auf Mitte des 19. Jahrhunderts datieren.

36 Paris, Musée d'Ethnographie, Palais du Trocadéro, 15. Juni bis 15. Juli 1932, Nr. 62.

37 Siehe beispielsweise die Fotografie von Alexander Liberman in dessen Buch *Maîtres et ateliers*, Editions du May, 1989, Nr. 15.

38 Gilot/Lake 1965, S. 247. Das Datum dieses Ereignisses hat uns Lydia Delektorskaja mitgeteilt (Brief an die Autorin vom 15. Juni 1989): Und tatsächlich hat Matisse Ende 1950 und 1951 eine hochwüchsige junge Frau, die er die »Platane« nannte, Modell gestanden; er stellt sie Picasso und Françoise Gilot an dem Tag vor, an dem er ihnen dieses Geschenk macht. Das Objekt hat, wie wir von Lydia Delektorskaja erfahren, Hauptmann Henry Donias Matisse geschenkt, zum Zeichen des Dankes, daß der Künstler während des Krieges das Mobiliar seines Vaters, des Malers Thorndyke, gerettet hatte.

39 Bei dem Objekt aus Baumfarn und bemalten Pflanzenfasern handelt es sich um einen rituellen Kopfschmuck, in den der ihn tragende Tänzer hineinschlüpfte. Vanuatu ist ein ozeanischer Archipel nordöstlich von Australien, der bis 1980 die Neuen Hebriden genannt wurde.

40 Gilot/Lake 1965, S. 249. Siehe auch die Wiedergabe dieser Episode in Gilot 1991, S. 278-285.

41 Brief von Pierre Matisse an Picasso vom 13. Mai 1957 (Picasso Archiv). André Villers hat Nevimbumbaos Ankunft in La Californie fotografiert (siehe beispielsweise im Picasso Archiv das Foto AP Ph 2026).

42 Eine Fotografie von André Villers zeigt Picasso in diesem Sessel sitzend (Picasso Archiv, AP Ph 2026).

Man darf nicht vergessen, daß diese wenigen Exemplare primitiver Kunst nur die Spitze des Eisberges sind: Als die Sammlung nach Picassos Tod inventarisiert wurde, umfaßte sie an die 120 Objekte. Im Nachlaß sind unter der Bezeichnung »Holzfiguren afrikanisch und andere« genau 113 Objekte aufgelistet; das eine oder andere Stück wird auf anderen Listen genannt. Es war nicht nachzuvollziehen, wie der Maler in den Besitz der drei – hier nicht näher besprochenen – Objekte gelangt ist, die sich heute im Picasso-Museum befinden. Der Widderkopf aus Mali – bei den Bozo ist der Widder ein Opfertier – wird während der Rituale in Verbindung mit Ernte und Fischfang »am Ende eines Stockes angebracht und von einem Menschen geführt, der sich unter einem Gerüst aus Zweigen verbirgt« (Angabe von Jean-Louis Paudrat, Mai 1983, Teil der Dokumentation des Picasso-Museums). Eine Maske der Initiationsgesellschaft der Gottheit Kono aus mit für Opferriten verwendetem Belag bestrichenem Holz zeigt die sinnbildlichen Körperorgane dieser Gesellschaft – die Ohren und den Mund – stark vergrößert (ders.). Die weiße Maske mit Raphiabastbart schließlich – vermutlich ein Tsogho-Stück – spielt, wie generell in Südgabun üblich, bei Bestattungszeremonien eine Rolle (ders.). Ich danke Francine Ndiaye, die meine Kenntnisse dieser Sammlung in vielerlei Hinsicht vervollständigen konnte.

Iberische Bronzefiguren

Picasso erfuhr wahrscheinlich in Céret, wo er den Sommer verbrachte, von dem Artikel, der am Dienstag, den 9. August 1911 im *Paris Journal* über einen »international aktiven Dieb« berichtete, der sich rühmte, aus dem Louvre drei iberische Skulpturen gestohlen zu haben – eine davon im Mai 1911 –, die er jetzt der Zeitung übergeben hatte, zwei weitere vier Jahre zuvor, im März 1907, einen Frauenkopf mit geflochtenen Haaren, den er damals für fünfzig Francs an einen befreundeten Pariser Maler verkauft haben wollte, außerdem einen Männerkopf mit »riesigen Ohren«, ein anatomisches Detail, das ihn anscheinend zur Tat verleitet hatte.[1] Der Artikel nannte keine Namen, aber

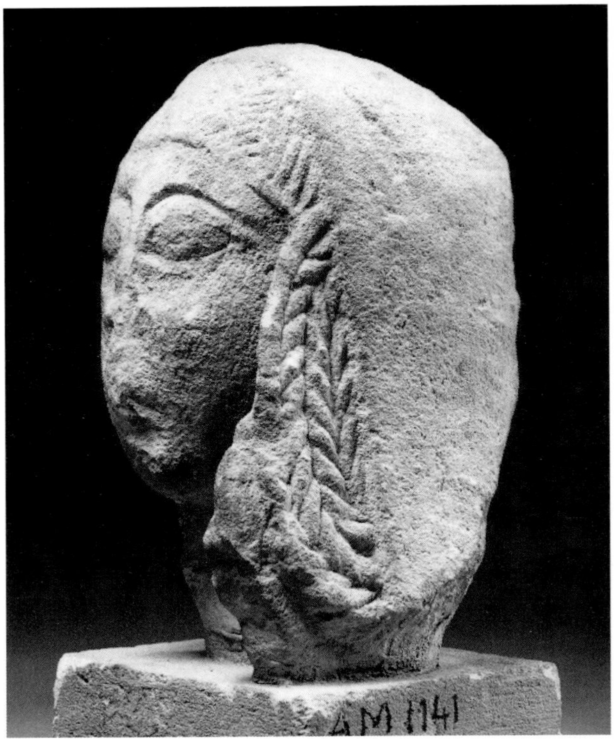

Weiblicher Kopf vom Cerro de los Santos, 4. bis 3. Jahrhundert v. Chr.
Tête féminine du Cerro de los Santos
Kalkstein, 18 x 11 x 13 cm
Paris, Musée du Louvre, Bestand des Musée des antiquités nationales in Saint-Germain-en-Laye

Männlicher Kopf vom Cerro de los Santos, 3. Jahrhundert v. Chr.
Tête masculine du Cerro de los Santos
Kalkstein, 20 x 17,5 x 13 cm
Paris, Musée du Louvre, Bestand des Musée des antiquités nationales in Saint-Germain-en-Laye

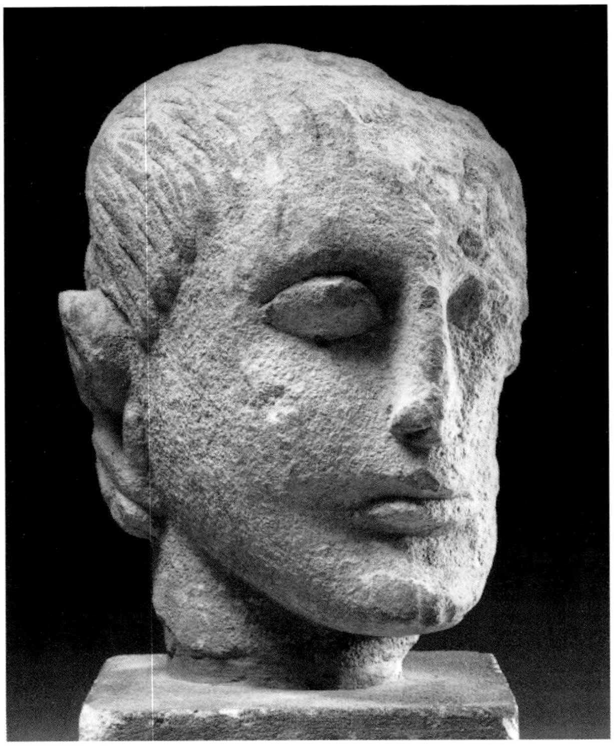

Picasso mußte in dem prahlerischen Kunsträuber sofort einen Schützling Apollinaires, Géry Pieret, erkennen; und man kann sich sein Entsetzen bei dem Gedanken vorstellen, letzterer könnte offenbaren, daß der fragliche befreundete Maler, dem er die gestohlenen Skulpturen überlassen hatte, praktisch der Hehler also, er, Picasso, gewesen war. Bei seiner Rückkehr trifft er in Paris Guillaume Apollinaire, »einen aufgelösten, verängstigten Apollinaire, der ihm erzählt, daß man bereits hinter ihm her wäre, die Polizei ihm auf der Spur sei«.[2] Der Dichter war tatsächlich in großer Gefahr, ernsthaft in diese Geschichte verwickelt zu werden, denn er kannte nicht nur den Dieb gut, der sein Sekretär gewesen war, sondern er war es auch gewesen, der

1 »Ein Dieb übergibt uns ein aus dem Louvre entwendetes Kunstwerk«, *Paris Journal*, 29. August 1911, S. 1.
2 Olivier 1933, S. 182.

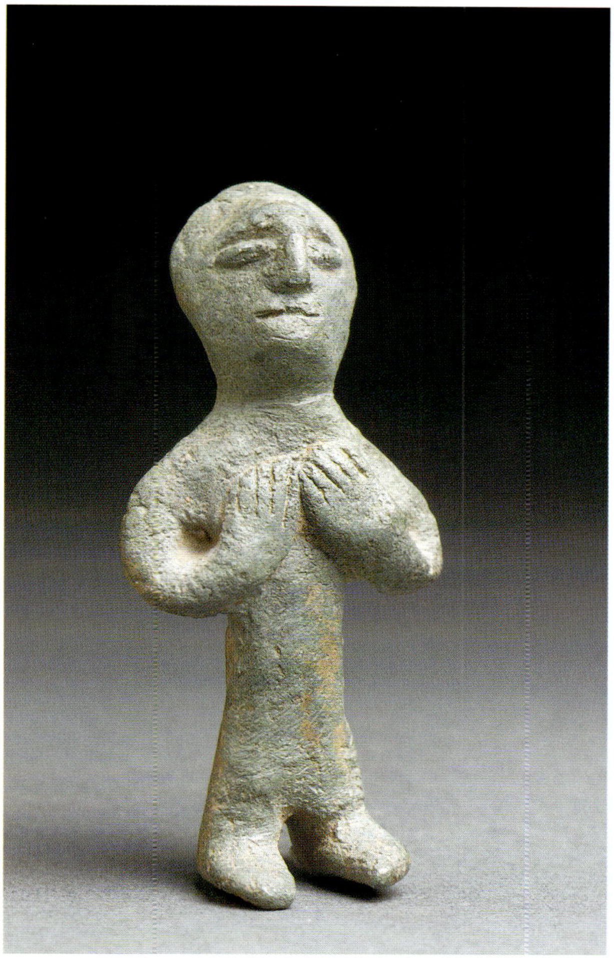

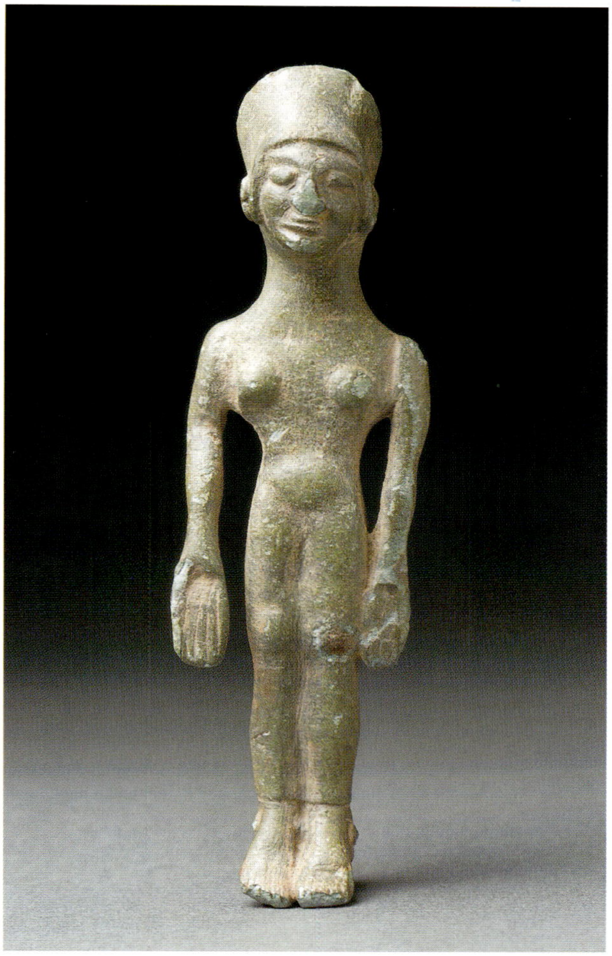

Pieret nahegelegt hatte, sich der beiden Köpfe durch Weitergabe an Picasso zu entledigen, nachdem er vergeblich versucht hatte, ihn zu bewegen, sie zurückzugeben. Anfang September 1911 nun denken die beiden aufgeschreckten Freunde zunächst daran, den kompromittierenden Kunstschatz in die Seine zu werfen, bevor sie sich am Ende entschließen, ihn auf anonymem Wege an das

3 Fernande Olivier erzählt diese Geschichte sehr eindringlich (Olivier 1933, S. 182-185). Am 6. September erscheint ein weiterer Artikel im *Paris-Journal*, »Der Louvre hat seine Schätze zurück« (S. 1 und 2), in dem berichtet wird, daß ein »geheimnisvoller Besucher« die gestohlenen Stücke zurückgebracht habe und sich dabei als »vermögender Amateurmaler, der sich vor allem als Kunstsammler betätigt«, vorstellte. Handelte es sich dabei um Picasso, wie

96
Nackter Betender
Orant nu
Bronze, 8,4 x 3,7 x 1,7 cm
M.P. 3626, Schenkung von 1979*

97
Betende
Orante
Bronze, 12,6 x 3,5 x 2,4 cm
M.P. 3625, Schenkung von 1979*

Paris-Journal weiterzuleiten, wie es zuvor auch Géry Pieret getan hatte.[3]
Sollte Picasso etwa nichts von der anrüchigen Herkunft der Stücke gewußt haben? Fest steht, daß er sie in einem alten Kleiderschrank in seinem Atelier aufbewahrte, da Géry Pieret ihm geraten hatte, »sie nicht offen herumstehen zu lassen«.[4] Apollinaire erzählte später seiner Freundin Madeleine Pagès, er jedenfalls habe Picasso informiert und versucht, ihn zu überreden, die gestohlenen Skulpturen zurückzugeben. Picasso jedoch habe dies kategorisch abgelehnt, weil sie, wie er sagte, seine Phantasie anregten – »er war sehr in seine ästhetischen Studien vertieft, und der Kubismus war im Entstehen«, erläutert Apollinaire – und um sie nicht zurückgeben zu müssen, behauptete er sogar (was natürlich nicht stimmte), daß »er sie zerstört habe, um gewissen Geheimnissen der antiken und primitiven Kunst, der sie entstammten, auf die Spur zu kommen«.[5] Der Künstler hatte schon zuvor Gelegenheit gehabt, die iberischen Sammlungen des Louvre zu sehen, die im Winter 1905-1906 durch neue Stücke erweitert worden waren, die hauptsächlich aus den jüngsten Grabungen von Arthur Engel und Pierre Paris in Cerro de los Santos bei Albacete stammten, und so waren ihm diese Skulpturen in seinem Atelier sehr willkommen.[6] Die gesamte Arbeit der formalen Vereinfachung, die Picasso während des Sommers 1906 in Gosol begonnen hatte, zeigt den Einfluß der antiken spanischen Kunst, die auch eine herausragende Rolle bei der Entwicklung des Stils der ursprünglichen Fassung der *Demoiselles d'Avignon* im Frühjahr 1907 spielen sollte: Die ersten gemalten Studien für das Bild lassen, zumal aus heutiger Sicht, deutlich den Einfluß dieser vorrömischen iberischen Skulpturen aus dem 4. bis 3. Jahrhundert vor Christus erkennen. Darauf machte Picasso 1939 in ziemlich scharfer Form und eher unerwartet für jemanden, der sich so selten zu seiner künstlerischen Arbeit äußerte, Christian Zervos aufmerksam. Dieser berichtet folgende Äußerung des Malers: »Neulich hat mir Picasso anvertraut, daß sich die Kunstkriti-

Apollinaire am 30. Juli 1915 in einem Brief an Madeleine Pagès behauptet? (Veröffentlicht in Guillaume Apollinaire, *Tendre comme le souvenir*, Paris, Gallimard, 1952, S. 66-74. Apollinaire bezeichnet in diesem Brief Picasso vorsichtshalber mit »X«). Oder war es Apollinaire, wie Fernande Olivier meint (Olivier 1933, S. 185)?

4 Olivier 1933, S. 183

5 Guillaume Apollinaire, 1952, *a. a. O.*, S. 71. Diese abenteuerliche Geschichte nahm für Apollinaire schließlich eine bedrohliche Wendung – er wurde sogar einige Tage in Haft genommen –, denn die Polizei vermutete eine Verbindung zwischen dieser Affäre und dem Diebstahl der Mona Lisa vom 21. August 1911. Vgl. dazu Pierre-Marcel Adéma, *Guillaume Apollinaire*, Paris, La Tabla ronde, 1968, S. 187-195, sowie Peter Read, *Picasso et Apollinaire, Les Métamorphoses de la mémoire*, Paris, Jean-Michel Place, 1995, S. 69-74.

6 Zur Geschichte der Grabungen von Paris und Engel und der Aufnahme der iberischen Stücke durch den Louvre zu Beginn des Jahrhunderts siehe Pierre Rouillard, »Histoire de la collection ibérique du Louvre« im Katalog der spanischen Antikensammlung, Paris, RMN, 1997,

98

Stier
Taureau

Bronze, 5,1 x 2,7 x 7,3 cm
M.P. 3628, Schenkung von 1979*

99

Betender
Orant

Bronze, 3,6 x 0,3 x 0,3 cm
M.P. 3631, Schenkung von 1979*

100

Betender
Orant

Bronze, 5,7 x 0,8 x 0,5 cm
M.P. 3632, Schenkung von 1979*

101

Betender
Orant

Bronze, 8,1 x 1,3 x 1,3 cm
M.P. 3633, Schenkung von 1979*

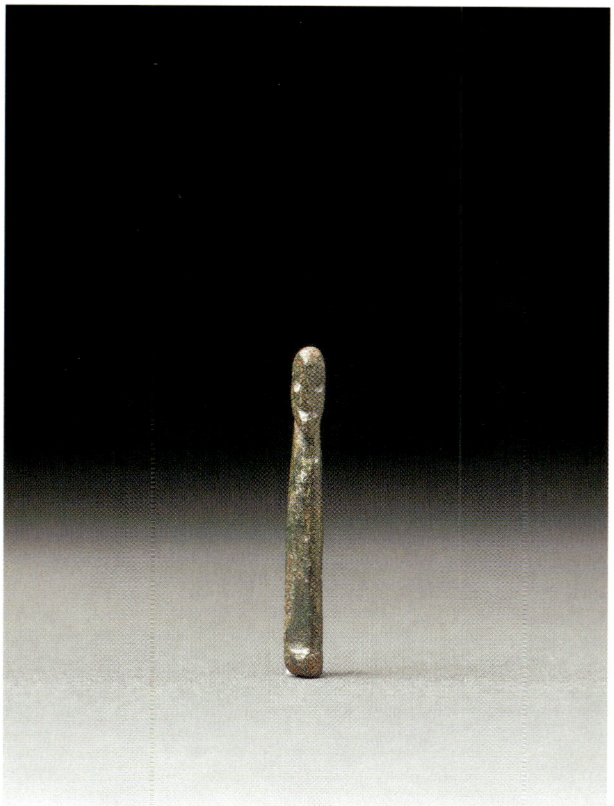

9

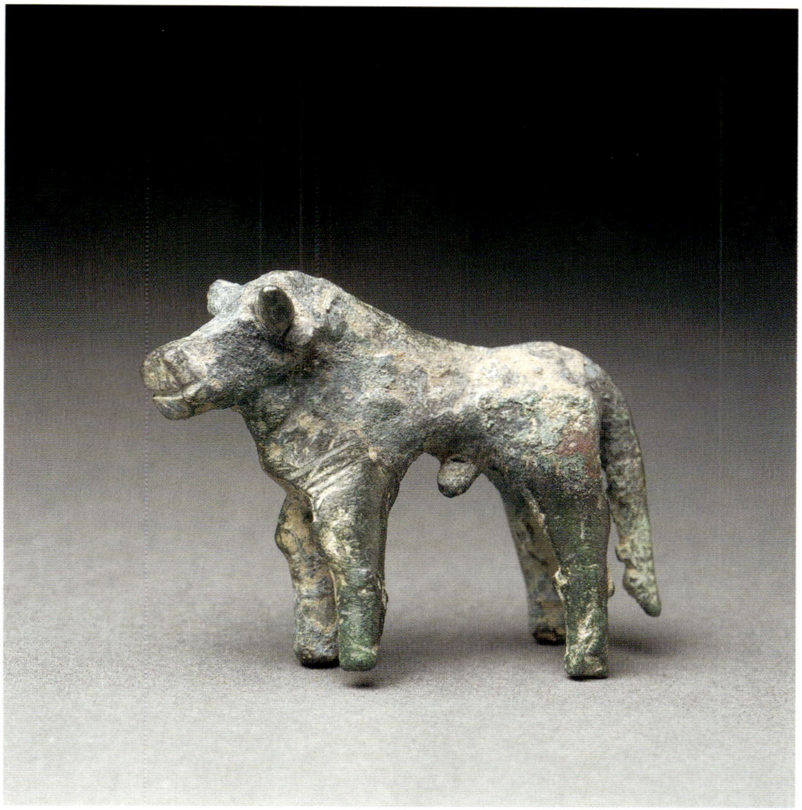

98

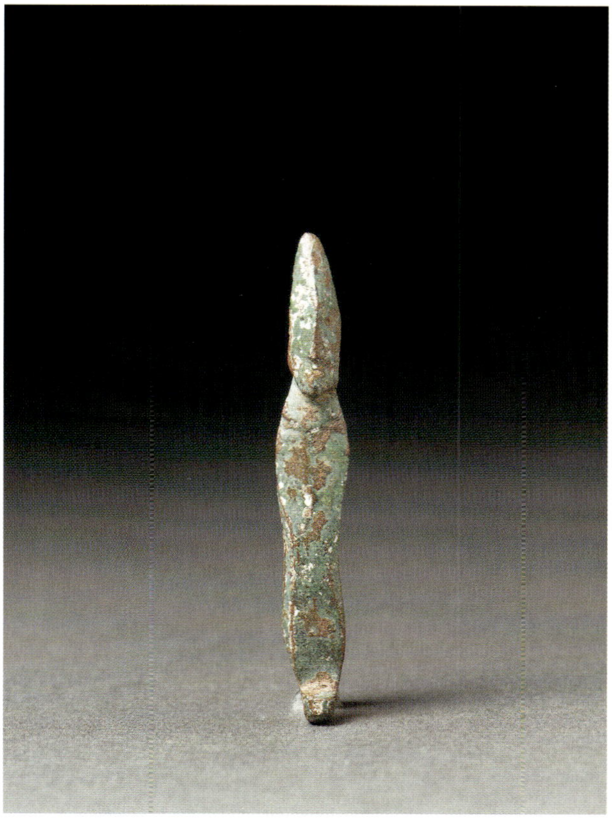

0

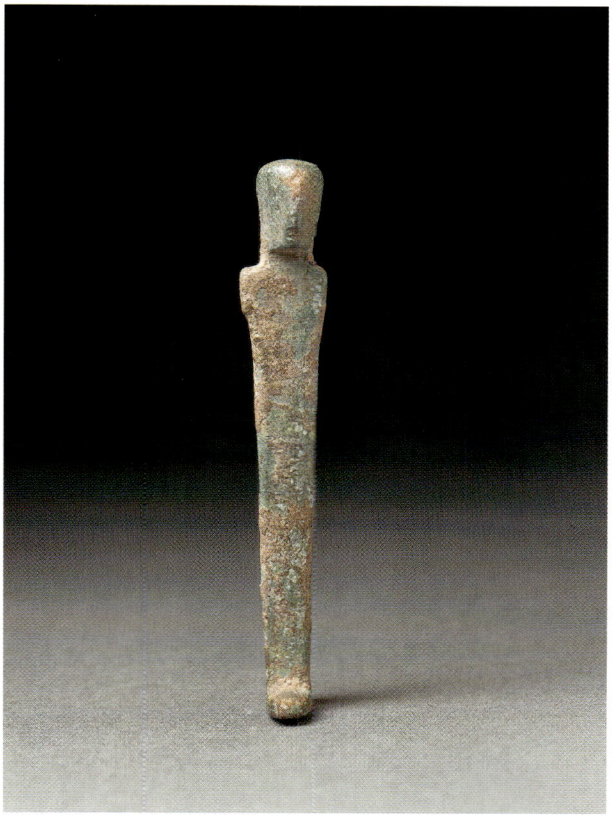

101

ker nie die Mühe gemacht haben, sich sein Bild einmal genauer anzusehen. Wären ihnen die großen Ähnlichkeiten zwischen den *Demoiselles d'Avignon* und den iberischen Skulpturen aufgefallen, insbesondere was die Konstruktionen der Köpfe im allgemeinen, die Form der Ohren und die Zeichnung der Augen betrifft, wären sie nicht auf den Fehler verfallen, dieses Bild von afrikanischen Plastiken herzuleiten.«[7] Aus dieser Äußerung spricht die große Bedeutung jener beiden Stücke, die Picasso vier Jahre lang zu seiner Sammlung zählte, wo sie in engen Dialog zu seinem Werk traten. Man kann sich also vorstellen, daß er sie nur ungern zurückgeben wollte.

Picasso besaß außerdem eine Reihe von kleinen Bronzefigürchen, von denen man nicht weiß, wann er sie erworben hat: Es handelt sich um Votivgaben aus dem 5. bis 2. Jahrhundert vor Christus, die zumeist Betende darstellen, darunter auch ein kleiner Stier, das Lieblingstier aus Picassos Bestiarium. Sie Stammen aus Opferstätten, von denen die beiden wichtigsten Despeñaperros und Castellar in der Sierra Morena waren.[8] Diese Votivgaben waren auf dem Markt recht häufig zu finden, und sie waren bereits im 19. Jahrhundert, als man sie erstmals bei Grabungen fand, so beliebt, daß neben den Originalen bald Kopien auftauchten (was offensichtlich auch für zwei Stücke aus dem Besitz von Picasso gilt).[9] Einige dieser Bronzefiguren müssen durch ihre äußerst reduzierte Darstellung der menschlichen Gestalt großen Eindruck auf den Maler gemacht haben, daneben sicher auch durch das Moment des Kostbaren und Geheimnisvollen, das sich aus ihrer geringen Größe ergibt.

S. 9-16. Der männliche Kopf, den Paris von seiner Expedition im Jahre 1900 mitbrachte, wurde im Jahr 1903 erworben und trägt die Inventarnummer AM 943; der weibliche Kopf mit der Nummer AM 1141 gehört zu den Sammlungen der orientalischen Antikenabteilung des Louvre. Beide Stücke befinden sich heute im Musée des Antiquités nationales in Saint-Germain-en-Laye.

7 Z. III, 1942, S. 10. Zervos muß Picasso bei den Vorbereitungen zum Band II seines Kataloges befragt haben, in dem die *Demoiselles d'Avignon* erschienen. Er kommentiert die Rolle der antiken iberischen Kunstwerke für die Entstehung des Gemäldes folgendermaßen: »[Picasso] fand in den wesentlichen Elementen dieser Kunstwerke den nötigen Halt, um die akademischen Beschränkungen hinter sich zu lassen, die anerkannten Proportionen zu überschreiten und jegliche ästhetische Gesetzmäßigkeit in Frage zu stellen« *(ibid.)*. James Johnson Sweeney, der Zervos' Arbeit bereits vor der Veröffentlichung kannte, verfaßte die erste wissenschaftliche Studie zu dieser Frage, »Picasso and Iberian Sculpture«, in *The Art Bulletin*, Bd. XXIII, Nr. 3, September 1941, S. 191-199. Über die Wiederentdeckung der für die Entstehungsgeschichte der *Demoiselles d'Avignon* so wichtigen Quelle vergleiche im Katalog zur Ausstellung der *Demoiselles d'Avignon* (Paris, Musée Picasso, 26. Januar-28. April 1988) den Beitrag von William Rubin, »La Genèse des Demoiselles d'Avignon«, S. 367ff, sowie den Text »Parole de peintre: l'iberisme contre l'art nègre« in der von Hélène Seckel zusammengestellten »Anthologie«, S. 631ff. Heute geht man übereinstimmend von einem Einfluß sowohl durch die iberische als auch durch die primitive Kunst aus. Iberischen Einfluß offenbaren die ersten gemalten Kopfstudien, die der Vorbereitung des Gemäldes dienten (Z. II2, 662 oder Z. XXVI, 18, um nur zwei Beispiele zu nennen), und zwei zentrale Figuren der *Demoiselles*, aber auch die Plastik eines Männerkopfes aus Holz von 1907 (Spies 11), die dem steinernen Kopf, den Picasso damals besaß, erstaunlich ähnlich sieht: dieselben Locken auf der Stirn, der gleiche Schnitt der Augen und jenes »große Ohr«, das Géry Pieret zu dem Diebstahl angeregt hatte.

8 Solche Bronzefiguren konnte Picasso außerdem auch im Louvre gesehen haben, insbesondere einige sehr gleichartige Stücke, die 1906 durch eine Schenkung von Horacio Sandars in den Besitz des Museums kamen (siehe *Antiquités de l'Espagne*, 1997, *a. a. O.*, S. 118ff).

9 Es handelt sich um die Nummern M.P. 3627 und 3629, für die uns Pierre Rouillard bestätigt hat, daß es sich um Kopien handelt (Gespräch mit der Autorin vom 23. Dezember 1997). Eine dritte Figur ist von unbestimmter, keinesfalls jedoch iberischer Herkunft (M.P. 3630). Erwähnt sei noch, daß die Bronzefiguren im Besitz des Musée Picasso Teil einer größeren Sammlung von insgesamt 56 Stücken waren, wie aus dem Nachlaßinventar hervorgeht.

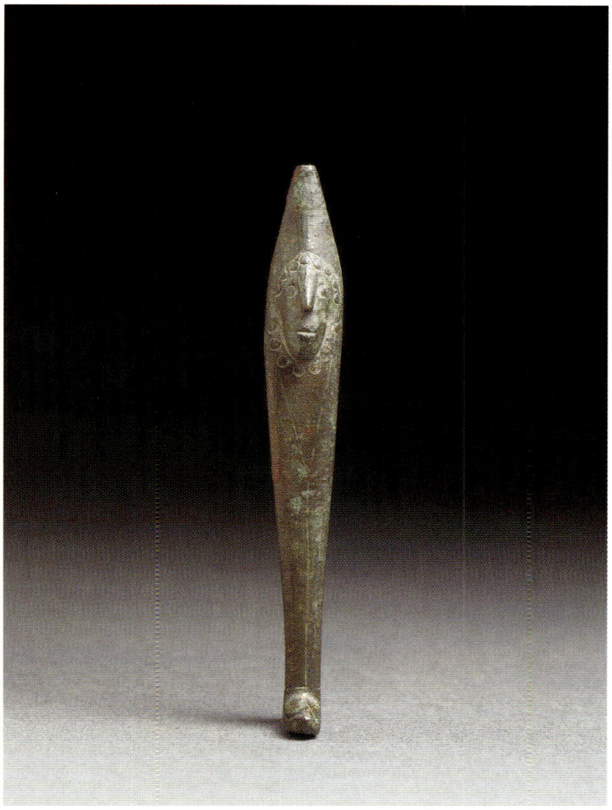

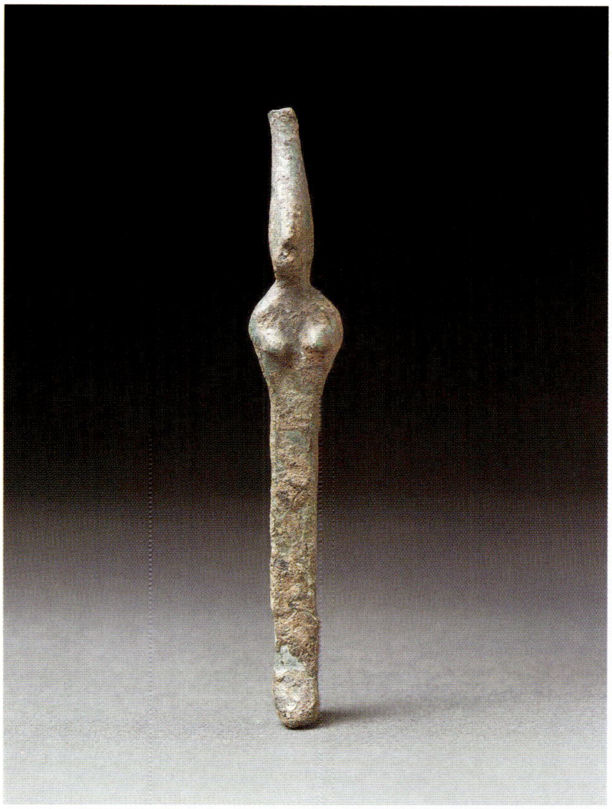

102

Betende

Orante

Bronze, 9,5 x 1,3 x 1,3 cm
M.P. 3634, Schenkung von 1979*

103

Betende

Orante

Bronze, 10,5 x 1,6 x 1,4 cm
M.P. 3635, Schenkung von 1979*

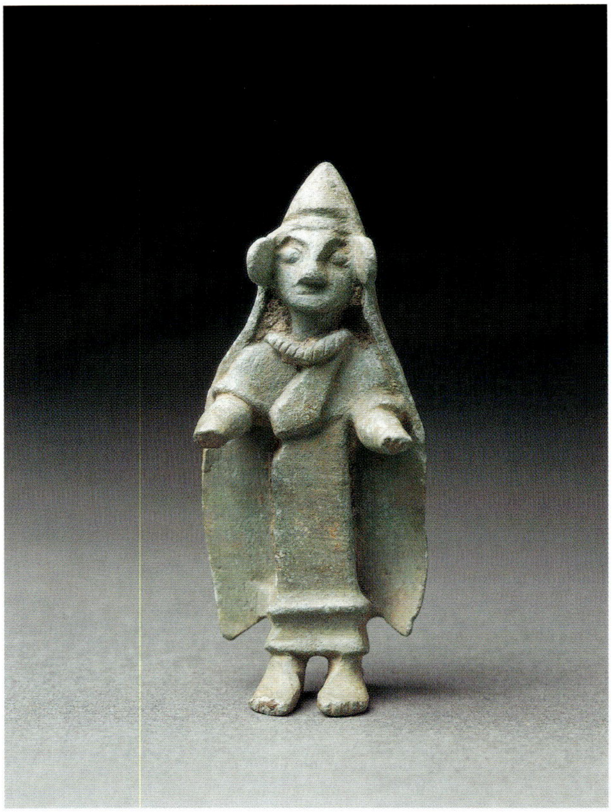

104

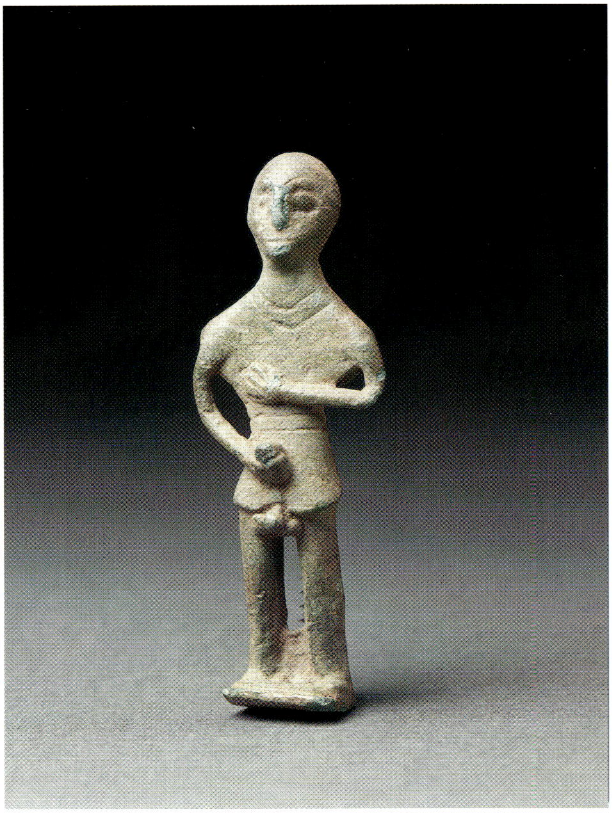

105

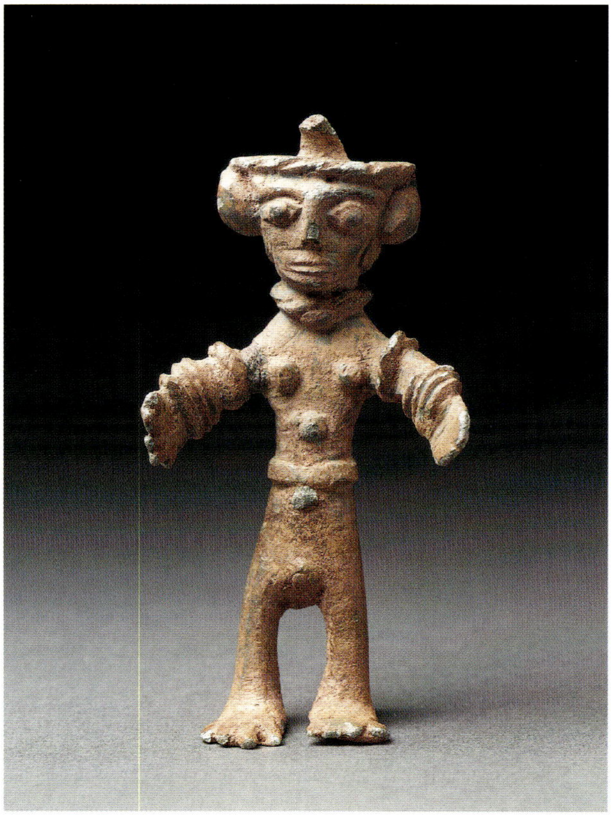

106

104

Betende

Orante

Bronze (Kopie einer iberischen Bronze), 7,7 x 3,1 x 1,8 cm
M.P. 3627, Schenkung von 1979*

105

Betender

Orant

Bronze (Kopie einer iberischen Bronze), 7,9 x 2,7 x 1,8 cm
M.P. 3629, Schenkung von 1979*

106

Statuette

Bronze (Herkunft unbekannt), 10,3 x 4,8 x 3 cm
M.P. 3630, Schenkung von 1979*

Werke von Pablo Picasso

Gemälde und Collagen

107

Sitzender Akt, 1905
Nu assis

Öl auf Karton, 106 x 76 cm
Paris, Centre Georges-Pompidou, Musée national d'art moderne

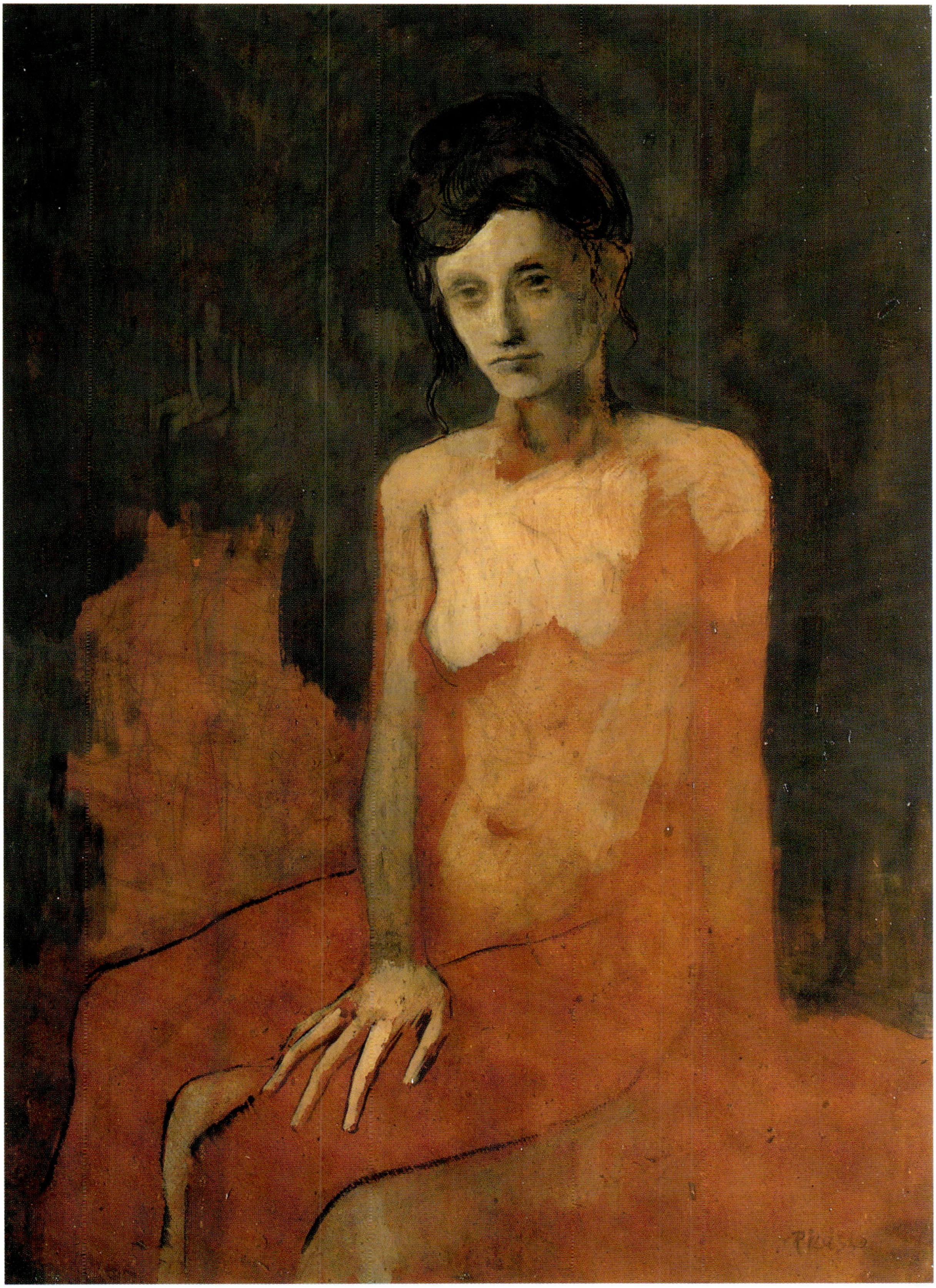

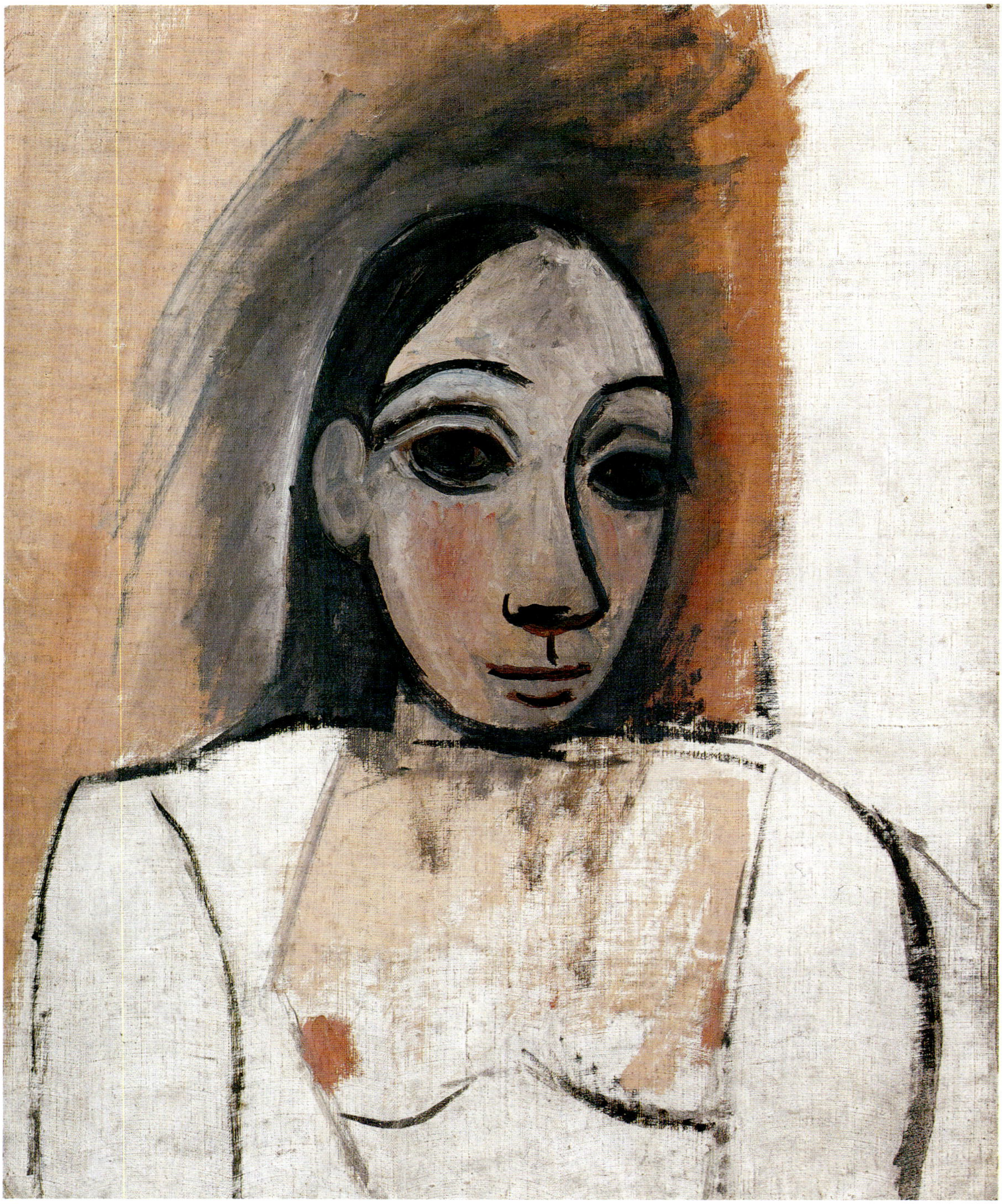

108

Frau, Brustbild (Studie zu den Demoiselles d'Avignon), Frühjahr 1907
Buste de femme (Etude pour »Les Demoiselles d'Avignon«)

Öl auf Leinwand, 58,5 x 46,5 cm. Paris, Musée Picasso

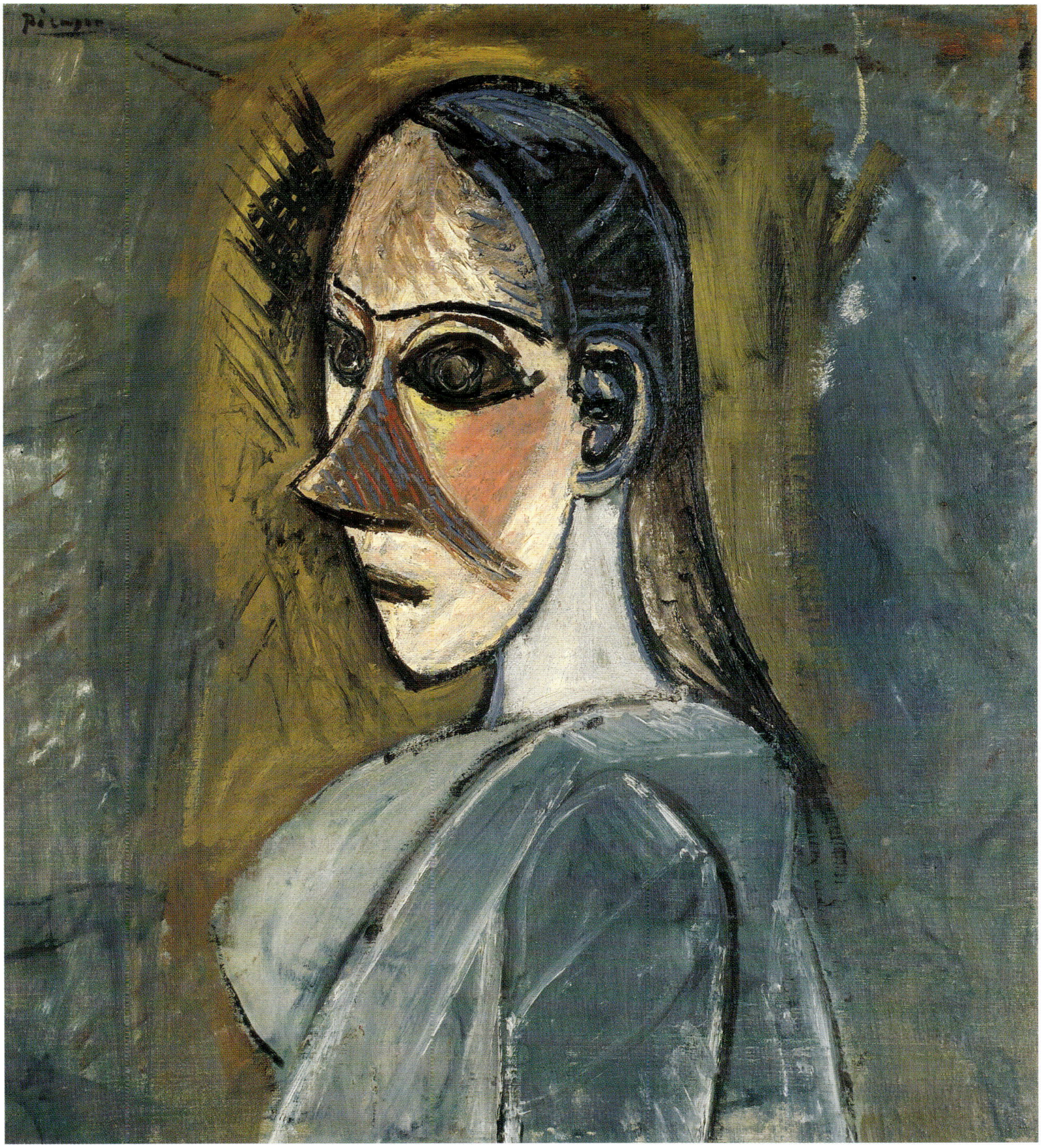

109

Frau, Brustbild, Juni-Juli 1907
Buste de femme

Öl auf Leinwand, 66 x 59 cm
Paris, Centre Georges-Pompidou, Musée national d'art moderne; ehemalige Sammlung André Lefèvre

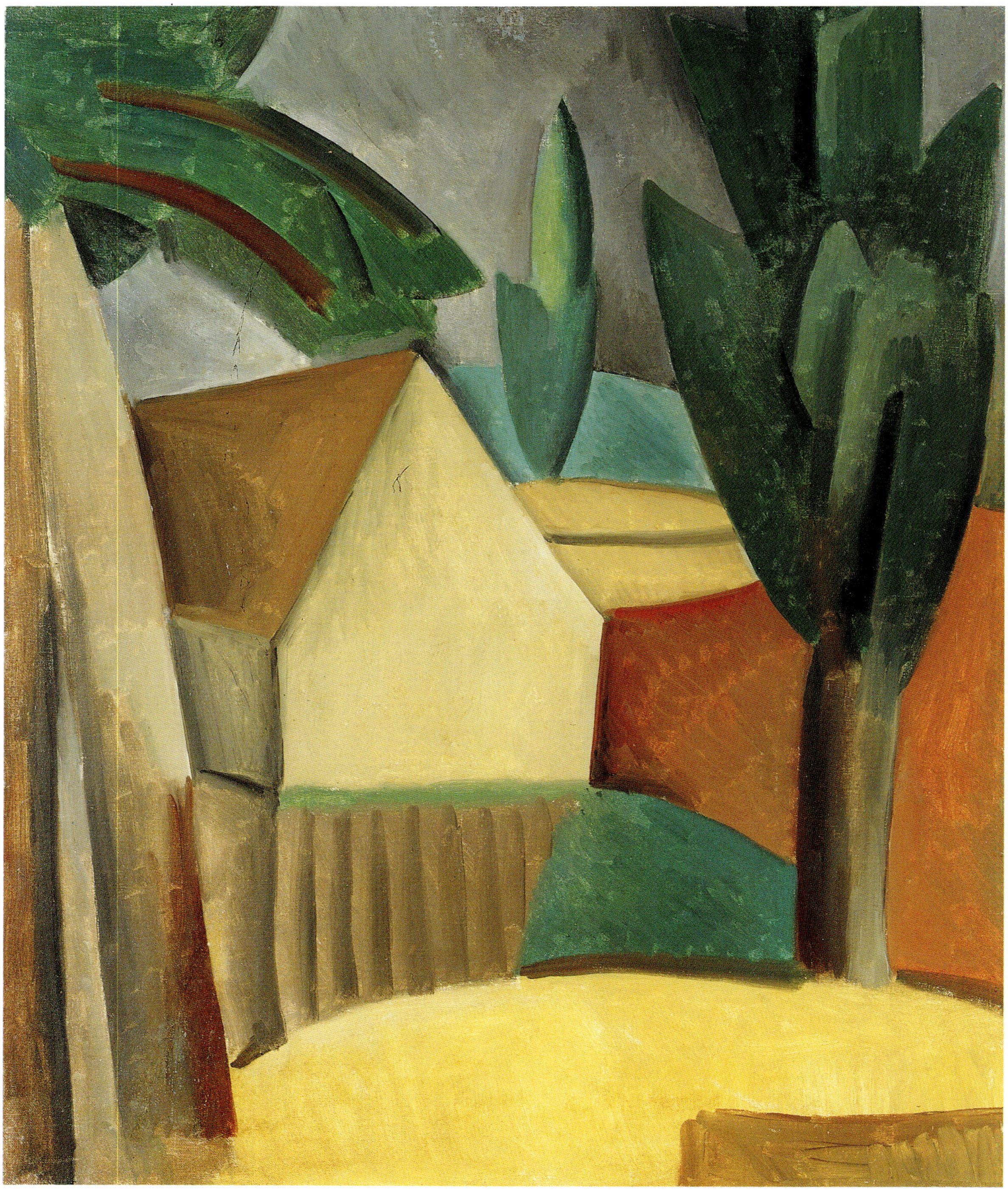

110

Häuschen in einem Garten, August 1908
Maisonnette dans un jardin

Öl auf Leinwand, 73 x 60 cm
St. Petersburg, Die Staatliche Eremitage

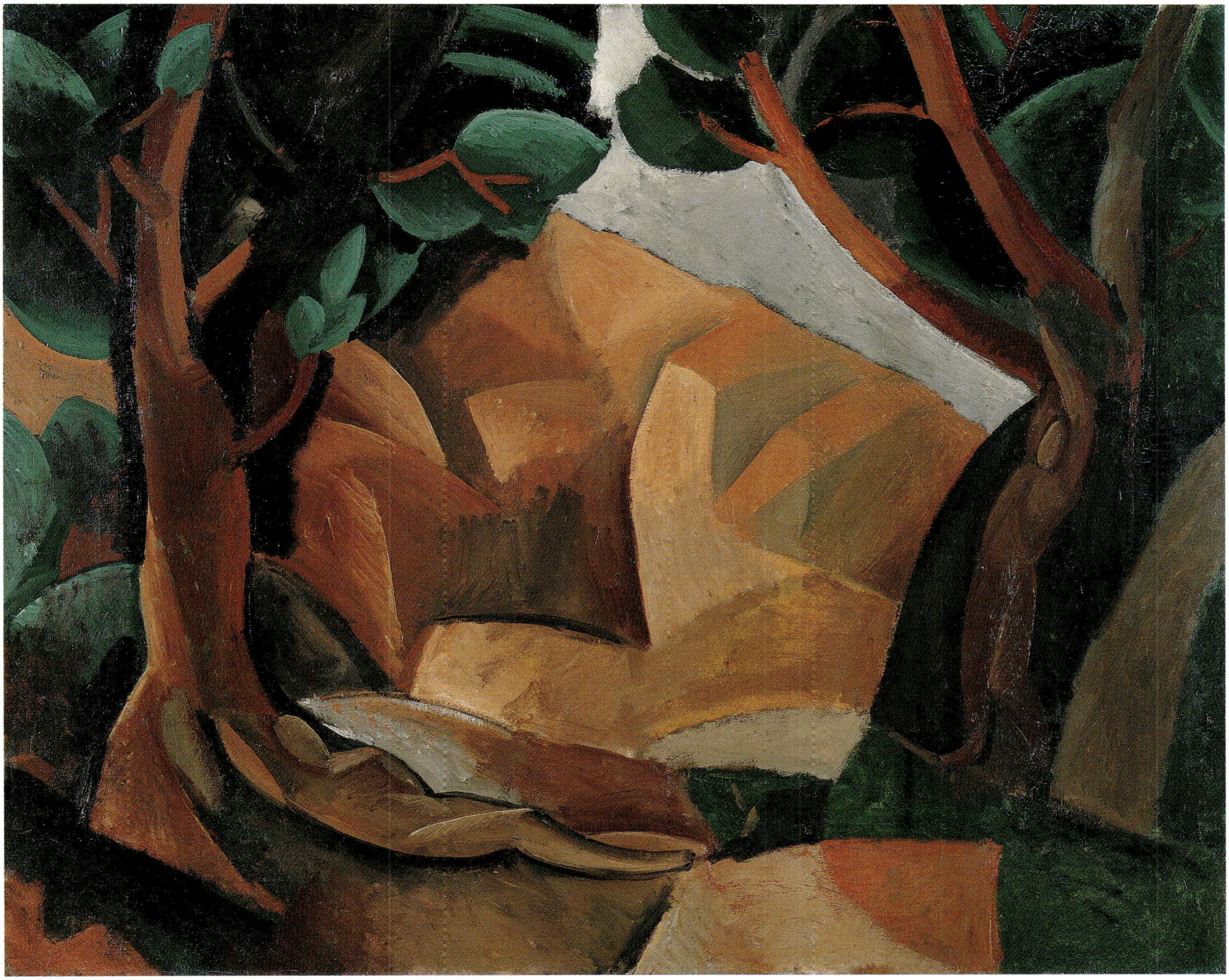

111

Landschaft mit zwei Figuren, Herbst 1908
Paysage aux deux figures
Öl auf Leinwand, 60 x 73 cm
Paris, Musée Picasso

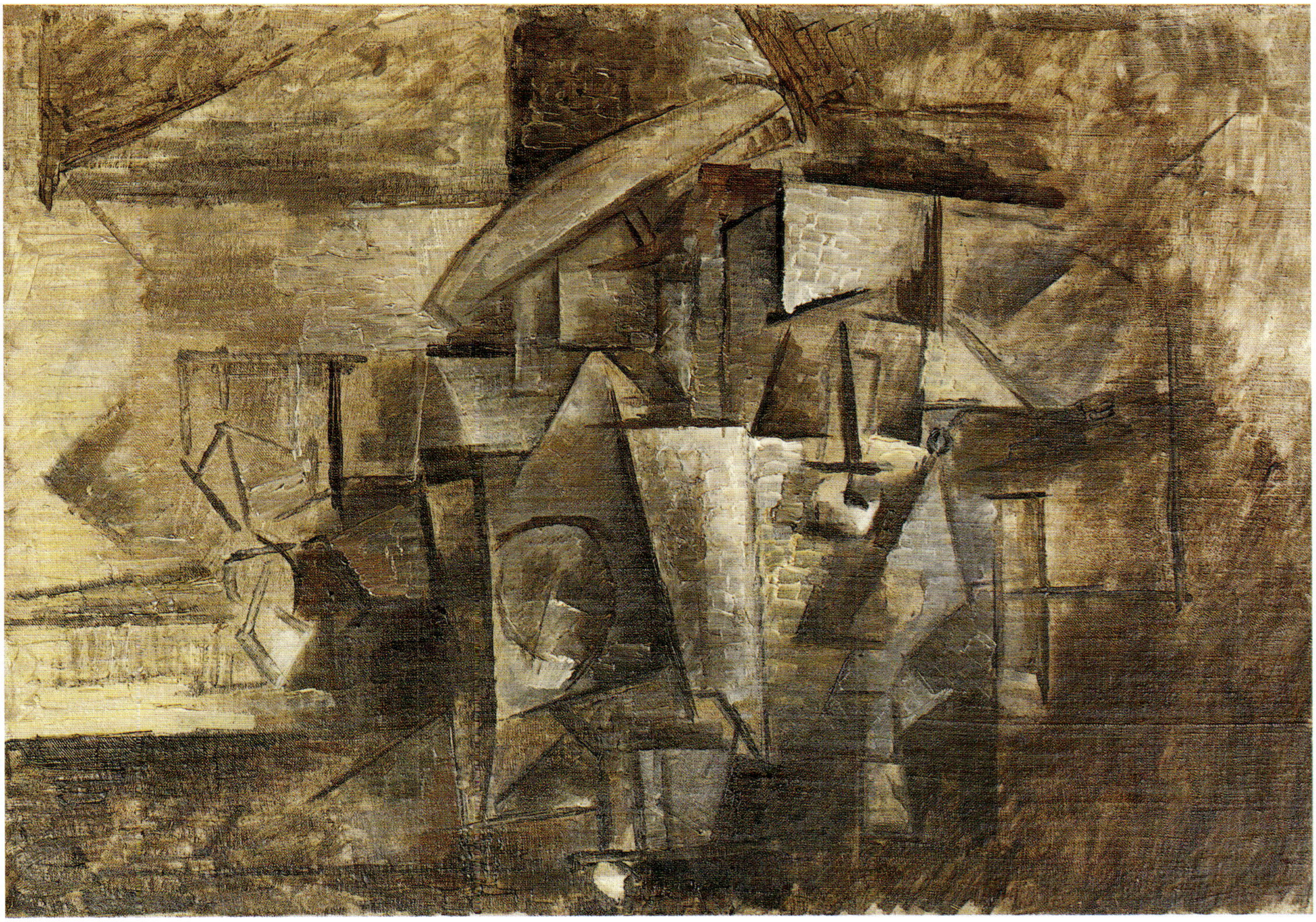

112

Die Friseuse, 1911
La Coiffeuse

Öl auf Leinwand, 33 x 46 cm
Paris, Centre Georges-Pompidou, Musée national d'art moderne; Vermächtnis von Georges Salles, 1967

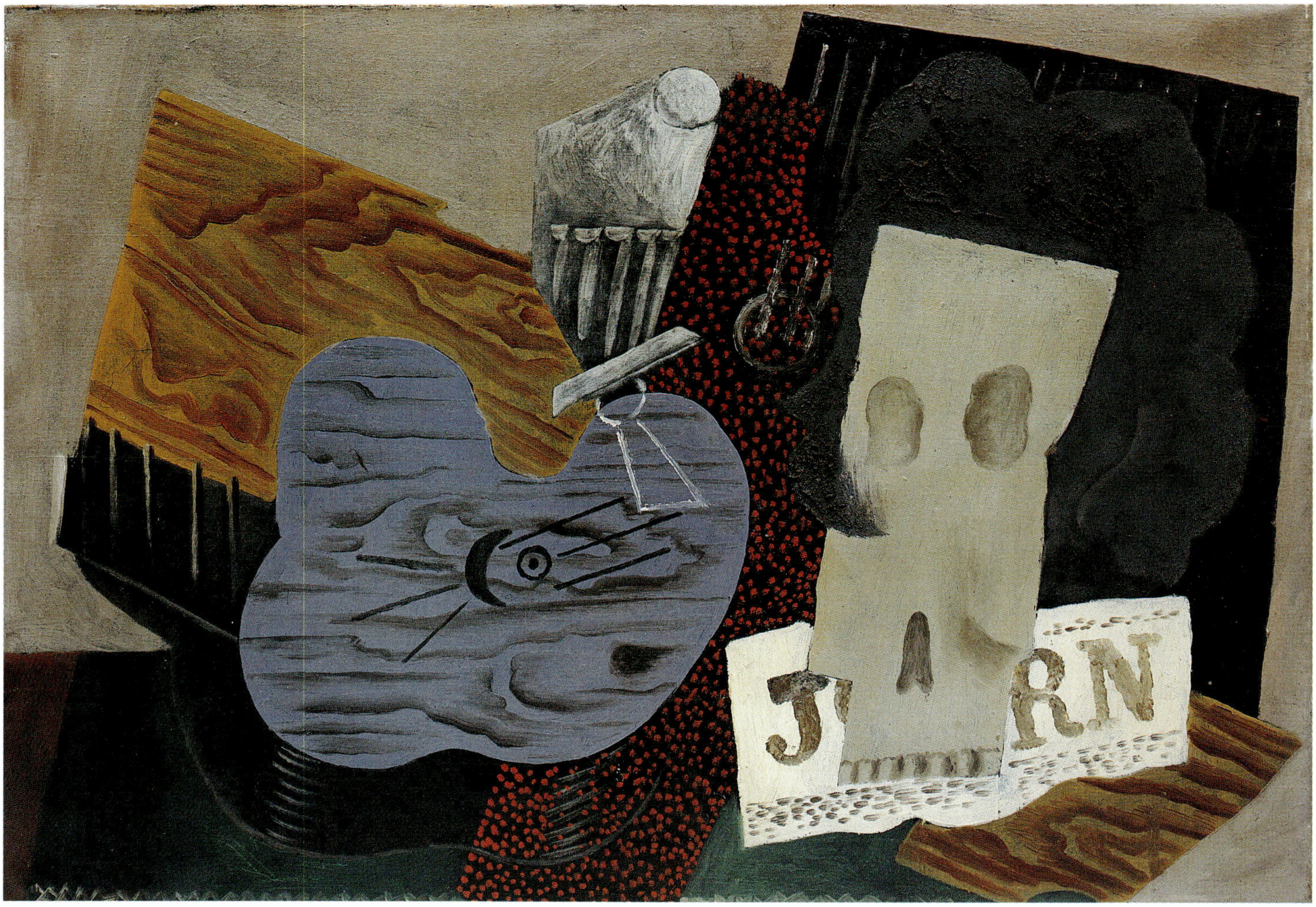

113

Stilleben: Gitarre, Schädel und Zeitung, [Winter] 1913 - 1914
Nature morte: guitare, crâne et journal

Öl auf Leinwand, 44 x 62 cm
Villeneuve-d'Ascq, Musée d'art moderne Lille Métropole; Schenkung von Geneviève und Jean Masurel

114

Gitarre, Frühjahr 1913
Guitare

Papiers collés, Kohle, Kreide und Tusche auf Papier, 66,5 x 49,5 cm
New York, Museum of Modern Art; Vermächtnis von Nelson A. Rockefeller

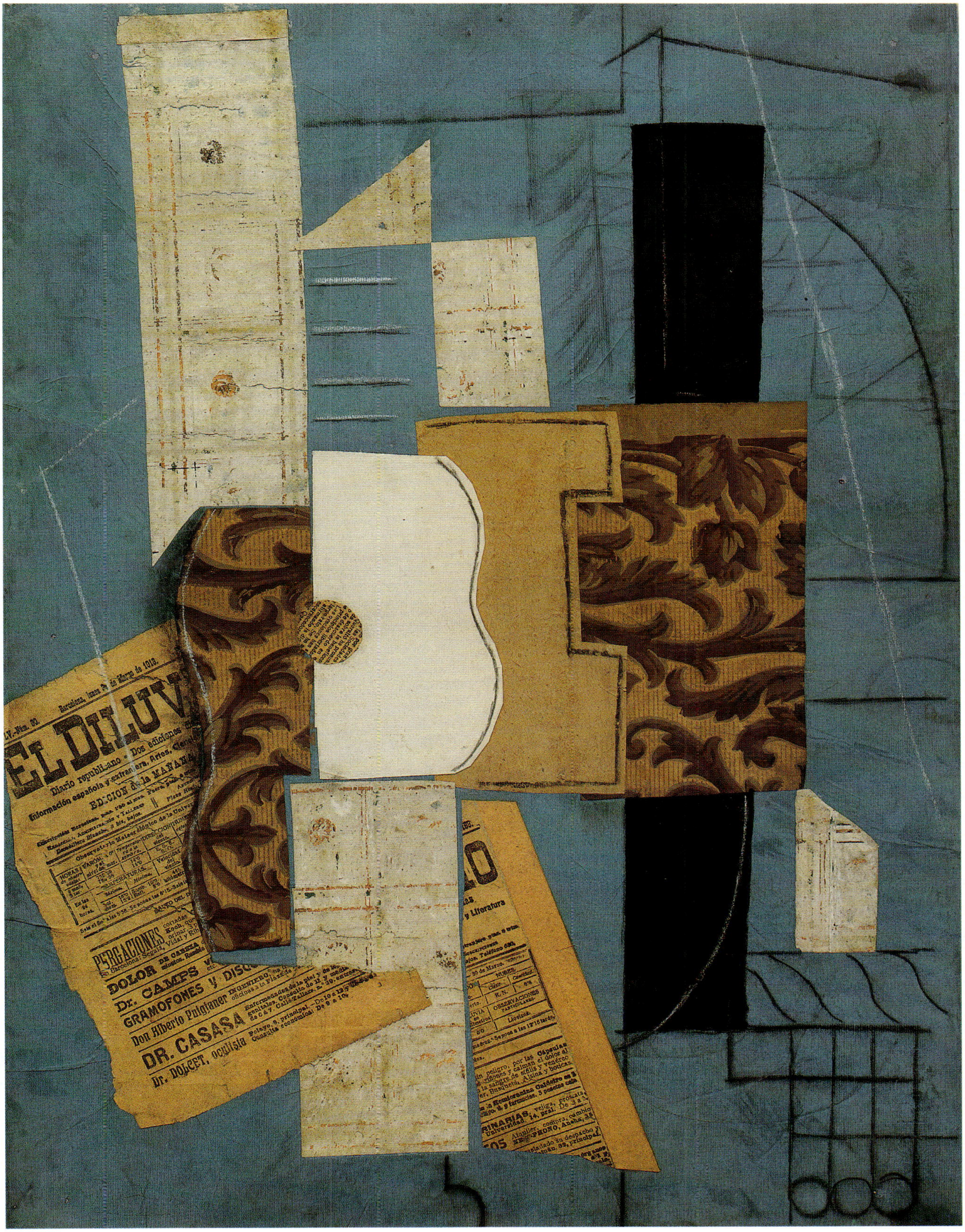
EL DILUV
DOLOR
Dr. CAMPS
GRAMOFONES
DR. CASASA
Dr. DOLCET, oculista

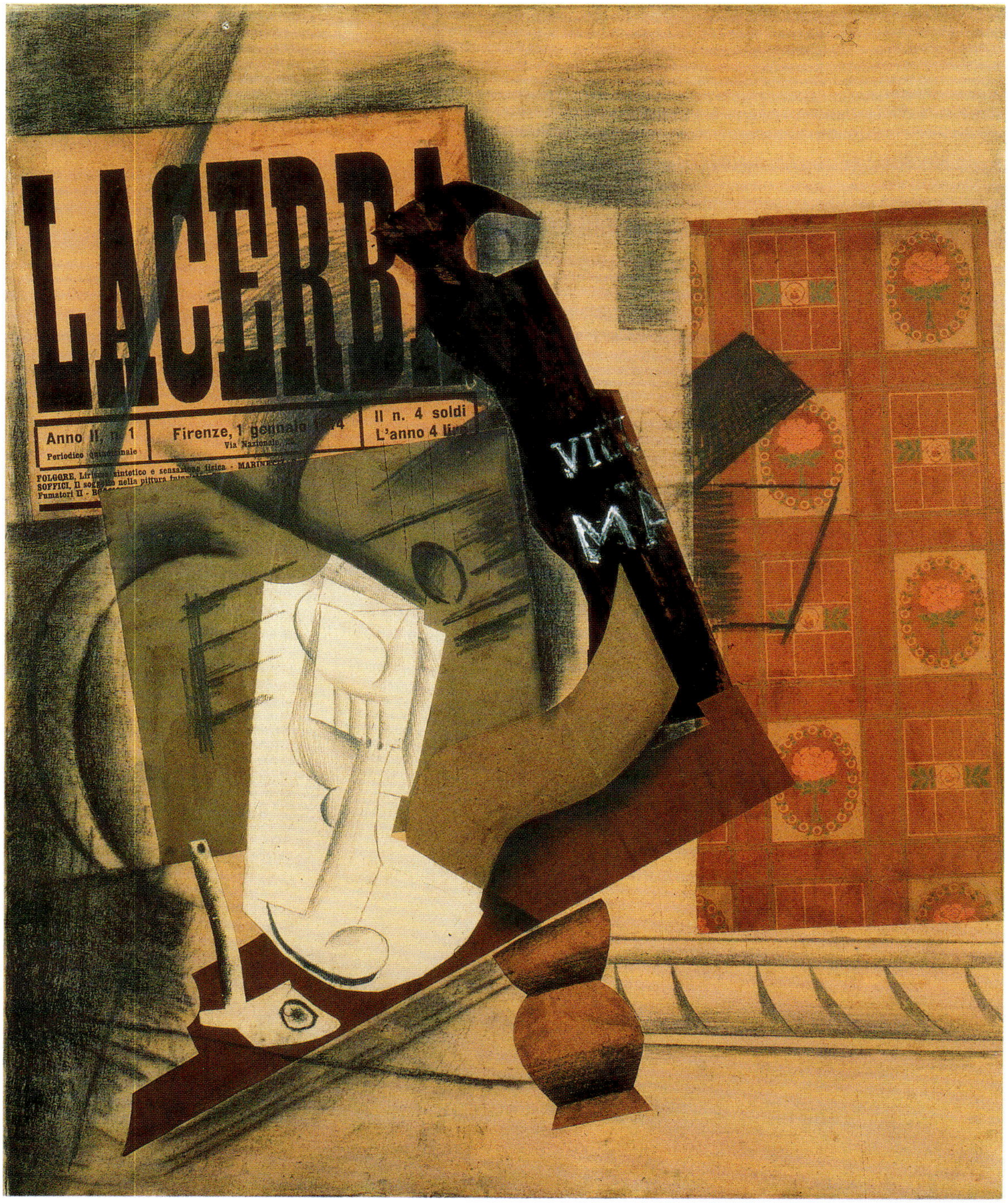

115

Pfeife, Glas, Zeitung, Gitarre und Branntweinflasche (Lacerba), Frühjahr 1914

Pipe, verre, journal, guitare et bouteille de vieux marc (Lacerba)

Papiers collés, Öl und schwarze Kreide auf Leinwand, 72 x 58,5 cm
Venedig, Peggy Guggenheim Collection; New York, Stiftung Solomon R. Guggenheim

116

Die Wiederkehr der Taufe, nach Le Nain, Herbst 1917

Le Retour du baptême, d'après Le Nain

Öl auf Leinwand, 162 x 118 cm
Paris, Musée Picasso

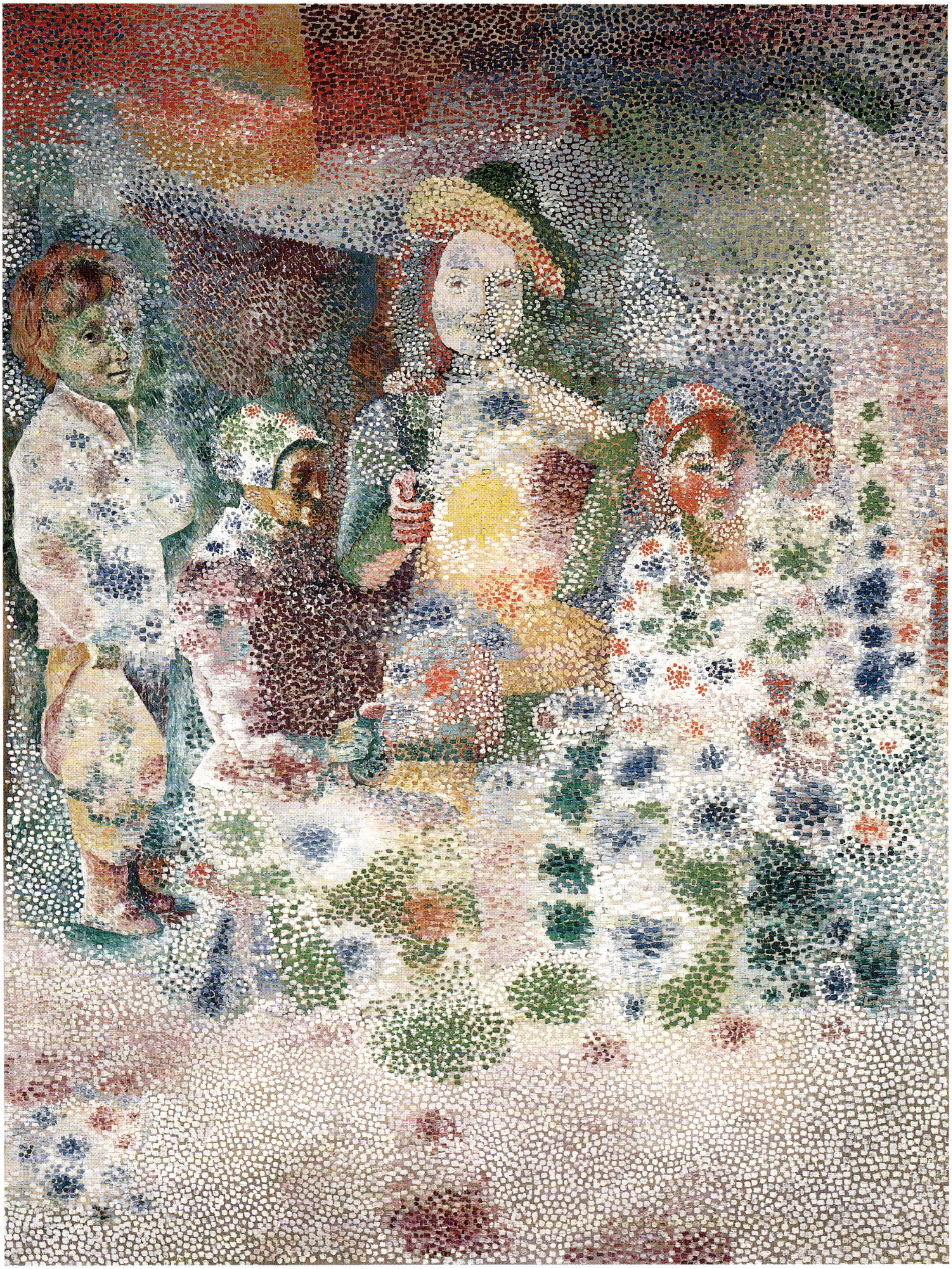

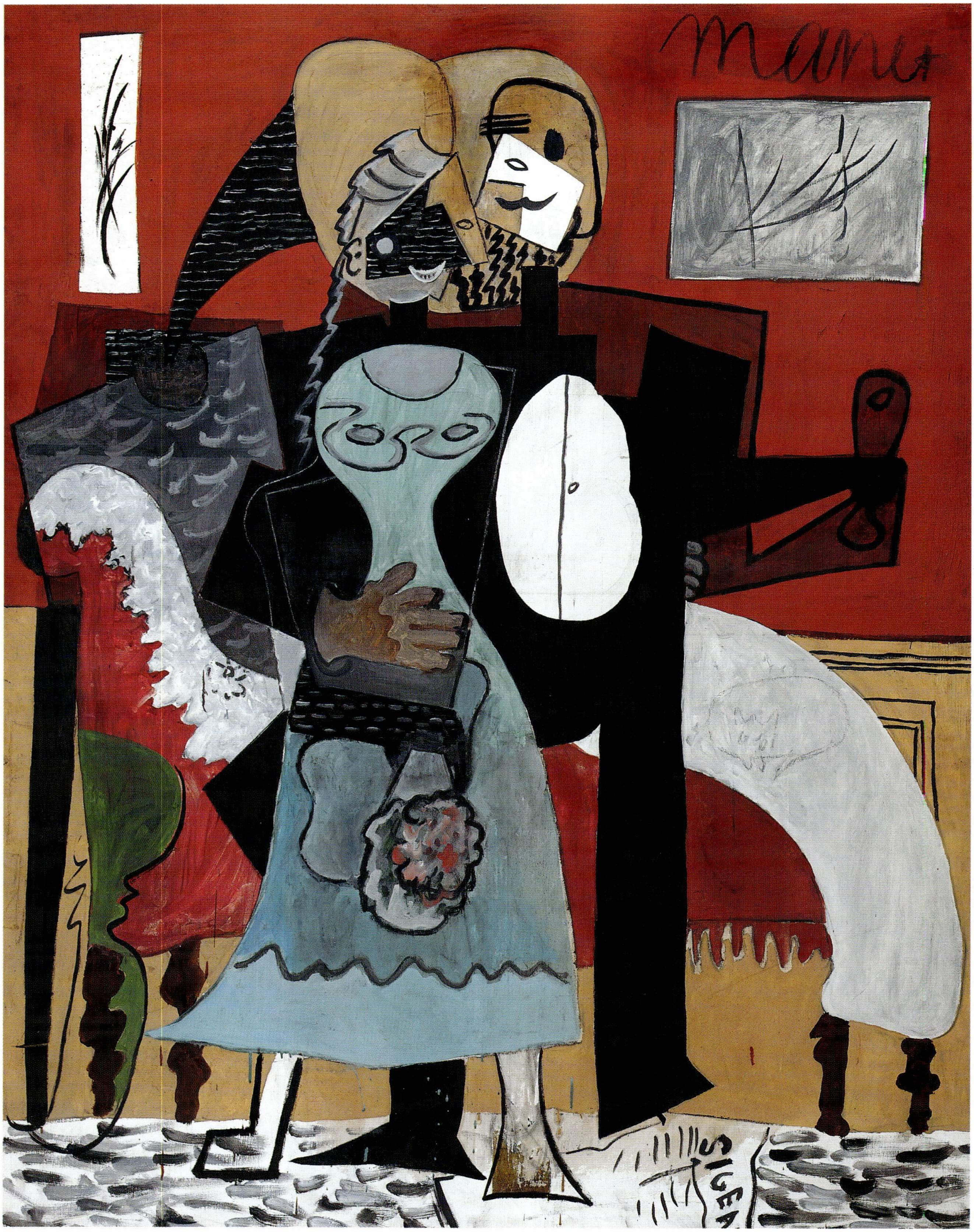

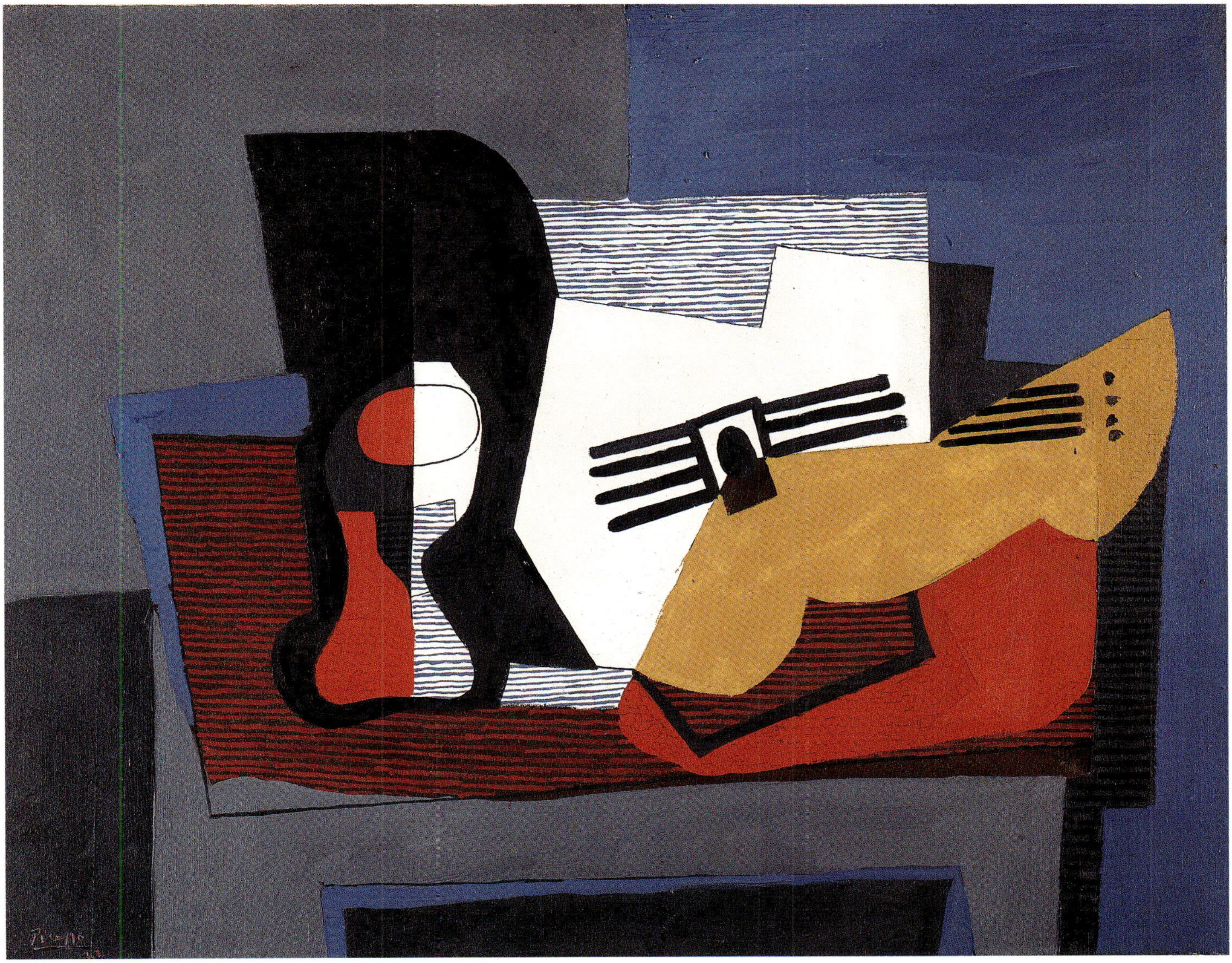

117

Die Liebenden, 1919
Les Amoureux

Öl auf Leinwand, 185 x 140 cm
Paris, Musée Picasso

118

Stilleben mit Gitarre, 1922
Nature morte à la guitare

Öl auf Leinwand, 83 x 102,5 cm
Sammlung A. Rosengart

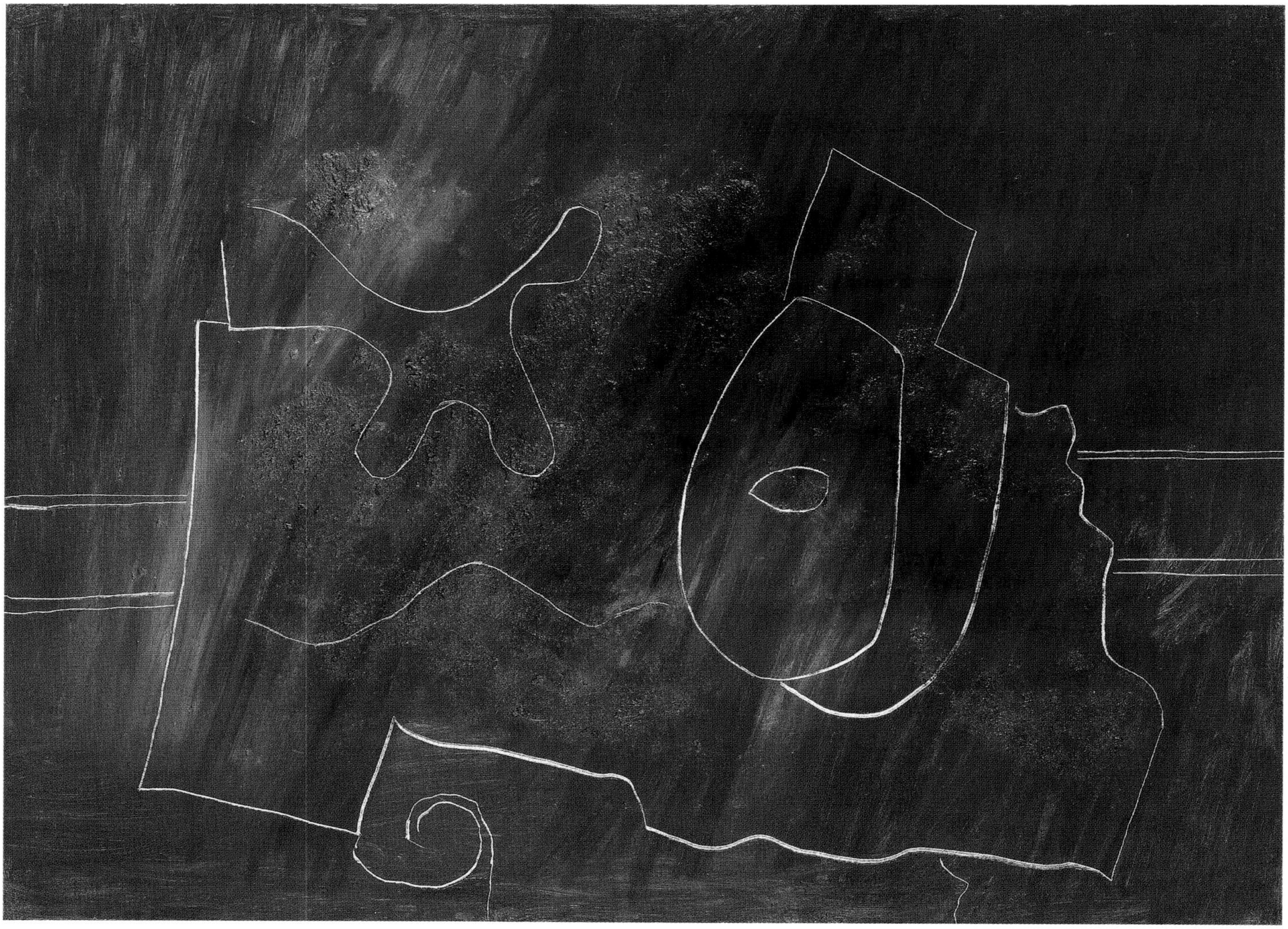

119

Mandoline auf einem Tisch, [Frühjahr] 1924
Mandoline sur une table

Öl und Sand auf Leinwand, 97 x 130 cm
Paris, Musée Picasso

120

Sitzende Frau mit verschränkten Armen, 1937
Femme assise aux bras croisés

Öl auf Leinwand, 81 x 60 cm
Paris, Musée Picasso

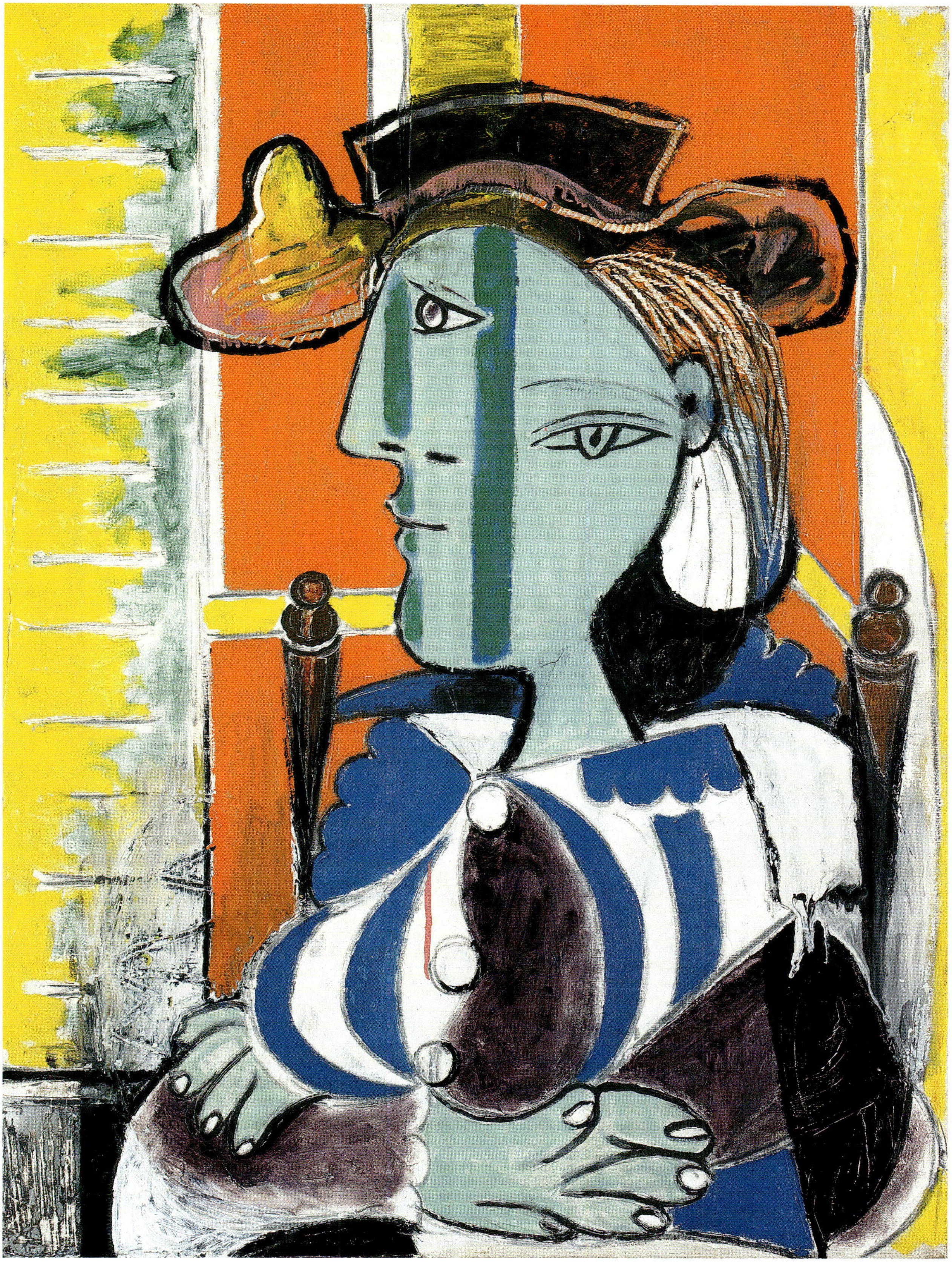

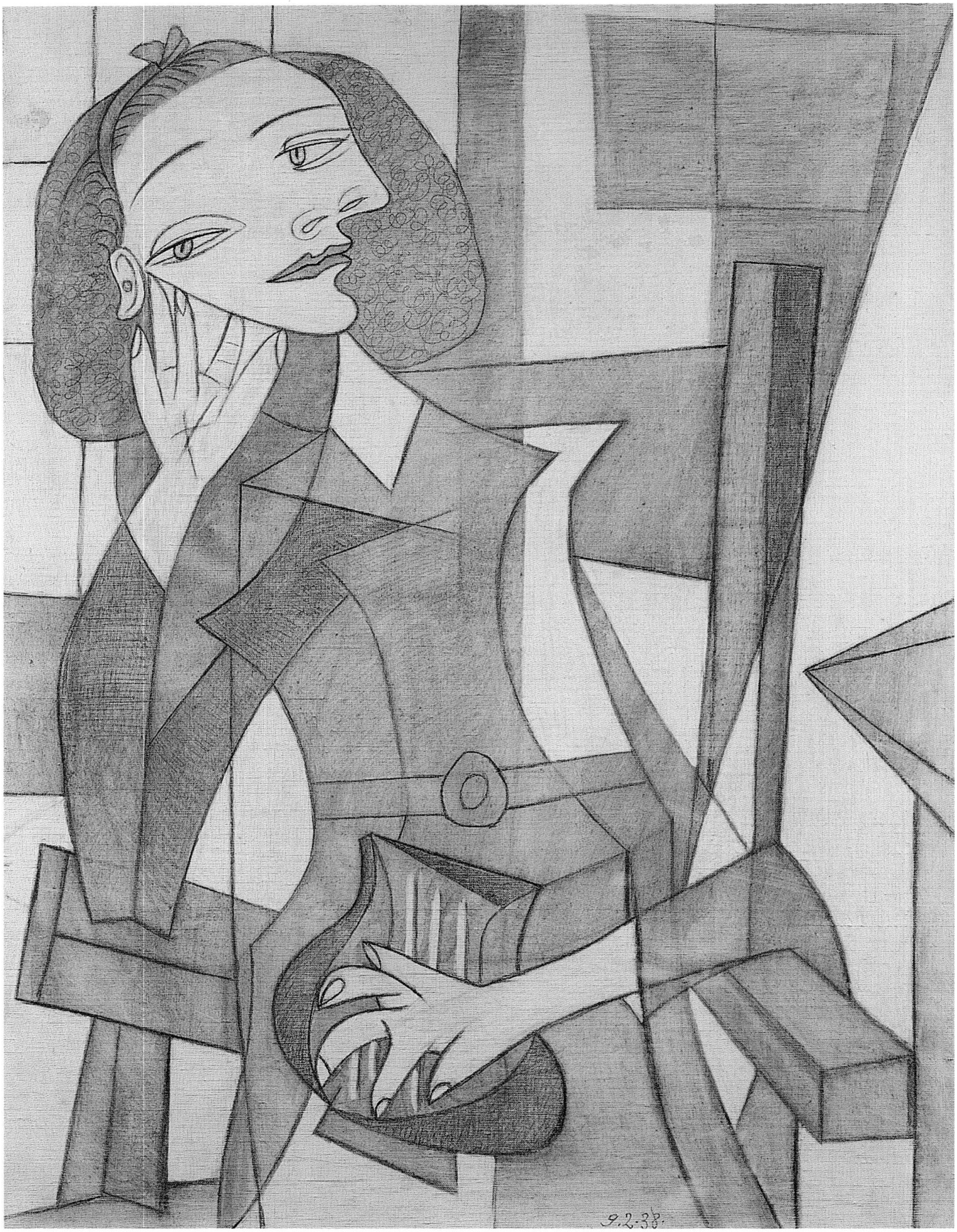
9.2.38.

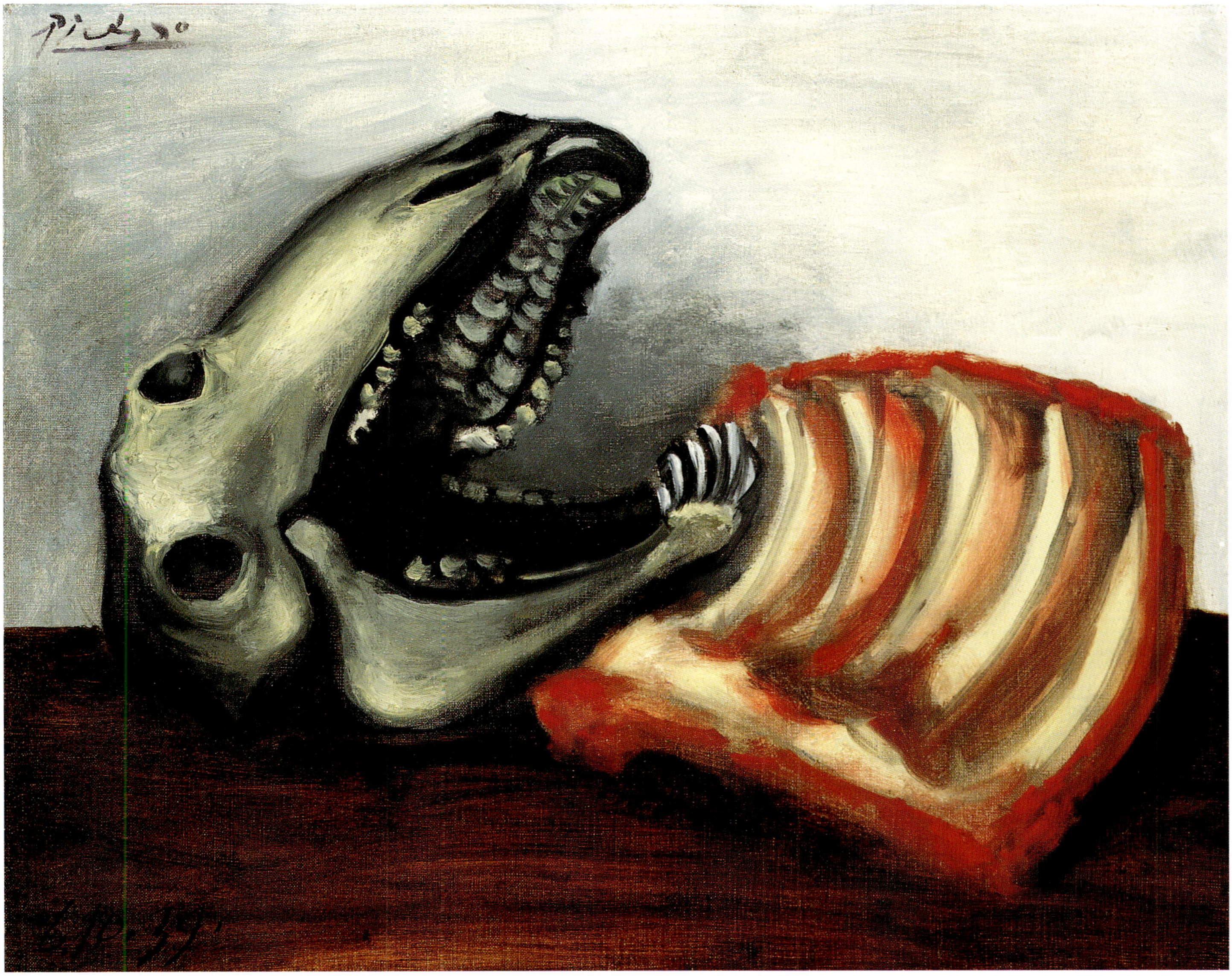

121

Porträt von Nusch Eluard, 9. Februar 1938

Kohle und Bleistift auf Leinwand, 92 x 72 cm
Privatsammlung

122

Stilleben mit Schafschädel, 6. Oktober 1939
Nature morte au crâne de mouton

Öl auf Leinwand, 50 x 61 cm
Mr. and Mrs. Marcos Micha

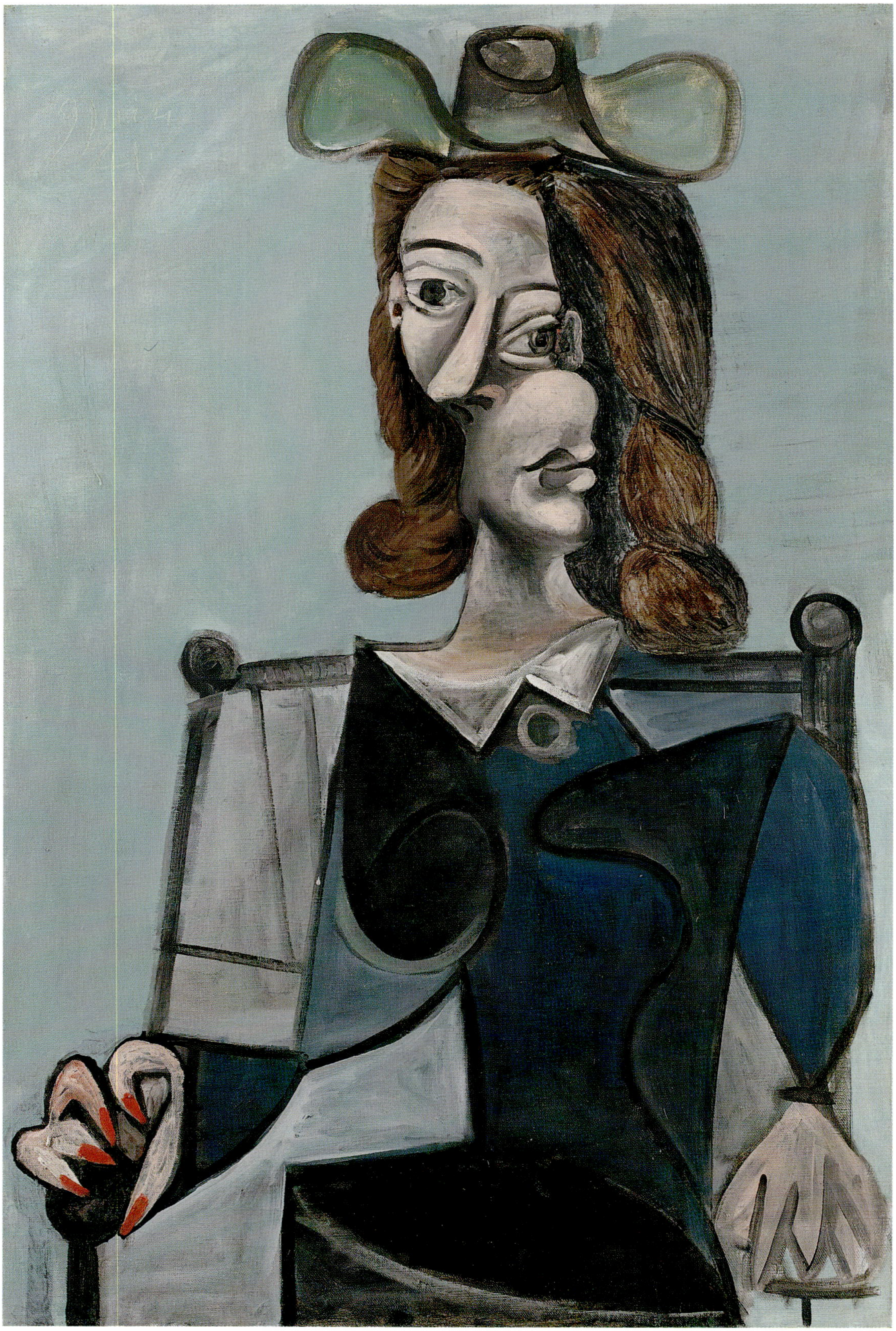

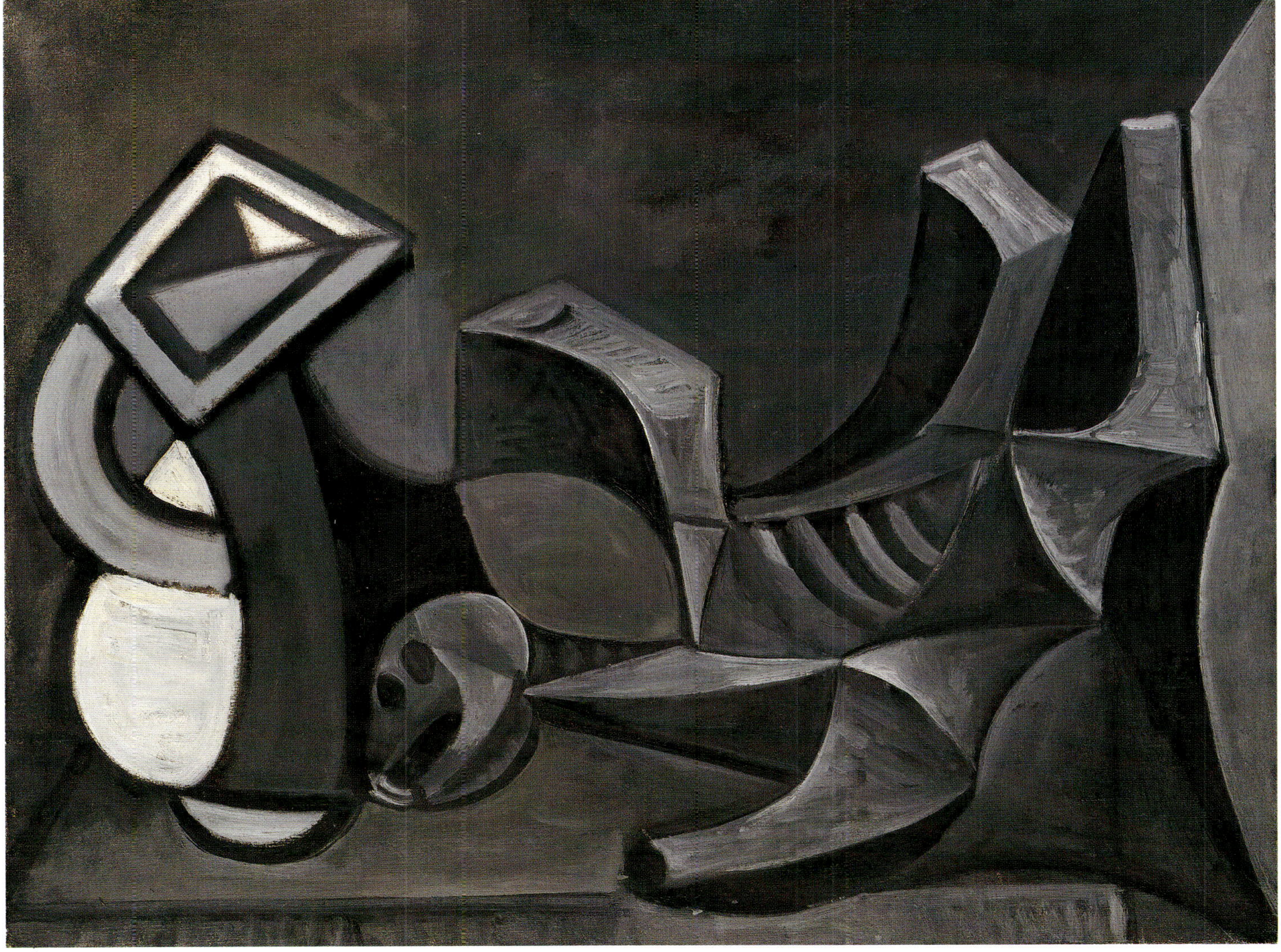

123

Brustbild, Frau mit Hut, 9. Juni 1941
Buste de femme au chapeau

Öl auf Leinwand, 92 x 60 cm
Paris, Musée Picasso

124

Krug und Skelett, 18. Februar 1945
Pichet et squelette

Öl auf Leinwand, 73 x 92 cm
Paris, Musée Picasso

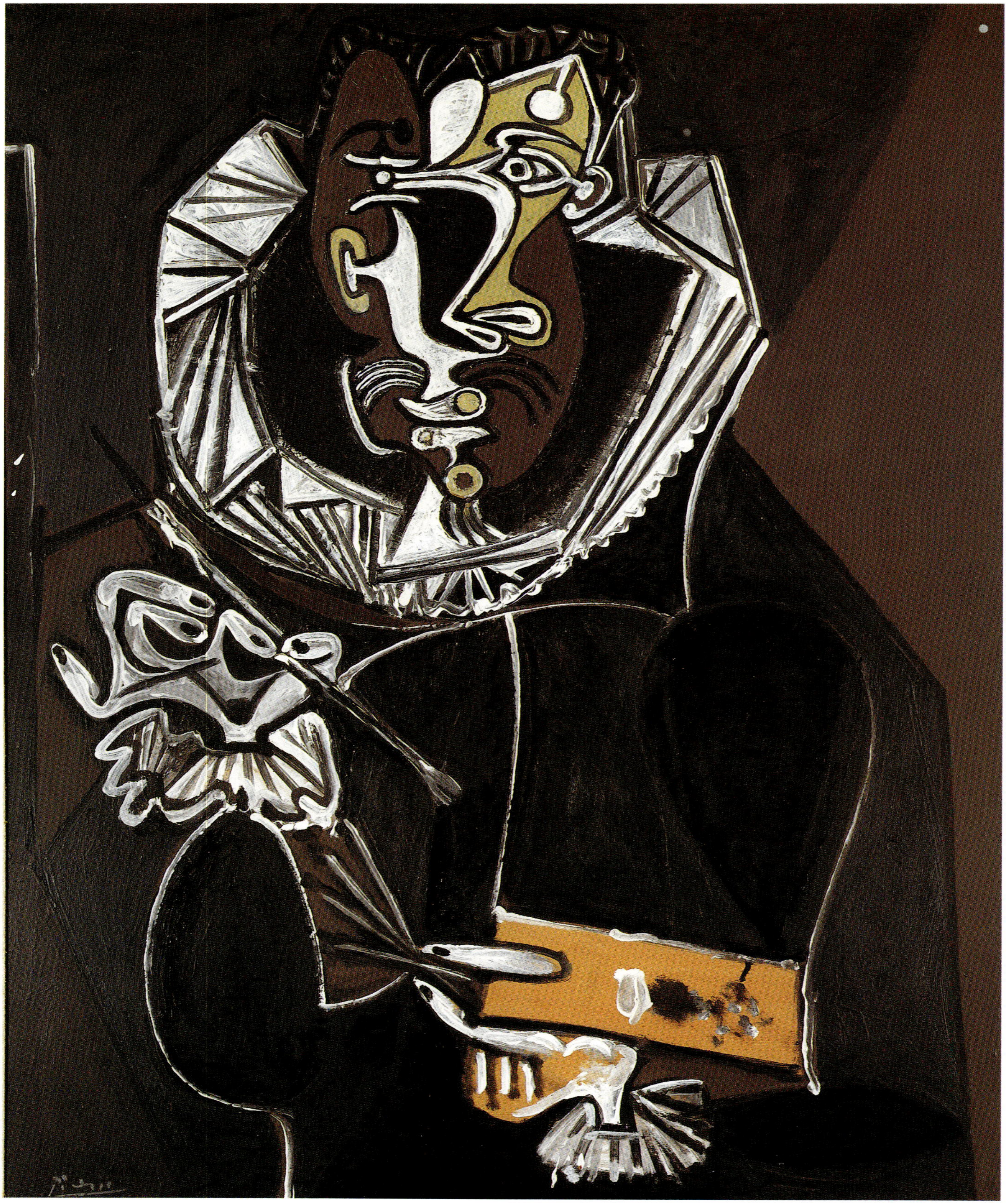

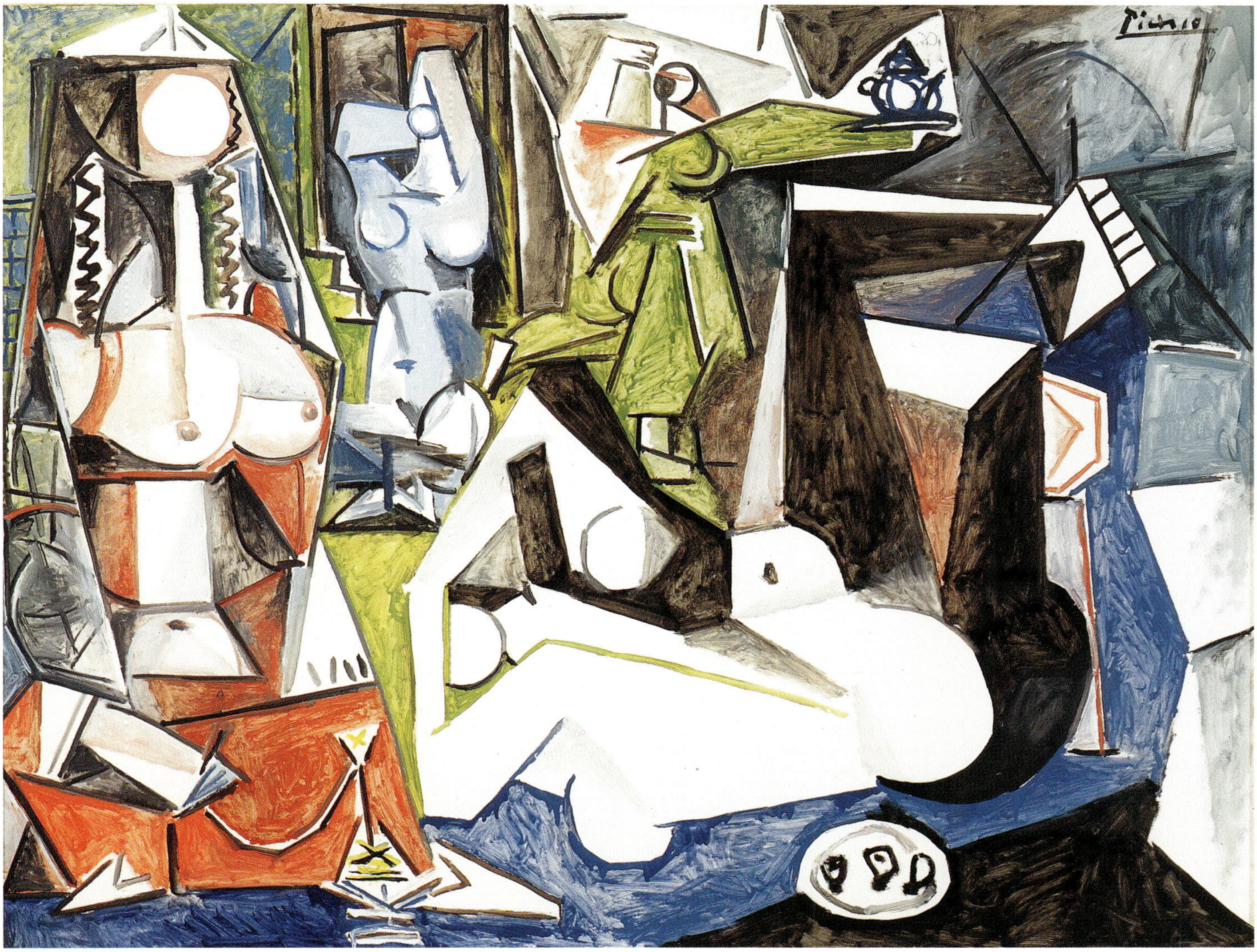

125

Porträt eines Malers, nach El Greco, 22. Februar 1950

Portrait d'un peintre, d'après Le Gréco

Öl auf Sperrholz, 100,5 x 81 cm
Sammlung A. Rosengart

126

Die Frauen von Algier, nach Delacroix, 13. Februar 1955

Les Femmes d'Alger, d'après Delacroix

Öl auf Leinwand, 114 x 146 cm
St. Louis (Miss.), Washington University Gallery of Art, Erwerb der Universität, Stiftung von Steinberg 1960

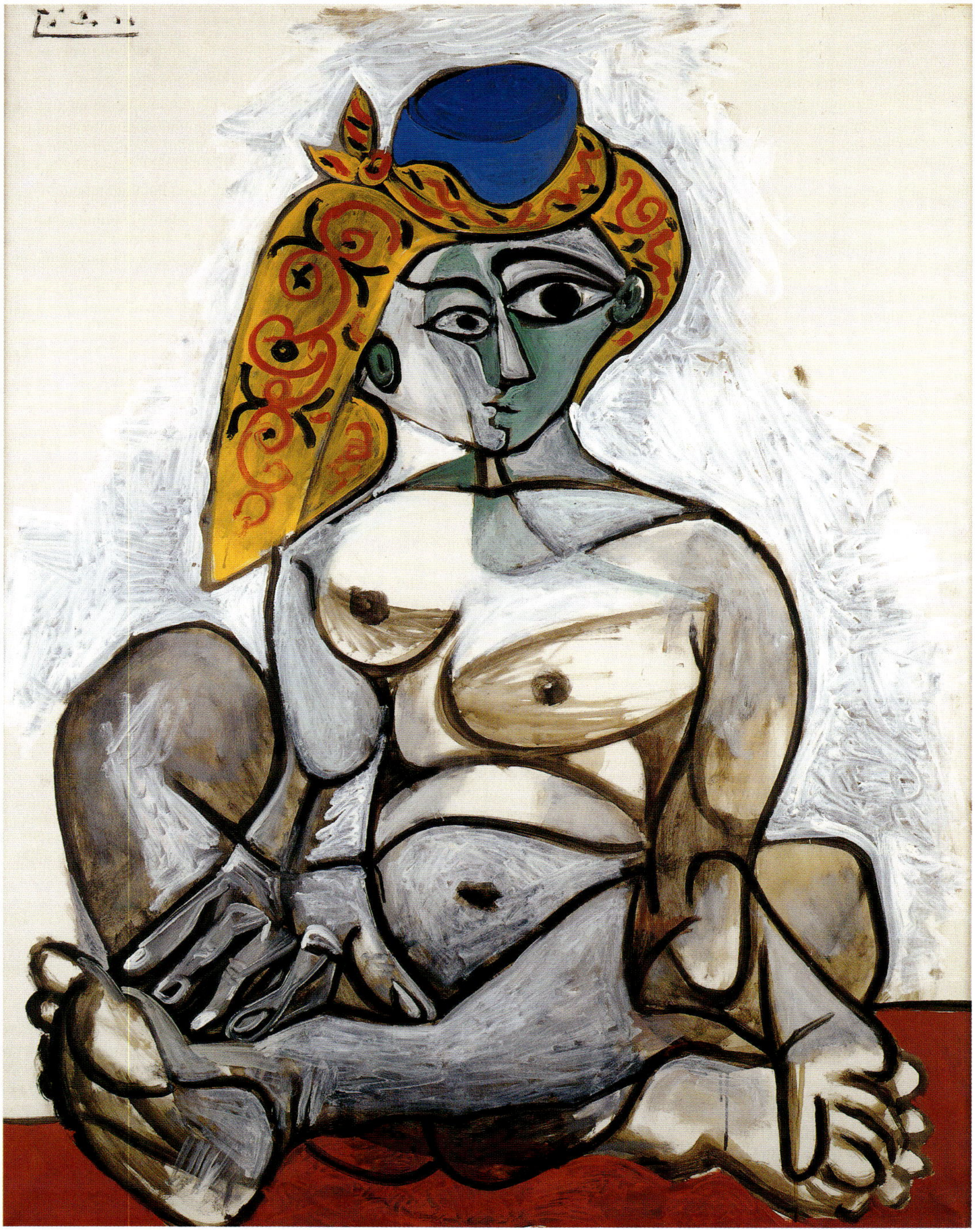

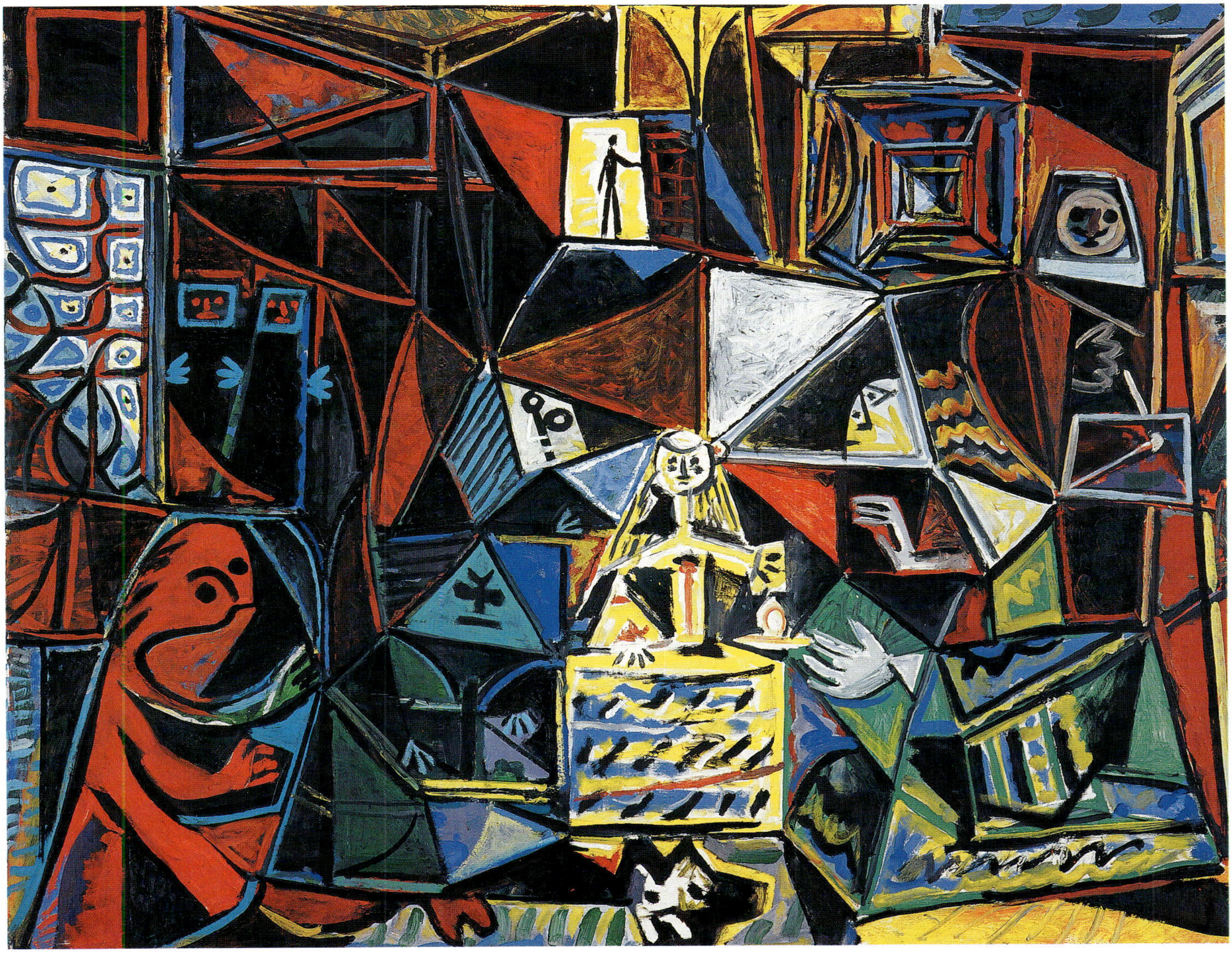

127

Nackte Frau mit Türkenkappe, 1. Dezember 1955

Femme nue au bonnet turc

Öl auf Leinwand, 116 x 89 cm
Paris, Centre Georges-Pompidou, Musée national d'art moderne; Schenkung Louise und Michel Leiris, 1984

128

Die Hoffräulein, 20. Oktober 1957

Les Ménines

Öl auf Leinwand, 161 x 129 cm
Barcelona, Museu Picasso

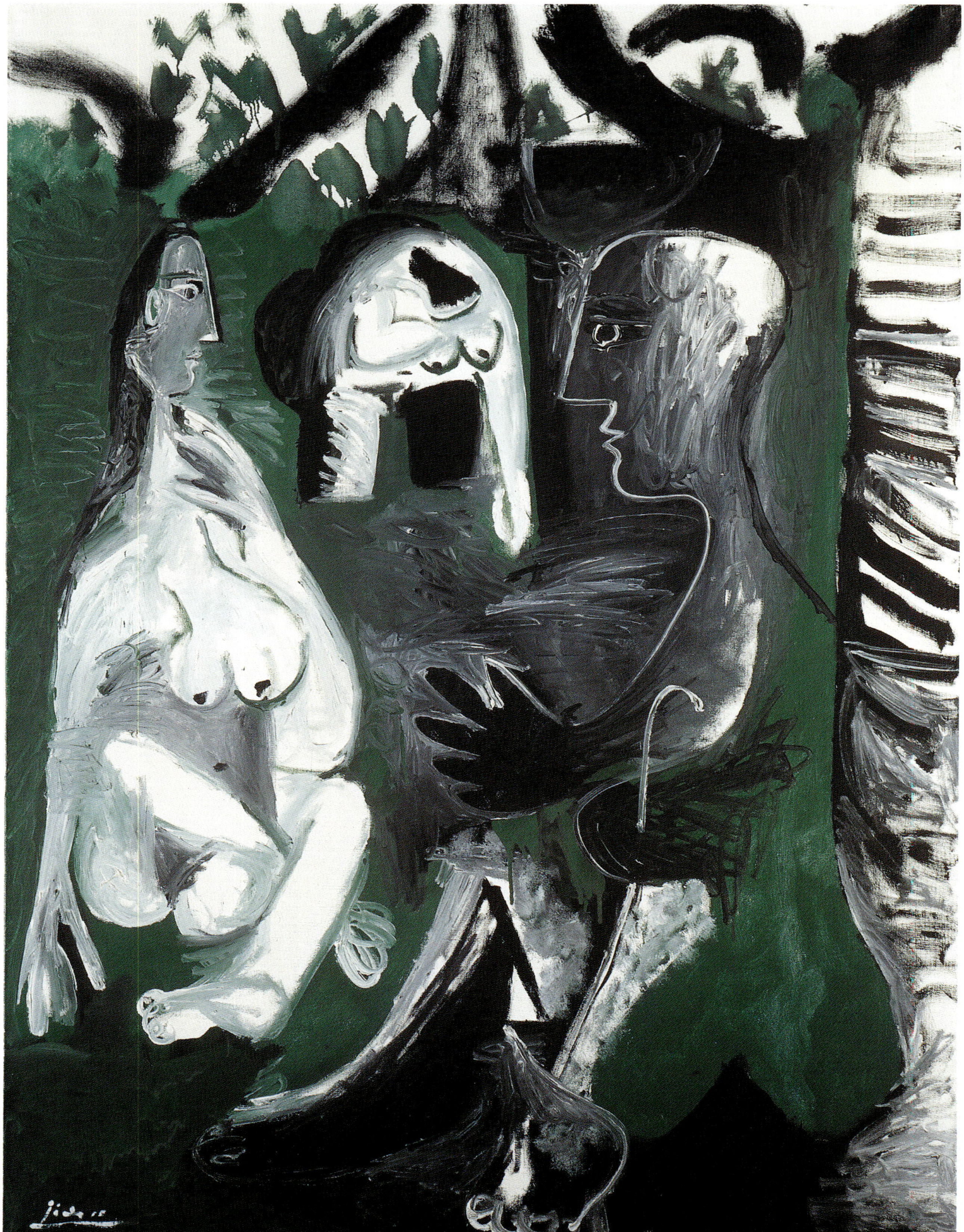

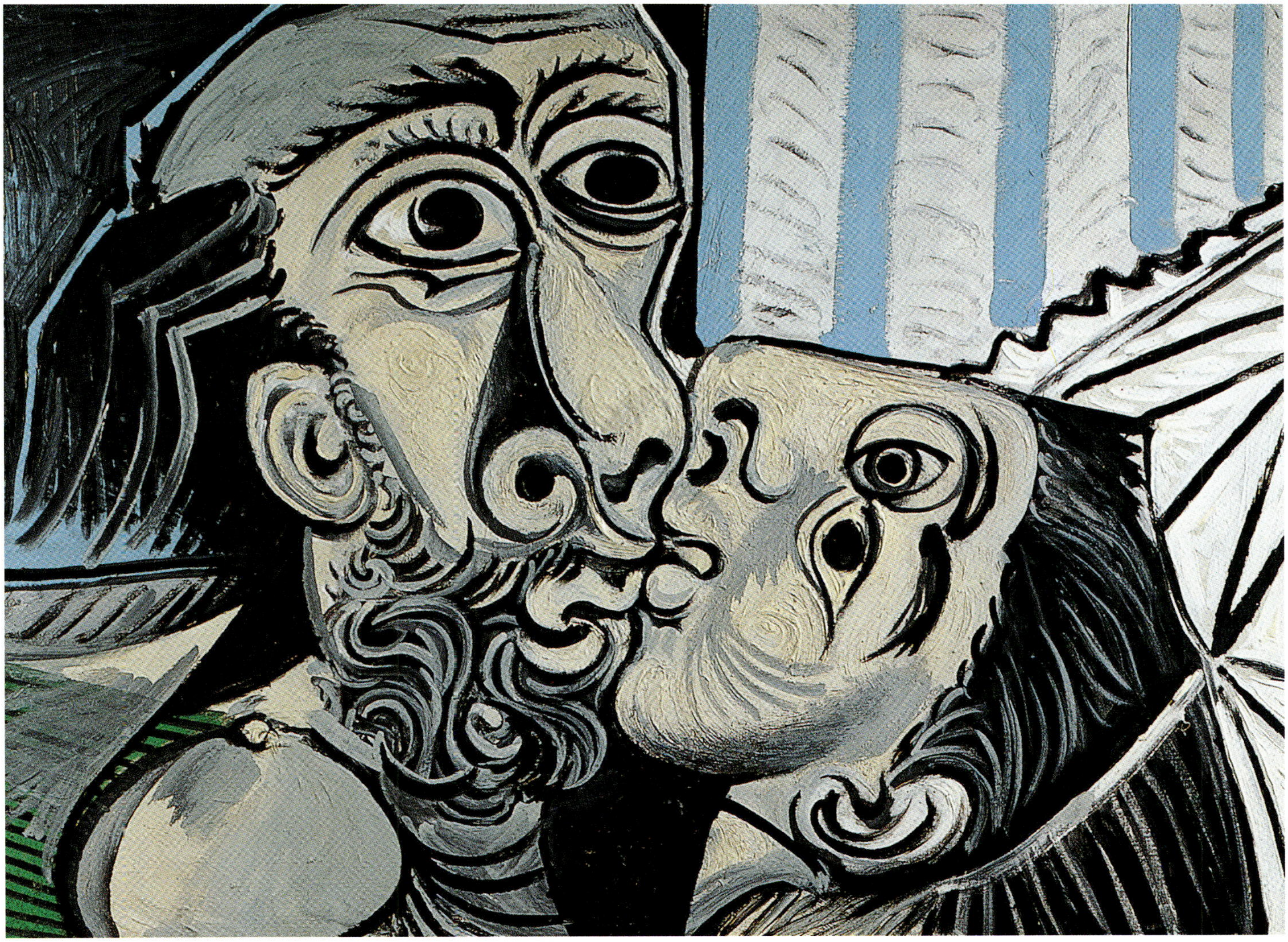

129

Das Frühstück im Freien, nach Manet, 30. Juli 1961
Le Déjeuner sur l'herbe, d'après Manet

Öl auf Leinwand, 130 x 97 cm
Humlebaek, Louisiana Museum of Modern Art;
Schenkung der Stiftung Picasso und der Stiftung Louisiana

130

Der Kuß, 26. Oktober 1969
Le Baiser

Öl auf Leinwand, 97 x 130 cm
Paris, Musée Picasso

Zeichnungen und Gouachen

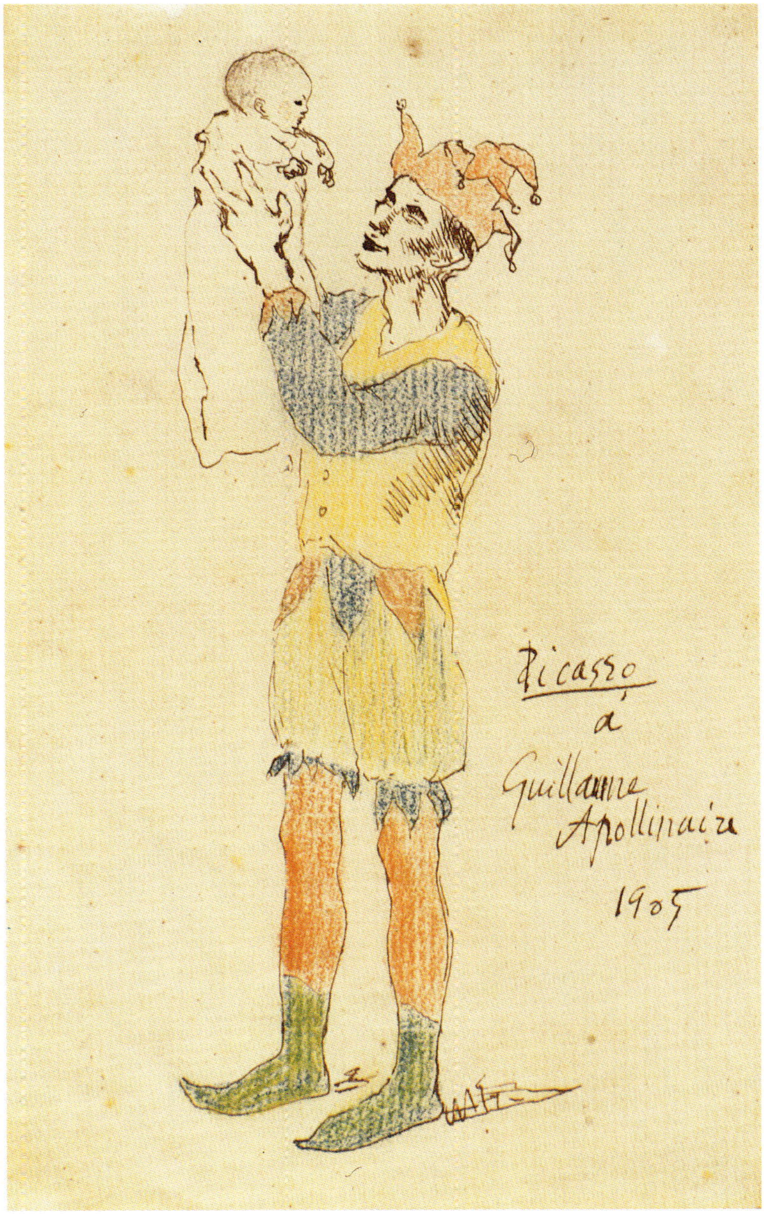

131

Narr, ein Kind haltend, 1905

Fou tenant un enfant

Tinte und Farbstifte auf Papier, 16,5 x 10 cm
Sammlung Lionel Prejger; ehemalige Sammlung Apollinaire

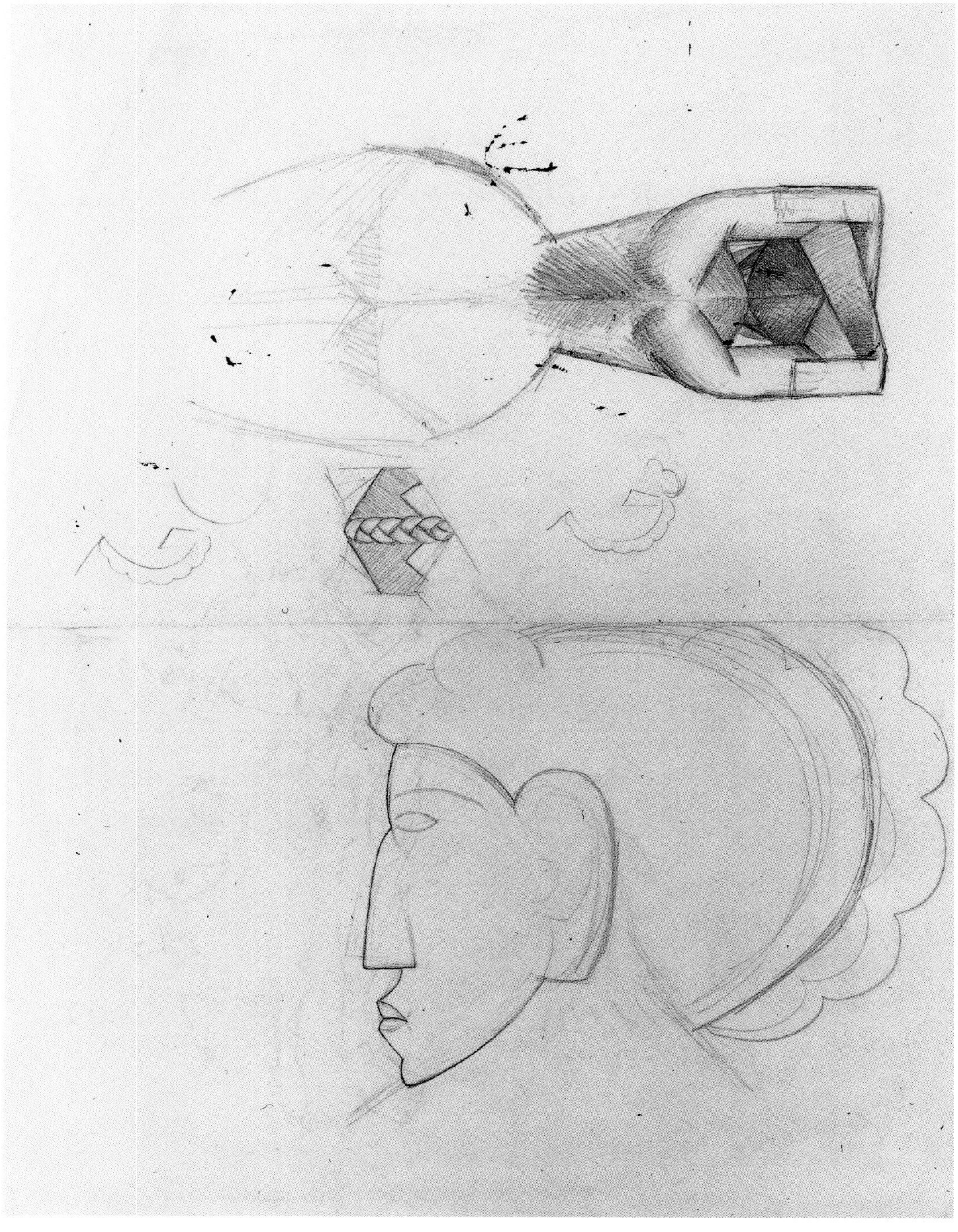

132

Kopfstudie und Rückenansicht: Frau mit verschränkten Armen, 1907
Etude de tête et femme de dos, les bras croisés

Bleistift auf Papier, 61 x 48 cm
Genf, Sammlung Marina Picasso, Courtesy Galerie Jan Krugier, Ditesheim & Cie

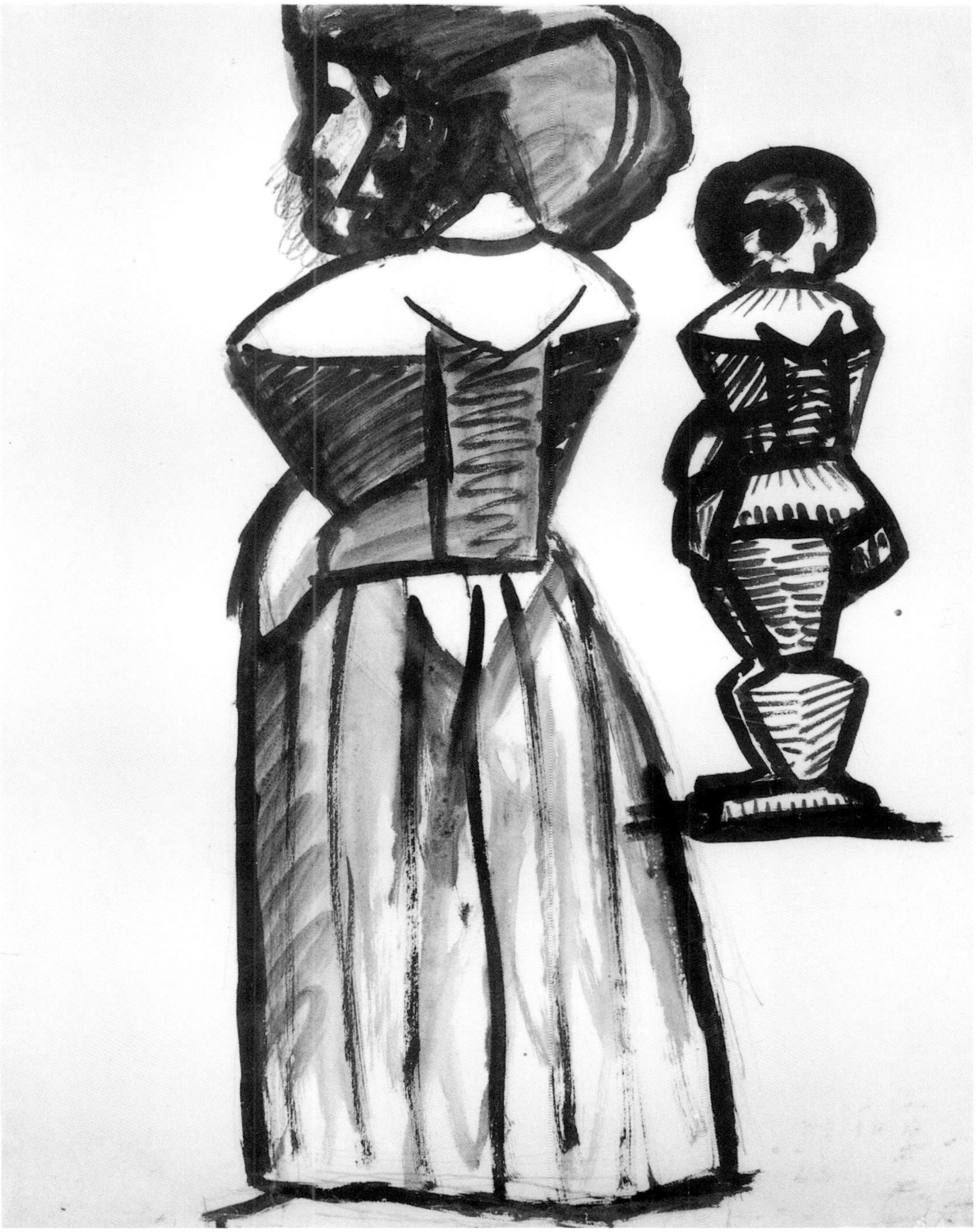

133

Studien: Frau in langem Kleid und Entwurf einer Skulptur, 1907

Feuille d'études: femme en robe longue et projet de sculpture

Tusche und Laviertechnik auf Bleistiftstrichen, auf Papier, 64,5 x 50 cm. Paris, Musée Picasso

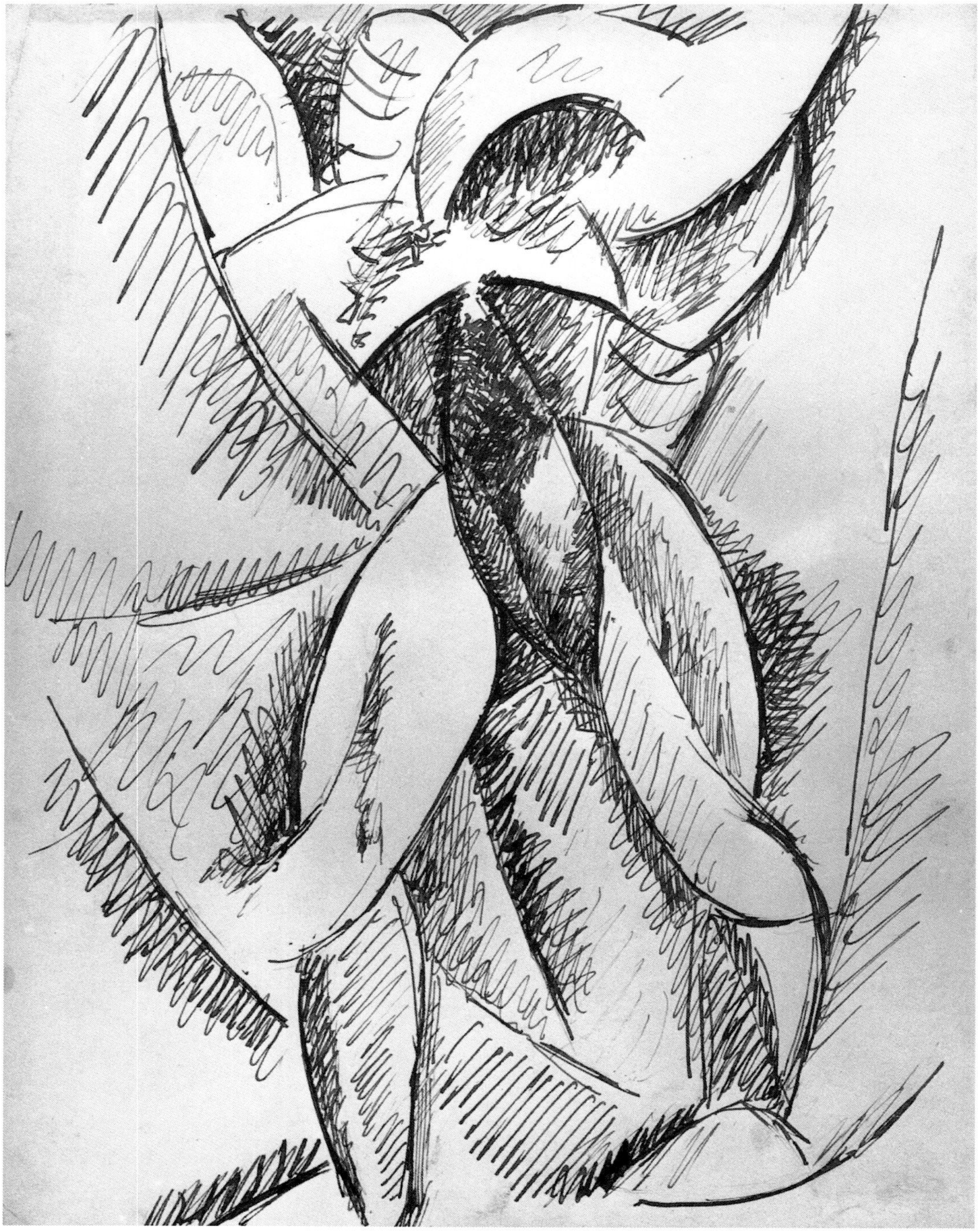

134

Studie zu »Stehender Akt«, Anfang 1908

Etude pour »Nu debout«

Feder und schwarze Tinte auf Papier, 32,6 x 25,1 cm
Paris, Musée Picasso

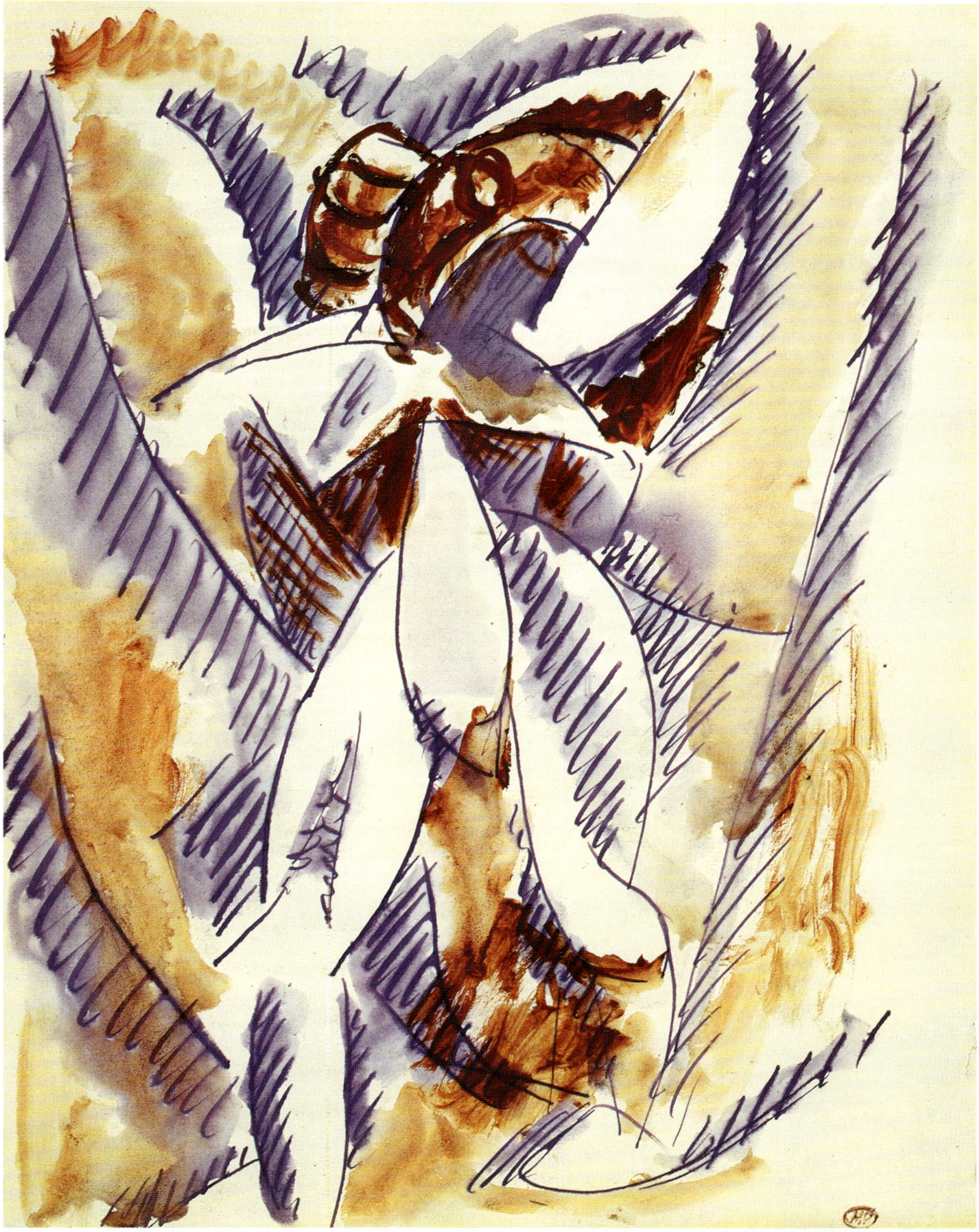

135

Studie zu »Stehender Akt«, Anfang 1908
Etude pour »Nu debout«

Violette Tinte, violette Tinte laviert und Gouache auf Papier, 32,4 x 25 cm
Paris, Musée Picasso

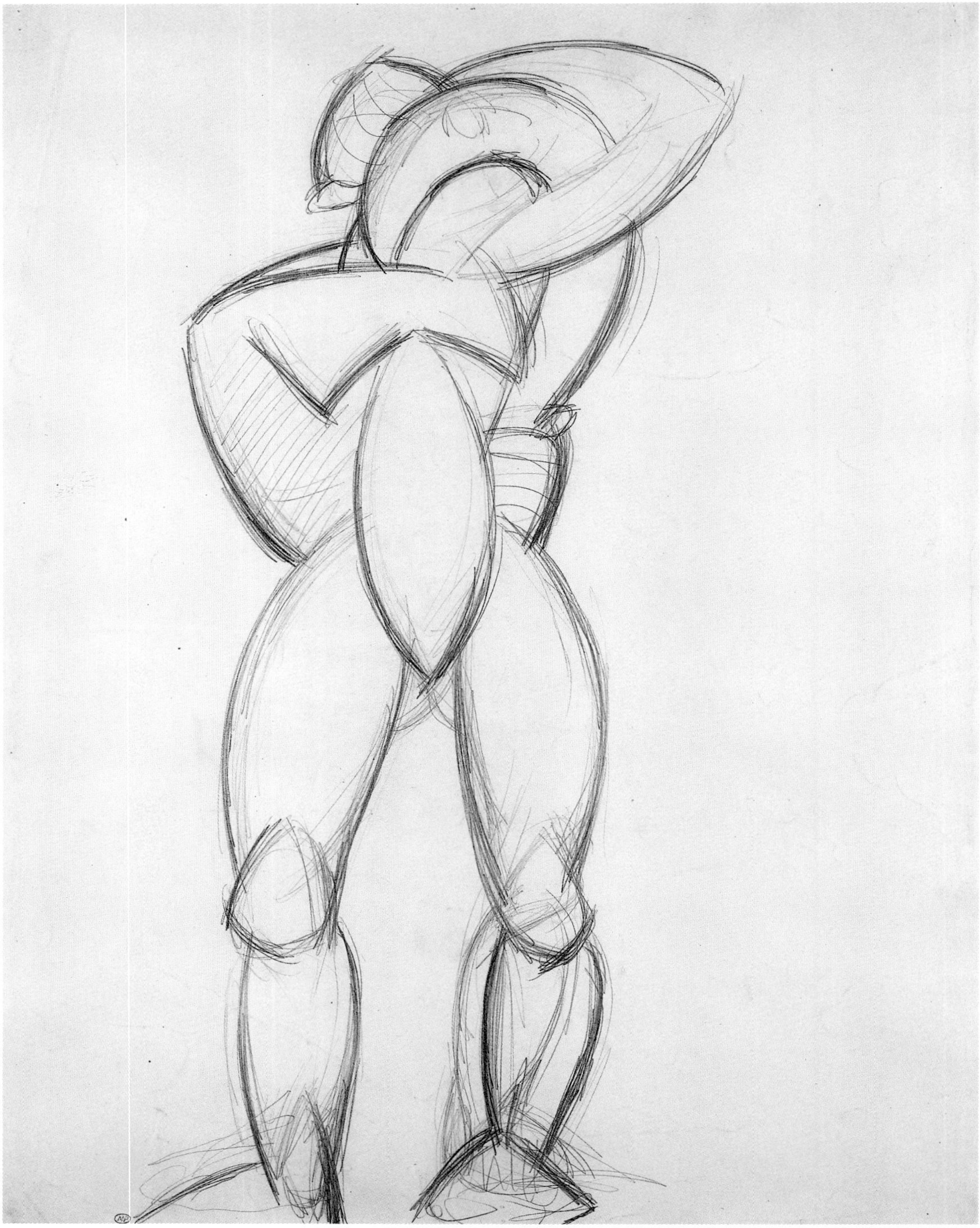

136

Studie zu »Stehender Akt«, Anfang 1908
Etude pour »Nu debout«

Bleistift auf Papier, 65,3 x 50 cm
Paris, Musée Picasso

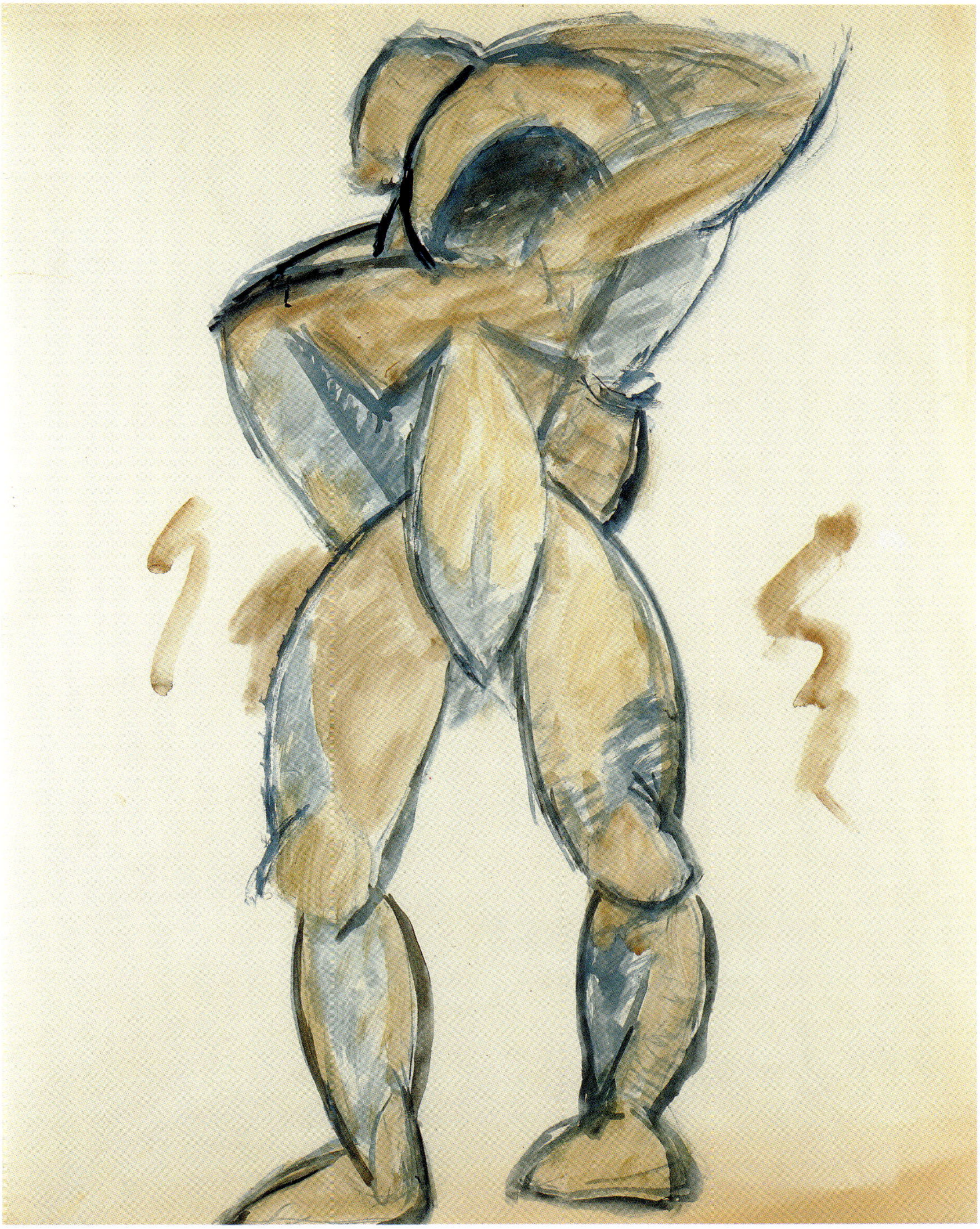

137

Studie zu »Stehender Akt«, Anfang 1908

Etude pour »Nu debout«

Gouache auf Papier, 64,5 x 45 cm
Paris, Musée Picasso

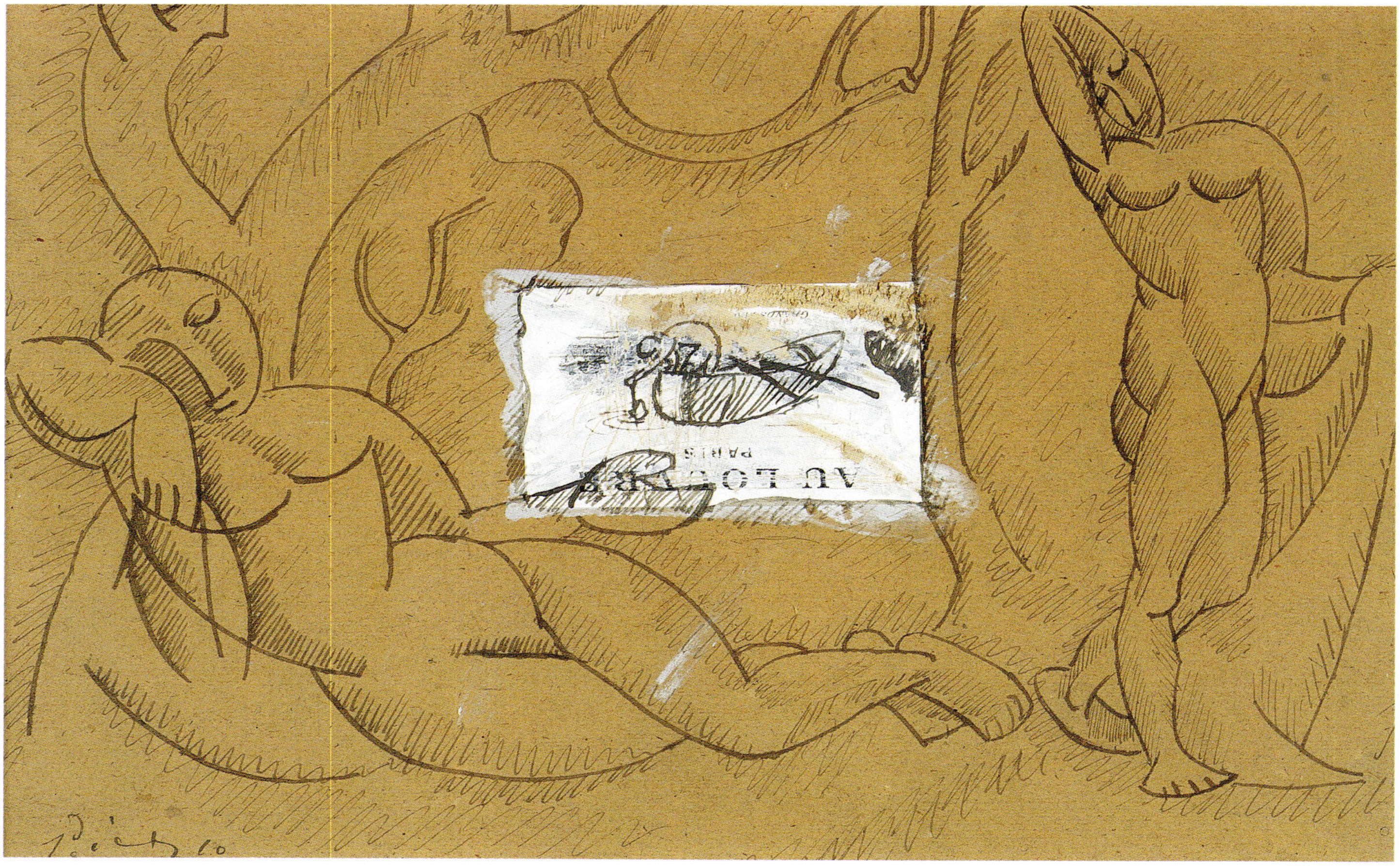

138

Der Traum, 1908
Le Rêve

Feder, Tinte, Gouache und Papier collé auf Karton,
41,5 x 26 cm
Privatsammlung

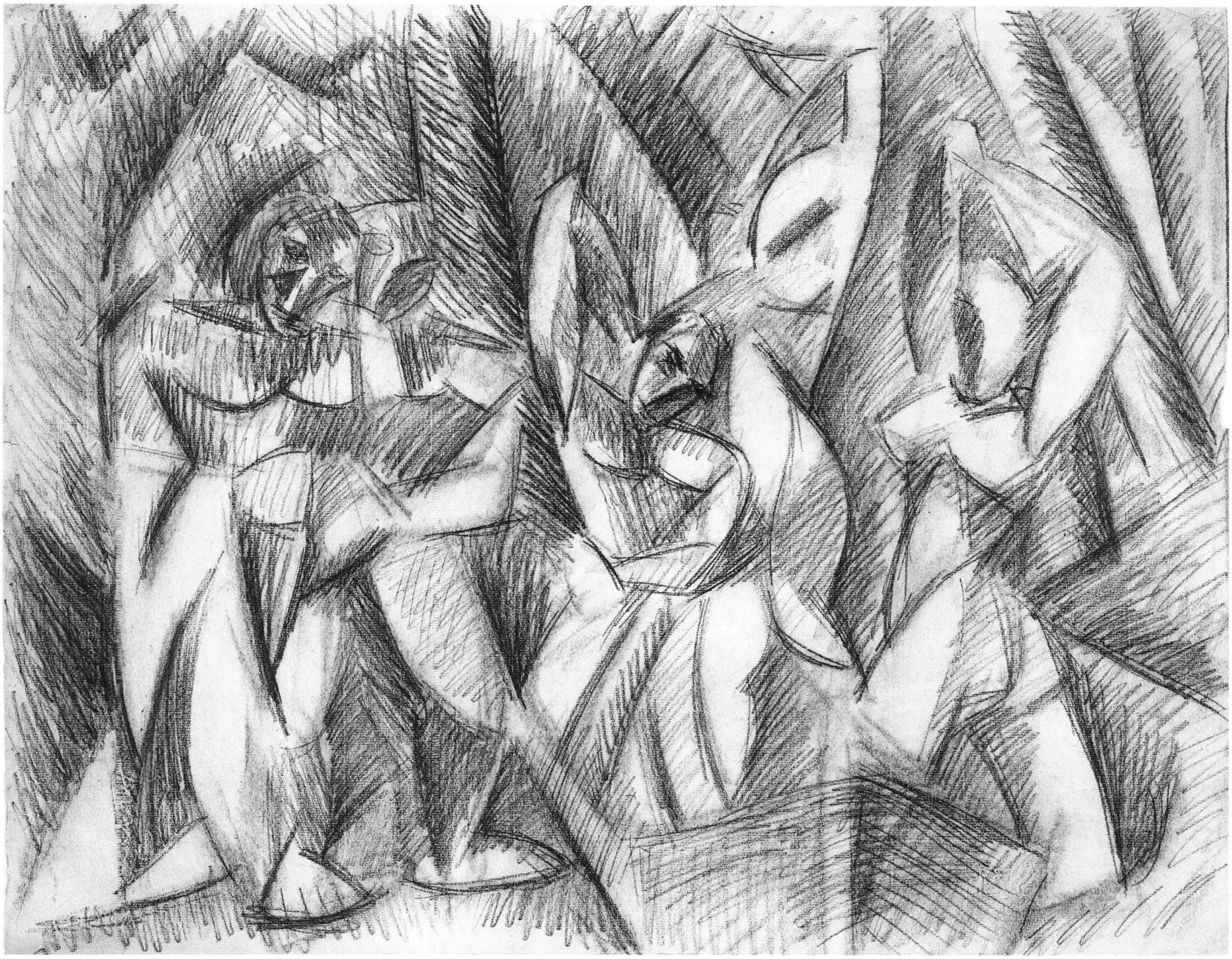

139

Studie zu »Badende im Wald«, Frühjahr 1908

Etude pour »Baigneuses dans la forêt«

Kohle auf Papier, 47,7 x 60,2 cm
Paris, Musée Picasso

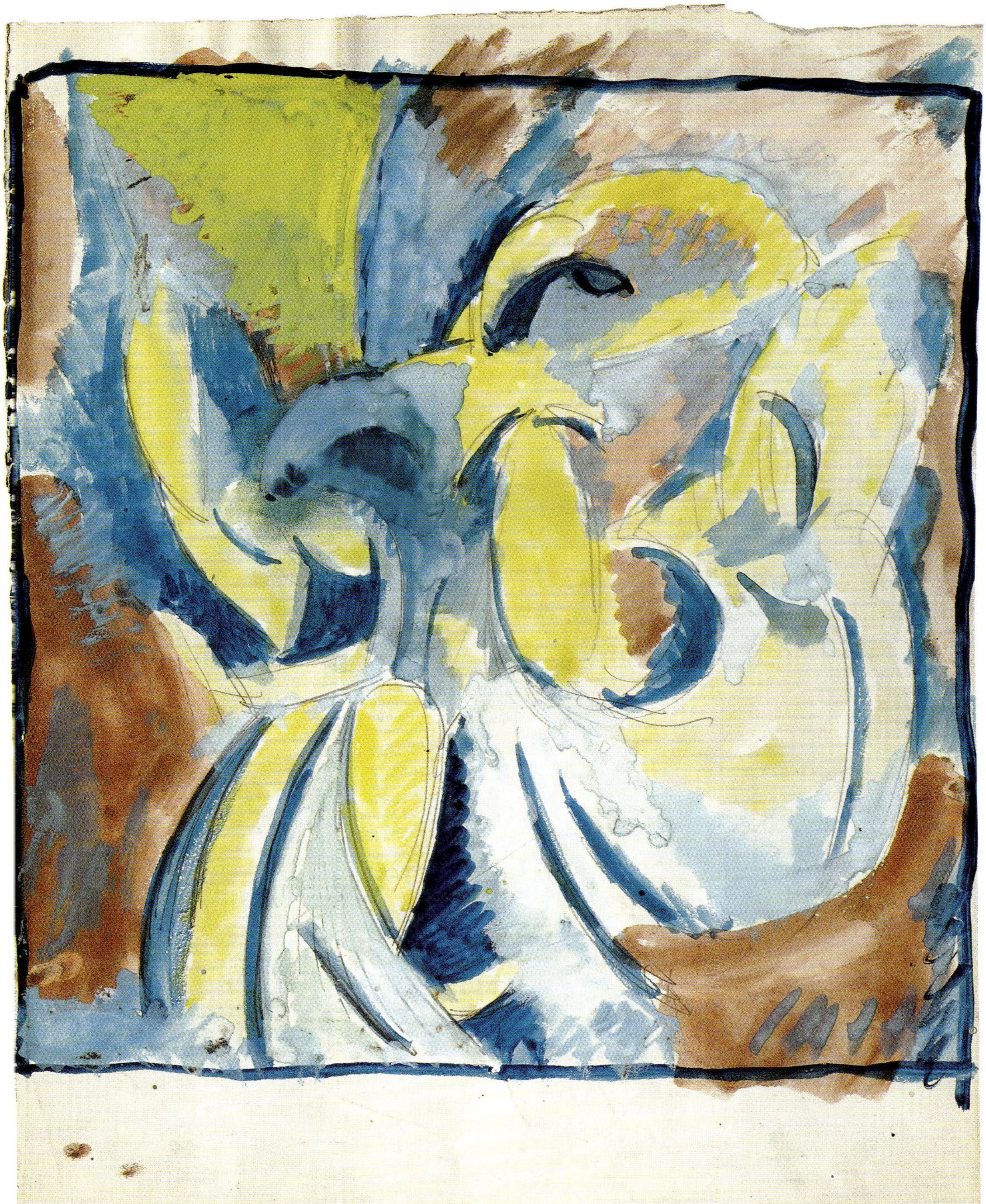

140

Studie zu »Drei Frauen«, Frühjahr 1908
Etude pour »Trois Femmes«

Gouache und Bleistift auf Papier, 33 x 24,7 cm
Paris, Musée Picasso

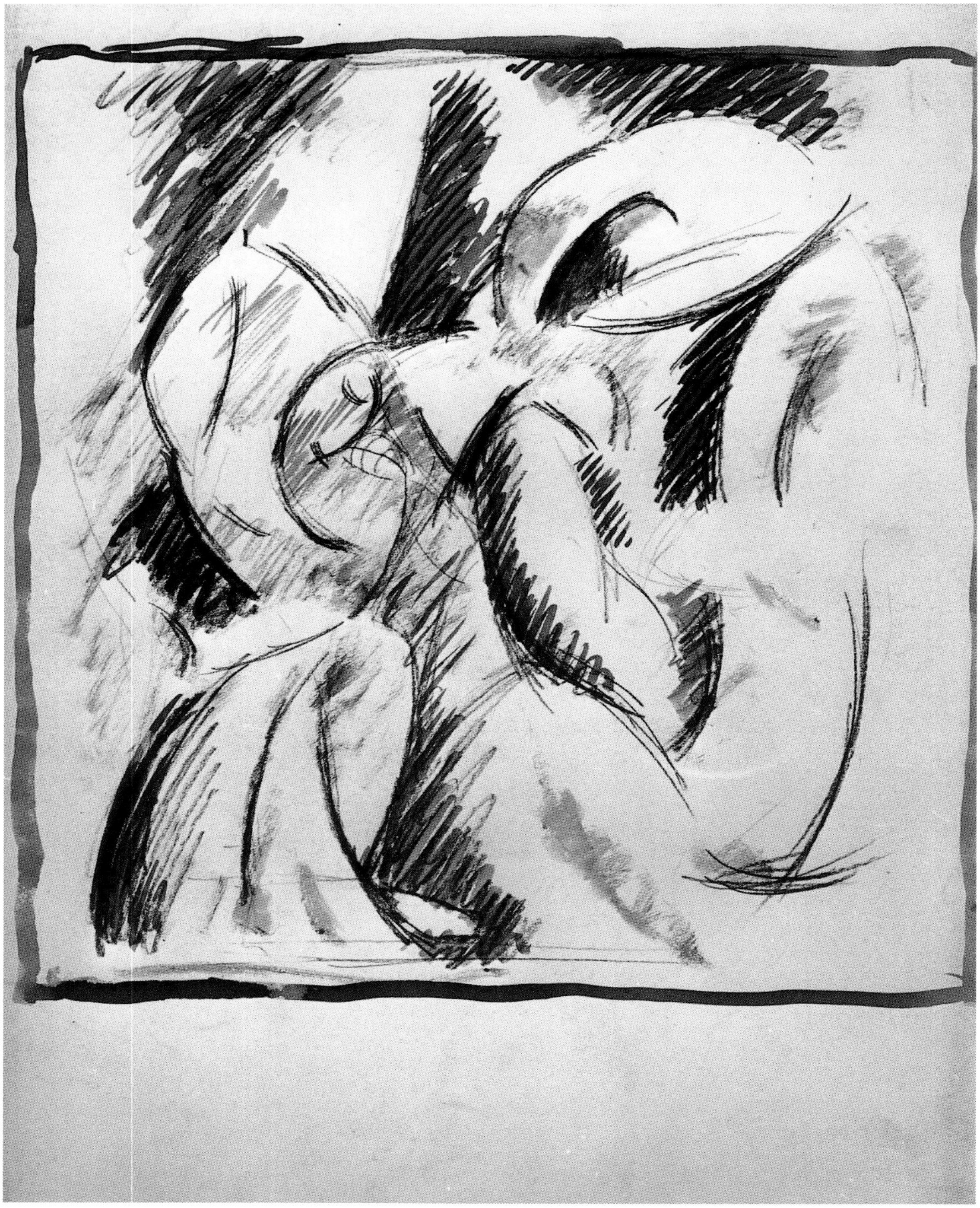

141

Studie zu »Drei Frauen«, Frühjahr 1908
Etude pour »Trois Femmes«

Bleistift auf Papier, 32,5 x 24,7 cm
Paris, Musée Picasso

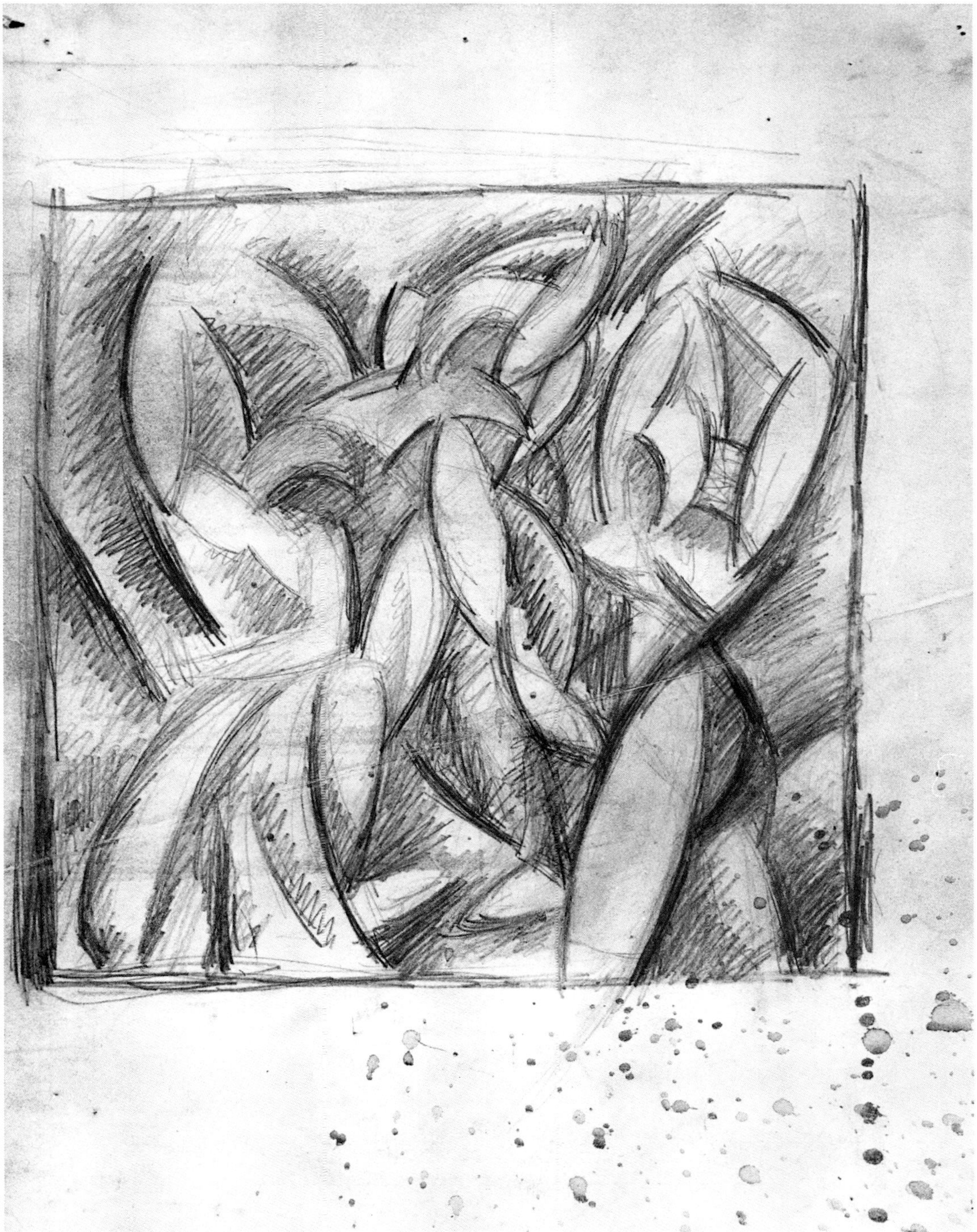

142

Studie zu »Drei Frauen«, Frühjahr 1908
Etude pour »Trois Femmes«

Tusche und Bleistift auf Papier, 32,6 x 25 cm
Paris, Musée Picasso

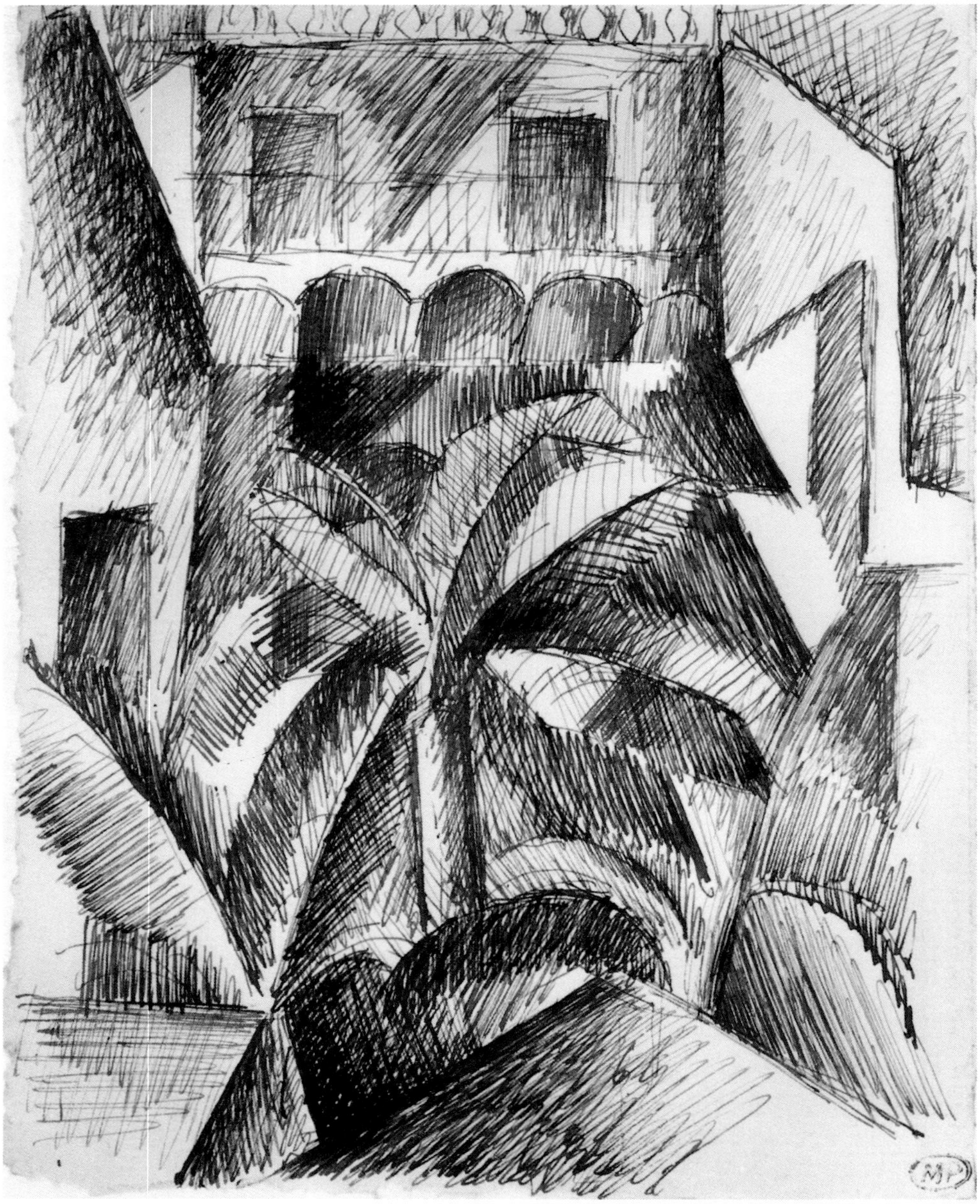

143

Häuser und Palmen, Frühjahr-Sommer 1909

Maisons et palmiers

Feder und schwarze Tinte auf Papier, 17,3 x 13,5 cm
Paris, Musée Picasso

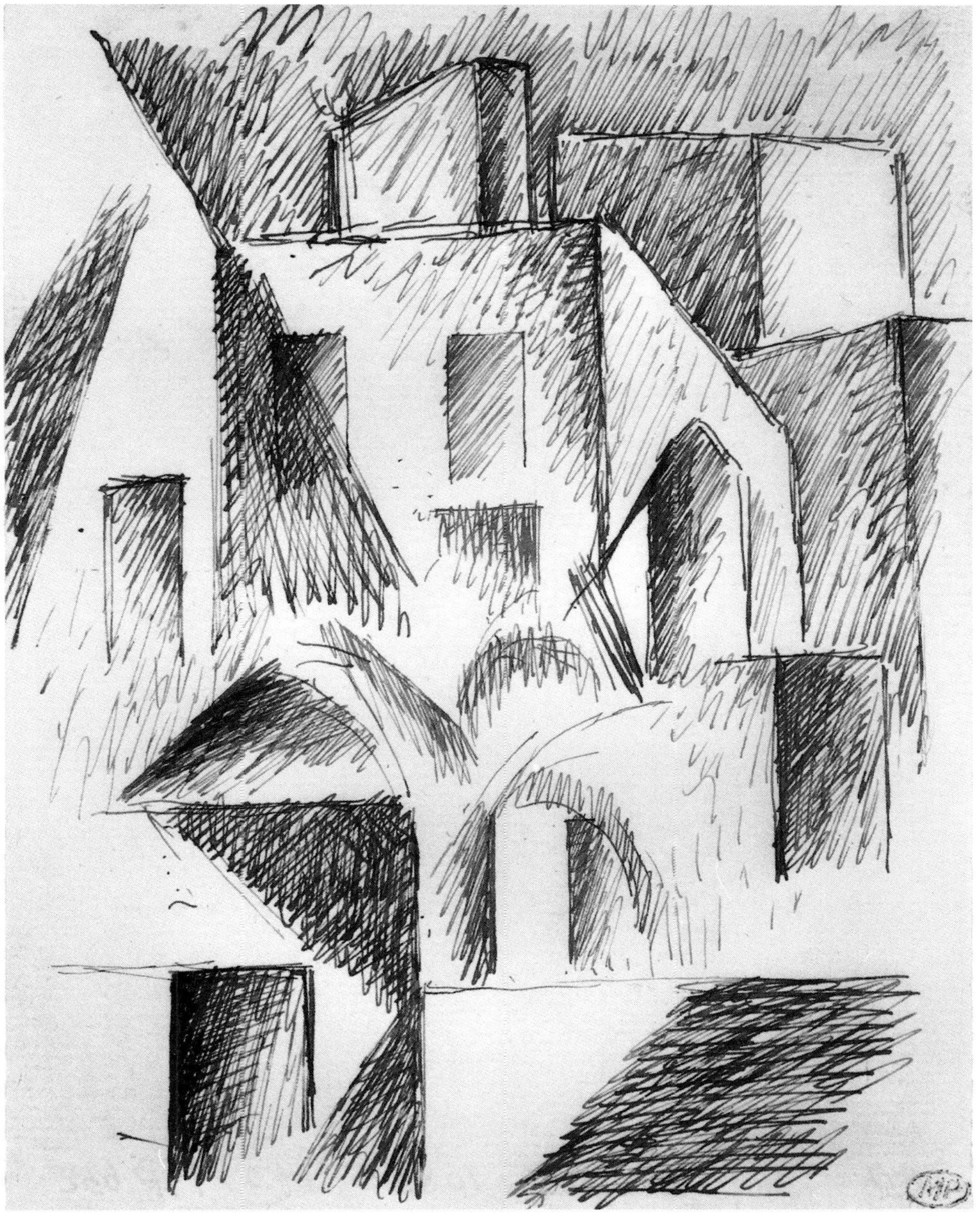

144

Häuser, Frühjahr-Sommer 1909

Maisons

Feder und schwarze Tinte auf Papier, 17 x 13 cm
Paris, Musée Picasso

145

Sitzender Akt, sich die Füße trocknend, 1921
Nu assis s'essuyant les pieds

Pastellzeichnung auf Papier, 66 x 50,8 cm
Staatliche Museen zu Berlin, Nationalgalerie,
Leihgabe der Sammlung Berggruen

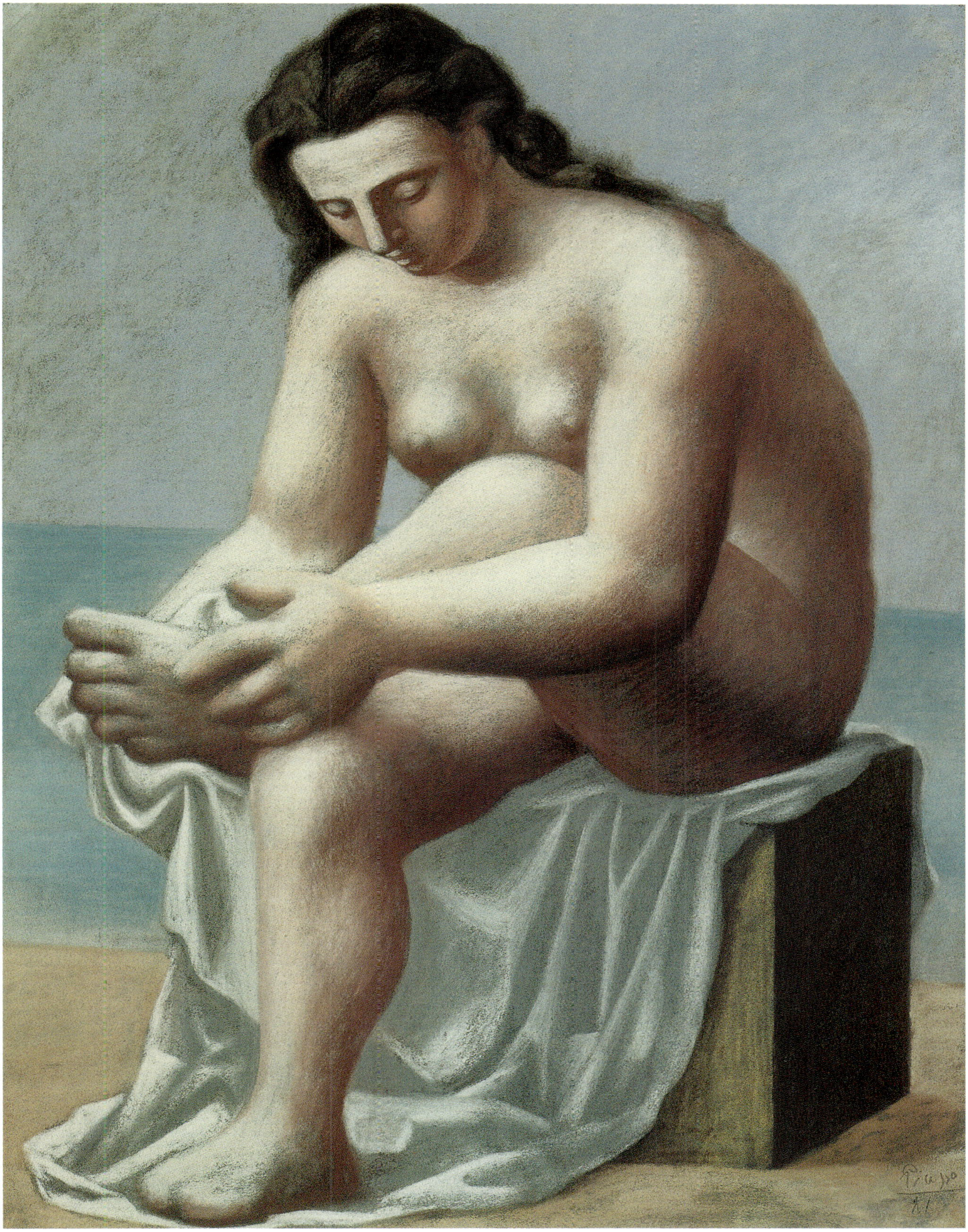

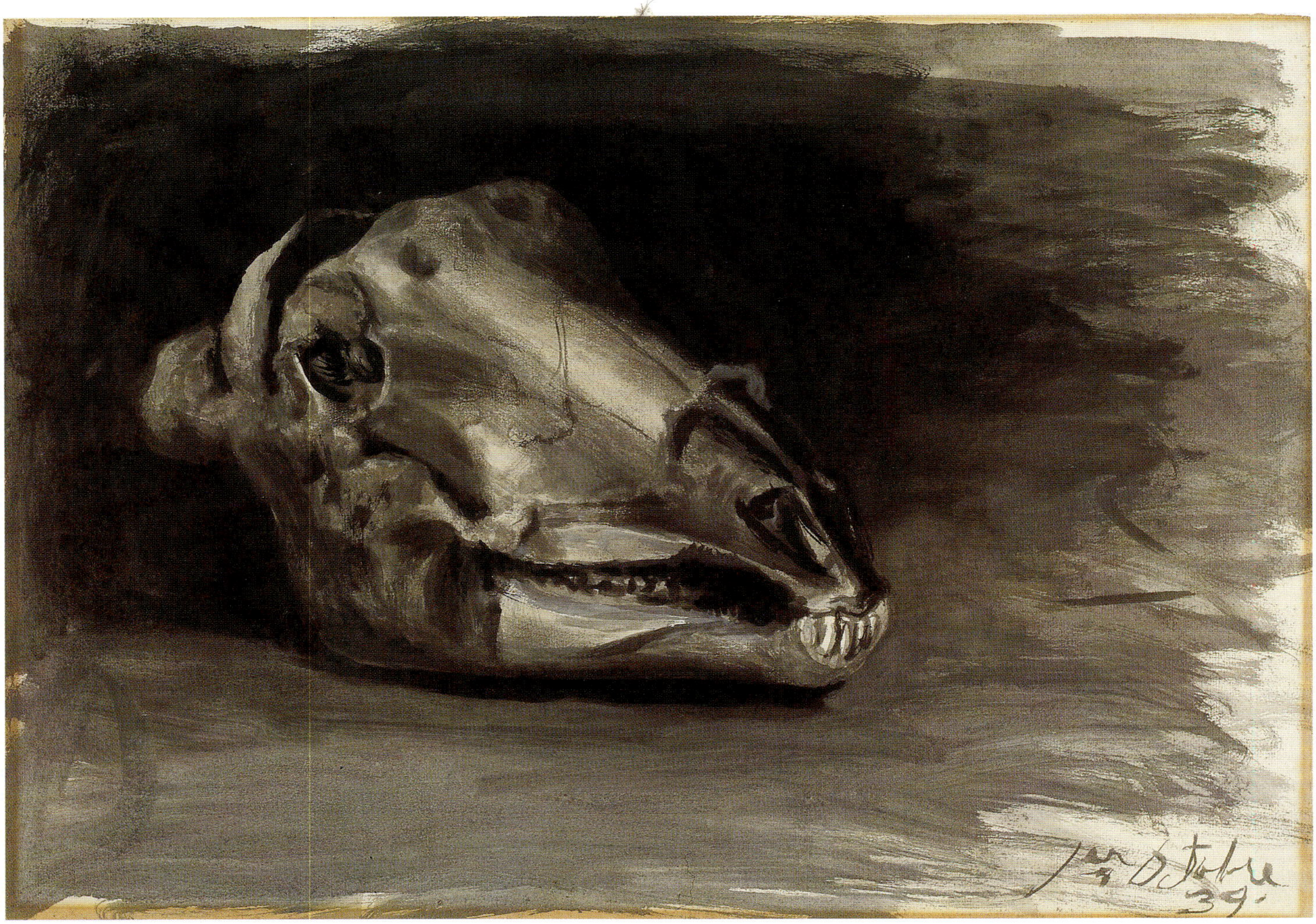

146

Schafschädel, 1. Oktober 1939
Crâne de mouton

Öl und Tusche auf Papier, 46,2 x 65 cm
Paris, Musée Picasso

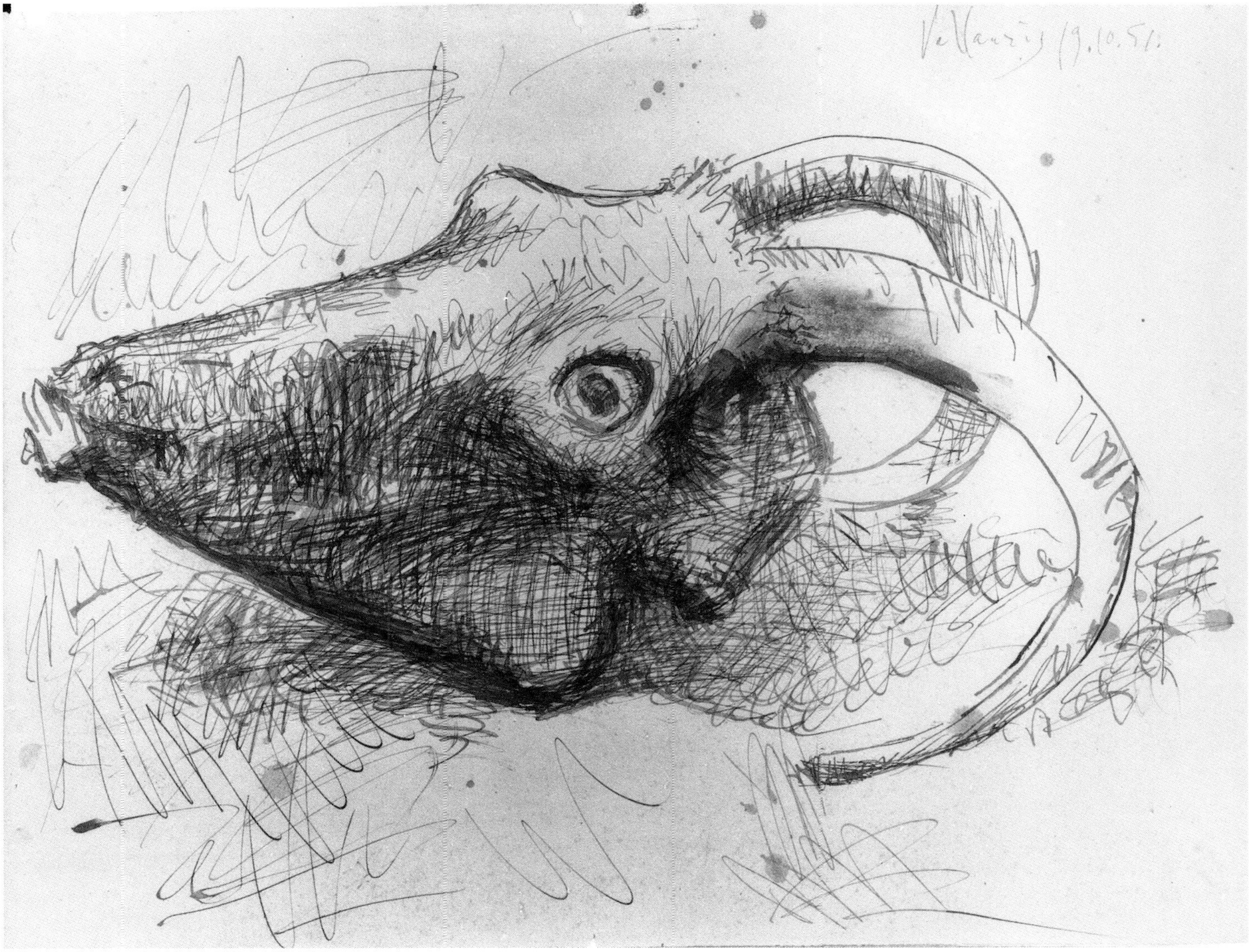

147

Ziegenkopf, 19. Oktober 1951
Tête de chèvre

Feder und Tusche auf Papier, 51 x 65,2 cm
Paris, Musée Picasso

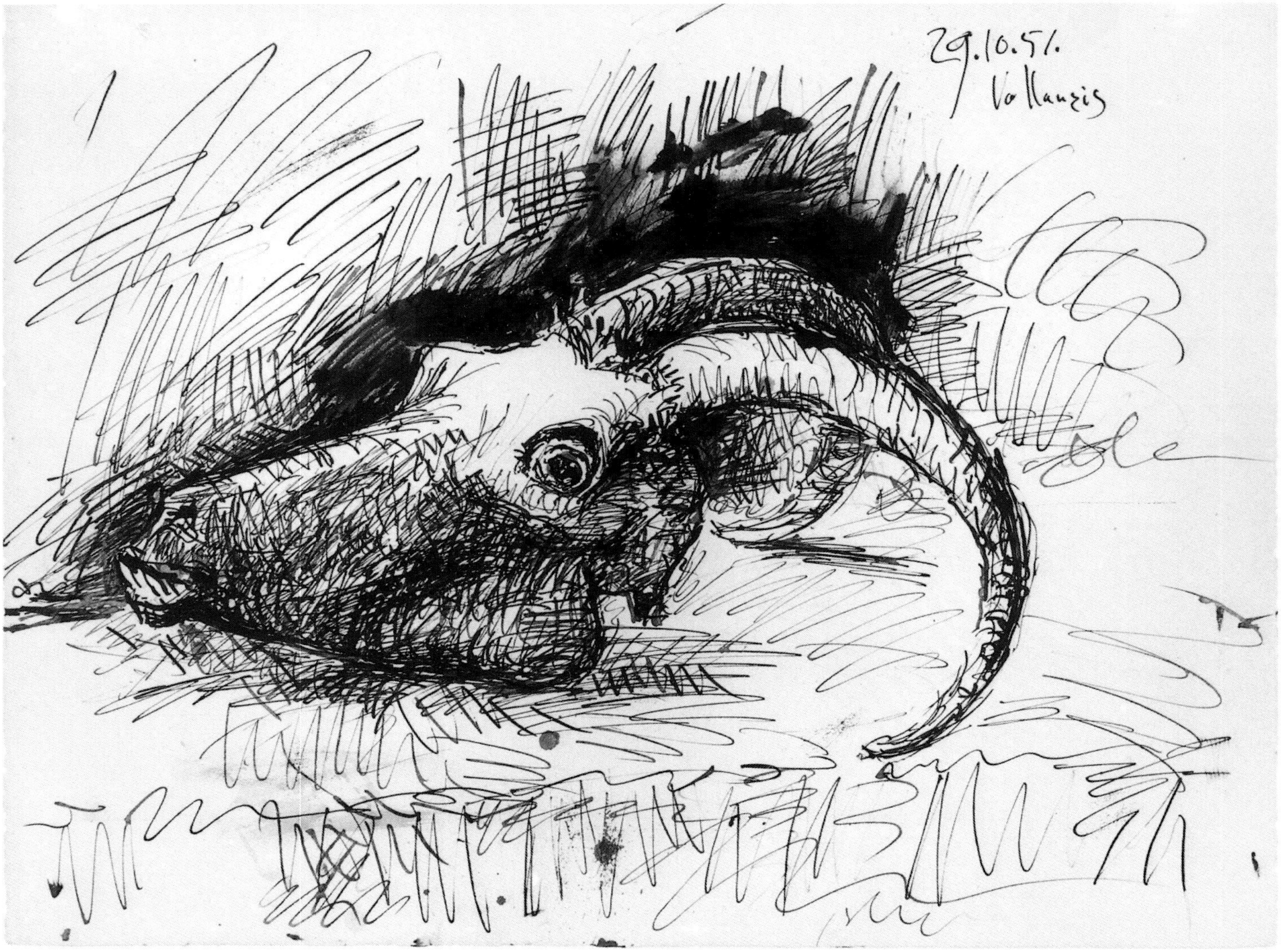

148

Ziegenschädel, 29. Oktober 1951
Crâne de chèvre

Feder, Tusche und Laviertechnik auf Papier, 50,7 x 66 cm
Paris, Musée Picasso

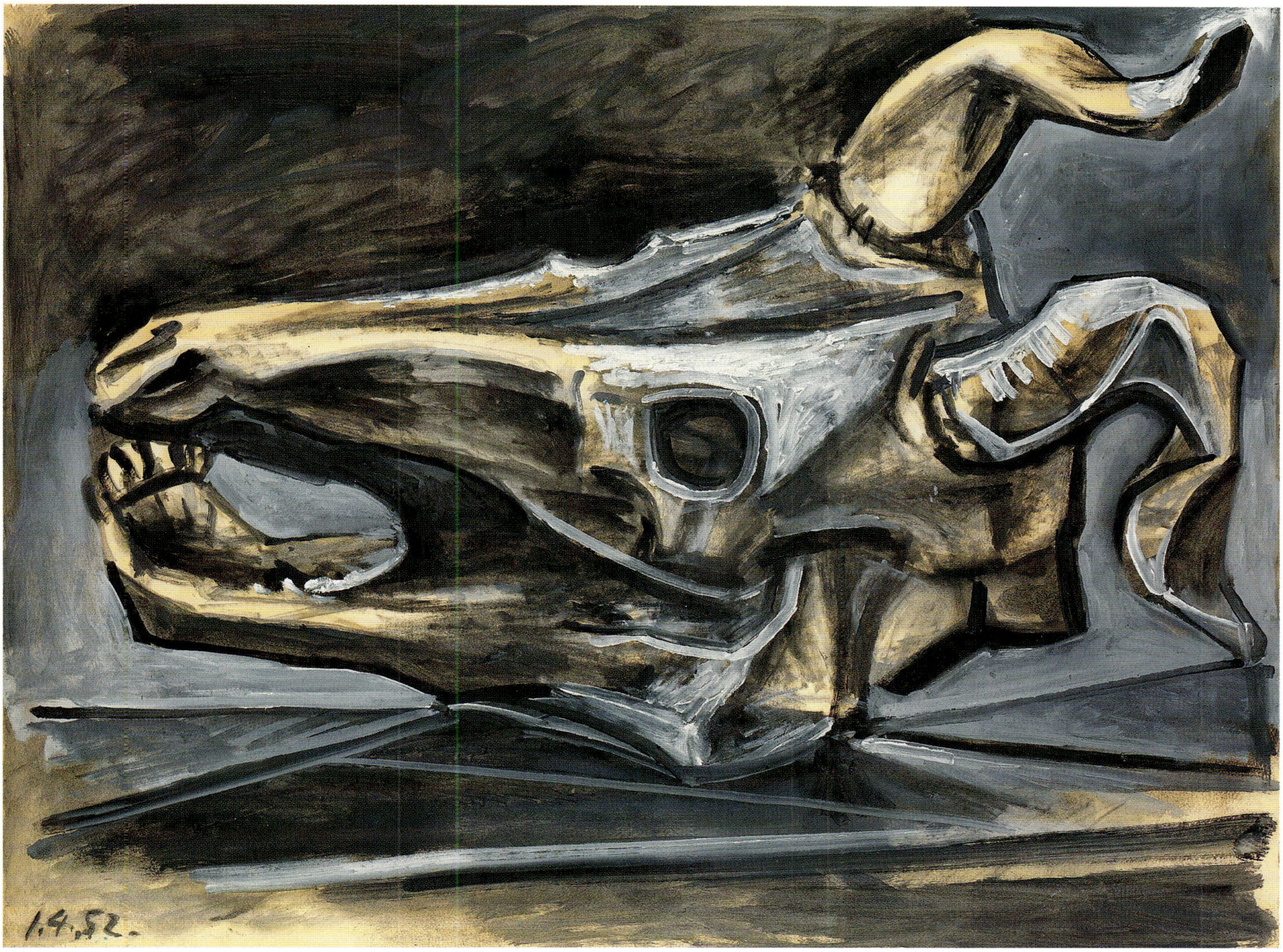

149

Widderschädel, 1. April 1952

Crâne de bélier

Öl auf Papier, 51 x 66 cm
Paris, Musée Picasso

Radierungen

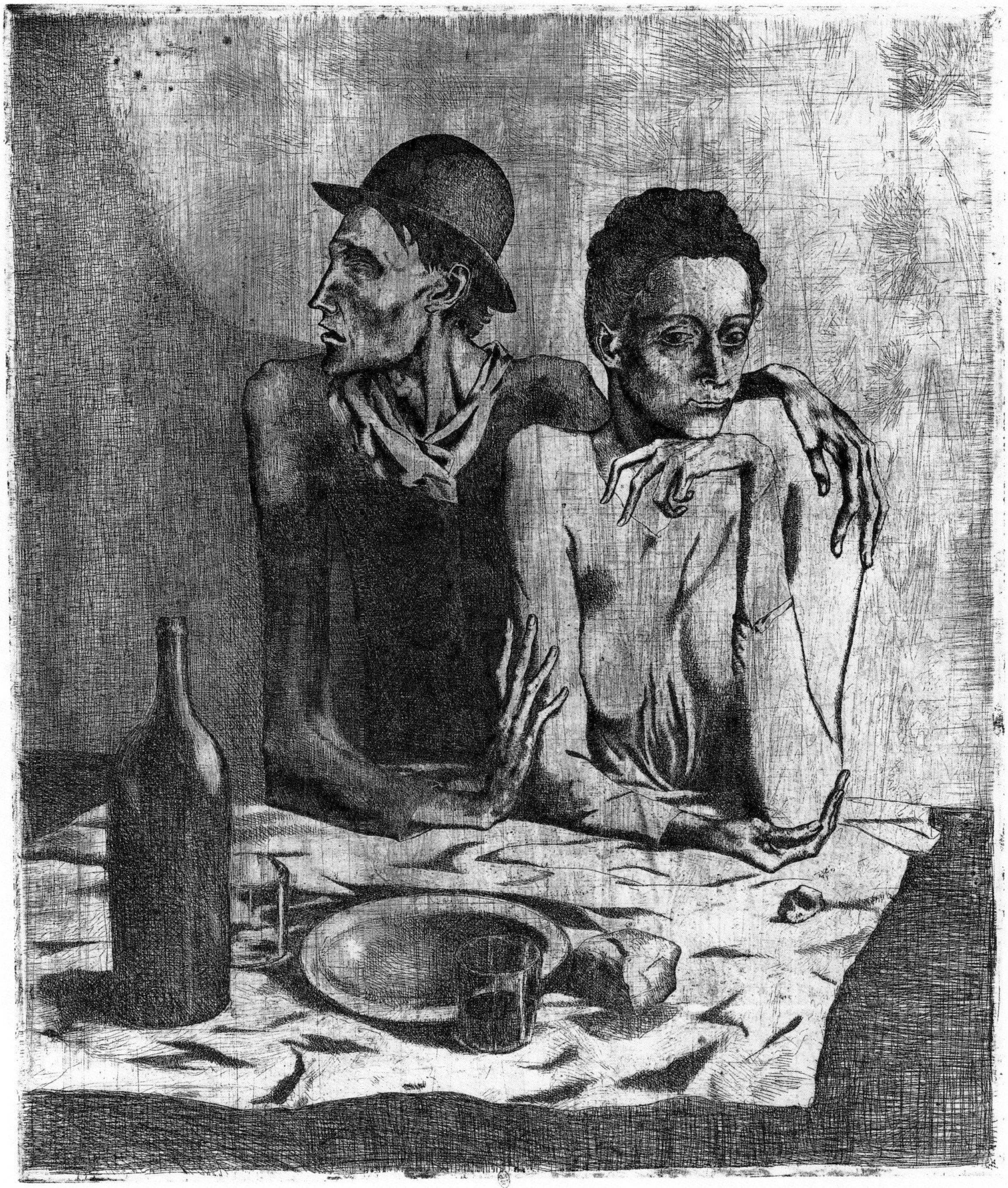

150

Das kärgliche Mahl, September 1904

Le Repas frugal

Radierung und Radiermesser auf Zink, 46,3 x 37,7 cm
Paris, Bibliothèque nationale de France,
Abteilung Graphiken

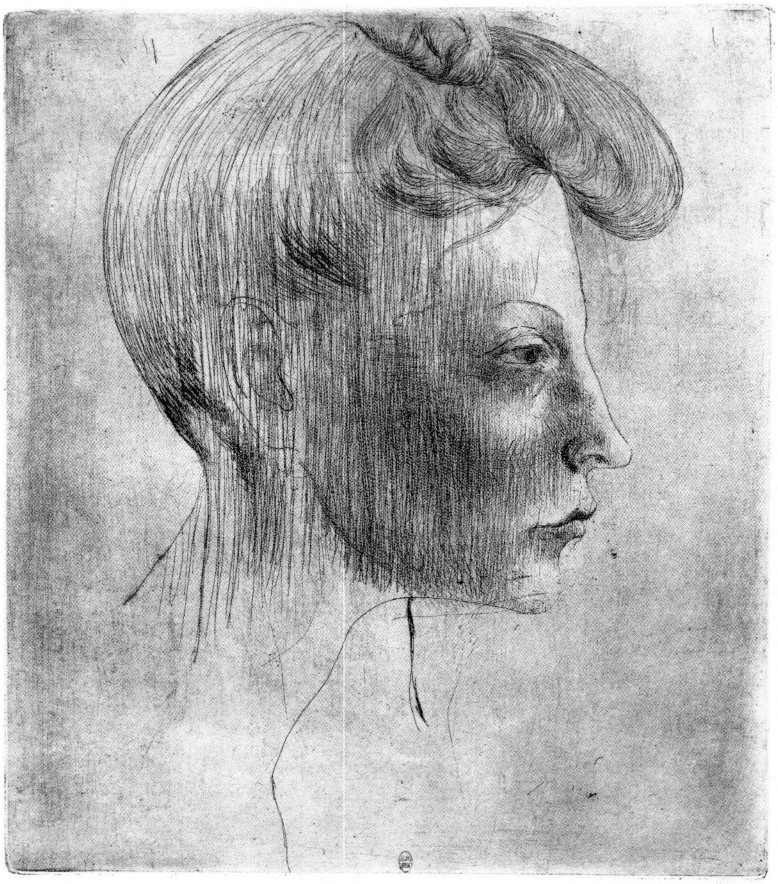

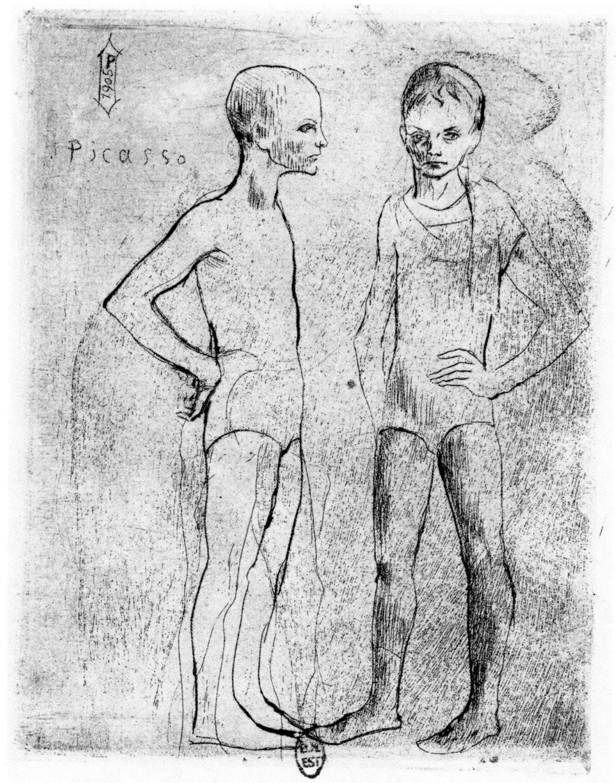

151

Frauenkopf im Profil, 1905
Tête de femme de profil

Kaltnadelradierung auf Kupfer, 29,2 x 25 cm
Paris, Bibliothèque nationale de France,
Abteilung Graphiken

152

Die beiden Gaukler, 1905
Les Deux Saltimbanques

Kaltnadelradierung auf Kupfer, 12,2 x 9,1 cm
Paris, Bibliothèque nationale de France,
Abteilung Graphiken

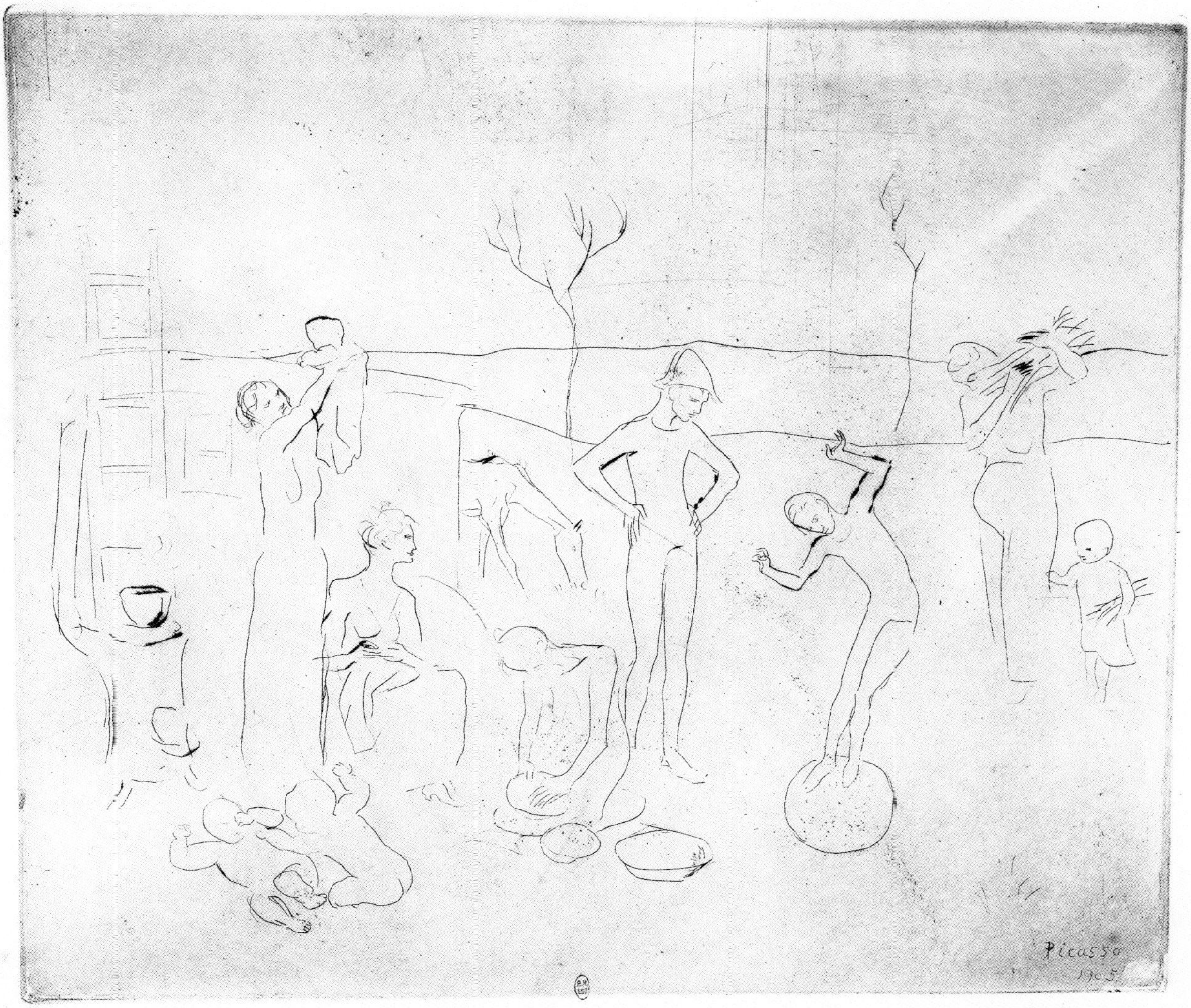

153

Die Gaukler, 1905

Les Saltimbanques

Kaltnadelradierung auf Kupfer, 28,8 x 32,6 cm
Paris, Bibliothèque nationale de France,
Abteilung Graphiken

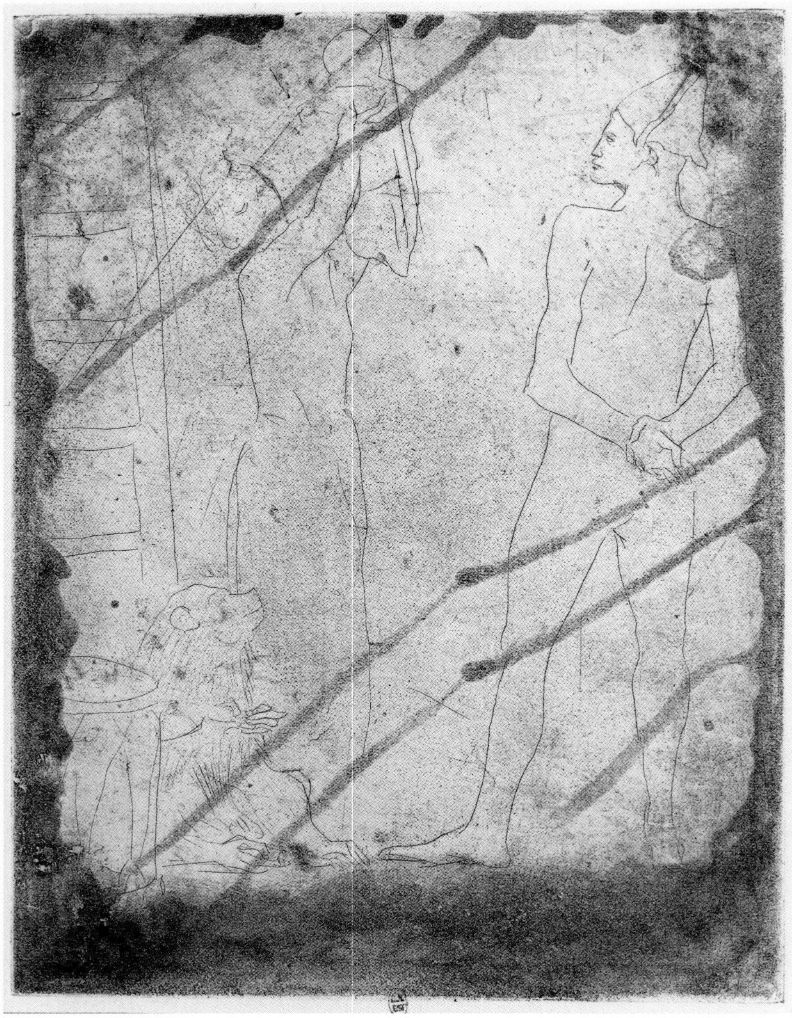

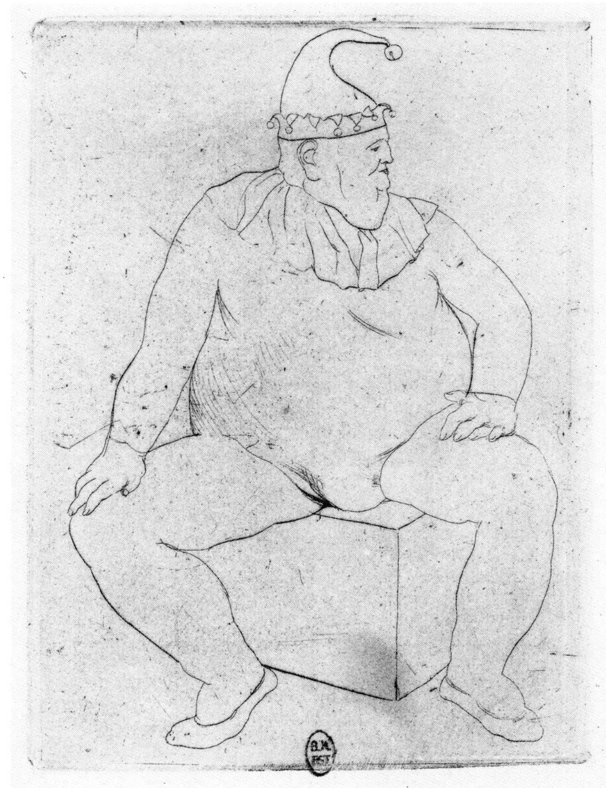

154

Die Gauklerfamilie mit Makake, 1905

La Famille de saltimbanques au macaque

Kaltnadelradierung auf Kupfer, 23,6 x 17,8 cm
Paris, Bibliothèque nationale de France,
Abteilung Graphiken

155

Ruhender Gaukler, 1905

Le Saltimbanque au repos

Kaltnadelradierung auf Kupfer, 12,1 x 8,7 cm
Paris, Bibliothèque nationale de France,
Abteilung Graphiken

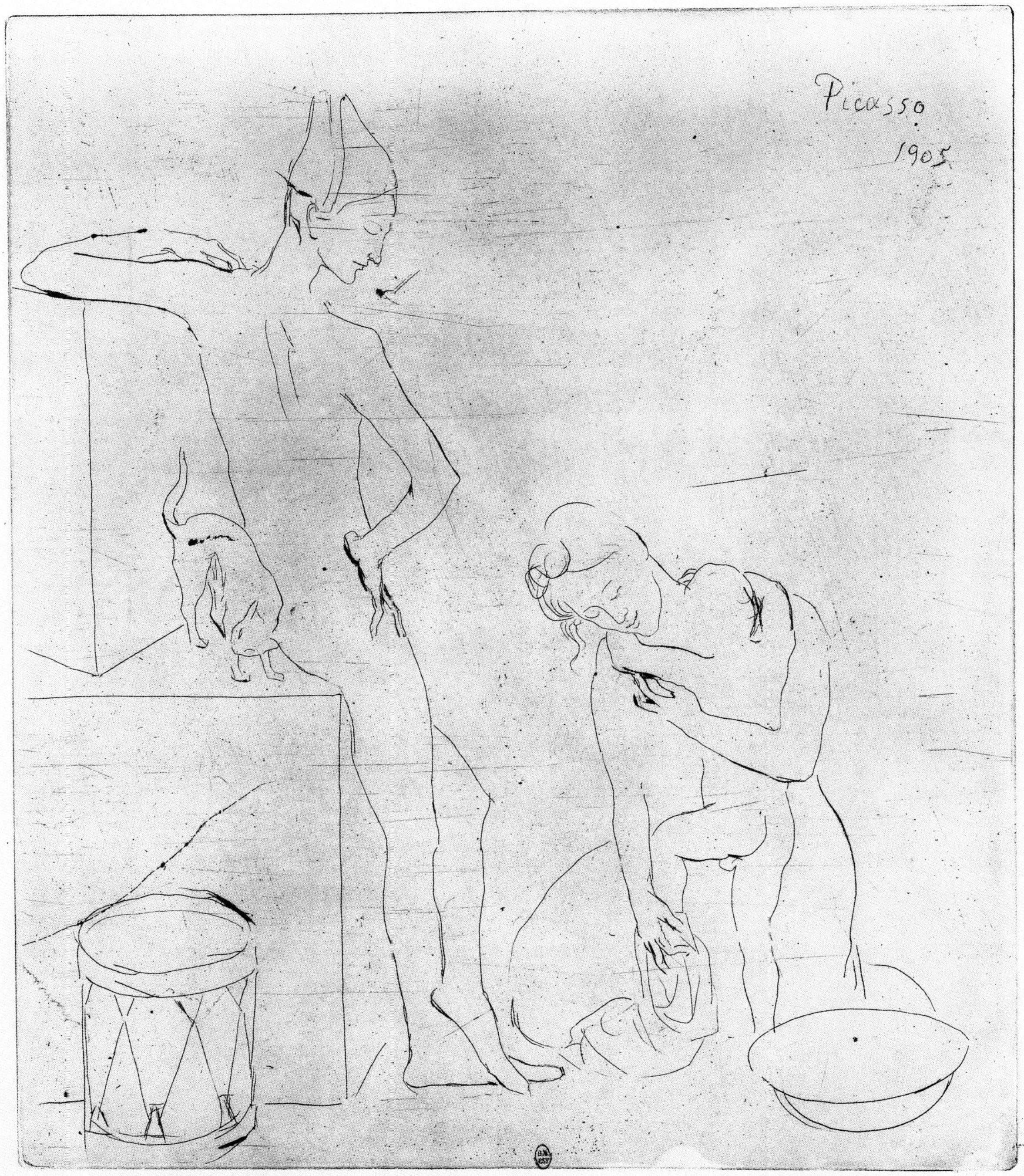

156

Das Bad, 1905

Le Bain

Kaltnadelradierung auf Kupfer, 34,4 x 28,9 cm
Paris, Bibliothèque nationale de France,
Abteilung Graphiken

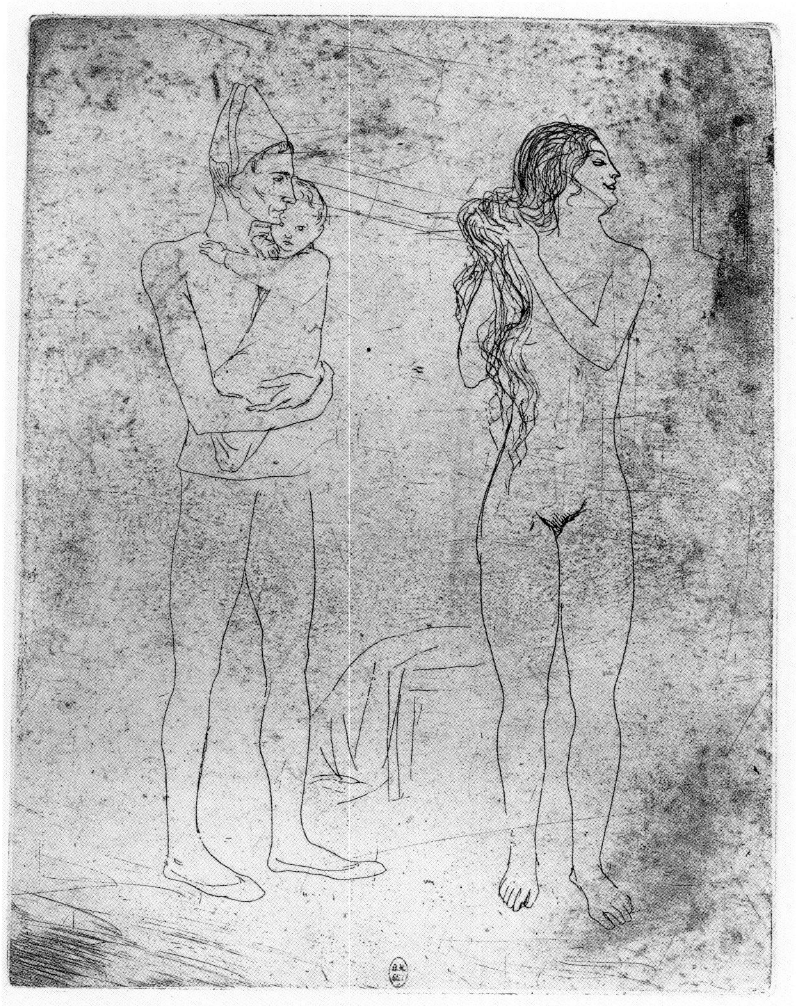

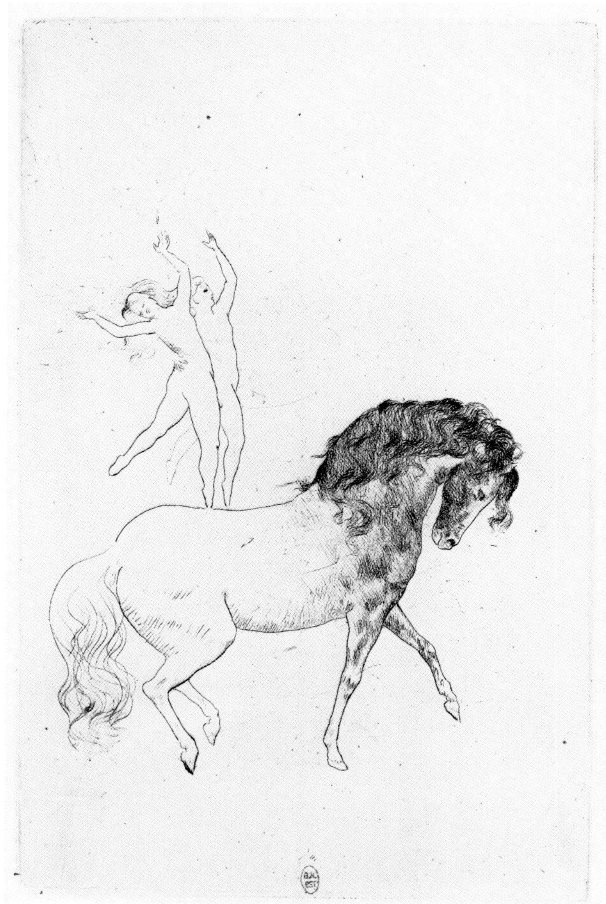

157

Die Mutter bei der Toilette, 1905
La Toilette de la mère

Radierung und Radiermesser auf Zink, 23,5 x 17,7 cm
Paris, Bibliothèque nationale de France,
Abteilung Graphiken

158

Im Zirkus, Winter 1905 - 1906
Au Cirque

Kaltnadelradierung auf Kupfer, 22 x 14 cm
Paris, Bibliothèque nationale de France,
Abteilung Graphiken

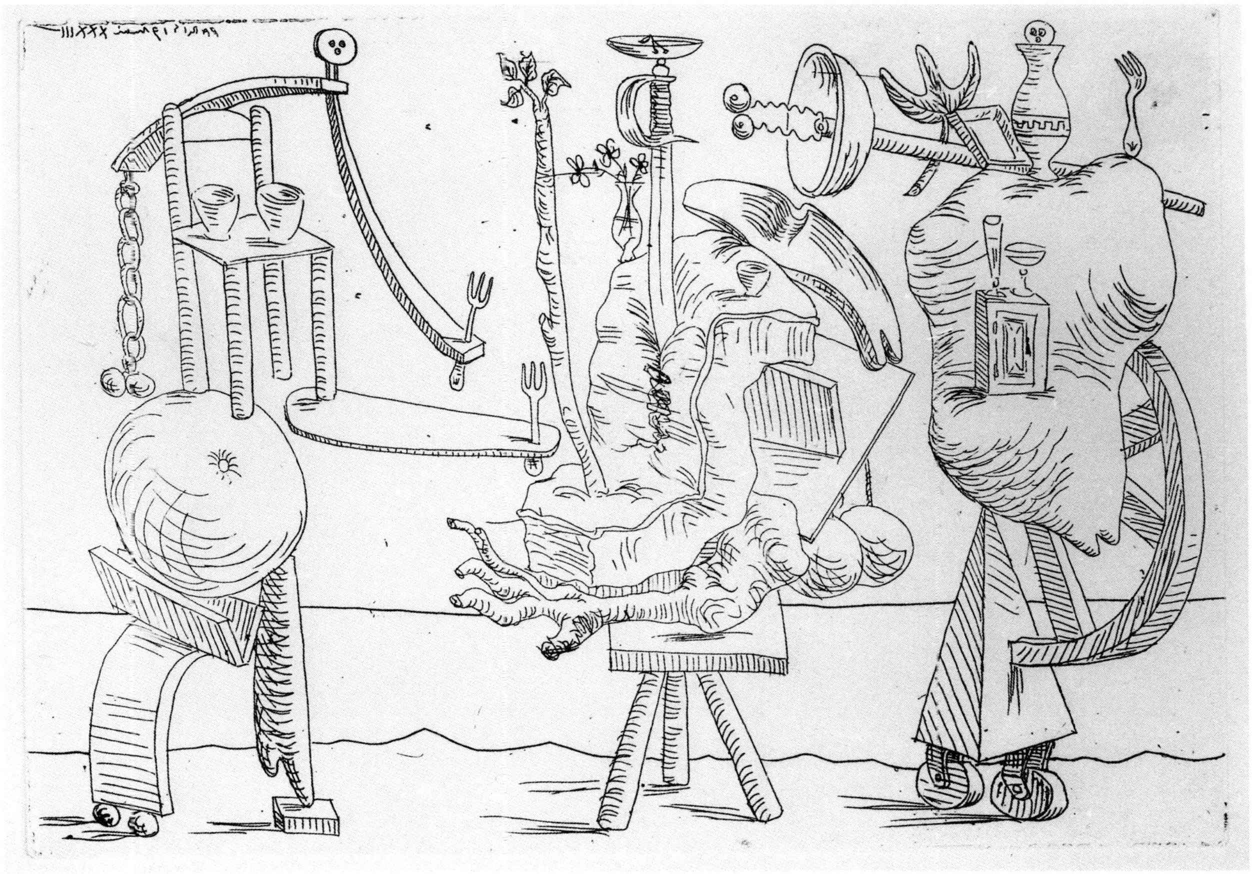

159

Drei Badende II,
19. Mai 1933
Trois Baigneuses II

Radierung auf Kupfer, 19,4 x 26,9 cm
Paris, Musée Picasso

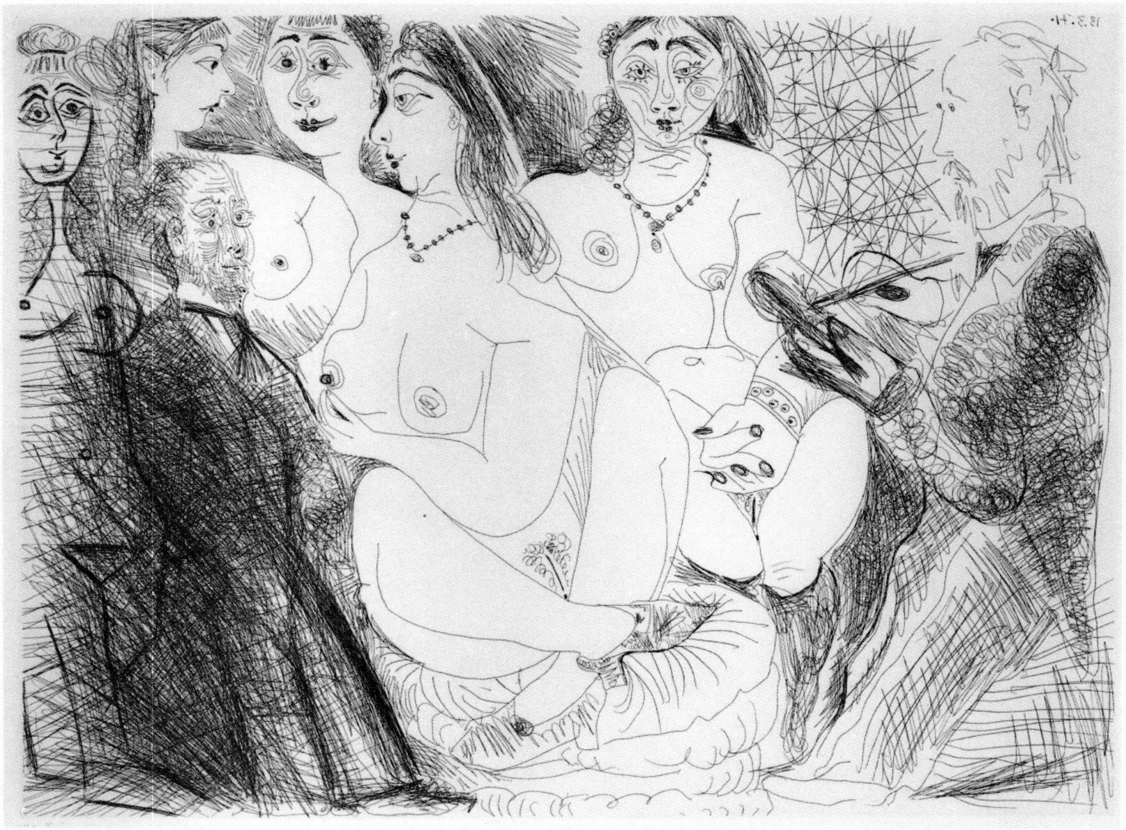

161

Bordellszene, mit Porträt von Degas, 4. April 1971
Scène de maison close, avec portrait de Degas

Radierung auf Kupfer, 36,7 x 49,4 cm
Paris, Musée Picasso

160

Bordellszene, mit Degas beim Zeichnen, 13. März 1971
Scène de maison close, avec Degas dessinant

Radierung auf Kupfer, 36,7 x 48,9 cm
Paris, Musée Picasso

162

Das Haus Tellier, mit Degas, 9. April 1971
La Maison Tellier, avec Degas

Radierung auf Kupfer, 36,7 x 49,4 cm
Paris, Musée Picasso

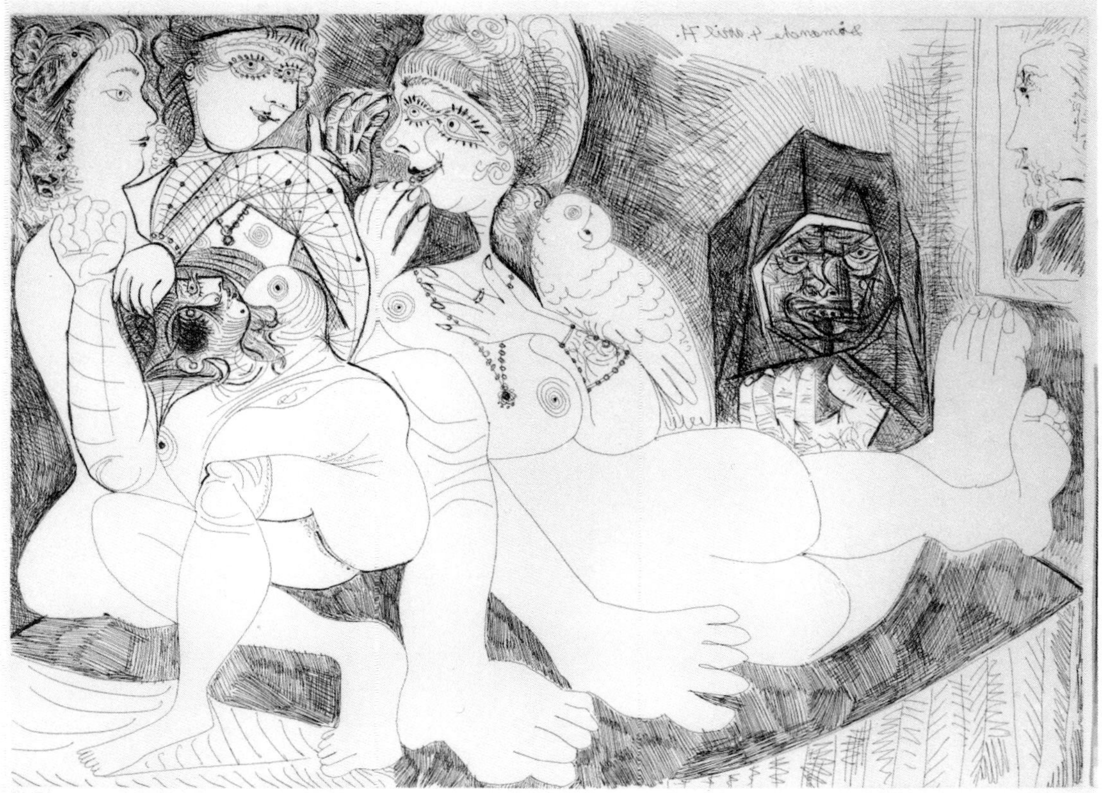

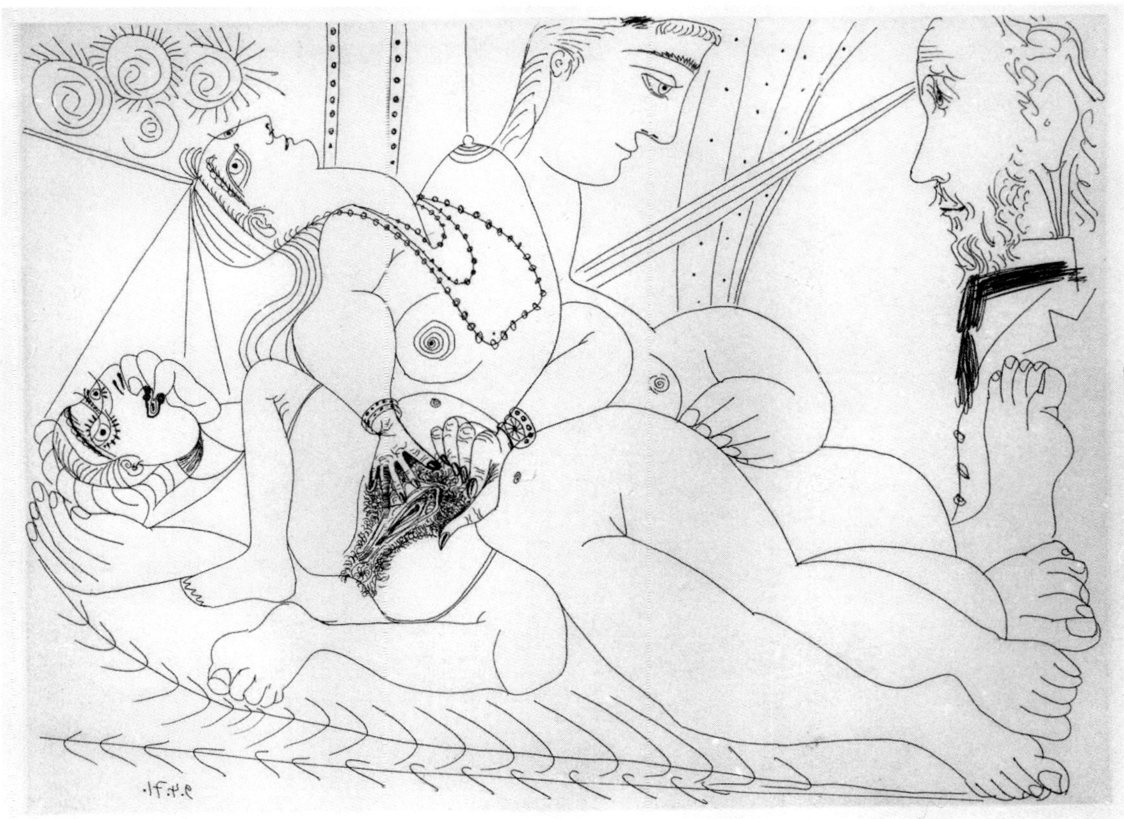

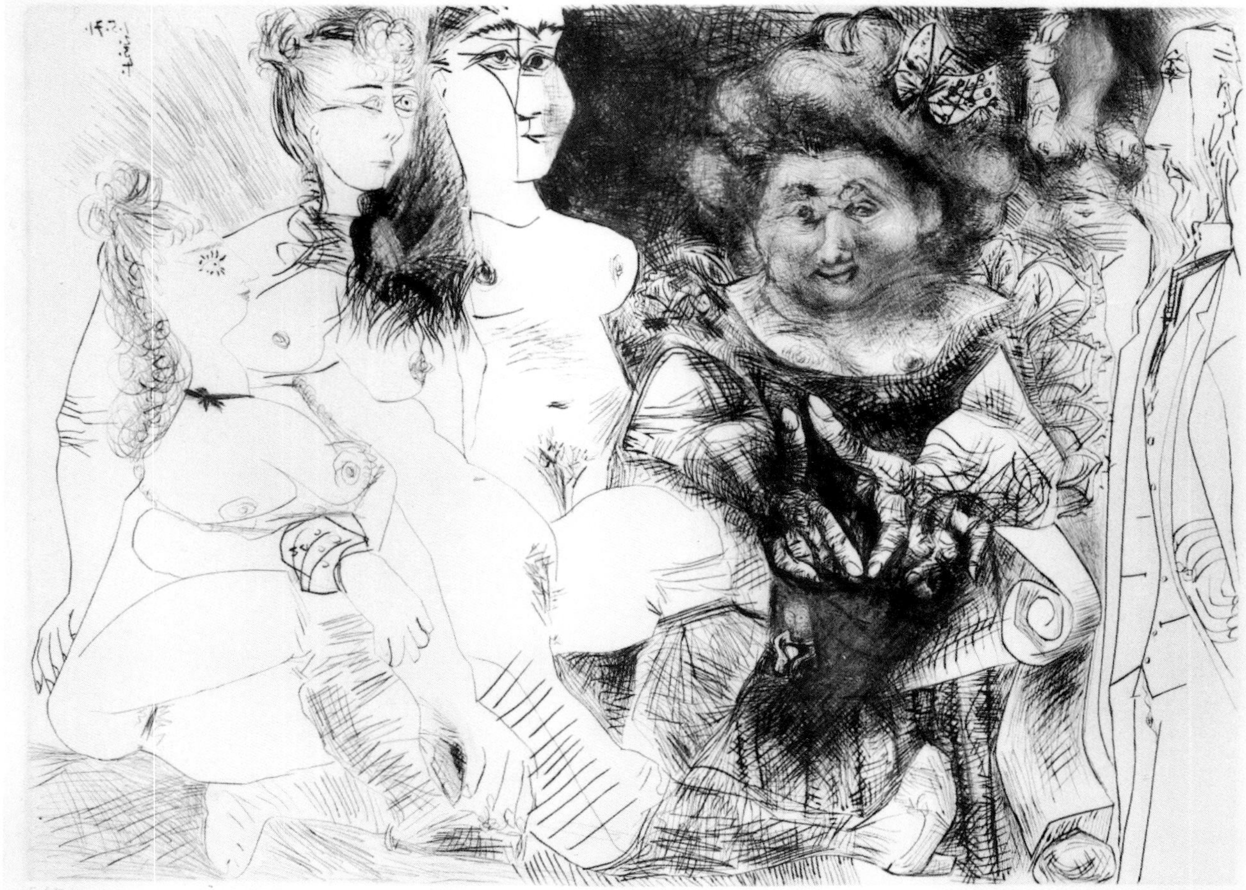

163

Bordellszene, mit der Wirtin und Degas, 1. bis 4. Mai 1971

Scène de maison close, avec la patronne et Degas

Radierung und Radiermesser auf Kupfer, 36,8 x 49,5 cm
Paris, Musée Picasso

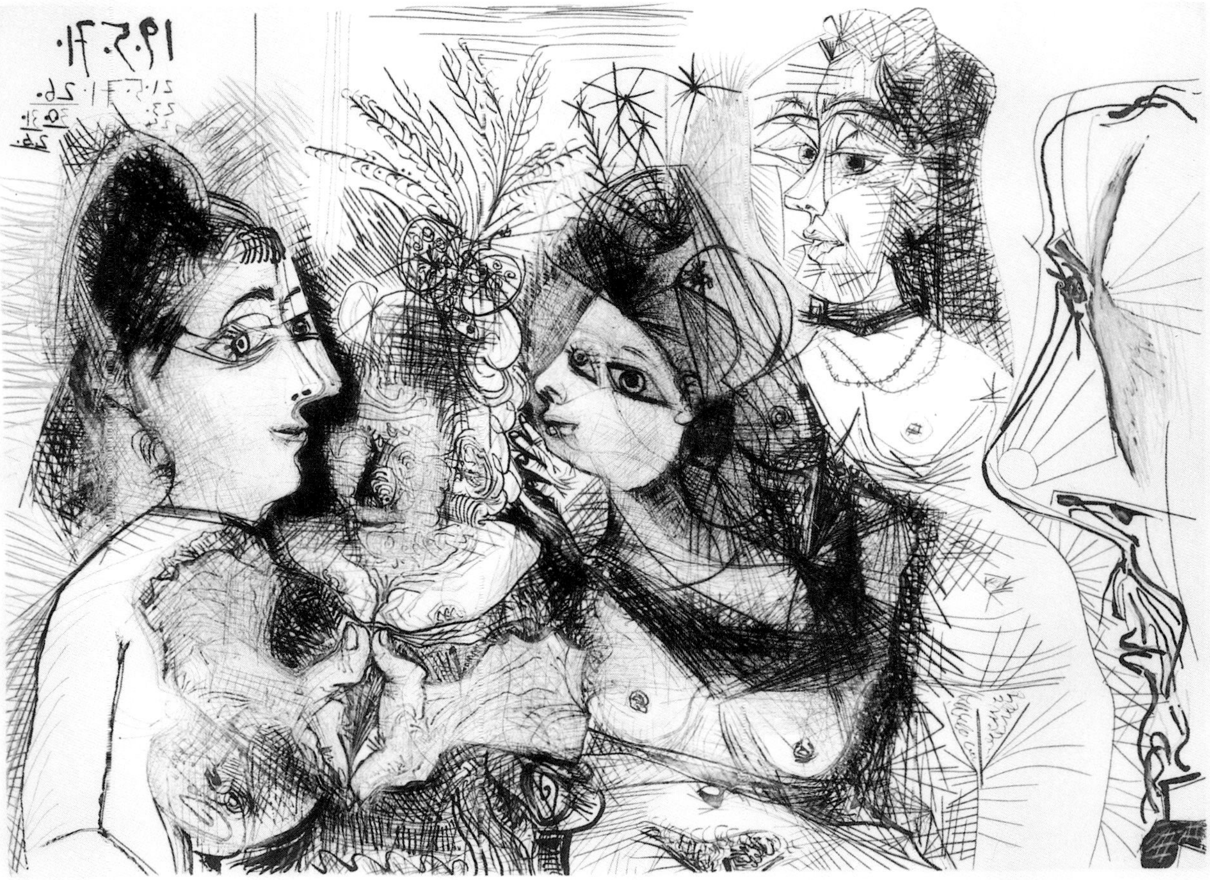

164

Bordellszene, mit Degas,
19. Mai bis 2. Juni 1971
Scène de maison close, avec Degas

Aquatinta mit Zucker, Radiermesser und Kaltnadel-
radierung auf Kupfer, 36,7 x 49,6 cm
Paris, Musée Picasso

Skulpturen

165

Der Narr

Le Fou

Bronze, 41,5 x 37 x 22,8 cm
Paris, Musée Picasso

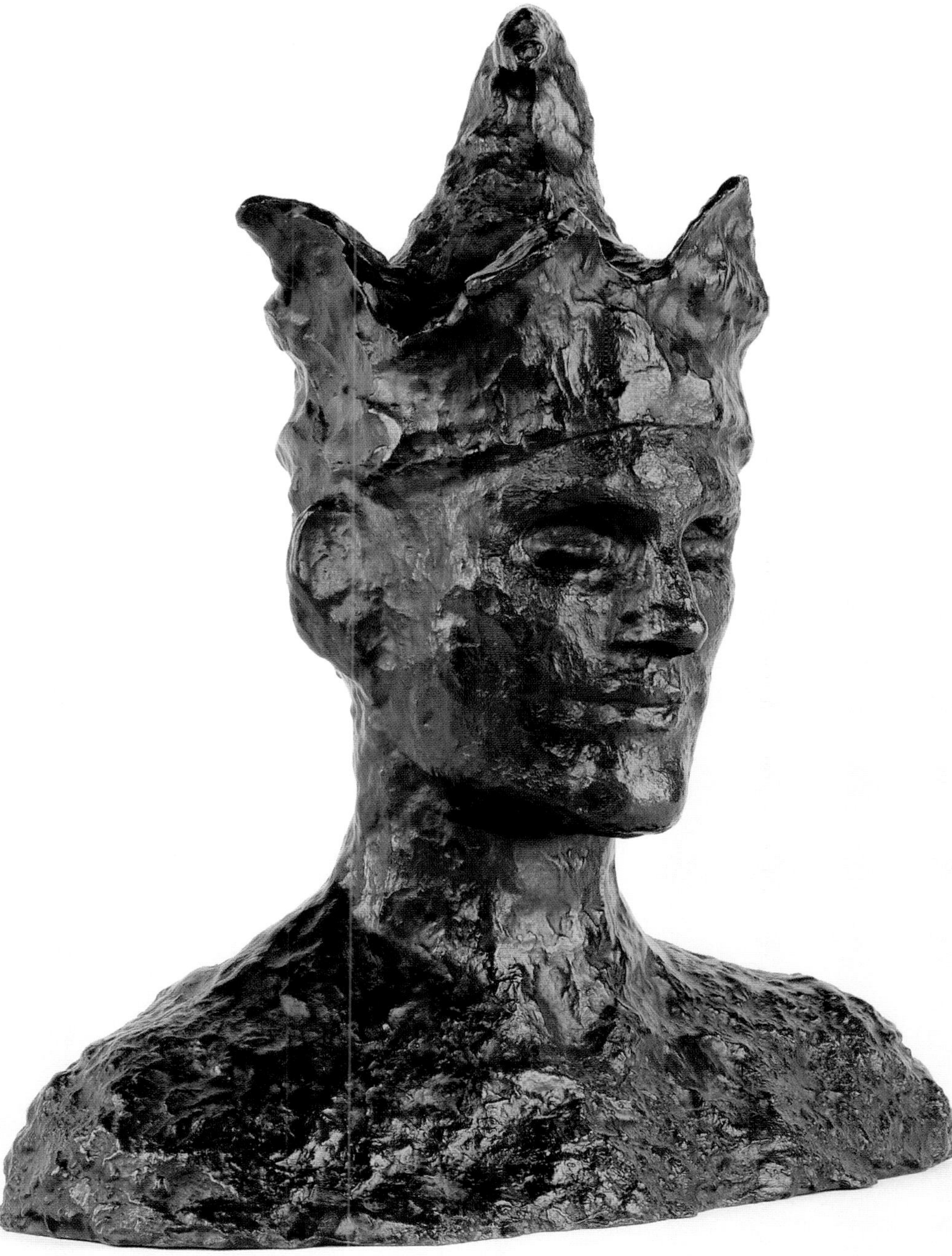

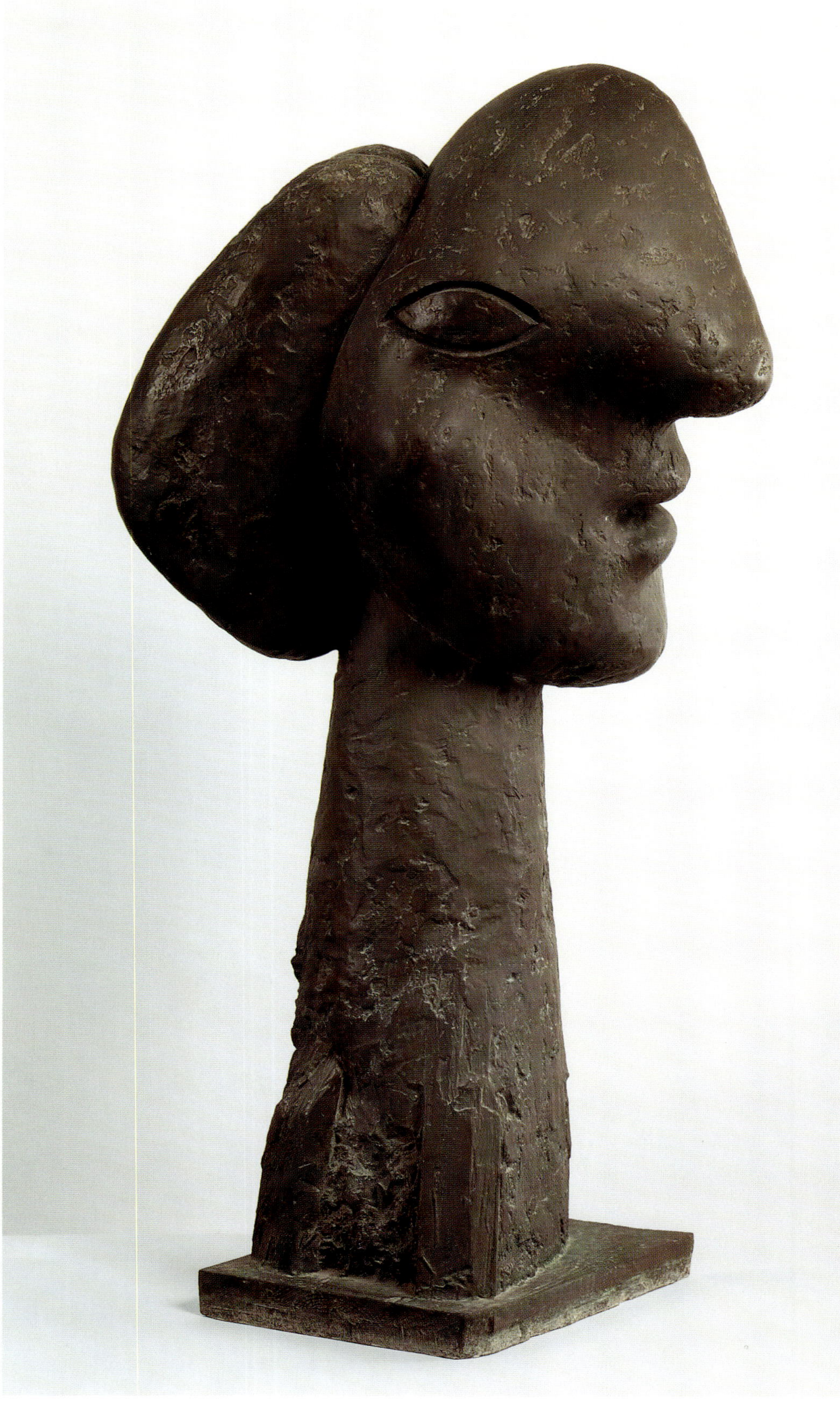

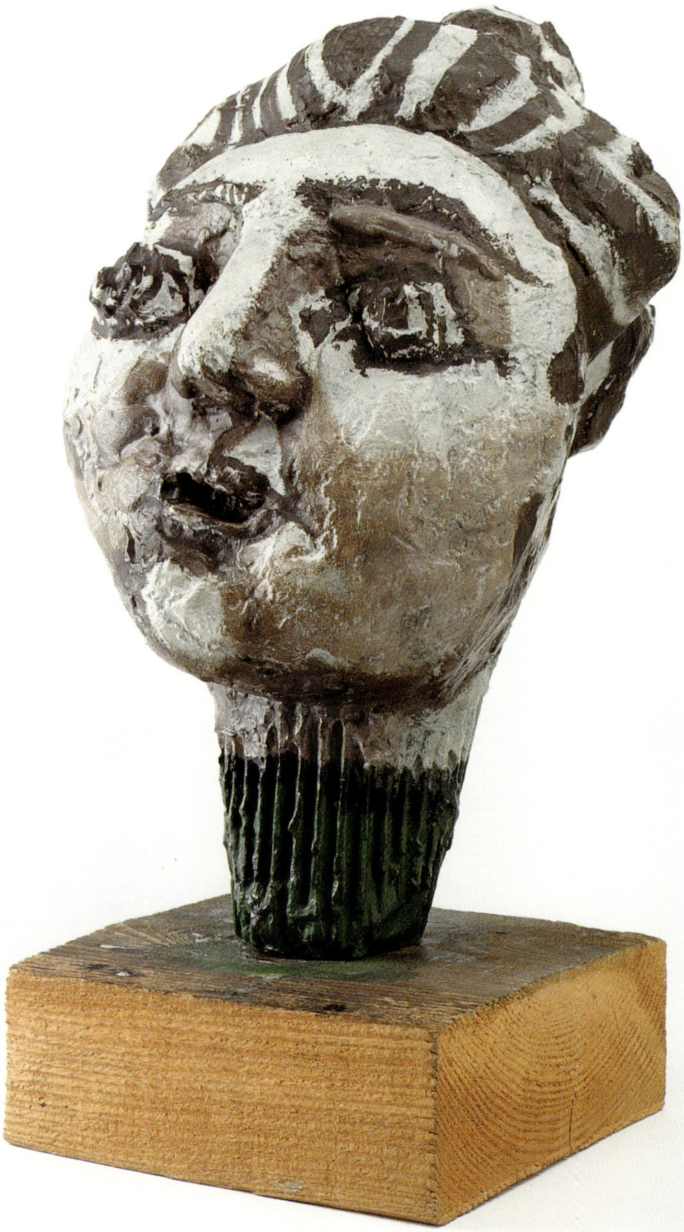

166

Frauenkopf, 1931
Tête de femme

Boisgeloup
Bronze (einziger Abguß), 128,5 x 54,5 x 62,5 cm
Paris, Musée Picasso

167

Kopf (für »Die Frau in langem Kleid«), 1942 - 1952
Tête (pour La Femme en robe longue)

Bronze bemalt auf Holzsockel, 42,5 x 25 x 28,3 cm
Paris, Musée Picasso

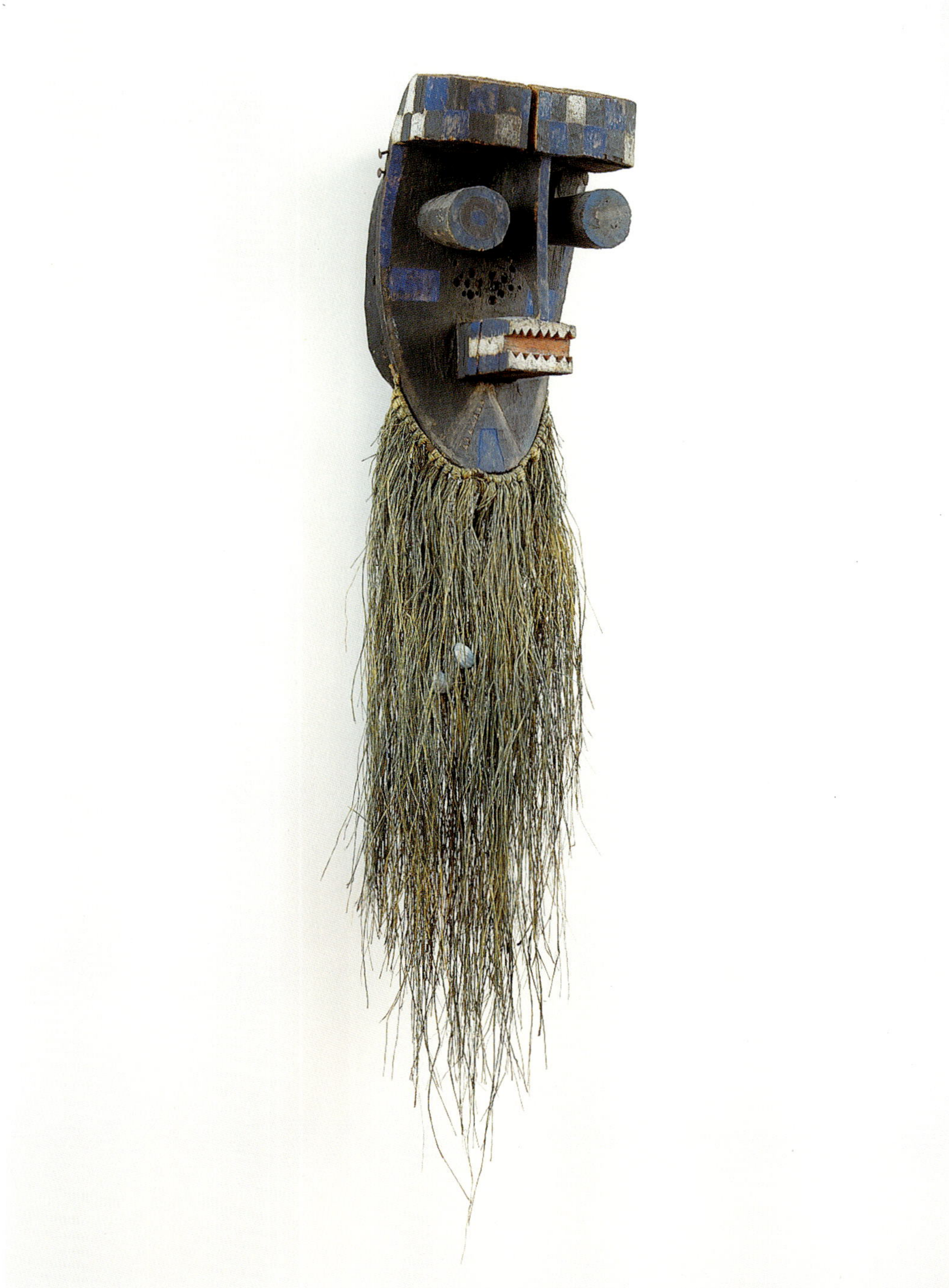

168

Maske
Grebo (Elfenbeinküste)

Bemaltes Holz und Pflanzenfasern, 25 x 26 x 21 cm
(Bart: 69 cm)
Privatsammlung

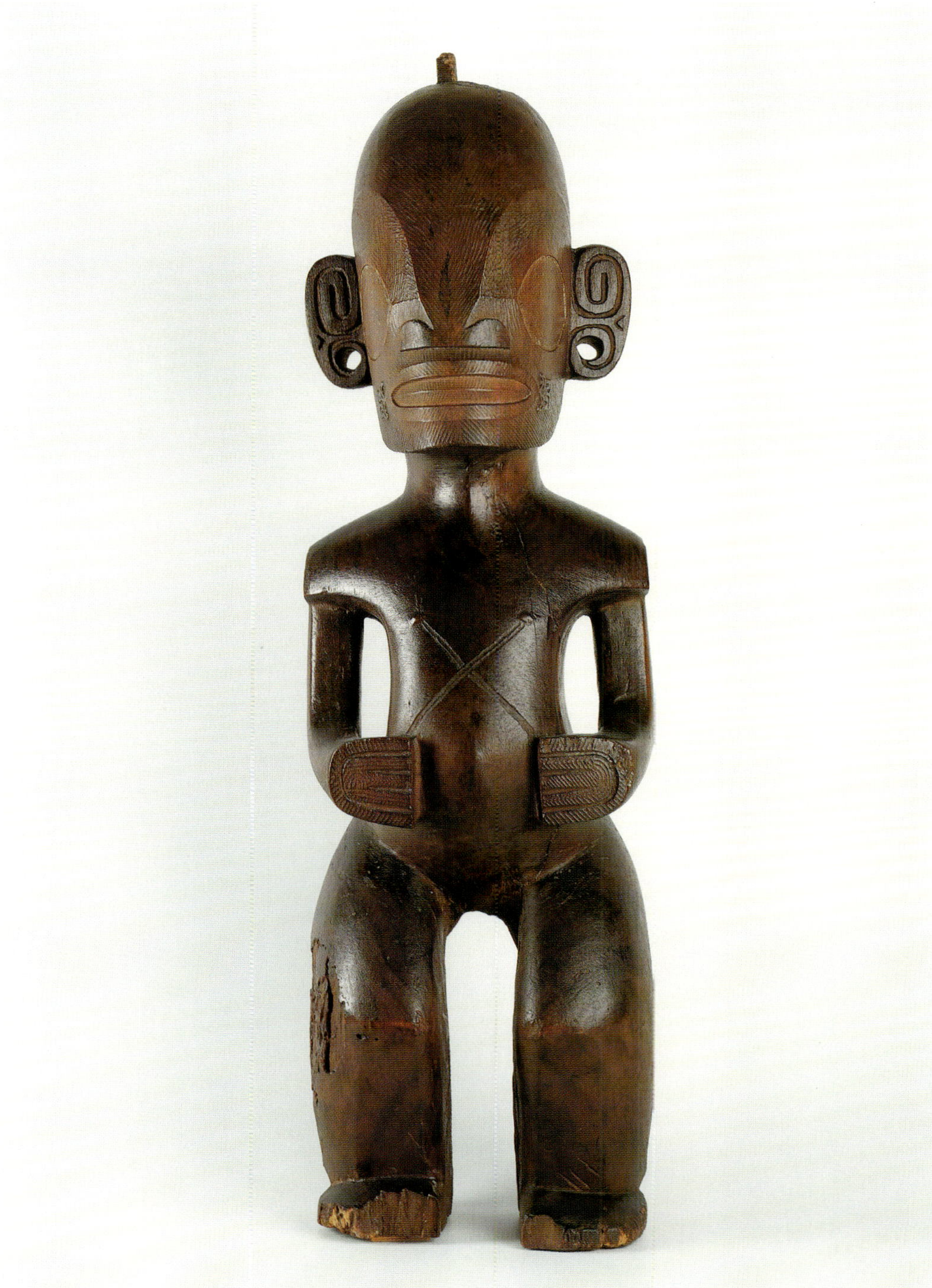

169

Tiki

(Marquesas-Inseln)

Holz, 72 x 23 x 16 cm
Privatsammlung

Anhang

Biographie

1881
25. Oktober: Geburt Picassos in Malaga in Andalusien.

1895
Seine Familie zieht nach Barcelona.

1901
Juni: Bei seinem zweiten Aufenthalt in Paris stellt Picasso bei Ambroise Vollard aus. Bei dieser Gelegenheit begegnet er dem Dichter Max Jacob.
Herbst: Beginn der »Blauen Periode« im Werk des Malers.

1902
Der Kritiker und Dichter Charles Morice schenkt Picasso ein Exemplar von Gauguins Buch *Noa-Noa*.

1903
8. Mai: Tod von Gauguin.

1904
April: Picasso zieht nach Paris, in das Bateau-Lavoir auf dem Montmartre. Hier begegnet er im Herbst Fernande Olivier, die seine Lebensgefährtin wird. Von nun an lebt er in Frankreich.
In diesem Jahr schenkt Max Jacob Picasso vermutlich das Portrait, das er von ihm gemacht hat, sowie das ihres gemeinsamen Freundes, des Bildhauers Manolo.

1904-1905
Picasso macht die Bekanntschaft van Dongens, bevor dieser in das Bateau-Lavoir zieht, wo er von Herbst 1905 bis Anfang 1907 wohnt.

1905
Beginn der »Rosa Periode«.
Anfang des Jahres schließt Picasso mit Guillaume Apollinaire und André Salmon Freundschaft.
Frühjahr: Retrospektiven van Goghs und Seurats im Salon des Indépendants.
Matisse und Derain stellen, neben anderen Malern, im Salon d'automne aus, was ihnen die Bezeichnung »Fauves« (Wilde) einträgt. Zur selben Zeit findet im Salon eine Ingres-Retrospektive statt.
Herbst: Picasso macht die Bekanntschaft der amerikanischen Schriftstellerin Gertrude Stein, die – gemeinsam mit ihrem Bruder Leo – eine glühende Bewunderin des Malers wird und eine der ersten ist, die sein Werk zu sammeln beginnt. Bei ihr hat er Gelegenheit, unter anderem Bilder von Cézanne, Matisse und Renoir zu sehen.
Winter: Präsentation jüngster Ausgrabungen antiker iberischer Skulpturen aus Osuna und des Cerro de los Santos im Louvre.

1906
In diesem Jahr schenkt van Dongen Picasso vermutlich sein Bild *Der Wein* (möglicherweise tauscht er es gegen eines von dessen Bildern ein, *Reitender nackter Junge*, das Anfang 1906 entstand).
Frühjahr: Über die Steins treten Picasso und Matisse anläßlich des Salon des Indépendants miteinander in Verbindung.
Ende des Sommers: Derain zieht in die Rue Tourlaque auf dem Montmartre, nahe Picassos Atelier, den er von da an regelmäßig sieht (möglicherweise haben sie sich ein Jahr zuvor kennengelernt).
Zehn Werke Cézannes werden im Salon d'automne ausgestellt. Dort findet auch eine Gauguin-Retrospektive statt.
23. Oktober: Tod Cézannes.

1907
Picasso lernt Marie Laurencin kennen, die er Guillaume Apollinaire vorstellt.
März: Guillaume Apollinaires Sekretär, Géry Pieret, raubt zwei in Stein gehauene Köpfe, Stücke

antiker iberischer Kunst, aus dem Louvre. Einen verkauft er Picasso, den anderen schenkt er ihm. Es ist nicht bekannt, ob der Maler über ihre Herkunft Bescheid wußte.
Frühjahr: Salon des Indépendants. Matisse stellt dort *Blauer Akt. Erinnerung an Biskra* und Derain *Badende* aus
Während des Salons begegnen Picasso und Braque einander.
[Juni]: Erster Besuch Picassos im Musée d'Ethnographie du Trocadéro.
Anfang des Sommers: Der Kunsthändler Daniel-Henry Kahnweiler, der kurz zuvor eine Galerie in Paris eröffnet hat, besucht Picasso zum ersten Mal im Bateau-Lavoir. Er entdeckt dort *Les Demoiselles d'Avignon*. Später erinnert er sich, dort im selben Jahr eine Skulptur der Marquesas-Inseln gesehen zu haben, einen Tiki-Gott.
Herbst: Matisse schenkt Picasso das Portrait seiner Tochter, *Marguerite* (Winter 1906-1907), von Picasso erhält Matisse dafür ein Stilleben, *Krug, Schale und Zitrone* (1907).
Cézanne-Retrospektive im Salon d'automne.

1908

Beginn des von Cézanne geprägten Kubismus, der sich durch eine Geometrisierung der Formen und eine Akzentuierung der Rauminhalte auszeichnet.
Frühjahr: Der amerikanische Journalist Gelett Burgess fotografiert Picasso in seinem Atelier im Bateau-Lavoir. Hinter ihm sind insbesondere zwei Stücke seiner Sammlung primitiver Kunst zu sehen, die Firstbalken aus Neukaledonien.
Sommer: Derain besucht für einige Tage Picasso, der sich in La Rue-des-Bois im Departement Oise aufhält.
Herbst: Picasso kauft beim Trödelhändler Soulier das große *Frauenporträt* des Zöllners Rousseau. Zur Feier diesee Errungenschaft organisiert er im Bateau-Lavoir im November ein Festessen zu Ehren des Malers.
André Salmon schenkt Picasso vermutlich in diesem Jahr die Zeichnung, die er von ihm angefertigt hat.

1909-1912

Der Kubismus entwickelt sich zu einer immer stärkeren Aufsplitterung der Formen hin (analytischer Kubismus).

1909

September: Picasso zieht an den Boulevard de Clichy Nr. 11.
Der Maler sieht die *Exposition rétrospective des Figures de Corot* im Salon d'automne.

1910

Picasso malt das Portrait des deutschen Kunsthändlers und -kritikers Wilhelm Uhde, der ihm im Gegenzug ein Bild von Corot schenkt, *Die kleine Jeannette* (das heute für eine Kopie gehalten wird).
Sommer: Picasso und Derain treffen sich in Cadaqués in Spanien.
2. September: Tod des Zöllners Rousseau.
Herbst: Auf Fotografien, die Picasso in seinem Atelier am Boulevard de Clichy aufgenommen hat, ist an der Wand die Mukuyi-Maske aus dem Gabun zu sehen.

1911

Sommer: Picasso reist im Juli nach Céret. Braque und Max Jacob besuchen ihn dort im August. Die Zusammenarbeit mit Braque wird enger.
September: Aushändigung der iberischen Köpfe, die Géry Pieret 1907 aus dem Louvre gestohlen hatte, und in deren Besitz Picasso war, an die Tageszeitung *Paris-Journal*.

1912

Sommer: Picasso und Braque halten sich gemeinsam in Sorgues, in der Nähe von Avignon auf. Im August fahren sie nach Marseille, wo sie Objekte primitiver Kunst kaufen (möglicherweise eine der Grebo-Masken Picassos). Im September entsteht Braques erstes Papier collé.
Ende September: Picasso zieht an den Boulevard Raspail Nr. 242.

1913

Der Kubismus zeichnet sich durch rein flächige

Kompositionen und die Wiederkehr der Farbe aus (synthetischer Kubismus).
Picasso und Giorgio De Chirico – der 1911 nach Paris kam – schließen Freundschaft, wahrscheinlich während des Salon des Indépendants.
August: Picasso zieht in die Rue Schœlcher 5 bis. Er kauft bei Ambroise Vollard *Die Repräsentanten der Fremdmächte grüßen die Republik zum Zeichen des Friedens* des Zöllners Rousseau.

1914

Sommer: Picasso hält sich in Avignon auf, Braque nicht weit davon in Sorgues, Derain ebenfalls in der Nähe in Montfavet. Am 2. August begleitet Picasso seine Freunde, die mobilisiert wurden, zum Bahnhof von Avignon. Er äußert folgende – symbolische – Worte: »Ich habe sie nicht wiedergesehen«.

1916

Apollinaire zeichnet für Picasso einen Harlekin, um dessen Konturen er den poetischen Satz schreibt: *Die Vögel singen mit den Fingern.*
Frühjahr: Der dänische Maler Axel Salto besucht Picasso in seinem Atelier in der Rue Schœlcher. Dort sieht er unter anderem Bilder von Derain und Matisse und Aquarelle von Cézanne.
12. August: Jean Cocteau nimmt in Montparnasse eine Reihe von Fotografien auf, auf denen insbesondere Picasso, Modigliani, Max Jacob, Ortiz de Zarate, Salmon und Henri-Pierre Roché versammelt sind.
Oktober: Picasso zieht nach Montrouge, einem Randbezirk im Süden von Paris.
November: Matisse, Picasso, Ortiz de Zarate, Modigliani und Kisling stellen im Namen der Vereinigung »Lyre et Palette« gemeinsam im Atelier von Emile Lejeune in Montparnasse aus. Unter den Exponaten von Ortiz de Zarate befand sich ein Portrait Picassos, möglicherweise jenes, das Picasso behalten sollte.

1917

Februar: Picasso reist mit Jean Cocteau nach Rom zu Sergej Diaghilew und seiner Truppe der Ballets Russes, wo sie Bühnenbild und Kostüme für das Ballet *Parade* entwerfen. Bei dieser Gelegenheit begegnet Picasso Léon Bakst, der für die Ausstattung von *Femmes de bonne humeur* zuständig ist.
27. September: Tod Degas'.

1918

Anfang des Jahres werden in der Galerie Paul Guillaume Bilder von Matisse und Picasso ausgestellt. Einführungsrede von Guillaume Apollinaire..
Juli: Picasso heiratet Olga Khokhlowa, eine der Tänzerinnen der Ballets Russes; er hatte sie in Rom kennengelernt. Trauzeugen sind Cocteau, Max Jacob und Apollinaire.
Sommer: Aufenthalt in Biarritz bei Eugenia Errazuriz – einer reichen Chilenin und Kunstfreundin –, bei der Picasso Paul Rosenberg begegnet, der in den folgenden Jahren sein Händler sein wird.
9. November: Tod Apollinaires.
Dezember: Picasso zieht in die Rue La Boétie Nr. 23 – das Atelier befindet sich in der Etage über der Wohnung. Paul Rosenberg hat seine Galerie in unmittelbarer Nachbarschaft, in der Nr. 21.
3. Dezember: Tod Renoirs.

[1919-1920]

In diesem Zeitraum hat Picasso wahrscheinlich von seinem Händler Paul Rosenberg *Die Rast des Reiters* erworben, das damals Le Nain zugeordnet wurde (es handelt sich um eine Replik des Bildes von Louis Le Nain, das sich im Victoria and Albert Museum in London befindet), sowie *Sitzende Badende in einer Landschaft* von Renoir.

1920

Entfaltung der sogenannten »klassizistischen« Periode im Werk Picassos, in der er sich von der Antike und Ingres inspirieren ließ.
24. Januar: Tod Modiglianis.
März: Miró besucht Picasso unmittelbar nach seiner Ankunft in Paris.
September: Eröffnung der neuen Galerie Kahnweilers, der Galerie Simon.

1921
April: Der Kunsthändler Dalmau aus Barcelona bietet Picasso das *Selbstportrait* Mirós von 1919 an. Das Bild ist in der kurz darauf in der Galerie La Licorne stattfindenden Miró-Ausstellung zu sehen.

1922
1. April: Picasso zeichnet ein Portrait von Léon Bakst, der ihm im Gegenzug eine Zeichnung schenkt, einen Kostümentwurf für das Ballet *Les Femmes de bonne humeur* von 1917.

1923
Corots Landschaftsbild *Das Haus des Geographen Malte-Brun in Marcoussis* wird in den Bestand der Galerie Paul Rosenberg aufgenommen, wo Picasso es zu einem nicht näher bestimmten Zeitpunkt erwirbt.

1924
28. Dezember: Tod von Léon Bakst.

1925
April: Bei seinem ersten Aufenthalt in Paris besucht Dalí Picasso, »bevor er sich den Louvre ansieht«.
26. Oktober: Das Chardin zugeordnete *Küchentisch und Gerätschaften mit Karree vom Lamm*, das in Picassos Besitz übergehen sollte, wird zum Verkauf angeboten. Derzeit deutet nichts daraufhin, daß Picasso es zu diesem Zeitpunkt erwarb.
November: Picasso ist, gemeinsam mit De Chirico, Max Ernst, Miró und anderen, in der Ausstellung *La Peinture surréaliste* in der Galerie Pierre vertreten. Obwohl er mit seinem Werk dem Surrealismus nahestand, gehörte er der Gruppe niemals an.

1928
Juni: In einer Corot-Ausstellung mit dem Titel *Gesichter und Landschaften Italiens* in der Galerie Paul Rosenberg wird als Leihgabe ein Porträt Edouard Delalains ausgestellt, das Picasso dem Kunsthändler kurz zuvor abgekauft hat.

1930
Der Künstler stellt der *Exposition d'art africain et d'art océanien* in der Galerie Pigalle die Nimbamaske aus Guinea zur Verfügung, die er vermutlich seit ein oder zwei Jahren besitzt.
März: Picasso beteiligt sich, unter anderem mit Braque, Dalí, Max Ernst und Miró, an der Ausstellung von Collagen in der Galerie Goemans, für deren Katalog Aragon den Text »La Peinture au défi« [Die Malerei auf dem Prüfstand] verfaßt.

1931
Mai: Picasso richtet sich im Château de Boisgeloup, das er im Vorjahr gekauft hat, eine Bildhauerwerkstatt ein. Er fertigt dort, inspiriert von seiner Lebensgefährtin Marie-Thérèse Walter, eine Serie großer modellierter Gipsköpfe an.

1932
Mai: Erste Einzelausstellung Giacomettis in Paris, in der Galerie Pierre Colle. Picasso ist bei der Vernissage zugegen, wo die beiden Freundschaft schließen.

1933
In der Monographie, die Christian Zervos Braque widmet, wird das Papier collé *Gitarre. Statue des Schreckens* offenbar zum erstenmal als Picassos Eigentum erwähnt.

1934
Januar: Der spanische Maler Luis Fernández schließt mit Picasso Bekanntschaft.
Februar: Picasso kauft Vollard einen Renoir ab – wahrscheinlich *Das Frisieren* – und einen Cézanne, aller Wahrscheinlichkeit nach *Schwarzes Schloß*.
Frühjahr: Picasso besucht Balthus zum erstenmal in seinem Atelier; wenige Wochen später – im April – werden dessen Bilder in der Galerie Pierre ausgestellt.

1935
Ende des Jahres vertieft sich die Freundschaft zwischen Picasso und dem Dichter Paul Eluard; sie kennen sich bereits seit Mitte der zwanziger Jahre.

1935-1936
Winter: Picasso begegnet der Fotografin und Malerin Dora Maar, die in engem Kontakt zu den Surrealisten steht. Sie wird seine Lebensgefährtin.

1937
Zu Beginn des Jahres arbeitet Picasso in einem neuen Atelier in der Rue des Grands-Augustins Nr. 7. Hier malt er im Mai-Juni *Guernica*, das Dora Maar in den verschiedenen Phasen seiner Entstehung fotografiert.
[Mai-Juni]: Picasso erwirbt beim Kunsthändler Pierre Loeb das *Porträt einer spanischen Tänzerin* von Miró aus dem Jahr 1921.
Juli: Picasso und Miró stellen beide im Pavillon der Spanischen Republik auf der Weltausstellung in Paris aus.

1938
Paul Rosenberg nimmt Ende des Jahres zwei kleine Rousseaus in seine Bestände auf, das *Porträt des Künstlers von eigener Hand* und das *Porträt der zweiten Frau des Künstlers*. Es ist nicht bekannt, wann sie in den Besitz Picassos übergehen, sehr wahrscheinlich noch vor dem Krieg.

1939
Picasso erwirbt bei Vollard ein Jugendwerk von Matisse, *Blumenstrauß in der Kakaokanne*.
Vermutlich kauft er im selben Jahr Luis Fernández zwei große erotische Zeichnungen ab.
22 Juli: Tod Ambroise Vollards.
1. September: Picasso bricht nach Royan auf, von wo aus er – er bleibt bis August 1940 – häufig nach Paris fährt.

1940
Nach der Kapitulation Frankreichs flüchtet Daniel-Henry Kahnweiler im Juni in den unbesetzten Teil Frankreichs, wo er für die Dauer der Okkupation bleibt. Im Herbst desselben Jahres schifft sich Paul Rosenberg, der nach Bordeaux geflüchtet war, nach den USA ein.
21. Juni: Tod Edouard Vuillards.
Juli: Tod Hermann-Pauls.
Herbst: Picasso gibt seine Wohnung in der Rue La Boétie auf und zieht in die Rue des Grands-Augustins.

1941
Oktober: Picasso kauft in der Galerie Renou et Colle Balthus' Gemälde *Die Kinder* (1937).
4. Dezember: Picassos Bankier und Freund Max Pellequer erwirbt die Seurat-Zeichnung *Der Rock*. Kurz darauf tritt er sie an Picasso ab.

1942
Picasso erwirbt bei einem Tauschhandel mit Martin Fabiani einen Modigliani, *Schwarzes Haar*.
Sommer: Picasso schenkt Matisse ein Porträt von Dora Maar.
November: Picasso tauscht bei Fabiani eines seiner Bilder, *Landschaft von Gosol* aus dem Jahr 1906, gegen den *Korb mit Orangen* von Matisse aus dem Jahr 1912.
30. November: Drei Zeichnungen Seurats, die später Picasso gehören sollten, werden zum Verkauf angeboten: *Negerin*, das von Paul Eluard gekauft wird, sowie *Stehende Frau* und *Paar*, die Louise Leiris erwirbt (die die Leitung von Kahnweilers Galerie übernommen hat).

1943
Mai: Picasso begegnet Françoise Gilot, die seine Lebensgefährtin wird.
Juni: Picasso erhält von Matisse das Bild *Sitzendes Mädchen in Persertracht* aus dem Jahr 1942.
November: Matisse bietet ihm ein Stilleben aus dem Jahr 1943 an, *Tulpen und Austern vor schwarzem Hintergrund* (das sich im Juni 1944, da er es nicht abgeholt hat, immer noch bei Fabiani befindet).

1944
5. März: Tod Max Jacobs.
20. Juli: Picasso malt ein Stilleben, das er Matisse schenkt.
Am selben Tag erwirbt er beim Kunsthändler Louis Carré ein Bild von Vuillard, *Das Wiegenlied*.
Beim selben Händler erwirbt er am 9. August den

bronzenen *Oba-Kopf* aus dem Benin und am 6. September die *Kultische Figur* aus Neuguinea.

1945
Dezember: Ausstellung mit Gemälden von Picasso und Matisse im Victoria and Albert Museum in London.

1946
28. Oktober: Tod von Manuel Ortiz de Zarate.

1948
Sommer: Picasso und Françoise Gilot ziehen in die Villa La Galloise in den Hügeln von Vallauris.

[1949]
Alexander Liberman fotografiert die *Studien von Figuren aus der Antike* von Renoir, die Landschaft Corots und von Matisse das Porträt seiner Tochter *Marguerite* im Schlafzimmer von Picassos Wohnung in der Rue des Grands-Augustins.

1949
Frühjahr: Picasso kauft die Werkstätten in Fournas in Vallauris, wo er eine Bildhauerwerkstatt, ein Maleratelier und ein Lager für Keramiken einrichtet.

1950-1951
Matisse schenkt Picasso einen rituellen Kopfschmuck aus Vanuatu – die Menschenfresserin Nevimbumbao –, den dieser nur widerwillig annimmt und erst 1957, drei Jahre nach dem Tod von Matisse, einfordert.

1952
Nach September: Picasso tauscht bei Max Pellequer zu einem nicht bekannten Zeitpunkt eines seiner Bilder von 1952, *Mittelmeerlandschaft*, gegen *Das Meer bei L'Estaque* von Cézanne.
18. November: Tod Paul Eluards.

1953
Victor Brauner fertigt bei Madoura in Vallauris gemeinsam mit Picasso Tonarbeiten an. Bei dieser Gelegenheit schenkt er diesem vermutlich seine Zeichnung *Für Picasso, den großen Wegbereiter*.

1954
Jacqueline Roque, der Picasso Ende 1952 begegnet ist, lebt von nun an mit dem Künstler zusammen.
8. September: Tod Derains.
3. November: Tod von Matisse.
Dezember: Beginn der Serie mit Variationen zu *Die Frauen von Algier* von Delacroix.

1955
Juni: Picasso kauft die Villa La Californie in Cannes, wo er sich mit Jacqueline Roque niederläßt.

[1955-1959]
In diesem Zeitraum fotografiert André Gomès drei Bilder von Renoir: *Modell – Brustbild, Porträt eines Kindes* und *Stilleben mit Fischen*.

1956
Auf Fotografien, die Lee Miller im Atelier in der Rue des Grands-Augustins aufnimmt, sind die beiden Alpenlandschaften von Matisse zu sehen, der *Gemsenkopf* von Courbet, die Gauguin zugeordnete *Landschaft* und das *Porträt eines Mädchens* von Derain, wobei nicht bekannt ist, seit wann Picasso diese Bilder besitzt.
8. Juni: Tod von Marie Laurencin.

1957
August: Beginn der Variationen zum Thema der *Meninas* von Velázquez.
November: Picasso kauft die *Badenden* von Cézanne. Ende des Jahres erwirbt er *Der Ochsenumzug* des Meisters der Festzüge (ein Werk, das man damals den Brüdern Le Nain zuordnete), das Daniel-Henry Kahnweiler gehörte.

1958
Picasso kauft das Château de Vauvenargues am Fuße des Berges Sainte-Victoire, in der Nähe von Aix-en-Provence, wo er sich zwischen 1959 und 1961 regelmäßig aufhält.
Er erwirbt die Monotypien von Degas.

1959
Picasso tauscht bei Lionel Prejger eine seiner Zeichnungen von 1920 gegen die kleine *Landschaft am Mittelmeer* von Renoir.

1961
2. März: Picasso heiratet Jacqueline Roque in Vallauris.
Juni: Er zieht in das Landhaus Notre-Dame-de-Vie – seine letzte Bleibe – in Mougins oberhalb von Cannes.
Variationen nach dem *Frühstück im Freien* von Manet.

1963
31. August: Tod Braques.

1966
11. Januar: Tod Giacomettis.
12. März: Tod Brauners.

Nach 1967
Picasso erwirbt das *Porträt Innozenz X, nach Velázquez* von Giacometti.

1968
28. Mai: Tod van Dongens.

1973
8. April: Tod Picassos in Notre-Dame-de-Vie.
10. April: Jacqueline Picasso und Paul, der Sohn des Malers, beschließen, Picassos persönliche Sammlung seinem letzten Willen entsprechend dem Louvre zu schenken.

1978
November: Die Schenkung der persönlichen Sammlung, der die Erbengemeinschaft einhellig zustimmt, wird angenommen.

1979
September: Die Schenkung, die von den Erben Picassos in Zahlung der Erbschaftssteuer erfolgt, wird genehmigt. Sie umfaßt neben den Werken des Malers selbst auch einige Werke befreundeter Künstler.

1990
November: Die Schenkung, die Catherine Hutin-Blay, die Tochter Jacqueline Picassos, nach deren Ableben vorschlägt, wird angenommen. Sie umfaßt Werke des Malers sowie ein Stück aus seiner persönlichen Sammlung, das Papier collé von Braque, *Gitarre. Statue des Schreckens.*

Bibliographie

Mit Ausnahme des Artikels von Hélène Parmelin, der in *L'Œil* erschienen ist (Nr. 230, September 1974, S. 6-10), hier wieder abgedruckt auf S. 21-24, abgesehen von dem Kapitel im *Catalogue sommaire des collections* des Musée Picasso (Paris, R.M.N., 1985, S. 228-254), das Marie-Laure Besnard-Bernadac der persönlichen Sammlung Picassos gewidmet hat, und des im folgenden zitierten Katalogs zur Schenkung Picasso von 1978 gibt es – unserer Kenntnis nach – keine Bibliographie zu Picasso in seiner Eigenschaft als Sammler.
Die zur Untermauerung meiner Ausführungen verwendeten Werke werden in den Anmerkungen genannt. Im folgenden finden sich die genauen bibliographischen Angaben zu Referenzwerken, die ich der Einfachheit halber im gesamten Katalog durch ein Kürzel gekennzeichnet haben.

Apollinaire OPC I 1977
Guillaume Apollinaire, *Œuvres en prose [complètes]*, Bd. I, Paris, Gallimard, Bibl. de la Pléiade, 1977.

Apollinaire OPC II 1991
Guillaume Apollinaire, *Œuvres en prose complètes*, Bd. II, Paris, Gallimard, Bibl. de la Pléiade, 1991.

Apollinaire OPC III 1993
Guillaume Apollinaire, *Œuvres en prose complètes*, Bd. III, Paris, Gallimard, Bibl. de la Pléiade, 1993.

B.
Brigitte Baer, *Picasso, peintre-graveur. Catalogue raisonné de l'œuvre gravé et des monotypes*, Bd. III bis VII, Bern, Kornfeld, 1985-1996. Siehe auch G./B.

Brassaï 1964
Brassaï, *Conversations avec Picasso*, Paris, Gallimard, 1964.

Daix 1977
Pierre Daix, *La Vie de peintre de Pablo Picasso*, Paris, Seuil, 1977.

Daix 1987
Pierre Daix, *Picasso créateur: la vie intime et l'œuvre*, Paris, Seuil, 1987.

Donation Picasso 1978
Katalog zur Ausstellung *Donation Picasso. La Collection personnelle de Picasso*, Paris, R.M.N., 1978.

Foucart-Walter 1986
Elisabeth Foucart-Walter, «Tableaux déposés par le Louvre«, in *Catalogue illustré des peintures du musée du Louvre et du musée d'Orsay*, Bd. V, Ecole française, Annexes et index, Paris, R.M.N. 1986, S. 193-375.

G./B.
Bernhard Geiser, *Picasso, peintre-graveur. Catalogue raisonné de l'œuvre gravé et des monotypes*, Korrekturen, Überarbeitung und Nachtrag von Brigitte Baer, Bd. I-II, Bern, Kornfeld, 1990-1992.

Gilot/Lake 1965
Françoise Gilot/Carlton Lake, *Vivre avec Picasso*, Paris, Calmann-Lévy, 1965 (dt.: *Leben mit Picasso*, Zürich, Diogenes, o. J.).

Gilot 1991
Françoise Gilot, *Matisse et Picasso. Une amitié racontée par Françoise Gilot*, Paris, Robert Laffont, 1991.

Malraux 1974
André Malraux, *La Tête d'obsidienne*, Paris, Gallimard, 1974 (dt.: *Das Haupt aus Obsidian*, Frankfurt, S. Fischer, 1975).

Olivier 1933
Fernande Olivier, *Picasso et ses amis*, Paris, Stock, 1933.

Penrose 1957
Roland Penrose, *Portrait of Picasso*, New York, The Museum of Modern Art, 1957.

Penrose 1982
Roland Penrose, *Picasso*, Paris, Flammarion, 1982.

Richardson I 1992
John Richardson, *Vie de Picasso*, Bd. I, 1881-1906, Paris, éd. du Chêne, 1992.

Richardson II 1996
John Richardson, *A Life of Picasso*, Bd. II, 1907-1917, New York, Random House, 1996.

Rubin 1973
William Rubin, »Visits with Picasso at Mougins«, Gespräch mit Milton Esterow, *Art News*, Bd. 72, Nr. 6, Sommer 1973, S. 42-46.

Spies
Werner Spies unter Mitwirkung von Christine Piot, *Picasso. Das plastische Werk*, Stuttgart, Hatje, 1983.

Z.
Christian Zervos, *Pablo Picasso. Catalogue général illustré de l'œuvre de Picasso*, 33 Bde., Paris, Cahiers d'art, 1932-1978.

Dank der Verfasser

An erster Stelle gilt unser Dank dem gesamten Team, das unter Leitung von Sylvie Béguin 1978 anläßlich der Präsentation der Picasso-Schenkung im Louvre den ersten Katalog zu der Privatsammlung des Künstlers erstellte; gedankt sei Sylvie Béguin selbst, aber auch Jean-Pierre Cuzin, Anne Distel, Marie-Thérèse de Forges, Isabelle Lemaistre, Geneviève Monnier, Claudie Ressort, Pierre Rosenberg, Arlette Sérullaz und Maurice Sérullaz. Ausgehend von ihren Recherchen sowie jenen, die Marie-Laure Besnard-Bernadac für den 1985 erschienenen Überblick über die Sammlung des Musée Picasso unternahm, entstand das hier vorliegende Werk.

Danken möchten wir all jenen, die uns in unterschiedlichster Weise großzügig ihre Mitarbeit gewährt haben.

Françoise Gilot, auf deren veröffentlichte Zeugnisse wir vielfach zurückgegriffen haben, hat mit unendlicher Geduld und vortrefflicher Effizienz auf unsere beständigen Fragen geantwortet.

Mehrfach haben wir die Dienste verschiedener Wissenschaftler in Anspruch genommen, die weder Zeit noch Mühen scheuten und uns kenntnisreich zur Seite standen: Yves-Alain Bois lieferte uns etliche Informationen über Matisse; Anne Distel gelang es, Licht in viele bislang ungeklärte Fragen zu bringen, die Künstler im ausgehenden 19. Jahrhundert betreffen (Cézanne, Degas, Renoir, Seurat), und Michael FitzGerald ließ uns an seinem umfangreichen Wissen über die Beziehung zwischen Picasso und dessen Händler Paul Rosenberg teilhaben.

Unsere Bitte um Mithilfe richtete sich ferner an Galeristen; sie nahmen es auf sich, in den eigenen Archiven zu recherchieren: Dank Quentin Laurens von der Galerie Louise Leiris konnten wir mehrere Fragen klären, die Braque und Derain betrafen, oder die Beziehungen zwischen Picasso und Kahnweiler und – in seiner Nachfolge – Louise Leiris; Elaine Rosenberg von der Galerie Paul Rosenberg und Co in New York half uns, die Beziehungen zwischen Picasso und Paul Rosenberg zu erhellen; Patrick Bongers von der Galerie Louis Carré erteilte Auskünfte über die Ankäufe, die Picasso bei seinem Händler tätigte. Philippe Brame und Jean-Claude Bellier trugen alles Wissenswerte über den Kauf der Monotypien Degas' beziehungsweise der Zeichnungen Seurats zusammen. Und Maurice Covo von der Galerie Renou et Poyet förderte die für uns kostbare Auskunft über den Kauf des Balthus wieder zutage.

Natürlich verdankt sich die Entstehung des vorliegenden Werks in großen Teilen den Mitarbeitern des Musée Picasso in Paris: Anne Baldassari, Frank Besson, Hubert Boisselier, Fabien Docaigne, Pierrot Eugène, Sylvie Fresnault, Vidal Garrido, Odile Michel, Hélène Rogier, Jeanne Sudour. Véronique Balu übernahm gewissenhaft und geduldig die Abschrift des Manuskripts.

Lang ist die Liste derer, die uns im Zuge unserer Recherchen behilflich waren: Daniel Abadie, Pierre-Marcel Adéma, Louis Amigues, Françoise Aujogue, Pierre Bergé, Alain Bouret, Monique Bourlet, Olive Bragazzi, Gilberte Brassaï, Pierre Caizergues, Carole Callow, Marie-Cécile Comerre, Marie-Andrée Corcuff, Judith Cousins, Guy-Patrice Dauberville, Robert Descharnes, Martin Dieterle, Marie-Martine Dubreuil, Stéphanie Dufau, David Douglas Duncan, Philippe Durey, Claude Duthuit, John L. Eastman, Cécile Eluard-Boaretto, Marie-Christine Enshaïan, Maurizio Fagiolo dell'Arco, Evelyne Ferlay, Jean-Jacques Fernier, Jacques Foucart, Claire Frèches, Kate Garmeson, Florence Gétreau, Bruno Giacometti, Danièle Giraudy, Wanda de Guébriant, Thomas Michael Gunther, Amy Hamlin, Rachida Hammoud, Marie Hamon, Béatrice Hatala, Anita Hopmans, Maurice Jardot, Bruno Jaubert, William Jeffet, Christian Klemm, Balthasar Klossowski de Rola, Karel Otto

Kuitenbrouwer, Frédéric Lacaille, Caroline Lanchner, Régis Lapasin, Claude Laugier, Claude Laurens, Isabelle Le Masne de Chermont, Alexander Liberman, Albert Lœb, Laure Lourie, Florence de Lussy, Dorothea Mc Kenna Elkon, Adrien Maeght, Daniel Manciet, Claire Marchandise, Daniel Marchesseau, Sébastien Meunier, Androula Michael, Francine Ndiaye, Monique Nonne, Maïte Ocaña, Mary Lisa Palmer, Georges Pellequer, Philippe Peltier, Bernard Picasso, Claude Picasso, Maya Picasso, Lionel Prejger, Joan Punyet Miró, Margrith Quinn, Peter Read, Clemence René-Bazin, John Richardson, Michèle Richet, Jean-Paul Rioux, Odette Rosenberg, Angela Rosengart, Cora Rosevear, Pierre Rouillard, Antoine Salomon, Didier Schulmann, Didier Semin, Denise Seltz, Micheline Sinclair, Anna Swinbourne, Geneviève Taillade, André Villers, Jeffrey Weiss.
Philippe Bernier war mit der Korrektur des Manuskripts betraut; die Kataloggestaltung übernahm Joachim Wiesinger.
Ihnen allen sei herzlich gedankt.

H. S.-K. und E. C.

Namensregister

Fotonachweis

Daniel Arnaudet, Paris
Museu Picasso, Barcelona, Arxiu Fotogràfic de Museus. Ajuntament de Barcelona
Jean-Gilles Bérizzi, Paris
Staatliche Museen zu Berlin, Nationalgalerie
Gérard Blot, Paris
Béatrice Hatala, Paris
Javier Hinojosa, Mexico
The Louisiana Museum of Modern Art, Humlebaek
Nouvelles Images, Paris
C. Jean, Paris
Galerie Krugier, Ditesheim & Cie, Genf
Hervé Lewandowski
Philippe Migeat, Paris
René-Gabriel Ojeda, Paris
Bibliothèque nationale de France, Paris
Musée nationale d'art moderne, Centre Georges Pompidou, Paris
Musée Picasso, Paris
Réunion des Musées nationaux, Paris
The Museum of Modern Art, New York
Washington University Gallery of Art, St. Louis
Die Staatliche Eremitage, St. Petersburg
Peggy Guggenheim Collection, Foto: The Solomon Guggenheim Foundation, Venedig
Musée d'art moderne de Villeneuve d'Ascq, Foto: Muriel Anssens

Die Kunsthalle der Hypo-Kulturstiftung gibt zu jeder Ausstellung sorgfältig bearbeitete Kataloge heraus. Ihr Wert liegt sowohl in den wissenschaftlichen Beiträgen als auch in den zahlreichen Abbildungen.

Deutsche Romantiker
Bildthemen der Zeit von 1800-1850
14. Juni bis 1. September 1985
314 Seiten, 139 Abbildungen, 50 in Farbe
(vergriffen)

Jean Tinguely
27. September 1985 bis 6. Januar 1986
130 Seiten, 105 Abbildungen, 34 in Farbe
(vergriffen)

Lovis Corinth. 1858-1925
24. Januar bis 30. März 1986
224 Seiten, 157 Abbildungen, 90 in Farbe
(vergriffen)

Ägyptische und moderne Skulptur
Aufbruch und Dauer
18. April bis 22. Juni 1986
170 Seiten, 102 Abbildungen
(vergriffen)

Fernando Botero
Bilder – Zeichnungen – Skulpturen
4. Juli bis 7. September 1986
194 Seiten, 141 Abbildungen, 67 in Farbe
(vergriffen)

Albertina Wien
Zeichnungen 1450-1950
18. September bis 19. November 1986
248 Seiten, 113 Abbildungen, 101 in Farbe
(vergriffen)

Fabergé
Hofjuwelier der Zaren
5. Dezember 1986 bis 22. Februar 1987
360 Seiten, 383 Abbildungen,
220 in Farbe
(vergriffen)

Niki de Saint Phalle
Bilder – Figuren – Phantastische Gärten
26. März bis 5. Juli 1987
160 Seiten, 187 Abbildungen, 66 in Farbe
(vergriffen)

Venedig
Malerei des 18. Jahrhunderts
24. Juli bis 1. November 1987
188 Seiten, 71 Abbildungen in Farbe
(vergriffen)

René Magritte
13. November 1987 bis 14. Februar 1988
283 Seiten, 161 Abbildungen, 132 in Farbe
(vergriffen)

Georges Braque
4. März bis 15. Mai 1988
238 Seiten, 140 Abbildungen,
106 in Farbe
(vergriffen)

München Focus '88
10. Juni bis 2. Oktober 1988
196 Seiten, 86 Abbildungen, 53 in Farbe
DM 34,– (erhältlich)

Fernand Léger
25. Oktober 1988 bis 8. Januar 1989
180 Seiten, 95 Abbildungen, 86 in Farbe
DM 37,– (erhältlich)

Paul Delvaux
20. Januar bis 19. März 1989
180 Seiten, 83 Abbildungen, 66 in Farbe
(vergriffen)

James Ensor
Belgien um 1900
31. März bis 21. Mai 1989
272 Seiten, 115 Abbildungen, 105 in Farbe
DM 42,– (erhältlich)

Kleopatra
Ägypten um die Zeitwende
16. Juni bis 10. September 1989
324 Seiten, 185 Abbildungen, 61 in Farbe
(vergriffen)

Egon Schiele und seine Zeit
28. September 1989 bis 7. Januar 1990
295 Seiten, 196 Abbildungen, 137 in Farbe
DM 45,– (erhältlich)

Anders Zorn
24. Januar bis 25. März 1990
234 Seiten, 150 Abbildungen, 86 in Farbe
(vergriffen)

Joan Miró – Skulpturen
7. April bis 24. Juni 1990
247 Seiten, 139 Abbildungen, 62 in Farbe
(vergriffen)

Königliches Dresden
Höfische Kunst im 18. Jahrhundert
17. November 1990 bis 3. März 1991
216 Seiten, 307 Abbildungen, 141 in Farbe
(vergriffen)

Marc Chagall
23. März bis 30. Juni 1991
298 Seiten, 122 Abbildungen, 114 in Farbe
(vergriffen)

Denk-Bilder
13. Juli bis 8. September 1991
156 Seiten, 47 Abbildungen, 26 in Farbe
DM 29,– (erhältlich)

Matta
20. September bis 11. November 1991
264 Seiten, 107 Abbildungen, 85 in Farbe
DM 42,– (erhältlich)

Traumwelt der Puppen
6. Dezember 1991 bis 1. März 1992
360 Seiten, 475 Abbildungen,
355 in Farbe
DM 48,– (erhältlich)

Georg Baselitz
20. März bis 17. Mai 1992
264 Seiten, 132 Abbildungen, 119 in Farbe
(vergriffen)

Karikatur & Satire
5. Juni bis 9. August 1992
349 Seiten, 396 Abbildungen,
109 in Farbe
(vergriffen)

Expressionisten
Aquarelle, Zeichnungen, Graphiken der »Brücke«
21. August bis 1. November 1992
460 Seiten, 410 Abbildungen, 119 in Farbe
(vergriffen)

Friedrich der Große
Sammler und Mäzen
28. November 1992 bis 28. Februar 1993
423 Seiten, 317 Abbildungen,
209 in Farbe
(vergriffen)

Picasso – Die Zeit nach Guernica
13. März bis 6. Juni 1993
248 Seiten, 227 Abbildungen,
191 in Farbe
(vergriffen)

Günther Uecker
Eine Retrospektive
19. Juni bis 15. August 1993
213 Seiten, 150 Abbildungen, 121 in Farbe
DM 42,– (erhältlich)

Dada – Eine internationale Bewegung
4. September bis 7. November 1993
270 Seiten, 351 Abbildungen, 75 in Farbe
(vergriffen)

Winterland –
Von Munch bis Gulbransson
19. November 1993 bis 16. Januar 1994
240 Seiten, 123 Abbildungen, 113 in Farbe
(vergriffen)

Pierre Bonnard
28. Januar bis 24. April 1994
375 Seiten, 170 Abbildungen, 149 in Farbe
DM 42,– (erhältlich)

El Dorado –
Das Gold der Fürstengräber
20. Mai bis 4. September 1994
244 Seiten, 252 Abbildungen,
225 in Farbe
(vergriffen)

Munch und Deutschland
23. September bis 27. November 1994
287 Seiten, 321 Abbildungen, 110 in Farbe
(vergriffen)

Paris Belle Epoque
16. Dezember 1994 bis 26. Februar 1995
248 Seiten, 368 Abbildungen,
197 in Farbe
(vergriffen)

Wilhelm Trübner
10. März bis 21. Mai 1995
324 Seiten, 150 Abbildungen, 117 in Farbe
DM 39,– (erhältlich)

Das Ende der Avantgarde –
Kunst als Dienstleistung
13. Juni bis 13. August 1995
176 Seiten, 92 Abbildungen, 10 in Farbe
(vergriffen)

Félix Vallotton
25. August bis 5. November 1995
255 Seiten, 220 Abbildungen, 116 in Farbe
(vergriffen)

Das Alte China. Menschen und Götter im Reich der Mitte 5000 v. Chr. - 220 n. Chr.
2. Dezember 1995 bis 3. März 1996
500 Seiten, 420 Abbildungen,
152 in Farbe
(vergriffen)

Christian Rohlfs. 1849-1938
22. März bis 16. Juni 1996
256 Seiten, 160 Abbildungen,
144 in Farbe
DM 39,– (erhältlich)

Amerika – Europa
Sammlung Sonnabend
5. Juli bis 8. September 1996
167 Seiten, 97 Abbildungen, 65 in Farbe
DM 39,– (erhältlich)

Sudan – Antike Königreiche am Nil
3. Oktober 1996 bis 6. Januar 1997
427 Seiten, 483 Abbildungen,
386 in Farbe
(vergriffen)

Karl Schmidt-Rottluff. 1884-1976
18. Januar bis 31. März 1997
414 Seiten, 379 Abbildungen,
214 in Farbe
DM 46,– (erhältlich)

Alberto Giacometti
17. April bis 29. Juni 1997
224 Seiten, 188 Abbildungen,90 in Farbe
(vergriffen)

Markus Lüpertz
11. Juli bis 14. September 1997
237 Seiten, 150 Abbildungen, 136 in Farbe
DM 42,– (erhältlich)

Cobra
26. September 1997 bis 11. Januar 1998
245 Seiten, 306 Abbildungen, 161 in Farbe
DM 42,– (erhältlich)

Landschaft als Geschichte
Carl Rottmann (1797-1850)
Hofmaler König Ludwigs I.
30. Januar bis 13. April 1998
381 Seiten, 250 Abbildungen, 180 in Farbe
DM 46,– (erhältlich)